# The new Pregnancy & Childbirth

## choices and challenges

# 实用孕产全书

Sheila Kitzinger

[英] 希拉 · 基辛格 著 美同 译

江西科学技术出版社

图书在版编目（CIP）数据

实用孕产全书 /（英）基辛格著；美同译．—南昌：江西科学技术出版社，2011.8

ISBN 978-7-5390-3752-3

Ⅰ.①实… Ⅱ.①基… ②美… Ⅲ.①妊娠期—妇幼保健—基本知识 ②产褥期—妇幼保健—基本知识 Ⅳ.①R715.3

中国版本图书馆CIP数据核字(2011)第152290号

国际互联网（Internet）地址：//www.jxkjcbs.com
选题序号：ZK2011114
图书代码：D11062-101
版权合同登记号：14-2011-244

责任编辑：龚　琦　王苑霞
版式设计：刘碧微



**实用孕产全书**　　(英) 希拉·基辛格著

出版发行　江西科学技术出版社
社　　址　南昌市蓼洲街2号附1号　邮编：330009　电话：0791-86623491
　　　　　传真：0791-86639342　邮购：0791-86622945　86623491
经　　销　各地新华书店
印　　刷　北京盛通印刷股份有限公司
开　　本　787mm×1092mm　1/16
印　　张　28
印　　次　2011年9月第1版　2011年9月第1次印刷
字　　数　480千字
书　　号　ISBN 978-7-5390-3752-3
定　　价　198.00元



**A Dorling Kindersley Book**
**www.dk.com**

# 关于作者

在孕产和母婴教育领域，希拉・基辛格无疑是当今世界的顶尖专家，她以极高的权威性在全球广受赞誉。作为专门研究生育的社会人类学家，她在世界各地做了多项研究，内容涵盖孕期保健、分娩计划、助产学、引产与催产、外阴切开术、硬膜外麻醉以及婴儿哭闹等专题。她也在全球范围巡回演讲，足迹遍布北美、南美、欧洲、澳大利亚和日本等地，内容涉及生育的社会与心理因素、婴幼儿抚育和女性性活动等各个方面。此外，她也成功地倡导了多项运动，通过它们改善了女囚的生活状况，普及了水中分娩和家中分娩的知识，也使人们加深了对产后抑郁的理解。

希拉著作丰富，主要作品有《分娩新经》、《生育危机》、《分娩策略》和《理解你哭闹的孩子》。

希拉的丈夫乌韦・基辛格是牛津大学坦普顿学院的创始人和首任主席。他们有5个女儿，还有3个外孙（女）。

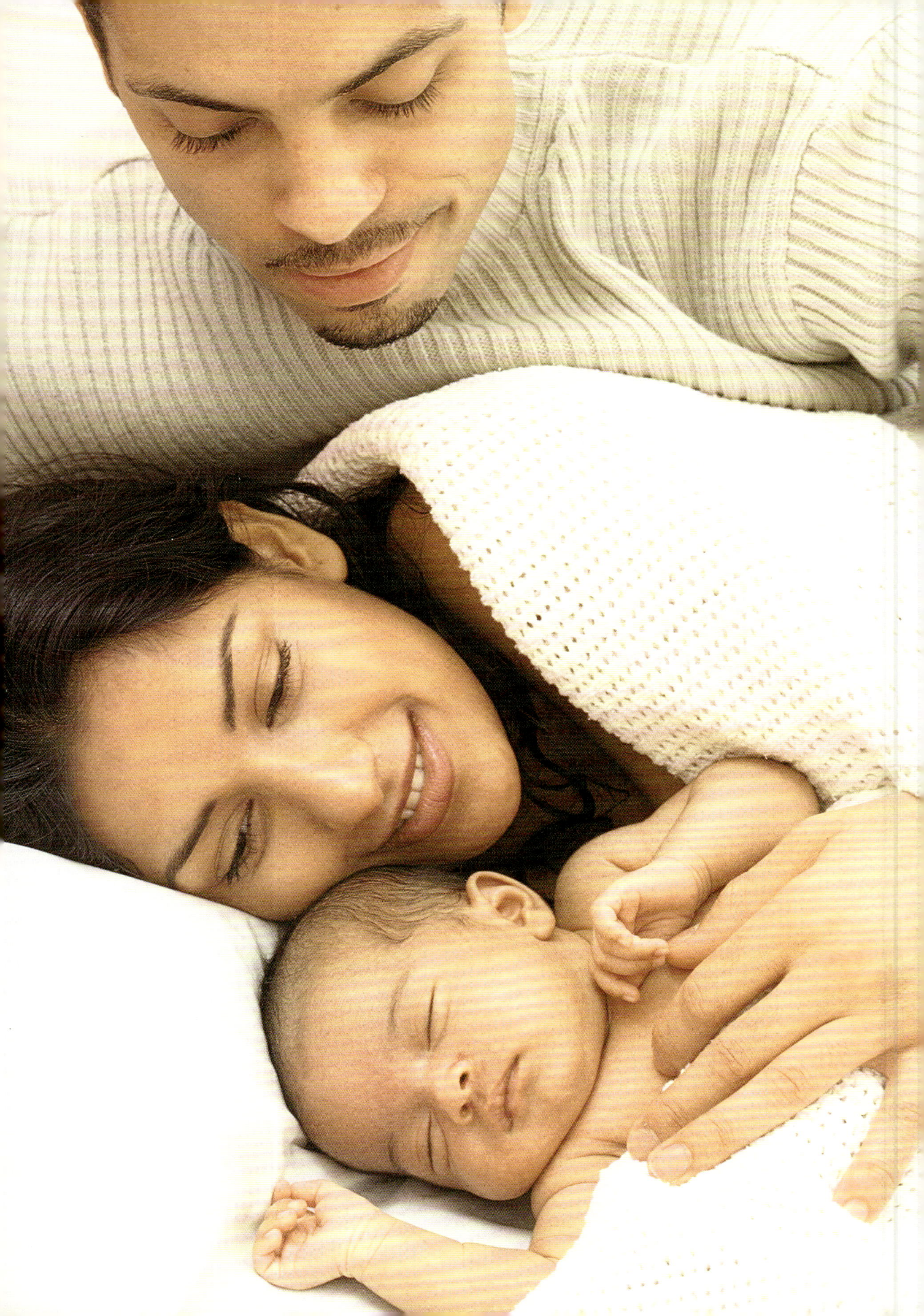

# CONTENTS 目录

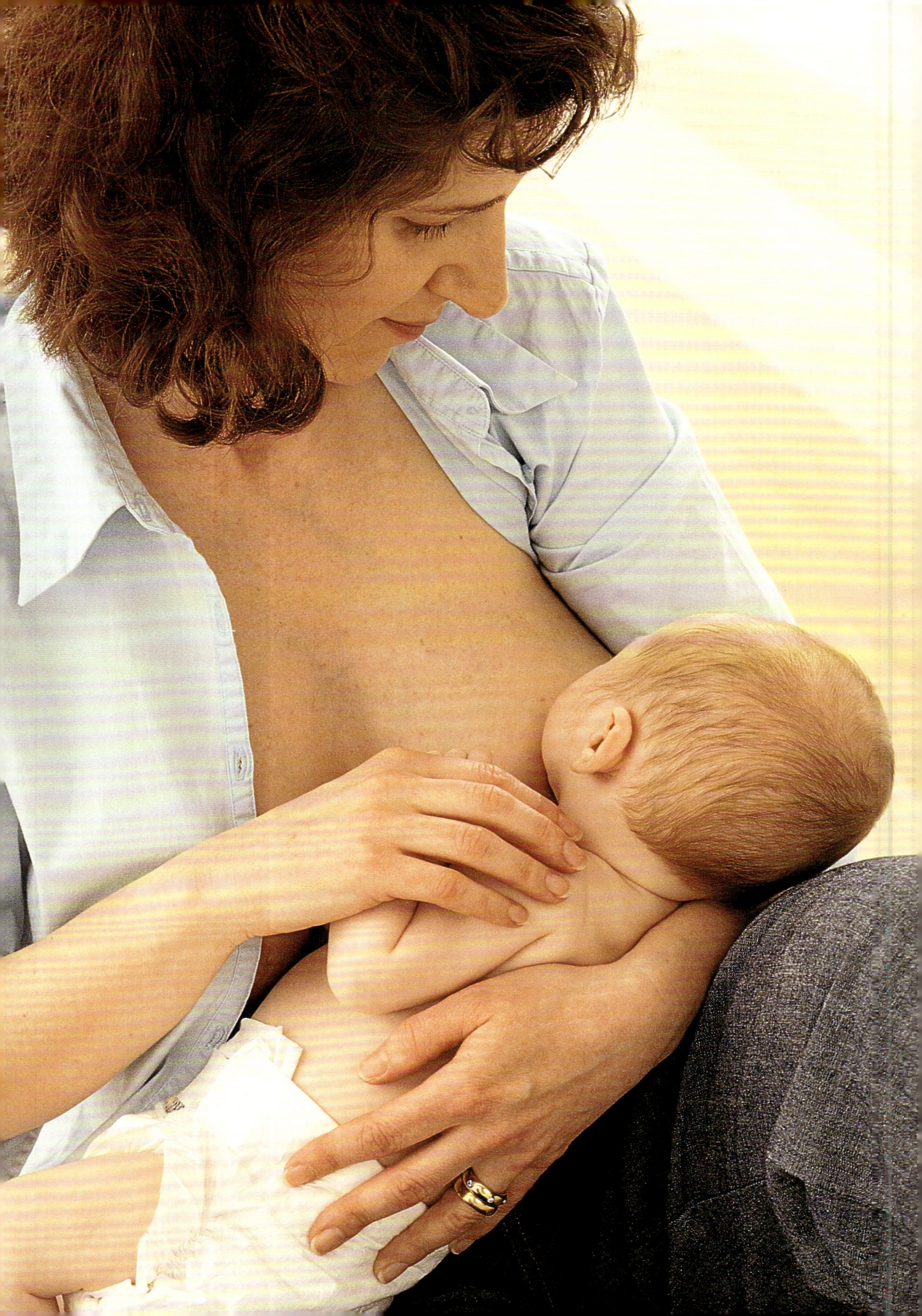

# 前　言

早在20世纪60年代，我就开始为孕妈妈提供教育和咨询。当时的产前教育（birth education）还几乎为零，仅有极少数妇女能够从理疗师（当时的理疗师没有在孕产方面进行过专业的训练）那里得到呼吸和放松方面的训练，以及从产科医生那里了解“在分娩当中会发生些什么”。

已经有少量的著作在这方面进行了探索，它们的作者有：格兰特利·迪克-里德（Grantly Dick-Read）、凯瑟琳·沃恩（Kathleen Vaughan）、米妮·兰德尔（Minnie Randall）、海伦·赫德曼（Helen Heardman）、威尔沃夫斯基（Velvovsky）和拉玛泽（Lamaze）。尽管他们都谈及了怀孕妇女对分娩的恐惧，但是却只字未提孕妈妈在身心两方面的信心缺乏（这种信心缺乏是由社会造成的），也没有提及她们被动地服从于强大医疗系统的现状。看起来，孕妈妈所能做的只是尽量表现得好一点，然后得到一句“做得不错”的评价。

我的第一个孩子出生后，我开始给今天叫作英国国家生育基金会（National Childbirth Trust）的机构授课。我记得当时我和一些来自前苏联的助产医生交谈，听说他们在规模较大的医院里引入了心理助产法（psychoprophylaxis）[1]。他们自豪地描述道：“我们的产房现在静悄悄的。”能让孕妈妈静悄悄地分娩，这确实非常了不起！

心理助产法刚刚从法国传入英国的时候，有位孕妈妈对我说，她刚刚经历了一次筋疲力尽的分娩。在分娩当中，医生使用了药物和产钳。过后，医生在病床边用评判的口吻对她说：“你做得可不怎么样！”在那些年月里，如果你需要吃止痛药或者需要别人帮忙才能分娩，那么外界的压力会让你觉得这是你的错误。那时，横在孕妈妈面前的只有两条路：一条是全部由医生接管；另一条就是独自面对，无需他们的帮助。

生儿育女不只是一个生理过程，同时也是爱的体现。

但自那以后，情况就有了显著的改善，这主要得益于世界各地的妇女联合进行的分娩运动。如今，人们已经达成共识，认为孕妈妈有权充分掌握有关自己身体情况的确切信息，并且参与到与自己身体有关的所有决策当中。对此，《希拉孕产指南》（第4修订版）[2]已经折射出业已发生的变化。因为关于医生对我

[1]　一种通过调整呼吸来帮助分娩的系统训练方法。
[2]　即*The New Pregnancy and Childbirth: Choices and Challenges (Revised Fourth Edition)*。

们做了什么，我们不愿再一无所知下去。这个变化显示了孕妈妈的勇气和不断增长的自信，也体现了孕妈妈们携起手来共同探索分娩经验的一种努力。

为了在分娩中实现主动应对，而不是被动服从，孕妈妈应当事先作好准备，了解如何调整自身以适应子宫的运动，并且通过呼吸、放松、体位改变、按摩和集中精神来“配合”它的收缩。它们不仅仅是一种训练，同时也是自然分娩节律的反映——随着每一次宫缩的进行，分娩反应越来越剧烈，而这些训练也将与分娩的奇妙体验融为一体。

你喜欢哪种分娩方式？喜欢怎样的分娩环境？又希望如何来迎接宝贝的降临？为了帮助你确定这些事项，这本书为你介绍了多种多样的选择。此外，它也提供了一些建议来促进你与医生的沟通，比如如何向医生咨询你所担心的事情，以及如何参与到与分娩有关的各种决定当中。这本书为整个孕产过程提供了一个完整的线路图，说明了每个人应该做什么和为什么要这样做，以及遇到不顺利的情况时该怎么办。我会使用一些你从病历上看到过或者从医生和护士那里听到过的词语，这些词语你都能理解，但我们主要关注的是分娩的经历——这一过程的感觉是怎样的。

“我很安心，一点也不紧张。医生们说：‘你只管生你的吧，我们会随时帮助你的。’他们还不断地夸奖我丈夫，说他也做得很好。”

这本书有一条贯穿始终的线索，就是准爸爸对孕妈妈和胎儿的重要性，以及孕妈妈在怀孕、分娩期间和产后，他们该如何帮忙。随着宝贝的到来，夫妻的生活方式、他们对彼此的感觉以及他们彼此配合的方式都注定要改变。同宝宝的母亲一样，宝宝的父亲也会因为宝贝的到来而面对情感方面的挑战，可是我们的社会却很少关注这一点。由于这个原因，我也会在这本书里重点关注准爸爸在整个孕产过程当中的体验。

在写这本书的时候，我在大部分的时间里都预设了一个准爸爸的存在，但很明显的是，在现实当中，有时候情况并不是这样。你也许是一位单亲母亲，不管这是你主动选择的结果还是不得已而如此。你也可能是与另一位女性组成家庭，只能通过捐精来怀孕。不过，我仍然希望这本书能够让所有的读者都能有所收获。

大多数父母都是通过自然地（没有特定的原则和规矩）轻抚和拥抱来与新生儿进行第一次“互动”，并从中获得养育孩子的信心。在这本书当中，我会介绍在家里或产房里制造迎接宝贝出生的环境和气氛的方法，以此来增进亲子感情。

怀孕和分娩并不是疾病，它们是生命的自然过程。在这当中，你会感到生命的波涛在身体里涌动，感到自己的身体硕果累累，压弯了枝头。尔后在分娩开始的时候，你又会感到生命的活力如潮水般涌起。随着子宫一次又一次地收缩，你的臂弯终于迎来了新生的宝贝。这是一个多么令人敬畏的过程，又会让你感受到多么巨大的满足啊！而与此同时，你自身也将获得成长，更加清晰地认识和理解你自己和你的伴侣。对怀孕和分娩的整个过程，我希望这本书能够尽可能地帮助你品味它、享受它。

## 注意

说起小宝宝，我们常常不知该用“他”还是“她”。在这本书当中，我是混着用的，因为小家伙们生来就有各自独特的性格，这一点还望读者包涵。另外，当你发现我偏爱用“她”时，也请注意我的5个孩子都是女孩，所以请不要见怪。

## 致谢

许多人为这本书付出了心血和智慧。我尤其要感谢里克·波特·弗洛格，他通读了手稿，提出了许多有价值的建议。

玛西亚·梅为这本书拍摄了许多精彩的图片。

弗雷尼·布思按照费登奎斯训练法教授健身方法，他促使我重新思考了有关产后身体锻炼的问题。

尼基·利普是一位产科医生，书中的一些图片里有她的身影。她非常有创见，是当今产科学界里的一位大胆的探索者。感谢米歇尔·奥登特博士与我的几次交谈，他总能激发我思考，并且提出让我无法回避的重要问题。感谢伦敦皇家慈济医院妇产科主任莱思丽·佩吉教授，他与我就产科学的前景及其对孕妈妈和家庭的意义交换了许多意见。

我还要感谢科克伦研究所的负责人伊恩·查莫斯爵士。他把产科实践建立在科学研究的基础上，而非主观经验上。他还提出各种方法的优缺点，以帮助孕妈妈作出选择。在这本书当中，有我从科克伦图书馆里引用的大量资料。

我在英国国家生育基金会的同事，尤其是政策研究室的玛丽·纽伯恩，还有孕产服务改进协会的贝弗蕾·劳伦斯·毕启，以及发起了积极分娩运动的珍妮特·博莱斯卡斯，他们向我提供了大量的支持和帮助。

在这本书的写作过程当中，我的女儿黛丝也帮了大忙。她思路清晰，理解力强，而且精通电脑技术，我的网站www.sheilakitzinger.com就是由她设计并维护的。

# 孕周查询

在怀孕期间，你和你的宝贝每天都经历着变化。以下对不同孕周的描述开始于第3孕周——它是受孕[1]的一周[2]。也许你并不清楚每一个孕周的准确时点，所以推算怀孕的时间可以灵活些，结合前后各一周的情况一起参考。

## 第3孕周

此时你已经排卵，卵细胞正经由两条输卵管当中的一条向子宫移动。随后，你的伴侣在与你性交的过程当中喷射出了成万上亿的精子，其中一个精子使卵细胞受精，成为受精卵。这时，受精卵仍然在输卵管当中。

在随后的几天当中，受精卵逐渐向子宫的方向移动，同时迅速地分裂增殖，成为一个由很多细胞组成的细胞球。

## 第4孕周

对你身体当中的这些变化，你很可能一无所知，但有的孕妈妈口中会感到一种类似金属的奇怪味道。

此时的受精卵已经到达子宫，它在里面游离了3天之后，最终停留在子宫内膜上。随后，子宫内膜里的丰富的血管开始源源不断地滋养受精卵，而受精卵周围也开始形成胎盘。

## 第5孕周

你开始意识到你可能怀孕了。你的月经已经推迟，但你仍然不敢确定，因为你觉得它似乎随时都会来。这时，你的乳房已经微微胀大，同时也变得更加敏感。此外，你可能会发现排尿要比从前更加频繁。

这时的胚胎已经不再是小圆球了。它大约有2毫米长，肉眼就可以看到。它圆圆的“背”上有许多小突起，日后会发育成为脊椎。它的头部已经可以和身体区分开来。大脑也长成了两个部分。整个胚胎看上去像一只微型海马。

[1] 即受精。

[2] 孕期从最近一次月经开始那天算起。因为排卵一般发生在前后两次月经开始的中间时点，所以临床上一般把排卵前的两周也计入孕期。可查阅“推算怀孕日期”一节。

## 第6孕周

这时的你可能会在起床后或做饭时感到恶心。同时，你的阴道也开始泛出一种青紫的颜色。从你经期延后的第6天起（有时甚至更早），你就可以通过尿检来判断是否已经怀孕。这时，你的子宫已经有橘子大小。

此时的胚胎已经长出头和躯干，大脑也已初步形成，而四肢也开始“发芽”了。同时，胚胎的上、下颌骨和嘴巴也在形成当中，还有10颗小小的牙齿分别出现在上、下颌骨上。这一周结束时，胚胎的循环系统将开始工作。

## 第7孕周

这时的你可能站不了多久就会觉得头晕目眩。你的乳房显著增大，乳晕上出现了一些小颗粒，乳头也更加明显。此时，你可以通过阴道检查来确认怀孕。

胚胎的四肢长得很快，已经有了小胳膊、小腿的样子。在四肢的末端，我们还能看见一些锯齿状的突起，它们是宝宝将来的手指和脚趾。在这一周当中，胚胎的脊髓和大脑几近成形，脑袋也有了人的模样，体长约1.3厘米。

## 第8孕周

这时的你可能已经开始讨厌某些食物，同时也开始喜欢吃一些你从前不喜欢吃的东西。许多孕妈妈不再喜欢喝酒，尽管从前喜欢喝；也可能不再喜欢抽烟，或者讨厌闻到香烟的味道。这时，你的头发也不再像从前那样容易梳理，阴道分泌物也有所增加。

在这一周当中，胎儿所有的主要器官已经初步形成，眼睛和耳朵也正在形成当中，面部长成了人形，体长在2.5厘米以下。

## 第9孕周

这时的你很可能会发现自己的皮肤变好了，这是孕激素在起作用。但孕激素也会让你的牙龈变软，所以你要特别注意口腔卫生。

在这一周当中，胎儿的四肢生长迅速，手指和脚趾已经能够分辨出来。它的脑袋也越长越圆，脖子也比较明显了。

这时的胎儿已经开始轻微地活动身体，以此来锻炼自己的肌肉，尽管你察觉不到。这时的它只有一颗葡萄那么重。

## 第10孕周

这一周，你的子宫已经胀到橙子大小，但仍旧没有超出骨盆的范围。这时的你应当戴一只有良好支持功能的胸罩。如果你能买到可以适应今后乳房胀大的可调节式胸罩，以后就不用买更大号的胸罩了。

此时的胎儿附着在胎盘上，后者开始分泌孕酮（黄体酮），这一过程会持续到第14孕周末。那时，你的身体当中将会有足够的孕酮来让胎盘取代卵黄囊的作用。在第10孕周，胎儿的手腕和脚踝已经形成，手指和脚趾也清晰可见，体长约4.5厘米。

## 第11孕周

如果前几周你都感觉到恶心，那么从这周以后，症状就会逐渐减轻。在这一周当中，你的循环血量开始增加，并一直增加到第30周左右。这时的你要适当关注产前培训班的信息，因为它们都是需要早早预订的。

在这一周，胎儿的睾丸或卵巢已经形成，其他主要器官也已经长成，虽然它们还会在子宫内继续生长发育，但不会有太大的变化了。这周以后，胎儿患先天性畸形的风险就相对降低了。

## 第12孕周

这一周你可能要接受第一次产前检查。此时的子宫已经高于骨盆，可能会在体表检查中被医生摸到。随后，医生将与你预约接下来的检查，大约一个月一次，直到第32孕周。

这一周的胎儿脑袋更圆了，眼睑也长了出来。而且随着肌肉的迅速生长，它在子宫内的活动也明显增多。此时的胎儿体长约6.5厘米，体重仅18克左右。

## 第13孕周

从这一周起，你的子宫将持续不断地迅速增大。这时的胎儿被羊水所包裹，后者除了能够缓冲来自外界的冲撞，为胎儿提供一个稳定的、温暖的生长环境之外，还能帮助胎儿自由地活动身体，转头，伸展四肢，甚至作出更大幅度的动作。在这一周当中，医生或许能够借着超声仪器听到胎儿的心跳。到这周结束的时候，你的早孕反应将基本消失。

## 第14孕周

与刚怀孕时相比，现在的你不大容易困倦，甚至还会觉得健康舒适，充满活力。你可能会注意到腹部下方出现了一道暗纹（黑线），不过它会在宝贝降生后逐渐消退。这时，你的乳头和乳晕的颜色开始加深，子宫也有一个柚子那么大了。

此时的胎儿已经长出了眉毛，脑袋上也出现了一点点头发。它的心跳能够通过超声仪器听到。它会喝一些羊水，也能排尿。这时的胎儿完全依靠胎盘摄取营养，体长8～9厘米。

## 第15孕周

在这一周当中，你穿衣服时会觉得有些紧绷，所以不要再把自己往牛仔裤里塞了。为了适应循环血量的增加和胎儿对氧气的需求，你的心脏循环血量变得更大，排血量也增加了20%。

胎儿的头发和眉毛进一步增多。如果它有黑色头发的基因，它毛囊里的色素细胞就开始产生黑色素了。

## 第16孕周

这时你如果感到肚子里有东西扑腾，那么这很有可能是胎儿在活动身体。在这一周里，由于腰围逐渐增大，你的腰渐渐地不明显了。如果此前你还没有报名参加产前培训班，现在就是报名的好时候。有一种产前培训的预备班，那里会讲有关饮食、运动、体态、情绪和健康方面的知识，你可以选择参加。

这时的胎儿已经完全发育成形，以后就是长身体和进一步成熟的事了，直到形成独立生存的能力。在这一周当中，胎儿的体毛开始在全身生长，皮肤纹理也开始出现。它体长约16厘米，重约135克。

## 第17孕周

由于循环血量增多，此时的你可能会比平时更容易出汗，鼻腔也经常堵塞。不过，这些都是怀孕期间的正常现象，产后就会恢复正常。另外，你的阴道分泌物或许会有所增多。

在这一周当中，不断生长的胎儿已经将子宫的顶部顶到耻骨和肚脐连线的中点上方，它的体重也超过了胎盘。此时的小家伙正在子宫里动来动去，小手摸着自己的脸和脚趾。它或许已经能听到外界比较响亮的声音，甚至会被吓一跳。

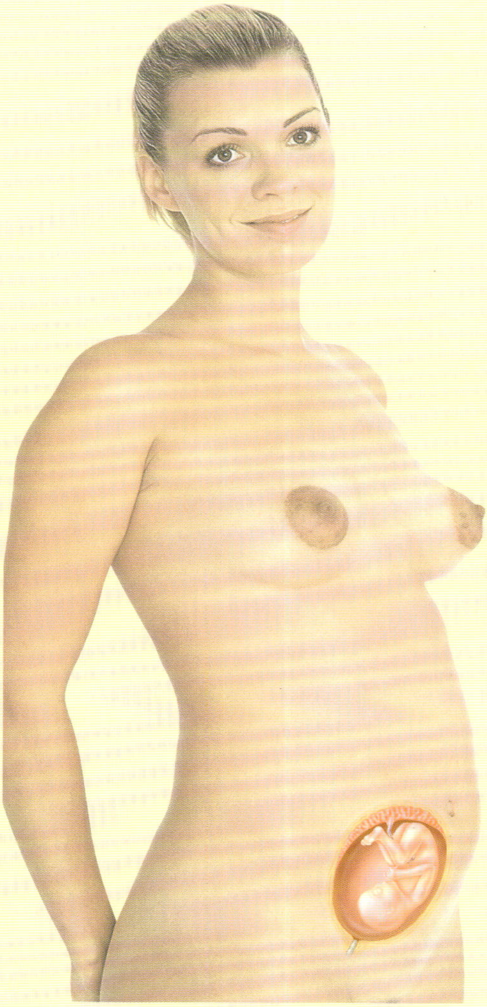

第20孕周

**第20孕周的你**

因为肚子上鼓出来一个大包，你的腰几乎看不见了，所以找合适的衣服可能不会很容易。不过，如果这是你第一次怀孕，那么还要过些日子才能从外表上看出来你确实已经怀孕了。

## 第18孕周

如果这是你第一次怀孕，你很可能会在这一周发觉肚子里有东西在动，也就是最初的胎动。这可不是消化不良，而是胎儿在里面活动！如果你晚上睡不好，就多加一个枕头，这样或许会舒服些。

此时的胎儿已经有20厘米长。它开始学着活动手脚了，尤其是在傍晚到睡觉前的这一段时间里，它的活动尤为剧烈。你会觉得它在里面蹦来蹦去，好像木头在水里晃荡。除了伸手、蹬腿以外，这时候的胎儿也学会了用手抓东西和用嘴巴吮吸。有的小家伙早在这时就发现了自己的大拇指并开始吸来吸去。在降临人世前，他们就已注定将成为大拇指迷。

## 第19孕周

现在，你可以开始练习深度放松和均匀呼吸了，也可以开始做一些轻微的身体练习。这不算太早，每天腾出一些时间来做就可以了。此外，你臀部和腹部的赘肉可能会有所增加。

胎儿的乳牙已经可以看到，尽管很小。它的恒牙也在生长当中。

## 第20孕周

你会觉察到胎儿越来越喜欢活动了（尤其在傍晚到睡觉前的这一段时间里），你甚至能在肚皮上看出它正在里面活动。随着子宫一天天胀大，你的肺脏和胃开始受到挤压，同时肚脐也向外突出，这要等到产后才能恢复原样。你的胸腔（不是乳房）也开始扩大，如果你没有那种大小可调的胸罩，这时很有必要去买一只。

此时的胎儿体长约25厘米。由皮脂腺分泌的皮脂开始与皮肤细胞混合在一起，在身体表面形成一种叫作胎儿皮脂的保护膜。这层保护膜还会与包覆胎儿全身的胎毛贴附在一起，这在胎毛浓密和皮肤有褶皱的地方更为明显。

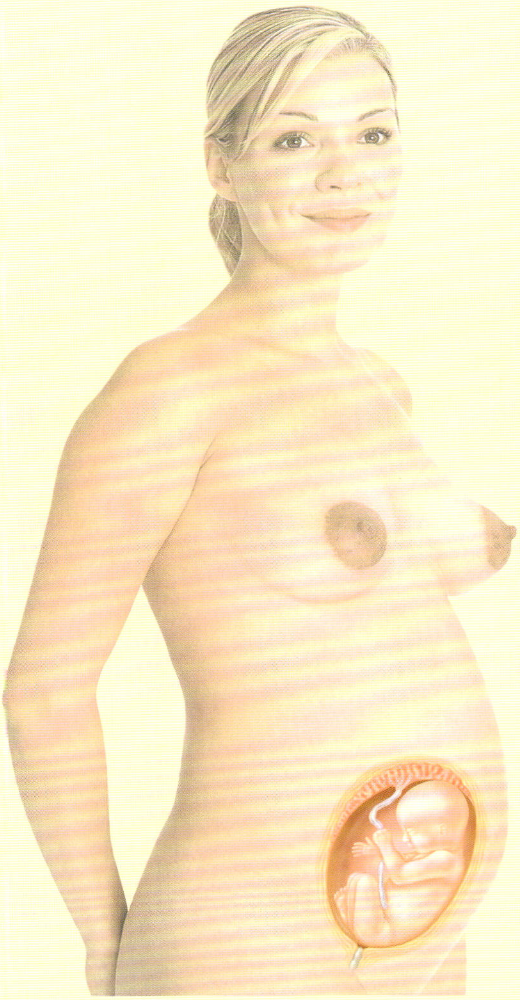

第24孕周

**第24孕周的你**

到现在为止，你已经增加了4.5千克的体重（不同人有差异），如果你的腰比较长，那么你肚子上鼓出来的部分会比腰短的妈妈看上去低一些。

## 第21孕周

此时的你可能会觉得烧心或者泛酸水。这时你可以找医生开一些抗胃酸的片剂，并且保证在服用的同时多吃富含铁和维生素C的食物。

此时的胎儿体重不到450克。它在羊水里自在地活动，时高时低，还不时伸伸腿脚。

## 第22孕周

因为孕激素的原因，你的嘴唇可能会有一些浮肿。

在这一周当中，胎儿开始长出指甲，也开始了有规律的活动和休息。当你的身体保持安静的时候，小家伙尤其活跃，让你觉得肚子里似乎有一只蹦跳的小袋鼠。

## 第23孕周

这一周的你能够用手隔着肚皮摸到胎儿身体的不同部位。当胎儿的位置靠下时，你可能会感到一阵钻心的疼痛，这是子宫壁肌肉受到牵拉的缘故。这时只须休息片刻，疼痛便会自行消失。

在这一周当中，如果你用手抚摸胎儿，你的布・希假性宫缩[1]可能会更加明显和频繁。胎儿的指甲也基本长成了。

## 第24孕周

在这一周当中，你将再次接受产前检查。这时，胎儿的心跳已经能够通过听诊器听到，子宫的上缘也刚好升到了肚脐上方。由于连接子宫的韧带受到牵拉，你可能会在下腹部的一侧或双侧觉察到疼痛。

此时的胎儿已经长到32厘米长，0.5千克重，它的重要器官正在发育成熟，但肺脏还不足以支持它在子宫外存活。

[1] Braxton Hicks“rehearsal” contractions.

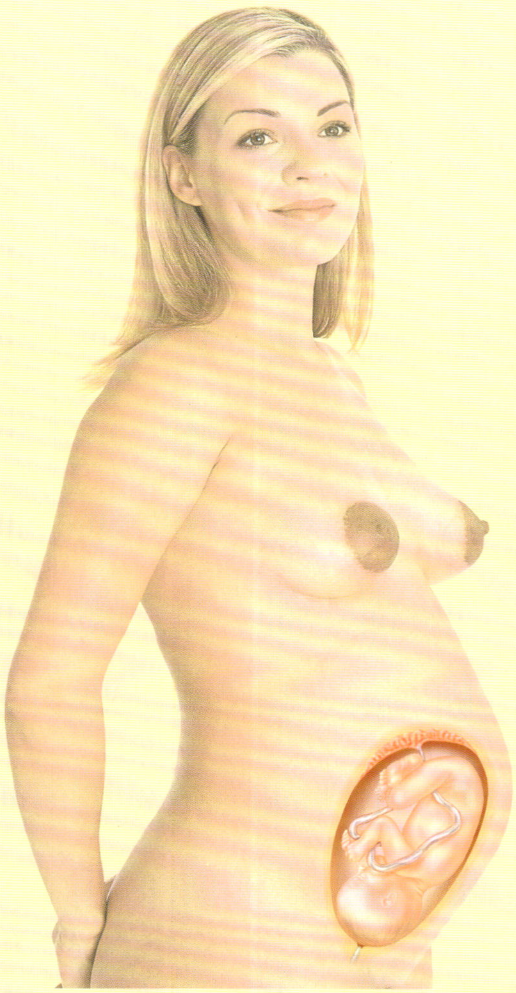

**第28孕周**

**第28孕周的你**

现在，谁都能看出你已经怀孕了。你的子宫上缘已经明显超过肚脐，你的乳房也比孕前至少大了一号罩杯。

## 第25孕周

从现在到以后的一段时间里，你的小腿会比较容易抽筋。解决的办法是尽量防止做脚尖向下的动作。同时，由于胎儿开始压迫你的膀胱，你也会感到尿急。

此时，胎儿的化骨中心已经开始骨化，变硬。皮肤下的细小静脉也变得清晰可见。

## 第26孕周

此时的你或许会发现皮肤上有粉红色的条纹出现，不过产后就会逐渐消退。

当你说话时，你的声音会向下传到胎儿的耳朵里，被它听到。此时的胎儿浑身包裹着细小的绒毛，而原本像薄纸一样的皮肤也开始增厚，不再透明。

## 第27孕周

从现在到第36孕周，你的体重会稳步增加。因为这个原因，你得开始考虑给即将出生的宝贝买些什么，以免日后身体太沉造成不便。

在这一周里，尽管胎儿的皮肤皱皱巴巴，却处在胎儿皮脂的良好保护和滋养之下。另外，胎儿的眼皮也开始活动，它会第一次睁开眼睛。

## 第28孕周

这一周，你的乳头开始流出初乳。从这时起，你应当每隔两周去看一次医生。如果你的血型是Rh阴性，跟我们平时了解的A、B、O、AB血型不同，还要同时接受抗体检查。

在你说话的时候，胎儿的心率会加快。它能在出生后辨认出你的声音。此时的胎儿已经长到38厘米长，重约0.9千克。它的四肢也逐渐变得饱满起来，看上去圆鼓鼓的。

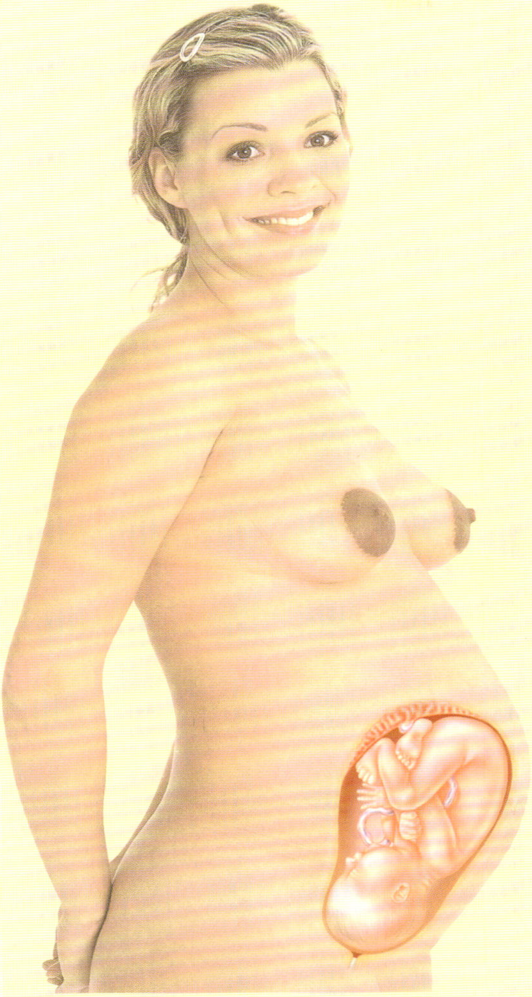

第32孕周

**第32孕周的你**

你的子宫几乎已经升到最高的位置，使肚子几乎从乳房的下方鼓出来。由于腹部肌肉受到拉伸，你的肚脐开始变平，甚至会向外鼓出来，像个小按钮。

## 第29孕周

此时的你可能会感觉到内脏器官正在受到胎儿的挤压，你的横膈膜、肝脏、肠、胃都会受到挤压。

到现在为止，胎儿的脑袋与身体的其他部分的比例已经趋于正常，不再显得那么巨大了。

## 第30孕周

这时的你一定要注意保持适当的站姿和坐姿，即便如此，宝宝不断增加的体重还是会让你有失去平衡的感觉。

## 第31孕周

当你在爬楼梯或者做其他轻微活动的时候，可能会觉得气喘吁吁。

不过尽管如此，宝宝还是可以通过胎盘获得足够的氧气。这时的宝贝重约1.8千克。如果天气比较热，或者你吃了很多的东西，会让宝宝昏昏欲睡。

## 第32孕周

每次例行检查的时候，医生都会用手测量胎位，评估胎儿的发育进程，并且检查它的心脏。

此时的胎儿体长约42厘米，已经有了婴儿的模样。但它的皮下脂肪才刚刚开始沉积，如果这时出生，我们就得把它养在保育箱里，还得帮助它呼吸。

## 第33孕周

在这一周当中，你或许已经能够把胎儿的臀部跟它的脚或者膝盖区分开来。它在里面动来动去，给你的感觉不再是在羊水里猛地沉下去，而是这里捅一下，那里蹬一下。毕竟它的身体已经长得很大了。

这时的胎儿可能已经进入了某种固定的胎位，最常见的是头位，它会保持这个胎位直到临产。

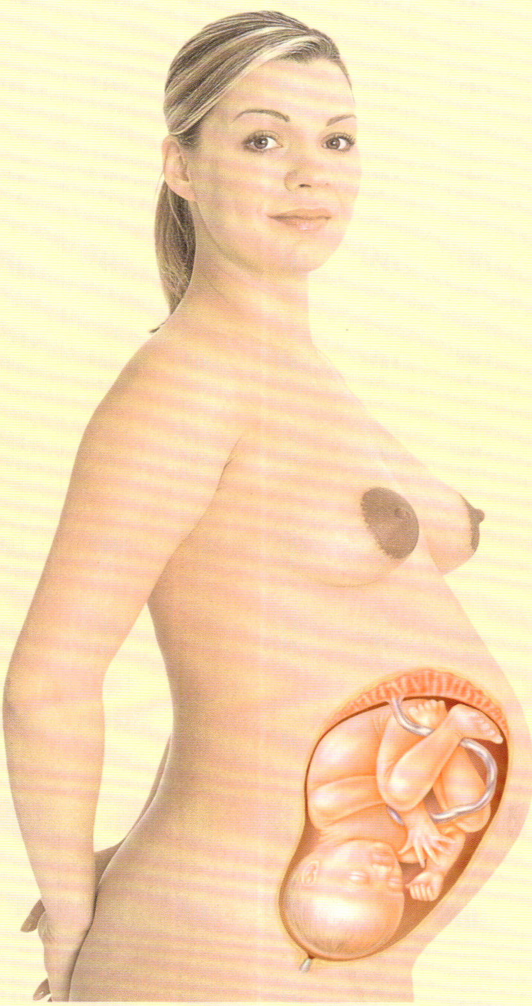

第36孕周

## 第34孕周

此时的胎儿已经能够透过子宫壁区分光亮和黑暗。当阳光照在肚子上的时候，它就会沐浴在一片红色的光亮中。

## 第35孕周

此时的你或许会感到腰酸背痛，那是由于连接腰部关节的肌肉和韧带发生松弛的缘故。

这时，胎儿的臀部正挤压着你的横膈膜。它的体长约44厘米，重约2.5千克。

## 第36孕周

从现在开始，你就要每周进行产前检查了。如果这是你第一次怀孕，你就很可能会在这一周或者接下来的几天当中分娩，或者你也可能会在上一周就分娩了。这时，你鼓起的肚子会明显下沉，所以你的呼吸会轻松一些，但你还是会经常尿急，睡眠也不好。

此时的胎儿几乎完全成熟，它的头部随时都会进入骨盆，为临产作好准备。这时的胎儿大约有49厘米长。

**第36孕周的你**

如果胎儿的头部已经进入骨盆，那么你的乳房和肚子中间就会留出一些空间。这时的你常常会感觉到热，显得红光满面，这是循环血量增多的缘故。

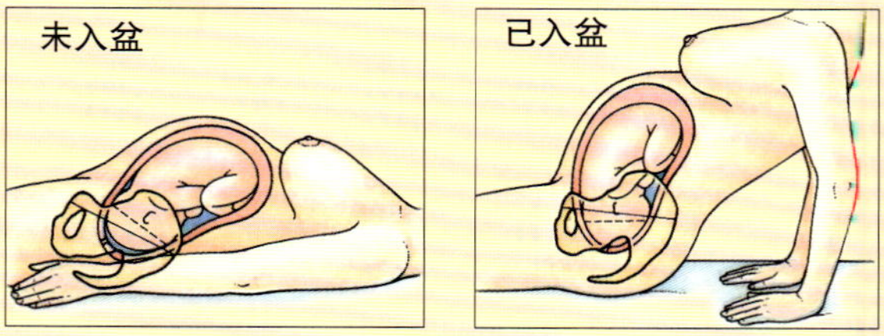


**入盆**

在临产前的6周之内，胎儿的脑袋随时会进入骨盆。也许它的脑袋在你仰面平躺的时候还没有进去，但当你坐起来之后就沉下去了。

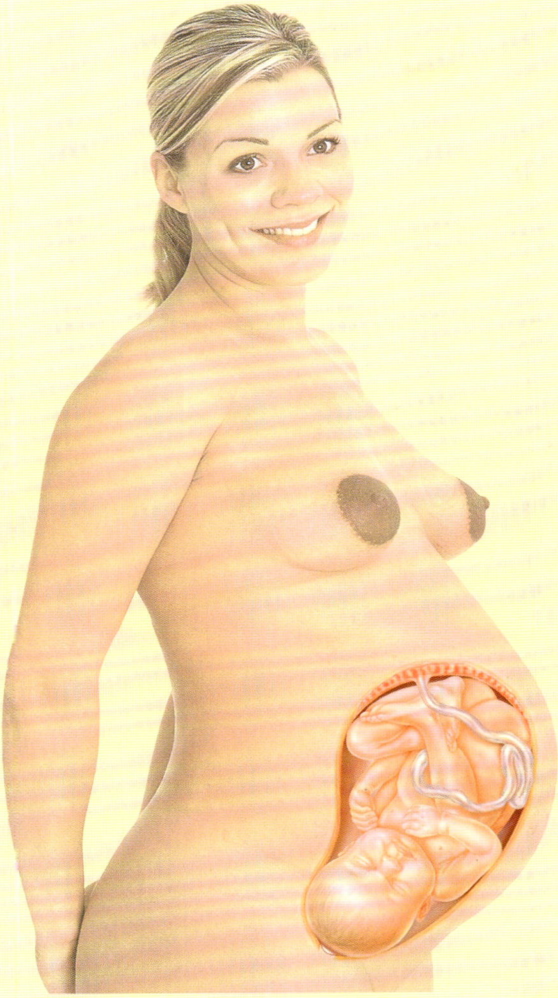

第40孕周

**第40孕周的你**

在最后这几周当中，你的体重会增加得慢一些，但你看起来还是会更胖一些，因为你的身体正在储备脂肪，准备哺乳。

## 第37孕周

如果你打算在医院生产，这时就可以找个机会去看看医院的产房。

此时的胎儿虽然肺里还没有空气，但已经开始练习呼吸，不过这样一来，它就会把羊水吸进气管，所以有时会打几个嗝。

## 第38孕周

随着子宫里的空间越来越狭小，你或许会感到胎儿的活动有些减少。这时的胎儿不再做全身性的活动，而是用脚或膝盖捅捅这儿，戳戳那儿。此外，当胎儿的脑袋向下抵住你的盆底肌的时候，你的阴道里会有一种微微震动的奇怪感觉。

在这一周里，胎儿每天会增加多达28克左右的体重。

## 第39孕周

这时，你的子宫颈已经作好了生产的准备。你可能会觉得身体既沉重又劳累，也会感到一阵阵强烈的宫缩。在这一周当中，子宫里的羊水每3小时就会更新一次。

胎儿的肠道里充满了黑绿色的胎便和消化腺分泌物，后者包括胆汁、胎毛和消化道细胞，这就是胎儿降临人世后的第一次排便。

## 第40孕周

等待了许久的日子就要来到了，你很可能已经厌烦了孕期的生活。你的心里交织着忧虑与兴奋，你也偶有轻微的腹泻。

此时的胎儿已经长到55厘米长。你左侧或右侧的肋下会不时地受到宝宝腿部的有力撞击。这时，它的脑袋正挤压着已经软化的宫颈，随时就要来到你的怀抱里了。

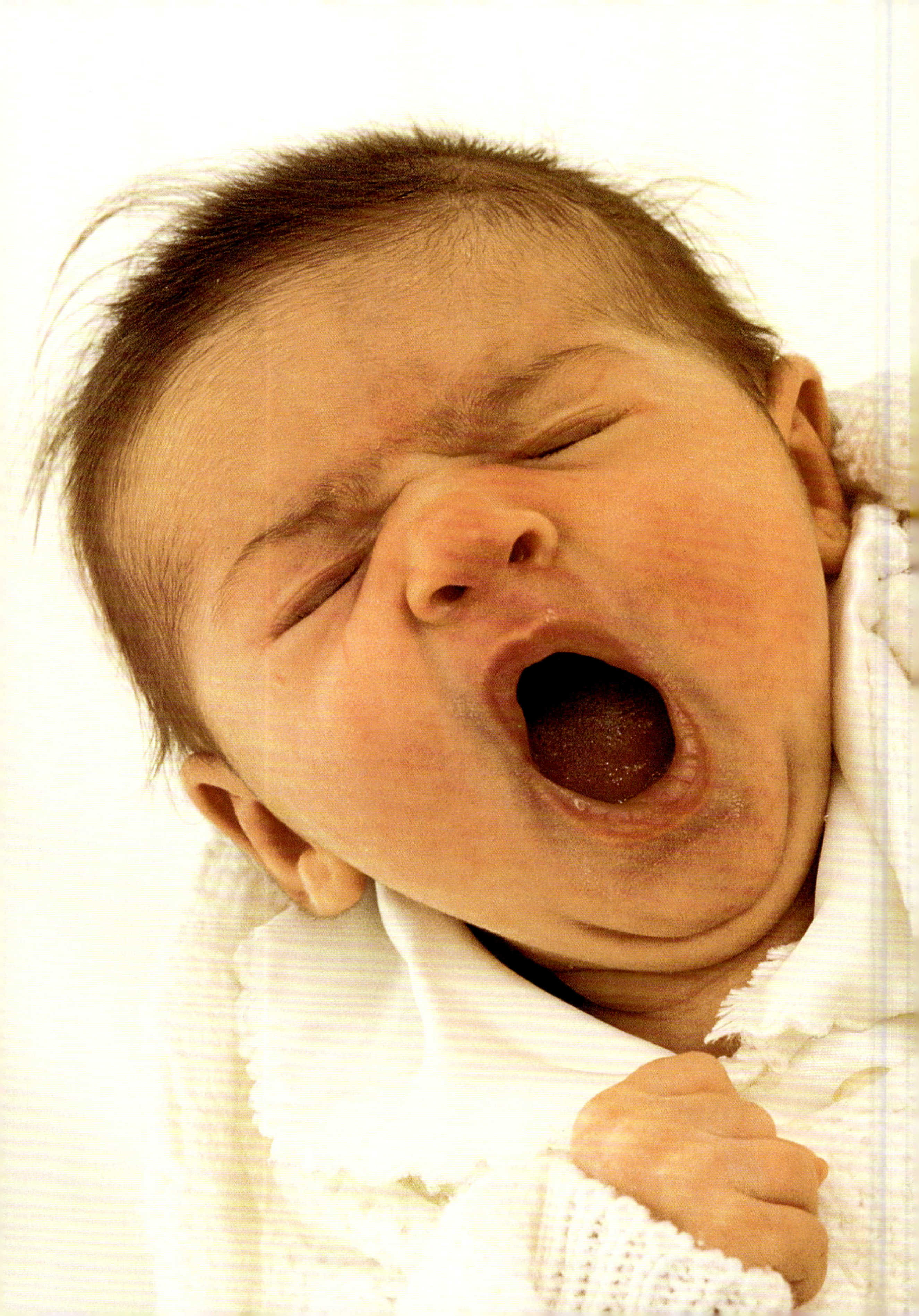

PREGNANCY

# 怀孕：怀孕早期

# 如何知道自己已经怀孕了

有的孕妈妈从一开始受孕就知道自己已经怀孕了，而有的由于月经周期比较紊乱，即使月经迟迟不来也仍然不能让她们有所警觉。不过，对绝大多数孕妈妈来说，怀孕的第一个征兆就是月经推迟。

或许该来的日子已经过去5天了，你却开始怀疑是不是记错了日期。也许你平时都会在日记里作个标记，可是这一次却忘记了。你躺在床上，怎么也睡不着，心想上一次到底是哪天。你搜寻其他的事情来佐证，比如那天母亲来看自己了，或者第二天恰好完成了一项工作，可是接下来又过去3天了……就这样，你渐渐地认清了现实——恐怕我已经怀孕了！实际上，结果也可能不是，然而你自己实在无法确定。那么，什么时候去看医生比较合适呢？怎样才能确认自己已经怀孕了呢？

## 及早确认怀孕

如果月经推迟十几天不来，你就很有必要去作一个检查。如果证实怀孕，这时候的胚胎还只有一颗榛子那么大，胚胎的主要器官和大脑正在形成当中。总的来说，越早确认怀孕，你就能越早开始关心自己和宝贝。

如果你正在服用药物，那么及早确定怀孕就显得非常重要。因为有的药物会对发育中的胎儿造成影响，这时你就要停止服用（详见第101页）。及早确定怀孕对生活方面的安排也比较有利，或许你正计划着出国或者搬家呢。

万一你想终止怀孕（堕胎），早诊断就更有必要了。因为与第10孕周后堕胎相比，第8孕周前堕胎要安全得多，心里也好受得多。

## 如何确认怀孕

在受孕后两周左右，你就可以检测到自己是否已经怀孕了。如果你的月经周期比较规律，那么在你月经本该来的那天应该就可以检测到了。当然，如果你再推后至少4天，结果会更加准确。但恐怕你既紧张又兴奋，等不了那么久。怀孕后，胚胎会释放出一种叫作人绒毛膜促性腺激素（HCG）

的物质进入血液。受孕后大约第6天，尿液中就会出现微量的HCG，但它的含量随后会迅速增加，每2～3天就会翻一番，直至出现峰值（这时是受孕后的60天左右，大约在你最近一次月经开始后的第74天），过后再逐渐下降。这种激素可以通过尿液或者血液进行检测。在检测当中，你需要提供尿样或血样，然后交给医生进行实验室分析。

你也可以选一种早孕检测工具进行自我检测，这些工具很容易买到（详见下文）。无论你选择哪一种产品，你都要尽可能地使用第一次晨尿来作为检测的尿样。由于你夜里没有喝水，所以这时的妊娠激素（HCG）浓度是最高的。

**早孕的自检**　市场上有各种各样的早孕检测工具，其中大多数都需要你把一两滴尿液同产品所提供的化学物质相混合。如果你已经怀孕，那么你尿液中的HCG要么会阻止混合物凝固（环状试验），要么会改变试管里或浸量尺上的化学物质的颜色（色彩试验）。根据你选用的工具，你可以在月经推迟后的1～4天进行自我检测。当然，你得清楚你的上一次月经到底是哪一天开始的。

“我不想让医生来告诉我，我想自己检查。我不知道我会不会要孩子，也不知道有了孩子时自己会作何反应。”

有的孕妈妈会在受孕后的10～12天出现阴道渗血，但这不是月经。在推算怀孕日期的时候，你要上溯到最近一次真正的月经。

如果检测结果是阴性的，而你的月经在几天后还是迟迟不来，你就要重新检测。也许你的受孕时间比你想象得要晚，或者上一次测试的时候，你的尿液里还没有足够多的HCG来作为怀孕的证明。如果你的月经周期不规律，或者中间相隔时间很长，你得到错误结果的概率也会增大。此外，在每10次受孕当中，大约会出现一次受精卵在子宫内膜着床失败的情况。在这种情况下，尽管先前的测试已经给出了阳性的结果，但是几天后再测，结果又会回到阴性。考虑到这个原因，有的检测产品会在包装上推荐你在第一次检测后的3～5天内进行复检，而包装内也准备了两套检测工具。

**怀孕早期的医院检查**　医院的医生会为你作血检或尿检，也有可能为你作阴道检查（内诊）。在内诊当中，医生会戴上橡胶手套，然后用两根手指尽力伸进你的阴道深处，同时用另一只手按在子宫上方的肚子上。如果现在距离你最近一次月经到来已经超过6周，医生就能感到你的子宫下段已经变得柔软了，同时子宫也有了轻微的胀大。与柔软的子宫下段相比，伸进阴道的子宫颈则要相对硬一些，它的硬度好比你的鼻尖。这种身体的内部改变就是黑加氏征（Hegar’s sign）[1]。这种检查可能不会很舒服，但也不会太疼。当医生的指头伸进去的时候，你可以张开嘴慢慢地深呼吸。

## 推算怀孕日期

怀孕日期从最近一次月经开始那天算起。如果你拿不准是哪天，医生很可能会让你估计。从那天往后，你就进入了以周为单位的孕期，包括从最近一次月经开始直到受精结束的那十几天。因为排卵一般发生在前后两次月经开始的中间时点，所以临床上一般把排卵前的两周也计入孕期。如果从受孕那天算起，整个孕期一般持续266天。而要从最近一次月经开始算起的话，整个孕期就成为280天，也就是40周。也许你第一次去医院就发现自己已经怀孕10周了，而对照孕周的话，你就怀孕近3个月了！

排卵并非一定要发生在前后两次月经开始的中点，而临床上习惯把最近一次月经开始直至受孕的这段时间定为两周，并且把它计入总的孕期。这种做法只是一种估计，并不能非常准确地确定预产期。所以预产期只是一个大致的范围，而非进入产房的日期。

如果你刚刚服用过避孕药，那么你对怀孕日期的推算就可能完全错误。因为用药后的那次月经可能并不会排卵，或者阴部只会有一点血渗出来，这不是真正的月经。在这种情况下，你可能需要几个月的时间来重建你的自然月经周期。在这之前，你都无法准确测算自己的排卵日期，其误差可能多达一个月甚至更长的时间。显然，这一点在确定预产期的时候是非常重要的，以免导致将来进行不必要的催产（详见第339页）。所以，如果服用了避孕药，你就至少要等3个月再要孩子。在等待期间，你要想办法用其他方法避孕。

现在，人们越来越多地使用早期超声扫描来确定怀孕日期。不过，这样做尽管能减少一些不确定性，但没人能保证超声扫描绝对安全，特别是在怀孕早期，所以你最好还是等待一段时间。

## 在避孕期间怀孕怎么办

如果怀孕的时候还戴着宫内节育器（IUD），那么流产的可能性就会增加。这时最好尽快去看医生，如果情况允许，就赶紧把宫内节育器取出

[1] 指子宫下段变软，是妊娠的指征。

## 宝贝会在哪天出生

这张表格将帮助你估算宝贝出生的日期。首先看黑体的数字，找到你最近一次月经开始的日期，然后在下方对照查看280天以后的预产期。**需要说明的是，预产期与实际分娩日期前后误差两周是非常正常的。**

| 1月 | 1 | 2 | 3 | 4 | 5 | 6 | 7 | 8 | 9 | 10 | 11 | 12 | 13 | 14 | 15 | 16 | 17 | 18 | 19 | 20 | 21 | 22 | 23 | 24 | 25 | 26 | 27 | 28 | 29 | 30 | 31 |
|---|---|---|---|---|---|---|---|---|---|---|---|---|---|---|---|---|---|---|---|---|---|---|---|---|---|---|---|---|---|---|---|
| 10~11月 | 8 | 9 | 10 | 11 | 12 | 13 | 14 | 15 | 16 | 17 | 18 | 19 | 20 | 21 | 22 | 23 | 24 | 25 | 26 | 27 | 28 | 29 | 30 | 31 | 1 | 2 | 3 | 4 | 5 | 6 | 7 |
| 2月 | 1 | 2 | 3 | 4 | 5 | 6 | 7 | 8 | 9 | 10 | 11 | 12 | 13 | 14 | 15 | 16 | 17 | 18 | 19 | 20 | 21 | 22 | 23 | 24 | 25 | 26 | 27 | 28 | | | |
| 11~12月 | 8 | 9 | 10 | 11 | 12 | 13 | 14 | 15 | 16 | 17 | 18 | 19 | 20 | 21 | 22 | 23 | 24 | 25 | 26 | 27 | 28 | 29 | 30 | 1 | 2 | 3 | 4 | 5 | | | |
| 3月 | 1 | 2 | 3 | 4 | 5 | 6 | 7 | 8 | 9 | 10 | 11 | 12 | 13 | 14 | 15 | 16 | 17 | 18 | 19 | 20 | 21 | 22 | 23 | 24 | 25 | 26 | 27 | 28 | 29 | 30 | 31 |
| 12~1月 | 6 | 7 | 8 | 9 | 10 | 11 | 12 | 13 | 14 | 15 | 16 | 17 | 18 | 19 | 20 | 21 | 22 | 23 | 24 | 25 | 26 | 27 | 28 | 29 | 30 | 31 | 1 | 2 | 3 | 4 | 5 |
| 4月 | 1 | 2 | 3 | 4 | 5 | 6 | 7 | 8 | 9 | 10 | 11 | 12 | 13 | 14 | 15 | 16 | 17 | 18 | 19 | 20 | 21 | 22 | 23 | 24 | 25 | 26 | 27 | 28 | 29 | 30 | |
| 1~2月 | 6 | 7 | 8 | 9 | 10 | 11 | 12 | 13 | 14 | 15 | 16 | 17 | 18 | 19 | 20 | 21 | 22 | 23 | 24 | 25 | 26 | 27 | 28 | 29 | 30 | 31 | 1 | 2 | 3 | 4 | |
| 5月 | 1 | 2 | 3 | 4 | 5 | 6 | 7 | 8 | 9 | 10 | 11 | 12 | 13 | 14 | 15 | 16 | 17 | 18 | 19 | 20 | 21 | 22 | 23 | 24 | 25 | 26 | 27 | 28 | 29 | 30 | 31 |
| 2~3月 | 5 | 6 | 7 | 8 | 9 | 10 | 11 | 12 | 13 | 14 | 15 | 16 | 17 | 18 | 19 | 20 | 21 | 22 | 23 | 24 | 25 | 26 | 27 | 28 | 1 | 2 | 3 | 4 | 5 | 6 | 7 |
| 6月 | 1 | 2 | 3 | 4 | 5 | 6 | 7 | 8 | 9 | 10 | 11 | 12 | 13 | 14 | 15 | 16 | 17 | 18 | 19 | 20 | 21 | 22 | 23 | 24 | 25 | 26 | 27 | 28 | 29 | 30 | |
| 3~4月 | 8 | 9 | 10 | 11 | 12 | 13 | 14 | 15 | 16 | 17 | 18 | 19 | 20 | 21 | 22 | 23 | 24 | 25 | 26 | 27 | 28 | 29 | 30 | 31 | 1 | 2 | 3 | 4 | 5 | 6 | |
| 7月 | 1 | 2 | 3 | 4 | 5 | 6 | 7 | 8 | 9 | 10 | 11 | 12 | 13 | 14 | 15 | 16 | 17 | 18 | 19 | 20 | 21 | 22 | 23 | 24 | 25 | 26 | 27 | 28 | 29 | 30 | 31 |
| 4~5月 | 7 | 8 | 9 | 10 | 11 | 12 | 13 | 14 | 15 | 16 | 17 | 18 | 19 | 20 | 21 | 22 | 23 | 24 | 25 | 26 | 27 | 28 | 29 | 30 | 1 | 2 | 3 | 4 | 5 | 6 | 7 |
| 8月 | 1 | 2 | 3 | 4 | 5 | 6 | 7 | 8 | 9 | 10 | 11 | 12 | 13 | 14 | 15 | 16 | 17 | 18 | 19 | 20 | 21 | 22 | 23 | 24 | 25 | 26 | 27 | 28 | 29 | 30 | 31 |
| 5~6月 | 8 | 9 | 10 | 11 | 12 | 13 | 14 | 15 | 16 | 17 | 18 | 19 | 20 | 21 | 22 | 23 | 24 | 25 | 26 | 27 | 28 | 29 | 30 | 31 | 1 | 2 | 3 | 4 | 5 | 6 | 7 |
| 9月 | 1 | 2 | 3 | 4 | 5 | 6 | 7 | 8 | 9 | 10 | 11 | 12 | 13 | 14 | 15 | 16 | 17 | 18 | 19 | 20 | 21 | 22 | 23 | 24 | 25 | 26 | 27 | 28 | 29 | 30 | |
| 6~7月 | 8 | 9 | 10 | 11 | 12 | 13 | 14 | 15 | 16 | 17 | 18 | 19 | 20 | 21 | 22 | 23 | 24 | 25 | 26 | 27 | 28 | 29 | 30 | 1 | 2 | 3 | 4 | 5 | 6 | 7 | |
| 10月 | 1 | 2 | 3 | 4 | 5 | 6 | 7 | 8 | 9 | 10 | 11 | 12 | 13 | 14 | 15 | 16 | 17 | 18 | 19 | 20 | 21 | 22 | 23 | 24 | 25 | 26 | 27 | 28 | 29 | 30 | 31 |
| 7~8月 | 8 | 9 | 10 | 11 | 12 | 13 | 14 | 15 | 16 | 17 | 18 | 19 | 20 | 21 | 22 | 23 | 24 | 25 | 26 | 27 | 28 | 29 | 30 | 31 | 1 | 2 | 3 | 4 | 5 | 6 | 7 |
| 11月 | 1 | 2 | 3 | 4 | 5 | 6 | 7 | 8 | 9 | 10 | 11 | 12 | 13 | 14 | 15 | 16 | 17 | 18 | 19 | 20 | 21 | 22 | 23 | 24 | 25 | 26 | 27 | 28 | 29 | 30 | |
| 8~9月 | 8 | 9 | 10 | 11 | 12 | 13 | 14 | 15 | 16 | 17 | 18 | 19 | 20 | 21 | 22 | 23 | 24 | 25 | 26 | 27 | 28 | 29 | 30 | 31 | 1 | 2 | 3 | 4 | 5 | 6 | |
| 12月 | 1 | 2 | 3 | 4 | 5 | 6 | 7 | 8 | 9 | 10 | 11 | 12 | 13 | 14 | 15 | 16 | 17 | 18 | 19 | 20 | 21 | 22 | 23 | 24 | 25 | 26 | 27 | 28 | 29 | 30 | 31 |
| 9~10月 | 7 | 8 | 9 | 10 | 11 | 12 | 13 | 14 | 15 | 16 | 17 | 18 | 19 | 20 | 21 | 22 | 23 | 24 | 25 | 26 | 27 | 28 | 29 | 30 | 1 | 2 | 3 | 4 | 5 | 6 | 7 |

来。但这样做有一个前提，就是怀孕的时间还不长。有时，医生会建议你终止妊娠，拿掉孩子。当然，如果你不愿意，也可以不拿掉。因为就算宫内节育器已经来不及取出，许多孕妈妈仍然可以在分娩的时候把它和胎盘一起娩出，没有大碍。

假如你忘记吃避孕药超过一天或更多天，或者你肚子不舒服把药吐了出去，身体没有吸收，又或者你在服用抗生素，这些情况都可能导致怀孕。如果你已经怀孕了，却仍然继续吃了几个月的避孕药，这时孩子出生后患有先天性畸形的危险就会稍有增加。不过，绝大多数在怀孕期间服用了避孕药的孕妈妈仍然可以产下健康的婴儿。

## 怀孕与艾滋病感染

如果你住在英国，医生会建议你在怀孕早期接受关于艾滋病病毒（HIV）抗体的血检，有这种抗体的人就可以确定是艾滋病的感染者。这种检测不是强制性的。接受抗体检测前一定要问清楚，因为参与检测有可能会对你造成社会和情感方面的巨大影响。例如，一位在检测中被查出携带有艾滋病病毒的妇女说："就是因为这个结果，一切都变了，这个结果太让人伤心了，我该怎么办呢？"

感染了艾滋病病毒的母亲，如果采用母乳喂养将会有20%的可能性把病毒传染给孩子，所以安全的做法通常是舍弃母乳喂养（尽管通常纯母乳比任何人造乳喂养要相对安全一些）；或者在分娩的时候进行剖宫产，因为婴儿往往是在通过产道的时候感染病毒的；或者在怀孕的最后6个月进行抗病毒治疗。有了上面的预防措施，感染率可以下降到2%。另外，现在已经发现，如果产后继续服用新的抗病毒药物，母乳喂养的感染率可以降低80%。

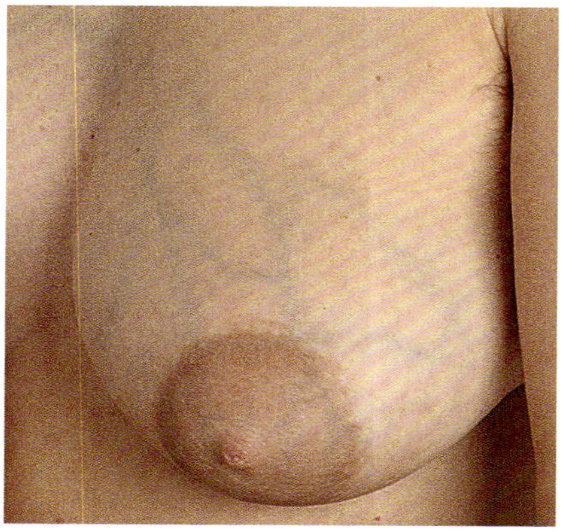

怀孕后，你首先觉察到的可能是乳房的变化。乳房上面的静脉看得更清楚了，乳晕的颜色也加深了。

## 怀孕的早期表现

在怀孕初期，除了月经推迟以外，孕妈妈的身体还会发生一些微妙的变化，有些甚至出现在怀孕检测工具证实你怀孕之前。

**乳房的变化**　在怀孕的最初几周当中，由于准备泌乳的原因，你会发现乳房正在发生一些变化。乳晕（乳头周围的棕色区域）的颜色加深，其上的小突起也更加清晰。如果你的皮肤发红，你会发现乳房上呈网状的血管变得更加明显了。这些蓝色的静脉就像是地图上的河流。此外，你的乳房也变得更加柔软，或者更加沉重。乳房比较小的孕妈妈在怀孕后不久会发现自己的乳房明显增大。如果你的乳房本来就比较丰满，这时你也许觉察不出有什么变化。

**疲劳**　怀孕以后，你的身体代谢会发生显著的改变，因为整个身体正在为了胎儿的生长作出调整。所以难怪你会觉得有些疲惫，不像平时那么轻松。在怀孕刚开始的8周或10周当中，许多孕妈妈都会觉得比较疲劳，但这种疲劳会随着身体的调整而逐渐消失，到怀孕中期就没什么感觉了。如果你觉得身体疲乏，晚上就早一点上床睡觉，中午也尽量休息一下，晚上下班回家后也可以先休息一会儿再做别的事情。

> “我刚怀孕的时候，下班回家没等做饭就在椅子上睡着了，觉得自己累得像条死狗。我心想，现在就这样，以后可怎么办呢？可是到了第12周左右的时候，我的状态就好起来了。”

如果这是你第二、第三次怀孕，你的身体疲劳可能会持续得更久一些。一些初次怀孕时感觉非常轻松的妈妈们说，她们怀第二个孩子的感觉要比第一个累得多，因为她们要在怀孕的同时马不停蹄地照料第一个宝宝的生活。对这种情况，唯一的解决办法就是每天做完家务后至少休息一会儿。哪怕每晚只有半小时（这时，让你的伴侣陪伴孩子，清洗碗碟），只要充分利用时间，你仍然能得到很好的休息（关于第二次怀孕及怀孕晚期发生的疲劳详见第172～177页）。

**恶心**　怀孕的第二个常见症状是恶心。它特别容易发生在清晨，因为那时的血糖比较低。此外，这种状况也容易发生在傍晚或其他一些时候。恶心的时候，有的孕妈妈只是觉得身体非常不舒服，有的则会发生呕吐。恶心容易由劳累导致，也容易由饥饿引发。为了防止肚子饿，孕妈妈可以时不时地吃点清淡的小点心，比如饼干、香蕉等，这样可以减轻恶心的感觉。如果你早上恶心比较严重，就可以在刚醒来的时候喝一杯茶，同时吃一些饼干或面包来预防。只吃饼干不喝茶效果会更好，后半夜补充饼干也有不错的预防效果。一般来说，你要远离油腻的食物和烟酒，同时避免吸入刺鼻的气味，尤其是油烟、尾气和香水。如果恶心、呕吐不见好转，你可以去找医生开一些抗组胺剂，这种药一般都会起作用。

有的孕妈妈吐得非常厉害（详见第137页），但往往怀孕到第4个月就会逐渐好转。有过恶心经历的孕妈妈比较不容易流产，这或许是个好消息。不过，并不是所有的文化和社会都把恶心与怀孕联系在一起。在那些地方，与怀孕相关联的是另一些身体上的不适，甚至是特定的梦境。玛格丽特·米德（Margret Mead）[1]指出，在新几内亚的一些部落里，长疮被人们认为是怀孕的典型征兆。而一些牙买加人只有在梦见与生殖相关的特定情境后才知道自己已经怀孕，比如梦见成熟的瓜果，他们把这一类的梦境视作早孕的征象。看起来，所有的孕妈妈都需要特定的信号来指示怀孕，然后她们就可以说："我感觉到了信号，所以我一定是怀孕了。"

或许你直到第二、第三次怀孕时才感到恶心，这种情况极有可能是由于劳累造成的。除非你想办法让自己多休息，否则它很有可能持续3个月不见好转。

## 怀孕的情绪反应

无论你多么想要孩子，当你得知自己怀孕时，你都可能产生各种各样的心理冲突。有成就感——"成功了！"有困窘——"无路可退，怎么办？"有恐惧——"妈妈生我的时候快疼死了，我能忍住吗？"有忧虑——"我们还会像原来那样爱对方吗？"也有疑惑——"我发福了他还会喜欢我吗？"尽管很多孕妈妈非常想要孩子，也在解除避孕前仔细地考虑过这件事，但初次怀孕仍然造成了那么多的惊恐，让孕妈妈们觉得"来得太快"了。在现实面前，在孕期的生理变化面前，她们只想说："停下来！我还没有作好准备。让这一切从头开始吧。"

如果你根本没打算怀孕然而却事与愿违，你一样可能会有掉入陷阱的感觉。不过，许多孕妈妈（怀孕对她们来说并不是最坏的选择）尽管从理智上选择不怀孕，但怀孕的事实却让她们十分欣喜。这时，她们的丈夫可能会怀疑怀孕正是她们一直以来的意图，可自己却被蒙在鼓里，这太不公平了！所以，这种情况有可能引发夫妻间的矛盾，因为你的伴侣可能会觉得你有事瞒着他。这时，你们最好能好好沟通一下，你们需要了解彼此的想法。

**我会是一个好妈妈吗**　当你发现自己已经怀孕时，你的自信心可能会出现强烈的动摇，害怕自己母性不足，当不了一个好妈妈。只是，当妈妈是一个学习的过程，也不存在什

> 当你意识到要由你来缔造一个人类的新成员时，你可能会觉得这任务极其艰巨，甚至感到束手无策。

[1] 美国人类学家。

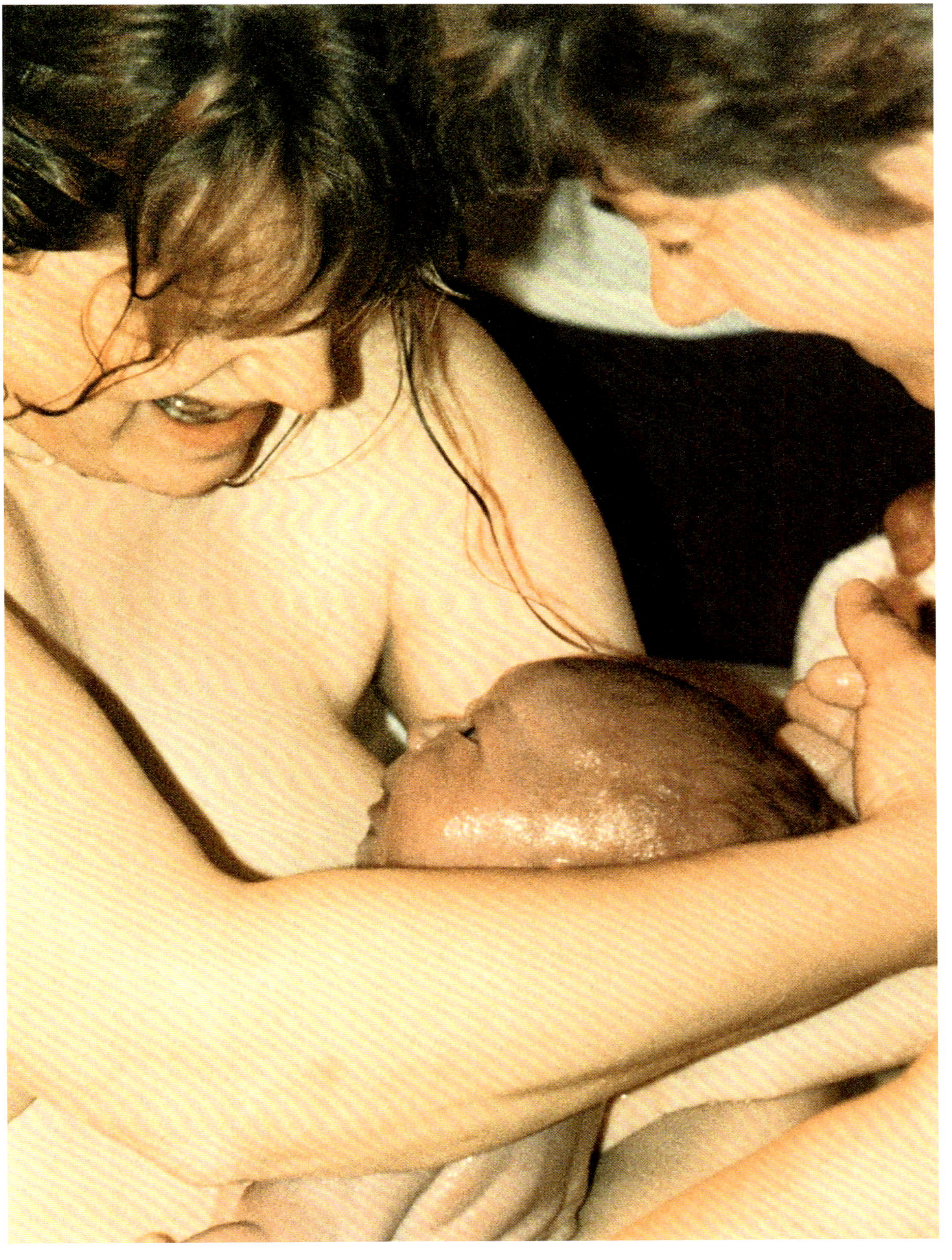

么纯粹的母性。更何况，对第一次做妈妈的人，她还没有任何抚养宝宝的体验。只有孩子生下来，她才有机会聆听当妈妈的大部分课程，而课程的老师正是孩子。或许你不是天生的好妈妈，但是宝贝会教你成为一个好妈妈。

**私生活被曝光了**　怀孕后，你或许会在刹那间觉察到，你和你爱的那个男人之间的最亲密的关系被晾晒在了众目睽睽之下。因为不仅所有人都知道你怀孕了，而且你还要在医院里暴露身体，接受检查，还要从他人那里接受奔涌而至的各种各样的建议。而且，早就等待着这一天的父母也欢天喜地，更让你觉得自己已经沦为了众人所谈论的对象。

毕竟，新生命只存在于你的身体当中。除了你，没有人能真正理解它的神奇之处。当你裸身站在镜子前面，到处寻找怀孕的蛛丝马迹时，当你用手在肚子上摸来摸去，试着摸到那颗已经在身体里发了芽的种子时，你回忆起从前做爱的情景，心想，到底是哪一次让自己怀孕了呢？

**身体的感觉**　怀孕伊始，如果你觉得自己的身体状况不大好，就可以在条件允许的情况下找时间参加孕期健身课或舞蹈课，428～431页提供了可供你参考的相关机构。如果课程并不专门针对孕妈妈，你一定要告诉教练你怀孕了。平常多出去走走，呼吸新鲜空气，也定期去游游泳。122～124页提供了一些比较好的身体练习，你可以每天花一些时间来做。这些练习能刺激你的循环系统，让你充满活力。在有些国家，按摩是怀孕期间的一大享受，非常令人期待。你不妨也去找一位按摩师，或者让你的丈夫帮你按（按摩方法详见第189～191页）。如果你觉得精神紧张，全身紧绷，放松不下来，按摩一下会有非常好的作用。

**丈夫的感受**　怀孕以后，需要作出调整的不只是你，你的丈夫也一样。虽然他不像你那样要经历生理上的改变，但是，从丈夫到父亲的转换仍然是他生命中的一次重大转折。对一位丈夫来说，这个过程要包括下面的几件事：确认怀孕；他看过了超声波扫描，你的体形明显改变；感觉到胎儿的活动。

除了惊喜和满意的正面情绪之外，准爸爸们还有可能产生一系列的负面情绪，比如对经济方面的担忧。毕竟一个小生命要出世了，一个男人要担负的责任也显著地增加了。

你怀孕后，你的丈夫可能一样会有掉进陷阱的感觉。他从前或许还认为，有了孩子以后，两个人还是可以自由自在地生活（尤其当两个人从来都没有一起讨论过、计划过有关怀孕的事情时）。可是现在情况不同了，他会发现自己的事业变得非常重要。这不单是理性分析的结果，而且从感情上，他也感觉到一种紧迫，必须在孩子出生前成为一个事业成功的好爸爸，好像妻子的怀孕已经对他的成就感提出了挑战。此外，做丈夫的也会担心妻子的身体状况，总怕出现什么意外，就连碰她的身体也小心翼翼，以防造成流产。他甚至会觉得，他自己的性欲就是对宝贝的一个致命威胁。

## 共同交流情感

面对上面的情绪，一味压抑没有任何益处。如果你忽视它们的存在，它们就会产生破坏性效果。其实焦虑也有正面的作用，它会促使你分析你所面临的选择，找出对策，提前规划，并在物质和精神上为未来作好准备。例如，你可以暂时回避某些人际关系，直到你有一天能够应对；你可以和丈夫一起安排孕前体检，这样他就能在检查当中与你一起面对；你们可以一起学习孕产方面的知识，让你丈夫也能在其中发挥积极的作用；你们也可以一起躺在床上，通过拥抱、爱抚来交流情感。

怀孕并不仅仅意味着等待，它既是你们一起寻找生活重心的旅程，也是你们共同决定为将来的宝贝创造一个怎样的生活的过程。这不是选择哪个托儿所或者买什么东西的问题，而是互相帮助，让对方从只为自己负责的个体成长为承担全新责任的一位父亲和一位母亲的问题。因此，怀孕所带来的不仅仅是宝贝的降生，还包括一个家庭的蜕变。

## 单身妈妈

如果没有另一半给你关心和爱，怀孕和分娩就绝非易事。这意味着你要一肩挑起所有的责任，这确实是一件非常艰难的事情。可是，很多妈妈就是这样走过来的，她们的孩子也是一样的健康、快乐。

> “当时幸好有珍在身边，她有3个孩子，所以我是什么感受，她再清楚不过了。宫缩来临的时候，她让我想象宫颈在逐渐打开。她还在我疼得厉害的时候陪我一起深呼吸。”

非单身的孕妈妈们各自情况不同，单身的孕妈妈们也一样，所以泛泛地谈论单身孕妈妈的状况和她所面临的困难会给人带来误导。她们是怎么怀孕的，又为什么没有及时终止，这里面的原因非常复杂。有的孕妈妈是因为不愿去面对，心里祈祷着这件事会过去；有的则因为“迫不及待”；还有的希望用怀孕的事实来挽住对方的心，可结果却遭到了拒绝；或者刚好在怀孕的时候，她的另一半不幸离世；甚至孕妈妈是同性恋，由同性伴侣来照料。不管具体原因是什么，单身孕妈妈都可能遭遇严重的经济问题。一边是工作，一边是腹中的胎儿，要把这两件事同时照顾好是非常困难的，因为当二者之间有冲突时，没有人能顶替你的位置。对单身妈妈所要面对的问题，重要的是提前预知，然后咨询了解情况的人，或者是能够为你提供信息和资源的人。你可以在怀孕期间联系428～431页列出的相关机构，看看它们能够为你提供哪些帮助，比如住房信息、查询可享受的优惠政策等实际问题。关于产前培训（详见第180页），你也要早点报名，最好能提前3个月。许多孕妈妈直到最后关头才临时抱佛脚，可是名额已经满了。英国积极分娩中心[1]和英国国家生育基金会[2]（地址详见第428、430页）能够为你提供你所在地区的相关机构名单，它们可以为你提供关于产前培训、产后护理和母乳喂养等方面的咨询。

有时，胎儿的爸爸也愿意承担一部分做父亲的责任，尽管你们并不打算长久相处。当你面对产前培训老师的时候，你不妨坦白一点，让她了解你的情况，或许她还会给你开个小灶。

## 分娩时的情感支持

你需要提前为分娩作准备，考虑要不要找人来陪自己。如果到时没有熟人在你身边鼓励你，在情感上持续地支持你，你会觉得非常孤单。你可以找同性的朋友、分娩教练，或者是专门做分娩情感支持的人，也可以找你的姐姐、妹妹、母亲，或者是熟知分娩、能给你实际帮助的男性朋友。在分娩的时候，绝大多数医院都允许孕妈妈找人来陪自己，只是有的医院会限制人数不超过一个。你可以和产科医生或者产前培训老师聊聊这件事。必要时，你可以给产科主任写信提出要求。

如果实在找不到人，你就找你的助产医生商量一下，告诉她你分娩的时候需要人陪，让她想办法帮你找一位，而且产前最好能让你们见一面。她可能会告诉你，到时候会有一位医生陪着你，让你不用担心。不过，毕竟医生是医生，陪伴是陪伴，后者好比一位朋友，她只是在一旁给你打气，提醒你放松，注意呼吸。倘若你是在医院生产，就可以找一位实习生充当这个角色。

如果人还是没找到，你就可以找产科的医生拉拉关系，让她们来帮

[1] the Active Birth Centre。
[2] the National Childbirth Trust。

你。这里还有一个问题，就是许多医院的助产医生都是轮流值班的，所以你得多认识一两个。毕竟，分娩时要问的问题太多了。不过，有时也会有一直值班的医生，她会陪伴你直到生产结束。

## 独自面对

如果让你怀孕的那个男人知道你有了孩子，却仍然不想承担责任，你可能会非常生气。有一位孕妈妈先前被告知没有生育能力，可是后来却怀孕了，她说："我过去没有意识到他的家庭对他有多么重要，就在我最需要他的时候，我才明白，他是不会为了我而抛弃他的家庭的，他的心思全在他的孩子身上，我太难过了。在怀孕的很长一段时间里，我听不到他的一丁点儿消息，因为他和他的家人出国度假去了。"

"孩子的父亲坚决与我断绝关系，我决定在生的时候不让他帮忙，因为我控制不了我的情绪。最后是我妹妹陪我的，整个过程还算顺利。"

另一位孕妈妈的丈夫在她怀孕4个月的时候离开了她，因为第三个孩子即将到来，这让他无法接受。他以前也曾短期地离开过她，而这个孩子就是在一次旧情复燃当中怀上的。这位孕妈妈最怕他再一次离开自己，因为她已经与自己的情感挣扎了很久，再也受不了任何的打击了。在之后的分娩当中，她的情绪非常紧张，胎儿迟迟无法娩出，最后不得已用了产钳。

一位单身大学教师想要一个孩子，她只把孩子的父亲看作单纯的捐精者。她说她的同事能理解这一点，但困难主要来自家里。她说："我妈以为我疯了，说这让她以后怎么见人呢！我想了想这些人都是谁，心想'天啊，这真的很难办啊'。我以为最难的是跟八十岁的祖母解释，可她却是最容易说通的一个。"实际上，孩子出生后，这位大学教师的父母很快就调整了自己的看法，他们对现状非常满意。

有的孕妈妈会遭到父母反对，其中一位是这样说的："我就是用继续要生孩子的事实来反驳他们和他们的价值观。"尽管她觉得自己有能力摆脱父母的影响，也为自己的独立而感到高兴，但这种决裂的方式毕竟还是太痛苦了。你可能不认同社会规范加之于你的内疚感，但你仍然难以逃离。你可能会担心，是你代替孩子作了决定，因为他（她）去了别人家就会知道，除了妈妈以外，还应该有一个爸爸。

今天的大众传媒试图诱导单身妈妈们生育子女，比如许多单身的歌星、影星在三四十岁的时候选择要孩子。他们制作专题文章，配上精美的图片，像装点其他流行风尚一样把小婴儿装扮成时下的新宠。只是，明星的手头可不缺银子，她们可以请保姆，也可以大方地寻找其他帮助。而对大多数单身父母来说，一味地选择怀孕要面临许多实际的困难。

这里要对单身妈妈们反复强调，如果你打算独自面对，就一定要寻求帮助，并且虚心接受，这不仅是为你好，也是为你的宝贝好。需要考虑的重要事项有：你住在哪里？靠什么生活？何时能返回工作岗位？除此之外，你还要考虑，如何带着宝贝方便地出行，如何在性生活、养育孩子和做自己想做的事情之间寻找平衡，以及当你遇到困难或者受到孩子牵制的时候，你又会有怎样的感受？实际上，大多数困扰单身妈妈的问题也一样困扰着非单身的妈妈，只是对单身妈妈来说，困扰的程度会更强，毕竟，面对问题的只有一个人。

## 互相支持

你要考虑建立一个由朋友组成的支持圈子，他们能在你抽不开身的时候帮一把手，也能帮你应对不时之需。与此同时，你也能回报他们以同样的帮助。这些朋友应当有基本的孕产知识，能够站在你的角度考虑问题，而且能帮你在情感上作好准备，让你更有信心去面对这一重大的生命体验。

> “我姐姐住得不远，她的孩子比我的早生两个星期。孩子生下来的头3个月里，我们一起照顾宝宝，感觉很舒心。”

你可以在孩子出生后加入一个妈妈圈子，这会很有帮助。要是你一个人全部承担，结果可能会非常劳累。尤其当孩子特别能哭时，你可能会承受不住，结果就是埋怨自己，责怪孩子。所以，在社会交往方面，你得确保自己没有被孤立起来。然而在传统文化比较浓厚的地区，这种情况并不常见。那里初为人母的妈妈们认为，支持圈子是理所当然地存在着的，大家都愿意互相帮忙，交流经验，不像现代社会，照顾孩子的重任往往是妈妈一人承担。只要有需要，别的妈妈都可以帮你抱孩子，甚至喂奶。

在上述的传统环境当中，妈妈们互相帮助是非常容易的，因为大家几乎都以相同的方式抚养孩子。而在现代的城市环境当中，妈妈们再想互相帮助就比较困难了。因为彼此之间关系疏远，情感淡漠，而且有的是全职太太，有的还要上班，就连彼此间的信任也是一个问题。不过，就算有这些不利因素，你还是要想办法建立自己的妈妈圈子。只要大家想法差不多，能在情感上和实际生活里互相帮助就可以了。所以，你可以在产前培训班或者好朋友当中物色人选，尤其是那些在各方面跟你条件比较相似的。

## 代孕

如果你帮别人代孕，就要想清楚怎么向人们解释你代孕的事实、原因和婴儿日后的离去，解释的对象很可能就是你自己的其他孩子。你还得想办法应对其他问题和顾虑。在代孕当中，你还会对日后可能发生的一切感到担忧。随着肚子一天天胀大，你得决定跟别人讲到什么程度，以及怎样应对可能来自他人的负面评论和不怀好意的警告。

不过，最近的一项研究显示，代孕的妈妈通常都能很好地处理与婴儿分离的情绪，不会被懊悔的感觉所吞噬。而且，通过代孕出生的孩子一般适应良好，情绪平稳。同时，领养的妈妈也特别有爱心。总之，研究结果认为，“代孕家庭的特征倾向于和睦的家庭关系和优质的婴儿抚育。”

> “脐带被剪断了，除去医生之外，我是第一个把他抱在怀里的人。他看着我，把所有的信任寄托在我身上，我觉得既平静又自然。”

根据我的经验，如果领养的妈妈和代孕的妈妈能够成为经常联系的好朋友，孩子也能把代孕的妈妈当作一位特殊的姑妈或姨妈来看待时，这样的安排是最理想的。对分娩和其后的事务，两位妈妈应当在助产医生的参与下公开讨论，并达成共识。最后，代孕妈妈也要相信，孩子将来的父母一定会是有爱心的父母。

# 计划与准备

回顾历史，绝大多数孩子都是在家里出生的。而妇产医院最初只是提供给无家可归或居住环境恶劣的妇女使用。很多在那里降生的孩子最终都被送进了弃儿收容院。

最早的妇产医院只是为了方便医学专业学生学习分娩和实习操作而设立的。然而，医生通过双手把细菌从一个病人传到另一个病人，造成感染肆虐和母婴大量死亡，让那里成了最危险的生产场所。今天的医院不再那么危险了，不过，尽管越来越多的医生都推荐在医院生产，仍然有为数不少的孕妈妈觉得，医院的环境太过疏离，家里才是最适合生产的地方。而且，没有人能保证医院就绝对安全。

## 你想要什么样的护理

在你刚怀孕不久的时候，你就应当考虑：将来在哪里分娩？是否需要医护人员护理？你可以把你关注的分娩前后的重要事项列出来，然后考虑怎样才能最大程度地满足你的需求。

“考虑来考虑去，我觉得还是在家里生比较好，家里要自然一点，越自然越好。”

在怀孕期间，你也可以改变决定，只是从家里变到医院要比变回来容易一些。如果你想在家中分娩，就要从一开始明确这一点，免得被医院束缚了手脚。另外，如果你找的全科医生不推荐并且不同意你这样做，你还可以找别的同意你在家分娩的医生。不过，你要在家分娩也不是一定要征得医生的同意，你可以给当地医院的妇产科主任写信，告诉她你准备在家分娩，然后让她来安排具体的事情。

## 我真的可以选择吗

英国的助产医生受雇于英国国民保健信托会[1]，无论孕妈妈选择在医院还是在家里生产，他们都有义务提供帮助。目前看来，越来越多的助产医生喜欢上了到孕妈妈家里帮助生产的工作，可是这样的机会并不多。如

[1] 即NHS Trust，全称为National Health Service Trust。

果她们被信托会的分支机构调到了大医院，而之前已经有孕妈妈向她们预订了在家中助产的服务，她们就会面临服务机构还是服务个人的冲突。有的信托会分支机构要求预约在家里实施助产的孕妈妈签字同意医院人手不够时到院分娩。当然，这不是强制性的。

对有的孕妈妈来说，她与助产医生的私交对她选择在哪里生产非常重要。

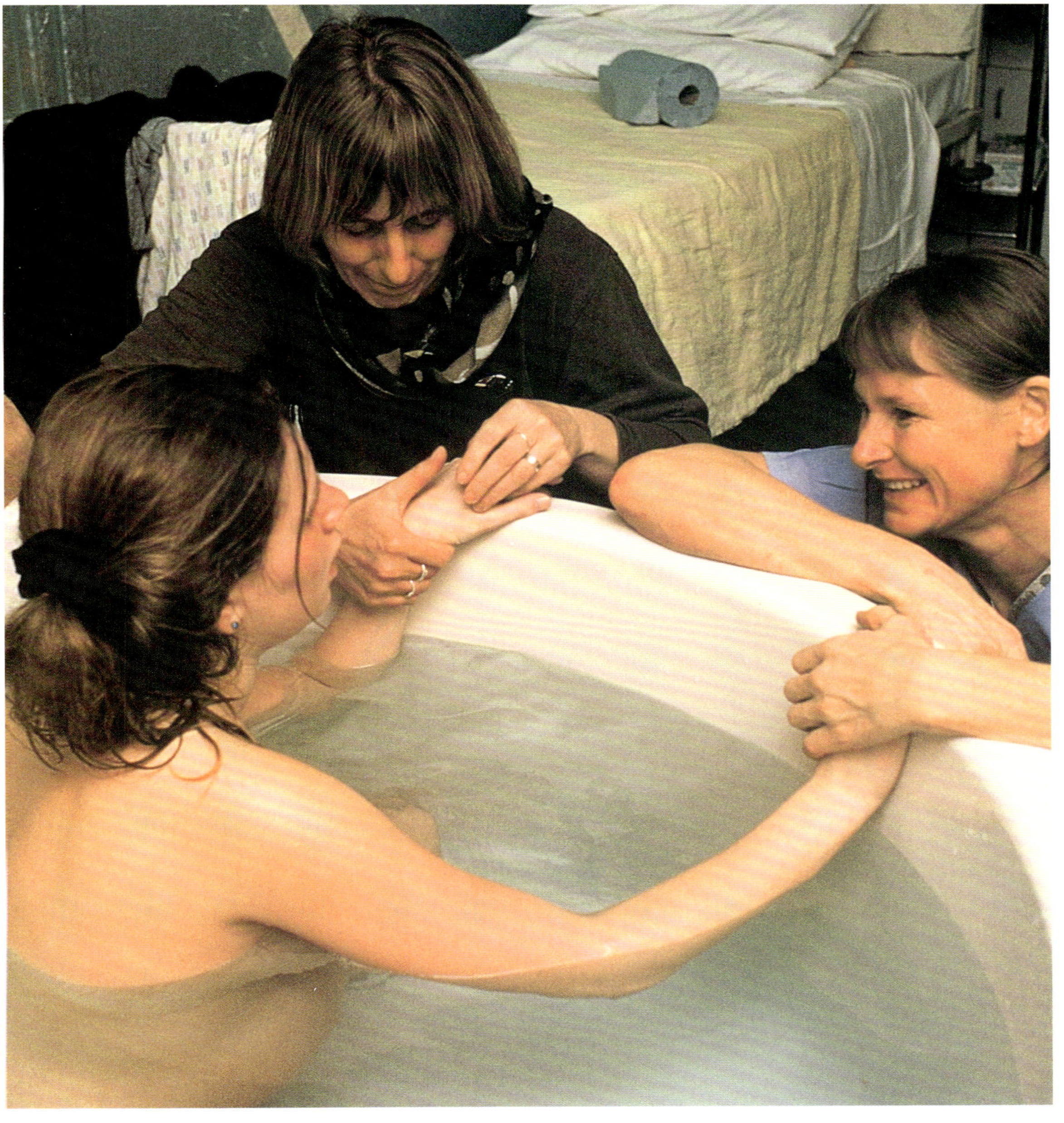

## 入院分娩

对大多数选择入院分娩的孕妈妈来说，作此选择的主要原因是她们觉得医院最安全。出于对宝贝的考虑，她们要确保所有的现代妇产技术和设备都在身边随时待命。对有的孕妈妈（尤其是那些初次怀孕的）来说，分娩是一个可怕的经历，她们只有在一群专业人员的身边才踏实，因为他们可以帮助应对可能出现的各种风险。通常，害怕分娩疼痛的孕妈妈更倾向于选择入院分娩，因为有些镇痛药只有医院才有。如果疼痛难忍时发现自己还在家里，事情就不好办了。

有的孕妈妈可能了解、信任某一位助产医生，所以希望她来为自己接生。也有的孕妈妈喜欢去医院，因为这样可以暂时摆脱来自家里的压力。有时，准爸爸也希望她去医院，因为他不放心她在家里生产，同时也不愿意把自己卷进去。更常见的原因是，他害怕自己当接生婆。

## 入院分娩与安全

由于一些医学方面的原因，你可能需要在医院生产。如果你有糖尿病、心脏病或者肾病，你就要考虑医疗方面的护理。如果你患有先兆子痫（pre-eclampsia）（详见第141页），或者分娩日期超出预产期前后3周，你就一定要住院。如果胎儿是臀位，医生也会建议你入院分娩，因为婴儿出生后急需呼吸方面的帮助（详见第380页）。是否选择入院分娩并没有绝对的标准，然而确实有一些因素会增加分娩的危险性。

比如，如果你的年龄已经超过40岁，却是第一次生产，你的整个产程就会比你年轻时更长。这时，许多医生会建议你在医院分娩，这样不仅能加快产程，也能防备万一。你可能会觉得这并不是你想要的，所以还是一门心思地准备在家里生产。可是在一些医生看来，所有的初孕女性都应当在医院生产。他们认为，分娩过程的顺利与否是不能预料的，即使怀孕期间一切正常，你也无法排除分娩时发生并发症的可能，真要是这样，你就得去医院接受专门的治疗。

如果你此前有过剖宫产，大多数医生都会建议你去医院分娩，这样做可以应对一些比较复杂的情况，比如子宫上的旧伤就容易发生撕裂。如果你以前怀孕时曾出现过大出血，无论发生在产前还是产后，现在你都要防止它再次发生。而当你需要输血的时候，医院也能迅速地满足你的要求。（另外，你曾因为分娩时的积极干预出血吗？如果采用自然一些的分娩方式，你会更少出血吗？）如果上一次分娩时，你把胎盘遗留在了子宫里面，这一次也要选择在医院分娩。不过，医院的干预措施有时也会触发分娩并发症。

如果你的身高在1.55米以下，你骨盆里的空间就太小了，胎儿恐怕无法娩出。不过，有的矮个子妈妈也能顺利地分娩。如果你有形体方面的其他问题，比如胎位不正，你也要考虑在医院分娩。此外，流产超过3次也是入院分娩的原因之一，因为它可能意味着分娩会出问题（通常还是比较顺利的）。如果上一次难产并失去了孩子，这次你可能会希望医院提供胎儿重症监护。医生也会建议怀着双胞胎的孕妈妈在医院生产，一是因为有可能早产，婴儿体重过低；二是因为第二个孩子有时会卡在里面。不过，如果两个孩子都是头位而且发育成熟，你仍然可以把家作为最理想的分娩场所。这样做能避开不必要的人为干预，你也知道经验丰富的助产医生们会帮助你。

## 如何选择医院

你很可能需要在规模较大的教学医院[1]和规模较小的产科诊所[2]之间作出选择。有的诊所是由产科医生执业的。当孕妈妈选择在家里分娩时，诊所可以用来提供支持和保障。

当你想了解某一家医院的服务情况时，你可以找过去两年在那里分娩的妈妈们询问。为此，你可以联系英国国家生育基金会设在当地的分支机构或者积极分娩中心的教员，他们会帮助你联系到她们。你也可以联系英国分娩查询机构[3]寻求帮助，它的网址在第426页。

**教学医院**　如果你在英国国民保健服务[4]体系下的教学医院生产，你就会得到受一位专家指导的医疗小组的照顾，小组里可能还会有一些医学专业的学生。如果你的孩子是悄悄怀上的，这位专家就会与你见面，甚至亲自为你接生。你的全科医生[5]会把你介绍给具体的某一位专家。并且，只要联系得早，你还可以在他们当中作出选择。全科医生不喜欢自己的病人总是换专家，所以你最好能事先从别的妈妈们那里了解不同专家的情况，然后再同自己的全科医生商议。

教学医院一般都配备有各种各样的先进仪器和设备。如果胎儿早产或

[1] 即consultant unit。
[2] 即midwife unit。
[3] 即Birth Choice UK。
[4] 即National Health Service。
[5] 即general practitioner。

体重严重不足，你就应当选择能为宝宝提供新生儿重点监护的教学医院来帮助你生产。那里仪器先进，医技高超，治疗经验丰富，一定能让你的宝贝获得最好的照顾。

**产科诊所**　产科诊所可能是一所小的乡间诊所，或者是大的教学医院里的一间诊室。在那里，产科医生将与全科医生一起负责你的孕期保健，并且在你分娩的时候帮助你生产。这里的全科医生可能不是你的家庭医生，因为不是所有的全科医生都接受过孕产方面的专门训练。产科诊所一般只处理风险比较低的分娩，就是看起来一切都比较顺利的那种。到你即将分娩的时候，你应当已经结识了2～3位产科医生，其中一人会在你分娩的时候陪伴你。

在产科诊所当中，你很可能会有一个单独的房间来生产。宝贝生下来以后，你也可以一直抱着他。家人、朋友的探望也不受限制，你的伴侣有时甚至可以在诊所过夜。一个标准的产科诊所应当设有淋浴间或洗澡盆。

## 查看医院

在登记入院之前，产科主任一般都会欢迎你查看医院，并为你作出安排。那里精巧美观的高科技仪器也许会令你印象深刻，然而它们也会在你分娩的时候妨碍你的活动，对你的分娩造成影响，甚至使你的自然分娩沦为手术分娩。医院最好能营造出一种家一般的氛围，比如配备带有图案的床单，墙上有装饰画，还有摇椅等，不过这能在多大程度上代表医院的服务水平，你也得弄明白。你还要注意，从产房中被推进手术室进行手术分娩的孕妈妈的比例有多大？

如果医院配备有分娩池，那么是否只有一个？如果是的话，你分娩的时候是否有机会使用它？没准儿它已经被别的孕妈妈预订了，或者还没有清洗干净，或者只提供给接受过专门培训的孕妈妈使用。在有些医院，放置分娩池的房间常常被用作储藏室或者供医生在疲倦时休息。医院里也可能配备多功能的产椅，不过可能很少使用。你可以询问，到底有多大比例的孕妈妈是用它来分娩的。

你要想方设法查看这所医院最近的统计资料，最好是书面的，而不要被泛泛的介绍所蒙蔽。你也可以向产科主任咨询那些你最为关心的问题。

记住，你需要考虑的最为重要的因素应当是人。房子漂不漂亮、装修好不好是其次的事情。你要问自己，这所医院给人的感觉是温暖的、充满关怀的？还是说那里的医护人员都面无表情、粗暴冷漠？

看样子，那里会让你在不同的医生之间转来转去，却总不知道接下来该找谁吗？他们的工作是以绩效为中心，还是以孕妈妈的需要为中心呢？对这些问题，你只要看看产科的设计，通常就能有一个大概的了解。比如，如果走廊里设有护士站，或者到处都有摄像头，这就说明那家医院并不十分重视孕妈妈的需要。

## 产房

直到目前为止，许多医院的产房在布局和安排上仍然只考虑医生和护士的需要，而不是孕妈妈的需要。但有些医院的观念已经有所转变，那里的产床和相关设施能允许孕妈妈以各种姿势分娩，比如坐位、跪位、蹲位和站立位。站立的时候，孕妈妈的手还可以抓握在扶手上保持平衡。理论上说，这是很好的，但真正生产的时候，孕妈妈还是很难移动身体，变换姿势。如果你还打着点滴，连接着电子胎儿监护仪，你的活动就会更加困难。不过，这种情况大多发生在医生干预你分娩的时候，比如打点滴、监测胎儿状况时。

在第一产程当中，能够保持上体直立的孕妈妈会疼得轻一些，所以对镇痛药的需要量也比较小。与躺着分娩的孕妈妈相比，她们宫颈口打开的速度也更快，胎儿的心率也更接近正常值。

在第二产程当中，保持上体直立仍然有很多好处。比如让疼痛减轻，用药减少，还能促使胎儿娩出，增大顺产的概率。这样一来，你不仅可以节省许多眼泪，而且整个过程的感觉也会好很多。当你环顾四周的时候，你要特别注意可供抓持的扶手的位置，以及用来支撑骨盆的器具。你还应询问是否会有软椅、软球等器具来供你坐卧和倚靠，如果没有的话，你将来就自己带一个。

> “我上一次生产的时候，后背紧紧地贴在椅子上，一动也不能动。这一次好多了，我周围的空间非常宽裕，不仅能随意改换姿势，疼痛也减轻了。”

医院可能会在第一产程提供摇椅，在第二产程提供分娩工具和蹲着时可供抓握的器具。有的医院配备有功能强大的产床或产椅，能够根据孕妈妈的分娩姿势作出调整。这看起来似乎很好，但是要记住的是，器械一定要在你自己的掌控之下，而不是在别人那里，这是最重要的事情。另外，你的髋部一定要能自由活动。

有器械帮助也许是一件好事，但无论在什么情况下，这些辅助工具都不如你自己重要。分娩的时候，你不应当受它们的摆布和限制。所以，你不妨用一种挑剔的眼光来看待它们，想想你将来会以怎样的方式来使用它

## 学会看病历

病历里的内容很不好懂，而且有一些医学术语可能预示着某种程度的异常，需要你加以注意。以下是一些常用的术语，如果有你不理解的，就去找医生问清楚。在怀孕分娩这件事上，与医生沟通非常重要。

| 术语简称 | 术语全称 | 解释 |
|---|---|---|
| **Para 0** | | 无分娩史 |
| **Para 1（或2）** | | 已分娩一胎（或二胎） |
| **Para 2 + 1** | | 已分娩二胎，外加一次28周内的流产（或终止妊娠） |
| **LMP** | 末次月经开始日期 | 最近一次月经的起始日期 |
| **EDD/EDC** | 预产期 | 预计分娩日期 |
| **Proteinuria** | 尿蛋白 | 如果尿里检测出糖，则可能患有糖尿病；如果尿里检测出蛋白质，则可能患有先兆子痫。如果发生以上情况之一，医生会用+号标记，数量为1～4个。在理想的情况下，尿里不应当有蛋白质，但正常的怀孕妇女偶尔也会检出尿糖和尿蛋白 |
| **Hb** | 血色素（血红蛋白） | 血红蛋白是红细胞的携氧物质。血色素低于10.5g/dl或红细胞压积低于32%，提示可能有贫血，可根据需要补充铁制剂。孕妈妈的循环血量偏多，因此大多数孕妈妈血色素偏低 |
| **Hct** | 红细胞压积 | 红细胞压积是血红细胞体积占血液体积的比重 |
| **Fe** | 铁 | 这表示医生给你开了铁制剂 |
| **BP** | 血压 | 血压是动脉内血液对血管壁的压强。心脏收缩时的血压叫高压（收缩压），舒张时叫低压（舒张压）。通常高压在前，但低压更为重要。多次测量血压均超过140/90mmHg为高血压 |

| 术语简称 | 术语全称 | 解释 |
|---|---|---|
| **FHT** | 胎心音 | 胎儿的心率 |
| **H/NH** | 听到/未听到 | 是否能听到胎心音 |
| **Oedema** | 浮肿 | 体重增加的部分原因是体液潴留，造成足、踝、手和外阴部位浮肿。严重的浮肿有可能是先兆子痫的征兆，但不必太过在意，浮肿在怀孕期间是非常普遍的 |
| **Fundus** | 宫高（子宫底的高度） | 随着胎儿的生长，子宫底逐渐被推高。第22周超过肚脐，第36周到达肋骨下方。不过，一旦胎儿入盆，子宫底的高度便会降低。在怀孕期间，你可以每周查看自己的宫高，随时跟踪它的位置。查看时，仰卧，露出腹部，然后用手掌的一侧抚摸腹部上方。当你感觉到一块像墙一样的肌肉时，这就是子宫底了 |
| **Cx** | 子宫颈 | 在怀孕期间，子宫颈会软化，缩短，并张开 |
| **PP** | 胎儿首先露出的部位 | 在怀孕晚期，这一部位会首先通过子宫颈。在分娩前的最后几周当中，产科医生或许能准确地估计出这一部位。这样你就能确定宝宝的哪个部位正在你的子宫颈当中 |
| **Vx/Vtx** | 枕位 | 表示胎儿头朝下，这是正常的胎位 |
| **Ceph** | 头位 | 这也是胎儿头朝下的表示 |
| **Long L** | 纵产式 | 表示胎儿的位置与脊柱相平行 |
| **LOA**<br>**LOP**<br>**ROA**<br>**ROP** | 左枕前位<br>左枕后位<br>右枕前位<br>右枕后位 | 表示胎儿枕骨与你身体的相对位置。右枕后位即胎儿的枕骨朝向你的右后方 |
| **RSA** | 右臀前位 | 这是臀位当中最常见的姿势 |
| **Eng/E** | 入盆 | 表示胎儿的头部已经进入骨盆。胎头入盆可以发生在从分娩前6周直至分娩开始期间的任何时点 |
| **T** | 预产期 | 怀孕40周后的预计分娩日期 |

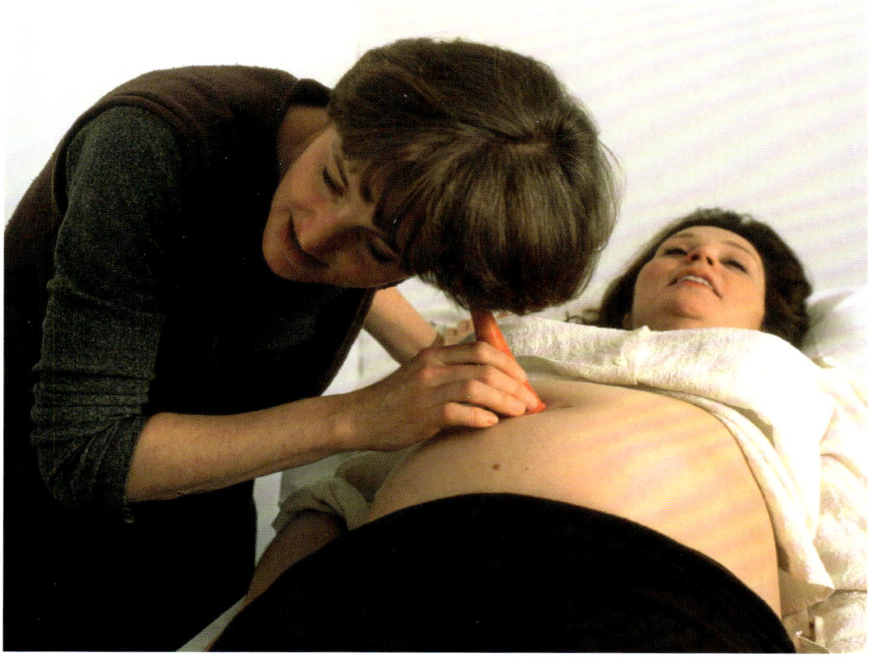

产科医生正在给孕妈妈作检查（左图）。例行检查有助于你和医生互相了解对方。

当你心情愉快、身体放松时，你的血压不容易升高（下图）。

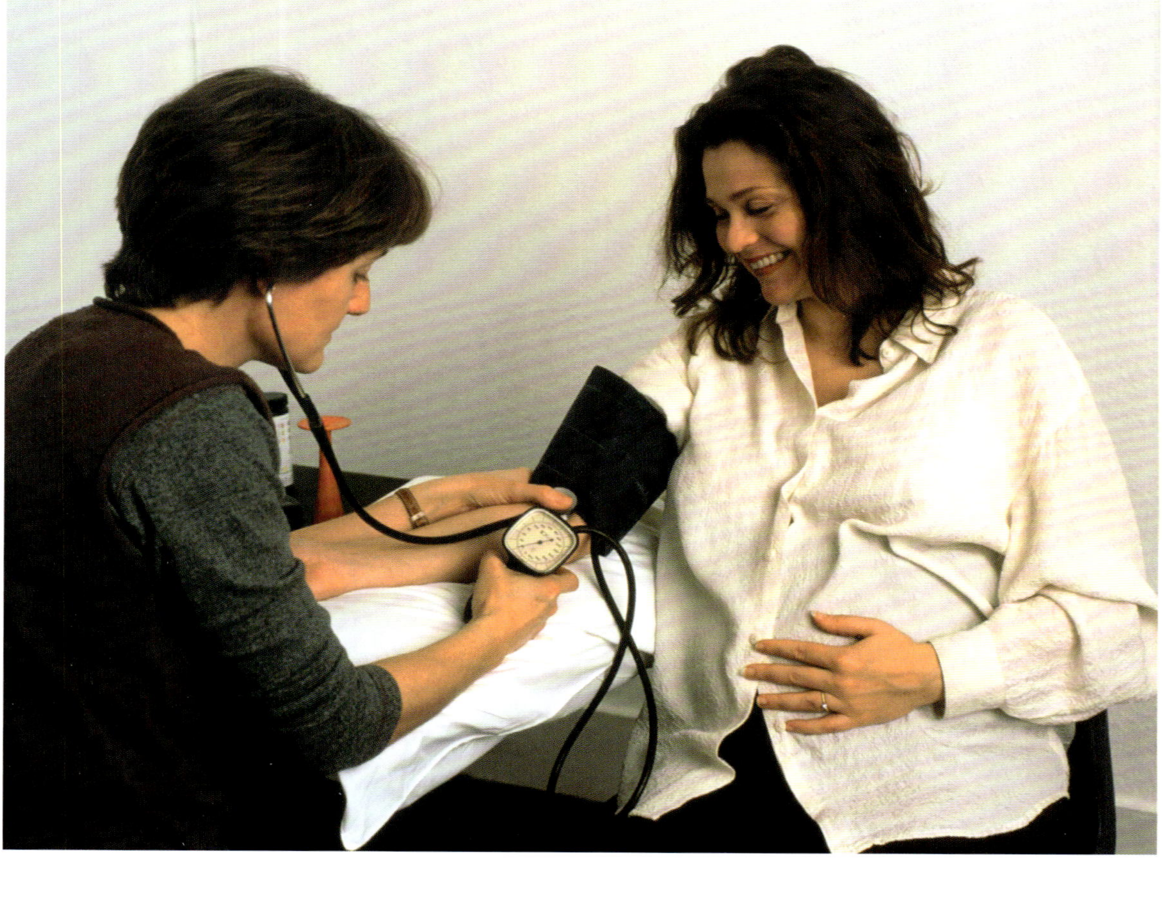

们。如果在分娩的时候，你在坚硬的椅子或板凳上坐得太久，尤其是那种有靠背、不方便活动骨盆的椅子，你就很可能会发生阴阜肿胀和循环不畅的问题，导致出血增多。为了保持身体平衡，你最好能找人来帮你，让他们扶着你，帮你保持你想要的身体姿势或活动身体。在今天的英国，大多数医院都配备有分娩池，它们的主要作用是帮助你缓解分娩前的疼痛。这一点你一定要好好利用，哪怕你的第一产程才刚刚开始。利用分娩池能非常显著地缓解你的疼痛，也能为你创造出一个非常私密的分娩环境。在大一点的水池当中，你可以自由地移动身体，而且有足够的空间供你在水下分娩时使用。如果你去的医院没有分娩池，你就可以租一个可移动的水池或水盆带到医院里，但是要事先跟医院打好招呼。至于在哪里可以租到这样的水池，你可以参看第427～431页的相关机构。

### 分娩中心

对分娩中心的产科医生，你一般都认识，她可以为你提供更加个人化的服务。所以，对医护人员的熟知是分娩中心的一大优点。不过，分娩中心不是哪里都有，但只要能找到，就值得好好考虑一下要不要在那里分娩。分娩中心没有过多的医学仪器，你会比较放松。你也可以自由地做你想做的事情，同时又有经验丰富的医生照看你。在医生眼中，分娩是一件非常平常的事情，她会竭尽所能地让你顺利分娩。

> “当我告诉医生我想进行积极分娩后，她立即去换了一条裤子，然后把产床从房间里推了出去，接着又拿进来一个床垫、一把软椅和一个枕头。”

在一项课题当中，研究者研究了12 000名妇女在美国的84家分娩中心的分娩经历。结果表明，与医院分娩相比，她们受到的分娩干预更少，而结果却一样安全。在英国的一家分娩中心，那里紧急剖宫产的风险要比同地区的医院低37%，而且实施外阴切开手术的概率只有其他医院的四分之一。

## 家中分娩

如今，去医院仍然是常规的分娩方式，但家中分娩也在小幅稳定增长当中。曾经在医院分娩过的孕妈妈在家中分娩后，大多都表示在家里分娩要舒服得多，小宝贝也很可能有同样的感受。有的孕妈妈选择在家中分娩是因为，她们想在一个熟悉的、舒适的并且没有医学干预的环境里生产。她们想用自己的方式自主生产，而不是成为一名“病人”，还得遵守医院的条条框框。此外，她们也不想搬来搬去，从病房搬到产房，然后再搬回去，她们要自由选择分娩的场所。在家里，孕妈妈是主人，而产科医生和护士们则是熟悉的座上宾，这种小范围的、经常性的交往是非常有意义的。

正如一位孕妈妈所说，分娩是爱的表达，是个人化的、私密的。所以，分娩应当在自己的居所里进行。那里没有陌生的面孔，只有朋友和充满爱的氛围。她们希望孩子的父亲和自己的好朋友也能在场，为分娩当中的自己提供情感上的支持，并且发挥其他的积极作用。有的孕妈妈更希望由丈夫来亲自接生，如果是在医院，那里尽管大多都允许丈夫们在场，但是当孕妈妈“真正”需要他们的时刻，他们很可能会被撵出去。

通常，孕妈妈们都希望自己的宝贝能降生在一个温馨的氛围里。如果在医院，小宝贝就免不了要遭遇硬邦邦的器械和刺眼的灯光。

## 亲子关系自然建立

有关父母与新生儿建立情感联系的研究证实，婴儿出生后的片刻意义重大。它可以帮助父母认识自己的宝贝，并且在两代人之间建立起异常紧密的情感关系。但是，在一些医院，孩子一生下来就被粗暴地抱到一边，被迫同父母分开。而父母怀抱孩子的时间尽管不是没有，却也极为短暂。这样一来，新生家庭的情感交流就被陈腐的规定严重地阻碍了。

“我的宝贝被足足监护了6个星期，弄得我这么长时间都没有抱过他，现在再跟他建立情感联系已经很困难了，我怀里抱着他，心思却不在他身上。”

许多孕妈妈都在怀疑，分娩当中的医学干预是否都是有必要的。如果能在家中生产，她们就能采取一种更为自然的方式，同时避免服药。在她们看来，能够切身感受分娩时的体验是一种宝贵的经历，况且药物还可能伤及腹中的胎儿。一位有过痛苦的入院分娩经历的孕妈妈说：“这次我一定要自然分娩，上回几乎什么都用上了，结果还得硬膜外麻醉，还得用产钳。我总是这样想，如果我在家里生产，顺应自然的节律，多走动，同时放松身体，调整呼吸，让自己舒服些，再让我爱的人陪在身边，我的身体一定会自然分娩的。”

如果你家里还有别的孩子，你或许会想让他（们）看到，分娩不是去医院做外科手术，而是一个既平常又快乐的过程。生小孩是整个家庭的事情，所以小孩子也应当参与其中。有的孕妈妈希望孩子（们）能看着自己分娩，然而这在大多数医院很难实现，甚至根本不可能允许这样的安排。有的妈妈从来没有和自己的孩子分开过，她们担心一旦分开就会给他

（们）造成心理和行为方面的问题。也有妈妈认为，当她们在医院分娩的时候，孩子是不能交给别人照顾的。有人说第四胎及以上的宝宝应当去医院分娩，但如果前面的几次都非常顺利，再行分娩的风险就不会更大。而如果在家中分娩，其他孩子也能在你身边，这确实是一个优势。

在家中分娩这件事上，有的医生开始还比较容易说通，可是后来就不同意了。比如，有位孕妈妈说，她的医生已经在“原则上”同意为她的第3个孩子接生，那时她还没有怀孕。可是随后，这位医生就开始“想尽一切办法改变我们的主意，如果我在医院分娩，家里的其他孩子谁照顾？我丈夫怎么陪我？可是医生似乎不理解这些……好几次，我回到家后都哭了出来。如果当时我有一丁点儿不坚决，如果我的丈夫对我的支持少一丁点儿，我都会放弃在家里分娩的。”如果你担心同样的事情发生在你身上，你就多查一些资料和信息来支持自己的决定吧。你也可以咨询第428～429页所列出的相关机构。

“在第一产程的时候，我八岁的女儿为即将出生的宝宝做了一个生日蛋糕。宝宝出生后，我们用蛋糕、香槟和柠檬汁小小地庆祝了一下。”

## 分娩方式的变迁

20世纪90年代，英国新出台了一项有关生育的健康服务政策。这项官方政策名为“改进分娩”[1]，它是受政府委托所撰写的一份报告。报告的第一条原则是：“在分娩护理当中，产妇是主体，并享有决策权。”她“有权选择分娩场所，他人应当尊重这一选择”。

有些医院已经引入了一对一的分娩护理服务，你可以询问当地医院是否提供这种服务。这种服务有许多优势。它会使医生熟知你的情况，使她不必像同时照顾许多产妇那样手忙脚乱。这样一来，你需要的镇痛药就会更少，药效也会更高，而且你接受硬膜外麻醉和其他医学干预措施（比如连接胎儿监护仪）的概率也会降低，实施外阴切开手术的概率也会下降，从而更好地保护会阴。接受一对一分娩护理服务的孕妈妈对分娩的感觉更好，她们认为自己准备充分，处理得当。实际上，大多数接受这种服务的孕妈妈都会这样评价，分娩“尽管不容易，但确实妙不可言”。

无论你能否得到一对一的分娩护理服务，英国的护理、助产和家庭护理中央理事会（UKCC）[2]都这样告知产科医生：产妇有权提出要求，“在操作当中，医护人员须密切关注和积极响应产妇的需求。”假如你希望在

[1] 即Changing Childbirth。
[2] 即UK Central Council for Nursing, Midwifery and Health Visiting。

分娩池里分娩，医护人员就“必须提供水下分娩的相关护理，而且水下分娩必须列入产科医生的日常业务范围。他们有责任学习相关技能，以便提供正确的帮助”。

如果你没有充分了解相关信息，你就无法选择适当的分娩方式。为此，产科医生信息与资源中心[1]制作了“有关分娩方式选择的注意事项”的宣传材料。这份材料有两个版本，一个提供给专业人士，一个提供给孕妇。其中，面对专业人士的版本包含了更多的信息，还同时提供研究参考资料。如果你能获得一份，你会发现这一版的用处更大。其内容包括：怀孕与饮酒、血检与遗传疾病、超声、分娩场所、分娩支持、分娩环境、硬膜外麻醉、胎儿监护和喂奶方式。你可以向你的医生索要这些免费的宣传材料，也可以上网查询（详见第426页）。

## 产前检查

良好的产前检查是快乐分娩的前提之一。及时进行产前检查可以确保你的身体健康，并且为胎儿提供良好的生长发育环境。但要注意的是，你对自己的照料很可能要比医生对你的照料更为重要。它包括学习如何应对压力以及如何控制自己的身体。在怀孕后的前5个月当中，你不需要参加什么课程，但你应当了解这些课程的内容，甚至提早开始作一些练习。

“我讨厌去医院，怀孕本来是一种奇妙的体验，可在那里却变成了一项例行事务。所以我不再去医院，而是选择了一对一的分娩护理，那感觉就像是重新怀一次孕。”

自19世纪以来，产前检查的发展走走停停，以至于今天还弄不明白哪些项目应当普遍检查，哪些只须针对具有特定风险的产妇进行检查，而哪些根本就不需要再检查。胎儿在体内到底发育得好不好？这一点经常说不清楚。比如，有的产妇被告知胎儿宫内生长受限，可实际情况是完全正常。不过尽管如此，多次的详细检查还是非常有必要的，因为这关乎胎儿的生死，甚至孕妈妈的生死。

去看产前门诊的时候，排长队是很常见的现象。这时你可以带一本杂志或一本书来看，也可以做点针线活，或者和别的准妈妈聊天，交朋友。

许多产前门诊都鼓励准爸爸同去，但有时他们只能在休息室等候。如果你们想一同面见医生，你们就温柔地坚持自己的意见，直到达成所愿。在见医生之前，你要彻底想清楚，你要问哪些问题？你担心哪些事情？然后把它们写下来，以免匆忙之间忘记问了。如果你对分娩方式有特殊要

[1] 即Midwives Information and Resources。

求，你就让医生把你的要求记在病历本上。

今天，许多过去被认为是必要的孕期检测项目开始遭到质疑。在这一方面，许多研究机构正在评估这些项目的效用，并判断它们的危害，这是决定这些检测项目是否保留的唯一依据。如果某项检测项目的必要性不够明确，研究机构就可能邀请你参加随机分组实验。这时，你应当明确如下事项：你有权对所参加的研究项目完全知情；你既可以同意也可以拒绝；你还可以在任何时间退出实验。

## 常规检查

在怀孕32周之前，大多数孕妈妈需要每月看一次医生，之后就是每两周去一次，直到怀孕的最后一个月，这时你应当每周去一次。不过，如果结果一切正常，你就可以少去几次，尤其在你曾经怀过孕的情况下。

在第一次产前检查当中，医生可能会为你做心脏听诊。在怀孕期间，你的心音会有所改变，医生可能会听到杂音，这通常是正常现象。

医生会检查你的血型，检测胎儿是否罹患Rh溶血症（详见第113页），并会问你是否需要检测艾滋病病毒。仪器会自动检测你有没有携带梅毒和乙肝病毒。每次去检查的时候，医生都会为你测血压、量体重、验尿、测

### 阴道检查

你可能会在怀孕初期接受阴道检查。如果怀孕超过6周，医生的手指就能触到子宫的软化和轻微胀大。这时的胚胎正处在重重包裹之中，手指还无法感觉到。

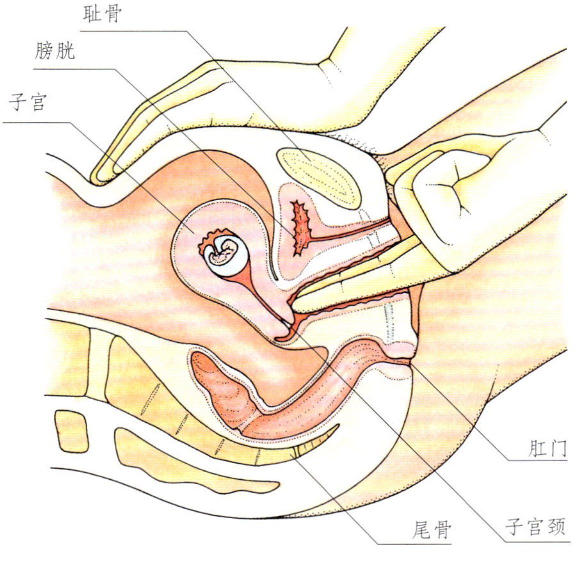

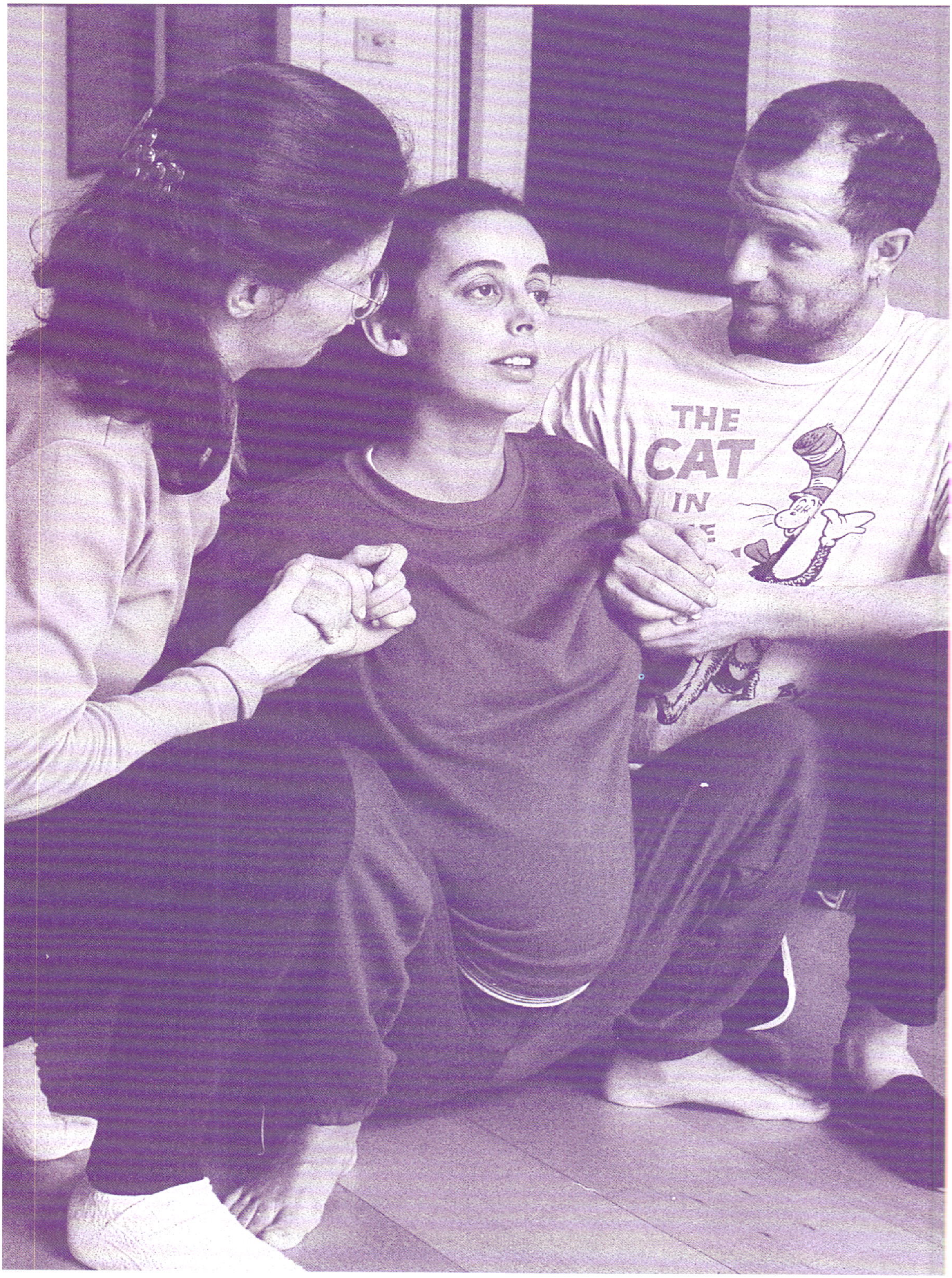
THE
CAT
IN

宫高、听胎儿心音（前提是可以听得到）。你还可能接受脊柱裂和唐氏综合征（详见第226～227页）的筛查。血常规主要用来检测是否患有贫血症（详见144页）。但怀孕期间出现的贫血通常由血浆容量增加所致，后者使血色素相对降低，因而属于正常情况。在怀孕期间，孕妈妈的循环血量可以增加40%。过去，人们一直以为孕妈妈要通过补充铁制剂来使血色素维持在一个较高的水平，但是血色素下降的孕妈妈反而更容易实现足月产，新生儿的体重也更加正常。如果血色素没有下降，早产和新生儿体重不足的情况就会显著增加。

实际上，孕期妇女从饮食当中摄取铁的能力已经有所增强，如果你用橙汁代替茶和咖啡（二者均可以抑制铁的吸收），你就能在日常饮食当中更好地吸收铁元素。

在怀孕期间，医生可能随时会建议你进行超声扫描（详见第229页）。在大多数医院那里，对怀孕18～20周的孕妈妈进行超声扫描是一项常规检查。如果你不想做，就可以拒绝。如果你已经做了一系列的超声扫描，医生就可以据此推断胎儿的发育状况和临产的日期。

在第一次产前检查当中，医生可能会给你做阴道检查。而在以后的大多数检查当中，医生一般只是通过对腹部的触诊来判断子宫和胎儿的位置。在做阴道检查的时候，你需要长呼一口气，将小腹彻底放松，然后再缓慢地吸气、呼气，每次呼气的时候都要注意放松。这样做可以方便医生找到胎儿的位置，你的自我感觉也会比你紧张的时候更舒服。

医生先用手感觉胎儿和耻骨之间的距离，以此确定子宫下部的位置，然后再寻找子宫上缘的位置，这一过程叫作腹部触诊。随后，医生再用两手触摸子宫两侧。如果此时正值怀孕晚期，医生就能分辨出胎儿的背部和四肢了。胎儿靠近宫颈的部分叫作“胎先露”[1]。医生在你对面，用双手反复交替轻推这一部位，以判断胎先露的部分是头、臀，还是其他部位。接来下的检查不是很舒服，但很快就能结束。医生还是在你对面，把手张开置于耻骨联合上方，然后按下去，以此来感觉胎先露在骨盆当中的准确位置。

在产前培训班上，你会学到各种各样的身体姿势和活动来帮助你主动分娩。

在整个孕期当中，产前检查是一个了解自己胎儿情况和询问自己所关心问题的大好时机。所以，你应当好好想想你要问哪些问题，然后就可以去“寻找”答案了。比如在怀孕晚期，你可能很想了解胎儿的胎位还能不能调整（转位），如

[1] 即presenting。

## 制订分娩计划

以下是制订分娩计划时通常需要考虑到的问题。对你而言，有些问题可能与你无关，或者你还想加上别的问题。但对这些问题的思考足够让你有一个良好的开端了。你可以在读过“分娩时分”这一章后再作出具体的决定。

Q在你分娩的时候，你想让哪些人来陪伴你？最多可以有几个？

Q对你来说，分娩当中最重要的事情是什么？除了考虑你和胎儿的安全之外，你还有其他方面的考虑吗？

Q你是想毫无保留地把自己完全交给医生呢？还是想充分了解相关信息，然后同医生一起讨论，作决定？

Q你打算如何应对分娩当中可能出现的疼痛？

Q为了促进分娩，或者让你感觉更舒服，你想把哪些东西带进产房？比如照片、熟悉的物件、音乐、蜡烛、香薰精油等。

Q你对分娩本身有特殊的要求吗？比如产房灯光的亮度，是否接受外阴切开手术以及医生的接生方式。

Q在分娩当中，有些事情对你来说很重要吗？比如能否使用淋浴、浴盆或者分娩池，能否采取上身直立的体位以自由活动骨盆，能否采取各种缓解疼痛的措施，能否旁若无人地喊叫。

Q你怎样看待在分娩中可能会使用的一些常规医疗措施？比如人工破水、用激素刺激子宫、使用电子胎儿监护仪、静脉滴注、使用镇痛药、限制体位和身体活动、实施积极分娩等。

Q你需要注射激素以加快第三产程吗？你需要产后立刻牵拉脐带吗？还是让胎盘生理性地娩出？

Q在分娩后的最初一小时当中，你有哪些特殊的需要？比如要把宝贝抱在怀里，并且保持皮肤接触，比如需要一家人独自相处。另外，你愿意医生当着你的面给宝贝作检查吗？

Q在分娩后的24小时之内，你希望有多长时间能够和宝贝待在一起？比如，你希望宝贝在大部分时间里都与你躺在同一张床上吗？还是希望他躺在你床边的婴儿床里？或者躺在医院的新生儿监护室里？你愿意半夜被叫醒给宝贝喂奶吗？还是希望一直睡到天亮？

Q你打算怎样喂养你的孩子？如果你打算母乳喂养，你愿意同时给他添加营养强化物、葡萄糖或者水吗？还是只给他吃母乳？

Q分娩完成后，你打算在医院待多久再回家？

果不能的话，这样的胎位对分娩会有哪些影响。此外，你也要时刻关注胎动，并且把胎动的任何变化和你的感受告诉护理者。

## 与医生交谈

有的医生平易近人，很好说话，你可以方便地讲出自己的需求。可是，在更多的时候，你和医生都是匆匆忙忙地见面，想要摆脱正式的医患关系很不容易，结果就演变成了权威与服从的两方。

与怀孕相伴随的是一种成为“病人”的心态，它会将你裹挟进一个全新的社会关系当中。在这些开始与你打交道的人们当中，有一部分是你在怀孕期间所接触到的医护人员。因此，你不但要了解自己的身体和情感方面的变化，还要发展出新的社交技能来同那些即将在分娩时照顾你的人顺畅沟通。尤其当你每次去医院见到的医护人员都不相同的时候，你更要学会如何与他们沟通。孕妈妈对入院分娩的几大不满之一便是医护人员走马灯似的换来换去。

> “我记得你从前是这样讲的，‘如果说出自己的需求确实很难，你就想象一下医生穿着睡衣的样子’，我这样做了，然后就鼓起勇气说出了自己的想法。”

接受过人工辅助受孕的孕妈妈已经把自己看作病人了，于是她们再也无法逃离传送带一般的医疗程序。可想而知，如果你通过体外受精才最终受孕，你就很难再对自己的身体充满信心。不过，怀胎的九个多月正是树立信心的大好时机。并且，这信心并非只对分娩有意义，对将来做妈妈也有意义。

怀孕之后，有的孕妈妈情绪非常低落。面对压力，她们总是忍不住要哭，尽管她们不想这样。如果你的情绪起伏很大，难以控制，甚至完全无法控制，这也不是说你不正常，但这会使你在面对医生的时候无法询问想了解的信息和提出自己的要求。

在这种情况下，你可以找你的伴侣，或者一位亲戚、一位朋友来同你一起面对医生。你可以先让他（她）把你的要求和期望直接地表达出来，这一点非常关键。你还可以让他（她）扮作“魔鬼代言人”，以便让自己预演与医生的沟通。这样一来，你就有了问问题、提要求的实际体验，还能想出相应的谈话策略。当你真正面对医生的时候，你一定要冷静地陈述自己的情况。不要把医生想得太坏，他们和蔼的态度或许会让你大吃一惊。

对你想要谈及的事项，你首先要有一个比较全面的了解。英国国家生育基金会[1]制作出版了很多宣传页和书刊，还有产科医生信息与资源服务中心[2]出版的宣传材料，里面都提供了大量的相关信息（详见第426页）。确保你和伴侣都读过它们，然后再一起决定那些对你们来说至关重要的事项。

## 准备问题

见到医生后，孕妈妈常常会忘记要问的问题（孕期健忘十分常见）。而有的医生只关心孕妈妈的肚子，忘记了她们是完整的人。由于这两个原因，你一定要把需要询问的事项用笔记下来。不同医院的常规护理措施各不相同，你可能不喜欢其中的某些或全部。这时，你要尽早说出自己的需求。另一方面，你或许也会需要常规措施之外的其他护理措施。你的问题可能有关超声扫描（详见第229页）、引产、催产、静脉滴注、电子胎儿监护、外阴切开手术、产钳（详见第346页）、剖宫产、镇痛药和硬膜外麻醉（详见第319页）等，也可能是询问是否可以让新生宝宝与你待一天一晚。对你来说，比较重要的事项或许还包括是否会有专门的医生来教你如何哺乳。如果有的话，能不能提前知道她的名字。这些问题一定要问得非常具体，以免造成误解。

有时医院里很忙，你可能不愿占用医生们的时间问问题。即便如此，你还是有必要告诉医生，说你已经记下了几个想要了解的问题，不知道今天是否方便询问，如果不方便，下一次问是否可以。无论是你想了解更多的信息，还是你需要医生来帮助你实现理想中的分娩方式，你都没必要为此而感到抱歉，因为你不是生孩子的机器！

与医生见面时，你一定要保持放松的坐姿。注意你的手指和脚趾，它们应当是放松的、舒展的。在开口说话之前，你应当轻轻地呼一口气。说话的时候，你要与医生保持目光接触。另外还要称呼医生的名字，如果你不知道她的名字，就先问一下她。

当孕妈妈紧张的时候，她的声调会变得比较高。这时如果把声调降低一些，别人就不会觉得她那么苛刻了。当你紧张的时候，你的笑容也会变得夸张，而你却察觉不到。但医生会误以为你对某件事情非常满意，而事实上你不是。或许医生想让你接受另外一种观点，所以才展现出笑容，如果你不由自主地回复一个笑容，你就会给医生造成你对他（她）的安排非常满意的错觉，可事实上你并不满意。

你要清楚明确地说出你的要求，但也不要咄咄逼人。如果你过于激

[1] National Childbirth Trust。
[2] MIDIRS，全称为Midwives Information & Resource Service。

动，你在医生眼里就会成为难以相处的、神经质的人。如果你的要求遭到了拒绝，或者医生给你的感觉是你不知道怎样做才对自己有利，你就得坚定地重申你的要求，同时给出你的理由。你也可以同时提一些对你来说并不是非常重要的要求，以便为真正重要的事情留出商量的余地。好胜心会激起更多的反对。无论你多么兴奋，或者多么失望，你都要用语言来表达。注意，说话的时候永远要用“我”开头，而不是用“你”。比如“我喜欢……”、“我不愿意……”等，而且言语要坚定，只是要让对方听起来觉得舒服。关于你身体的医学知识，表面上看你似乎不了解多少，但实际上你了解很多，因为生活在你身体里的没有别人，只有你。如果你表现得像是愿意被别人引导，那么结果就一定会是这样。有的医生认为，只有你脱掉裤子躺在床上时才有必要跟你讲话。这时你就要提出，希望穿着裤子跟他（她）面对面地讲话。无论现在还是在分娩当中，如果他（她）对你做你不喜欢的检查或治疗，你只需简单地说出“不用了，谢谢”。如果有必要重复，你就再说一次。如果你觉得表达自己的意愿非常困难，就要在平时多加练习。比如向单位的同事表达，或者对家人表达。如果商店卖给你的东西质量不好，你就去找他们投诉；如果有人深更半夜来找你，你就告诉她你要睡觉了；如果外卖的食品有问题，你也把它们退回去。

> “我不习惯用坚定的口吻讲话，但我的医生并不在意，我们谈过几次，谈得很好。”

或许你想把你和医生之间的谈话记下来，这时你可以这样说：“我想回去考虑考虑，我能把你的话记下来吗？”但切忌不要让对方觉得这是在抓他（她）的话柄。听的时候要认真，重要的事项要复述一下。比如，“你是说……”、“那么，你的意思是……”等，有时，你也可以把这样做或那样做的可能后果讲出来。通过这种理清问题式的谈话，你可以把自己的想法融入其中。比如，如果医生说：“在用产钳给产妇分娩的时候，我从来都不让她们的丈夫进来，那些人总是碍手碍脚的。”这时你就可以问：“你是说他待在里面会影响你的操作继而发生危险吗？”有经验的医生一般不会赞成这种说法，自己的专业判断怎么会被丈夫在场所影响呢？但他（她）或许会告诉你，曾经有一次，有位丈夫竟然晕倒了。接下来你可以这样回答：“我的丈夫非常镇定，而且能在心理上支持我，你一定会非常满意的。”

如果你和他（她）谈不拢，就可以考虑换一位医生，甚至换一所医院，如果当地还有别的医院的话。但在最终决定之前，你最好还是冷静地考虑几天。你还可以写信解释你提出要求的原因，或者给医院的管理者抄送一份。不过，你一般不必选择这种激烈的做法，因为你总有办法来实现你想要的分娩方式。要是你选择委曲求全，那么通常都要付出代价。不愿意面对冲突的孕妈妈很可能会在之后的分娩中发现，这一切都是别人强加给她的，而不是自己想要的。这种在分娩中体验到的强烈的无力感有可能会一直延续下去，很久都无法消除，这也常常会造成她们在做母亲方面的不自信。

成功的沟通并不是百分百实现自己的愿望，而是当愿望无法全部实现时，你仍然能主导有关分娩的决策。成功的沟通甚至还可以让其他的孕妈妈受益，使她们的分娩条件得到改善。

## 有关分娩的选择

医生提供给你不同护理项目的资料，并不意味着你可以在这些方式当中自由选择。印刷或打印出来的资料有时只是用来获取你的“知情同意”，或者用来避免与你讨论这些选择，但不是真的要给你选择。有的护理项目已经普遍使用，比如超声扫描和电子胎儿监护，以至于许多医护人员不再把它们看作是可选的项目。而且即便医生同意了你的特殊需求，她也会觉得操作起来非常麻烦，因为这与他们惯常的手法不一致。许多医生只会让你在很小的范围内选择，他们可能担心，如果没有用尽全部的检查和监护措施，万一出现意外，他们就会遭到起诉。然而，相关的研究并不建议使用这些技术。

> “我提出的各种要求，所有的医护人员都看了，她们费了好大的工夫来满足我的这些需要。”

我们当中的大多数人都太听话了，这样做弊大于利。有一项研究表明，“在与医生的互动当中，孕妇一般都会遵从医生的决定。在她们眼里，医生都很忙，没有时间说话。”

另一个问题是，你可能每次都遇到不同的医生，所以很难持续地询问同一个问题，讨论同一个需求或选择。如果每次见到的医生都不一样，选择的自由也就无从谈起。尽管孕妈妈一再提起，但是没有人能听得到，或者听到了也好比多人传话，一个告诉另一个，结果完全走了样。如果医生同时在三四个正在分娩的产妇中间奔忙，如果你的自信不足，你都很难与医生讨论你的需求和选择。

获取信息或许相当困难，但如果你希望作出自己的选择，你就要鼓起勇气，首先想清楚你想要什么，然后全力以赴去实现它。许多曾经这样做的妈妈都说，这样做非常值得。

## 制订分娩计划

分娩计划是你对分娩当中和产后一段时间内的重要事项和期望的记录。制订分娩计划之前，你最好已经见过医生，并且与她们讨论了你的想法。不过，这时就要求医院和医生为你制订针对性的方案还为时尚早。你可以把分娩计划复印一份粘在你罗列要求的纸上，自己留着另一份。你也可以在罗列要求的纸上专门留出写分娩计划的空间。

如果你从前有过分娩的经历，你会非常清楚什么对你最重要。或者如果你本身就从事医药卫生行业，或者你听过其他的妈妈介绍经验，你一样会对你想要的和你不想要的东西有一个清晰的设想。这可能包括你期望的分娩环境、你喜欢的分娩方式，比如说是高科技的、实施硬膜外麻醉的方式，还是简易灵活的、不用药物的方式？

有人认为制订分娩计划很可笑，因为分娩之前谁也不知道分娩的时候会是什么样子。确实，到时候会怎样谁也无法预料，但是，就像你去旅游或者野餐一样，你也不知道未来的天气究竟如何，但是你仍然要有多一些的准备。这对分娩也是一样的，你要知道自己想要的，但也要知道如果情况不允许，你还能期望什么。

此外，你对医护人员的过分尊重也并不会让她们如履薄冰，而她们倒是越来越喜欢了解自己所需、并且直抒己见的孕妈妈。也有的医生很不喜欢孕妈妈的分娩计划，他们把它视为对自己专业权威的一种威胁，比如有的医生说他（她）对别人的“指手画脚”无法忍受。然而，如果孕妈妈把自己完全托付给医护人员的话，这样做也许比开诚布公地直抒己见更危险，因为如果事情不顺利，孩子受到伤害甚至致死，完全的信任就会转变成为法律诉讼。通常，越是迷信医护人员的人越容易起诉医生的不当操作，而承担责任、权衡利弊，进而为自己作出决定的妈妈却很少这么做。人们有时也会认为，制订分娩计划是对医务人员的不信任，但是如果双方能够共同制订，这样的结果就很不错，因为你们能在同一时间了解对方的情况，还有助于你们彼此关系的建立。那些反对制订分娩计划的人常常会要求孕妈妈通过向医生示好来满足自己的需求，但仅仅示好是不够的，那些把你对“自然分娩”的要求置诸脑后的医生常常会这样讲：“你当然能够自然分娩，所有的分娩都是自然的。”然而却恨不得马上把你接到胎儿监护仪上。把你的要求用书面的形式反映出来，同时做到自信和坚定地表达，这样你就更可能实现你心目中的分娩方式，而不是沦为被动的服从者。制订分娩计划是实施积极分娩的重要组成部分，它把分娩看作一个自发的过程，认为孕妈妈的身体知道怎样行动，不一定非得由别人来干预。不过，这种干预有时候也不坏，比如孕妈妈确信她需要进行硬膜外麻醉，或者预产期已经过去一周，她认为有必要实施引产的时候。

> “从我踏进医院的那一刻起直到离开，我对分娩的要求都得到了医护人员的考虑和实施，他们也把我在照顾孩子方面的想法放在第一位进行考虑。”

**分娩计划的内容**　有些事项比较简单，很容易想到，比如，“我要在第一时间把孩子抱在怀里，跟他（她）亲密接触……”、“胎儿娩出的时候，我需要人来帮我……”等，这些事情很可能已经成为医护人员的标准操作了。另一些事项可能稍有些复杂，需要进一步沟通。比如，如果第一产程持续时间过长，医生该如何干预？你倾向于哪种方式？对此，关于分娩的主动式管理正风行于世，在这种干预方式下，如果你的宫颈口打开的速度低于每小时1厘米，医生就会给你进行激素的静脉滴注，以加快宫颈口打开的速度。这样做的理论依据是，分娩全程不得超过12小时。提出分娩的主动式管理的爱尔兰产科医生说，产妇很想知道孩子究竟会在什么时间出生，到底是上午11点，还是下午6点。主动式管理不仅可以让这个时间成为现实，而且还能减少剖宫产的实施，不过后者还没有得到相关研究的支持。

这种方法诞生于都柏林医院，在那里，每一位孕妈妈都有专门的医生陪伴。根据主动式管理的随机试验数据，分析得出以下结论，剖宫产减少并非由于激素的刺激作用，而是由于医生的陪伴。你可能会对分娩主动式管理的全部内容抱有好感，也可能只认可其中的某个部分。你可能会认为，你的医生最好能够自始至终陪伴着你，直到孩子出生。也可能认为，你需要在踏进产房之前就认识医生，所以你要找机会与你的医生进行沟通。你还可能需要一位陪产人，或者叫作导乐，她是在你分娩的过程当中专门向你提供鼓励、安慰等非医学方面的建议，从而使你感到舒适的人。此外，她也向你的丈夫提供支持。你可以联系导乐组织（地址见第429页），看看能不能找到一位。

“制订分娩计划帮助我和我丈夫找出了最重要的事情，然后我们就此和医生进行了沟通。”

可能会有一些干预措施是你唯恐避之不及的，对许多孕妈妈来说，外阴切开术就是这样的措施之一，它是为了方便孩子娩出而扩大阴道口的一种手术。很多研究已经证实，如果产妇在医护人员的帮助下既没有实施外阴切开术，也没有发生阴道口的自然撕裂，那么她的感觉是最舒适的。认识到了这一点，你就很可能想了解实施外阴切开术的概率，并且寻找不伤及会阴的助产好手。研究也证实，大多数的自然撕裂都比较轻微，不是一度就是二度，与外阴切开术相比，它们愈合得更快。所以，你可以在分娩计划里提出，你不愿意进行外阴切开术，如果万不得已，就让它自然撕裂，而且不论在任何情况下，如果没有你的同意，医生都不能实施外阴切开术。另一方面，你可能并不在乎具体怎样做，只是让医生视情况而定。

在制订分娩计划的时候，如果你能了解医院的惯常做法，或者能和你选择的医生一起制订，这通常很有帮助。在英国，不同地区的医院的惯常做法很不相同。

分娩计划要简洁，不要超过两页纸。另外还要复印一份。自己留一份，另一份在你即将生产的时候带到医院去。需要注意的是，分娩时陪伴你的人也要了解你的分娩计划。此外，分娩计划不是例行填表，要将它当作是你的个性体现，类似于你的个人介绍，所以，如果你的医生在你踏进产房时才第一次见到你，他们会从分娩计划里看出你想要的分娩方式，以及你最关注的事项有哪些。分娩计划有助于你与医生之间的沟通。

# 入院分娩一例

露易丝第一次生产的时候花了很长时间，她怕第二次还那么困难，可是一般来说，只要胎儿位置情况正常，第二次用的时间都要短一些。

这一次分娩持续了四个半小时，然而露易丝既没有吃止疼药，也没使用其他的镇痛措施，她觉得没有必要。露易丝使用了电子胎儿监护仪，子宫收缩的强度和胎儿的心率通过连接在腹部的电极导入监护仪当中，监护仪同时把这些信号用表格的形式导出来。

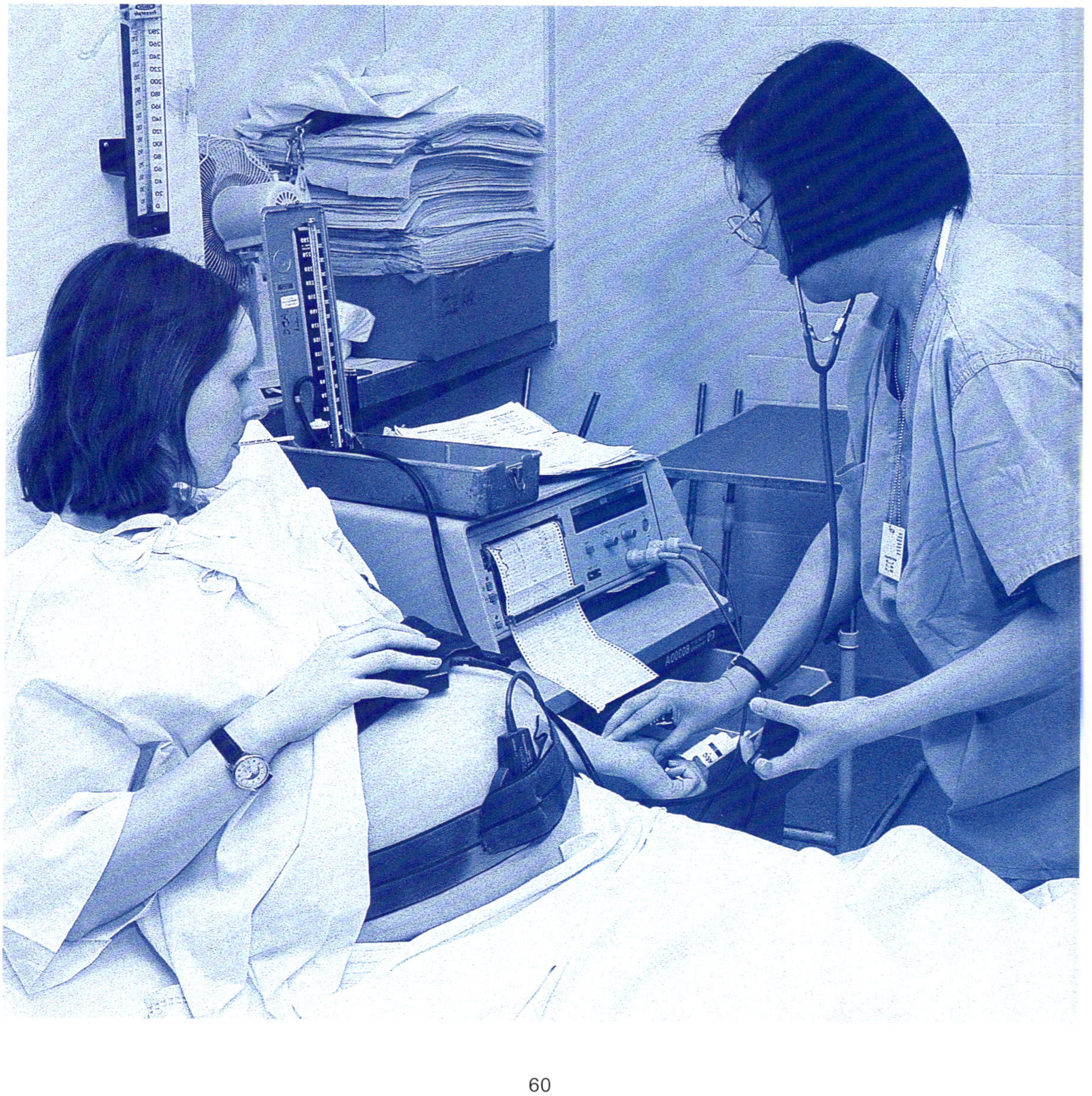

医生换班，现在露易丝由另一位助产医生照顾。这间产房不太适合积极分娩，所以露易丝只能坐在一张标准的产床上，用泡沫橡胶和枕头支撑着身体。现在，露易丝已经进入第二产程，身体开始发热，医生为她打开了电风扇。可是，露易丝仍然穿着袜子，因为她发现分娩的时候脚变得很凉，当然，很多产妇都是这样。

露易丝现在已经完全进入第二产程，伴随着每一次强烈的宫缩，露易丝都有一种强烈的使胎儿娩出的欲望。情况虽然有了一些进展，但是她发现坐在产床上的姿势不是很利于发力，于是她对医生说想换个姿势。

露易丝翻过身来，用手掌和膝盖撑住身体，她觉得这样舒服多了。过

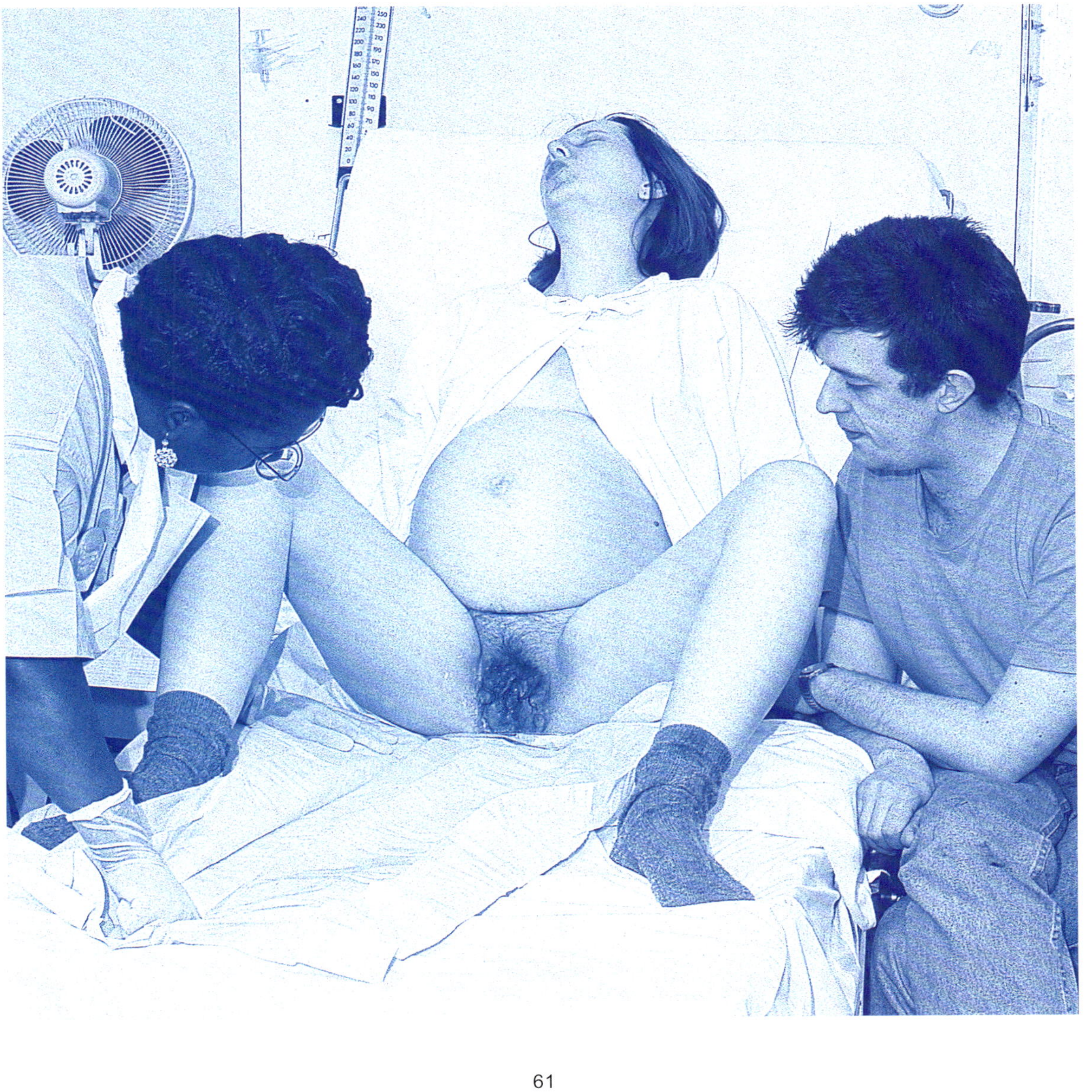

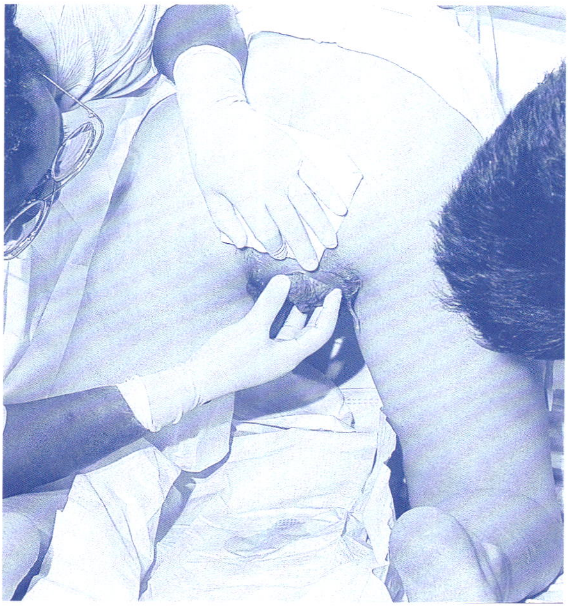

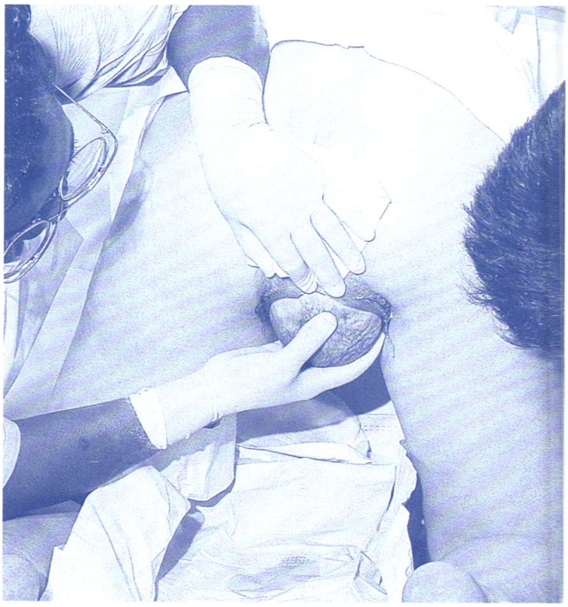

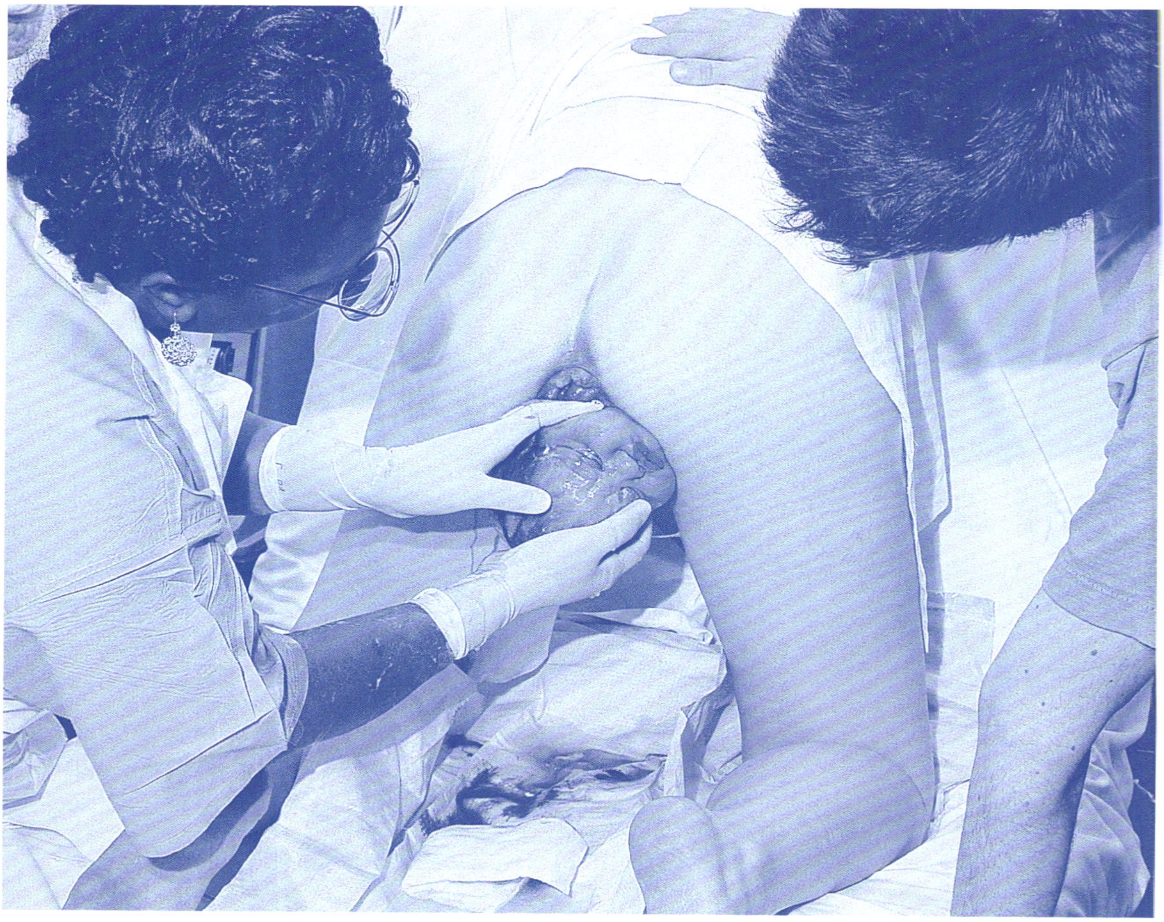

了一会儿，她继续把身体俯下去，把脑袋靠在了胳膊上。当胎儿的头部通过阴道时，她的会阴顺势成扇形展开，一点都不费力。这时，医生先用手托住胎儿的头，然后再抓住胎儿的胳膊把她抱了出来。

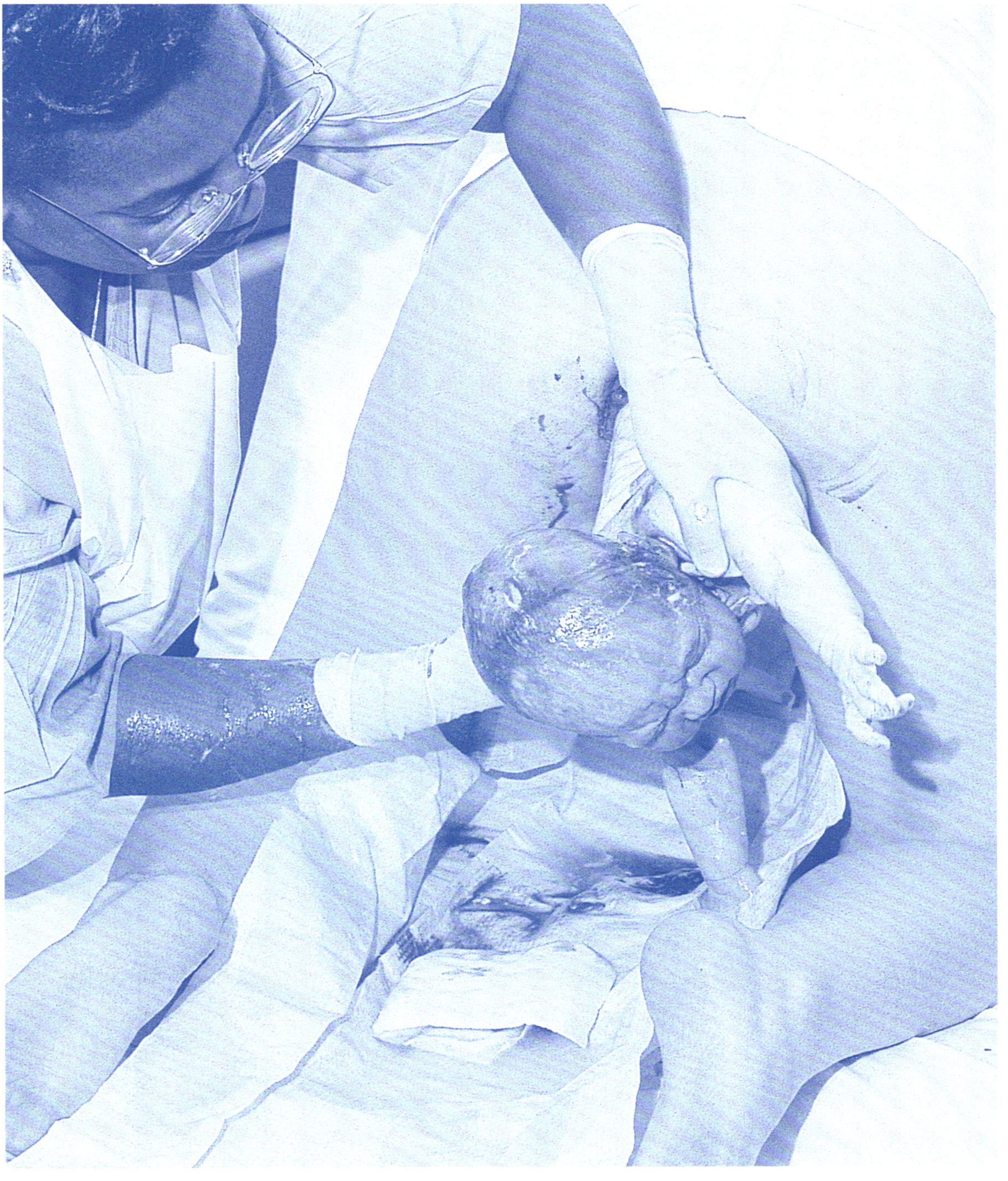

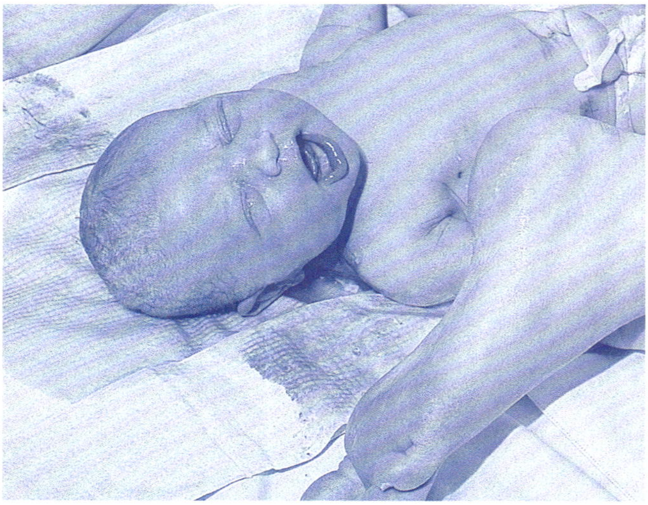

医生剪断脐带，把婴儿交给露易丝，由她抱在了怀里。整个过程当中，医生没有给露易丝实施外阴切开术，而外阴只是稍有撕裂，医生很快就把它缝合了。露易丝的这个孩子重4千克，比上一个重多了。

过后，医生说："露易丝很会呼吸，处理得很好，她丈夫也在旁边给她揉后背，不断给她打气。对每一时刻该做什么，露易丝非常清楚。她找到了合适的姿势，比如跪在产床上生产，这让整个过程更顺利了。"

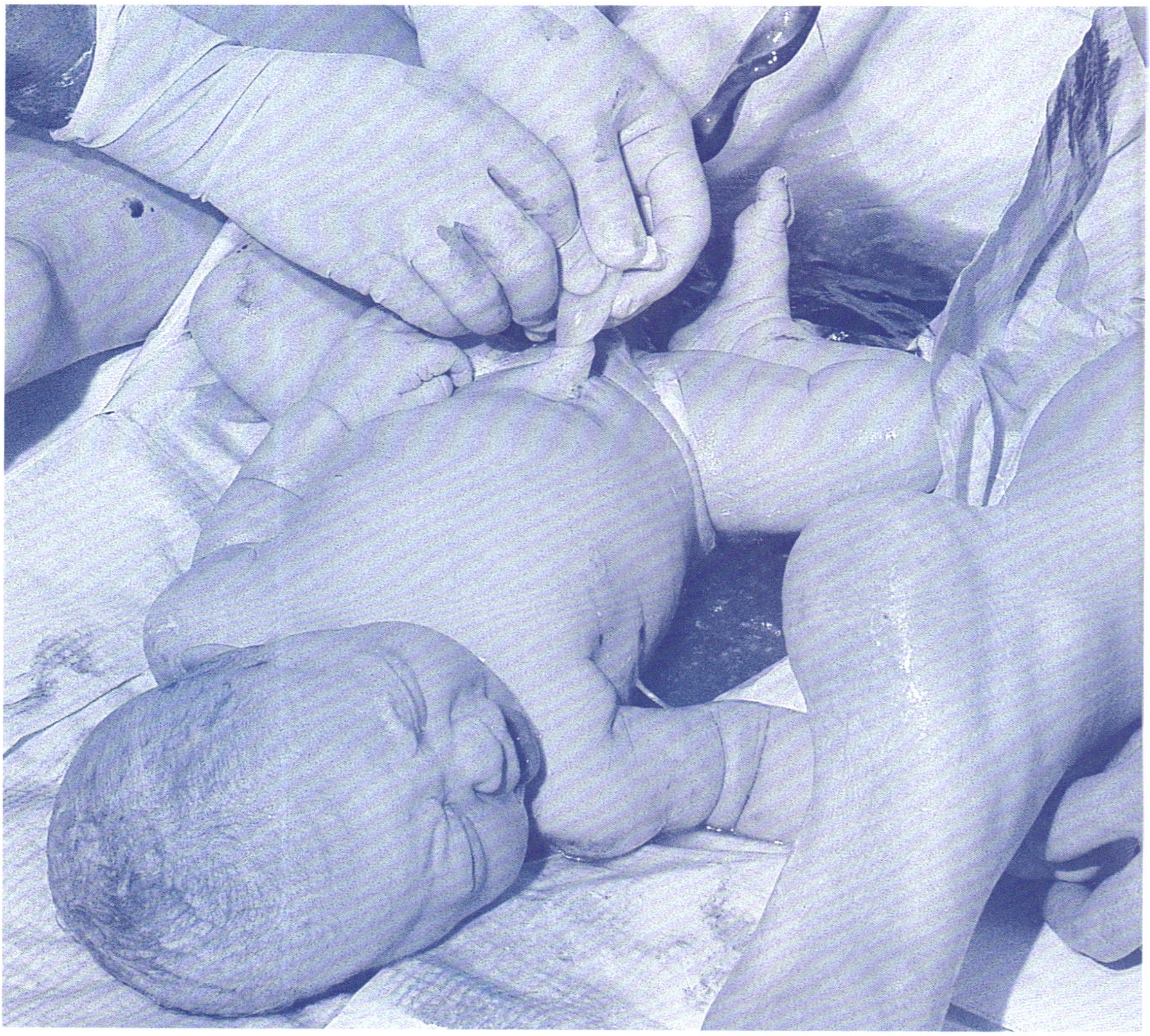

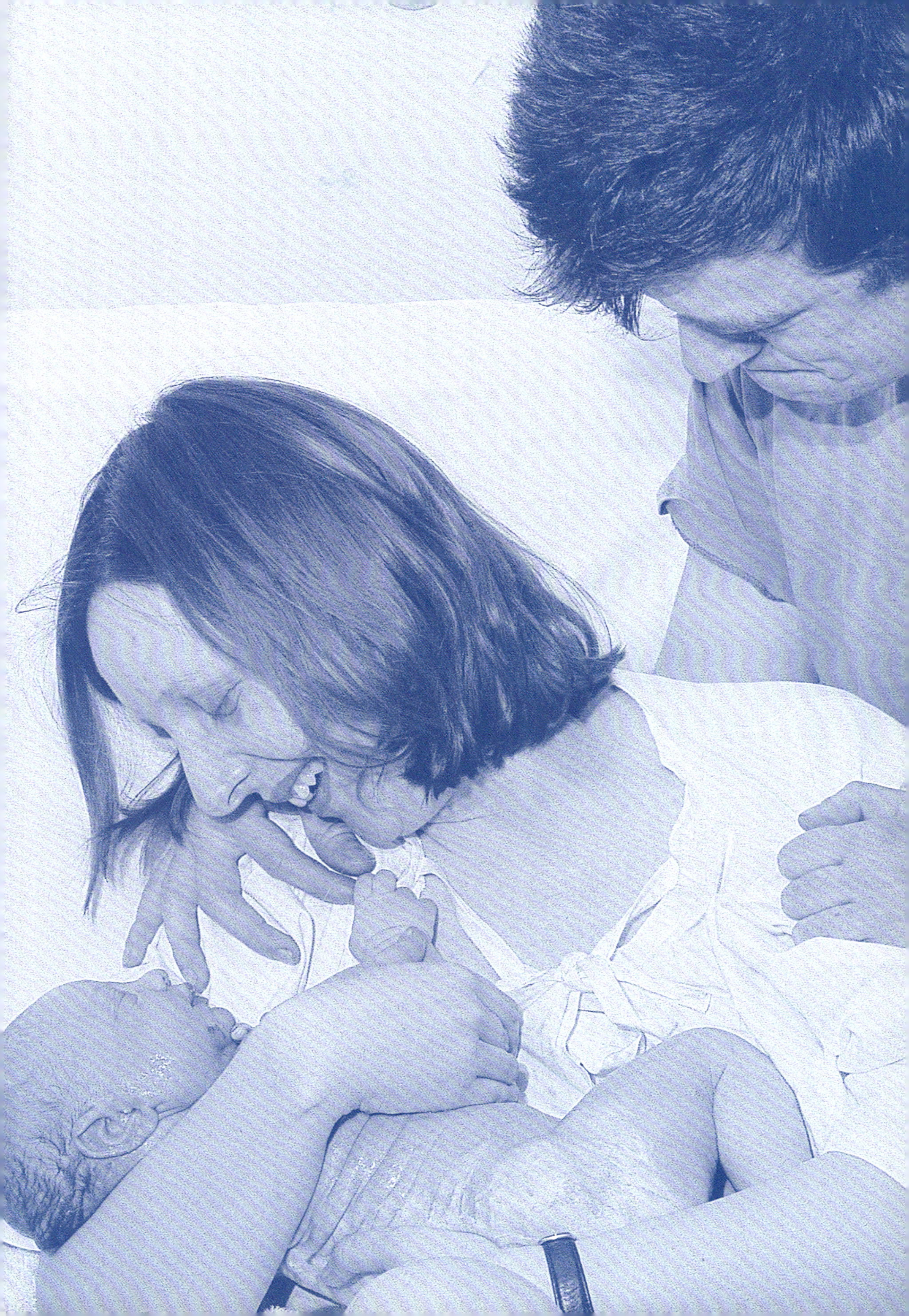

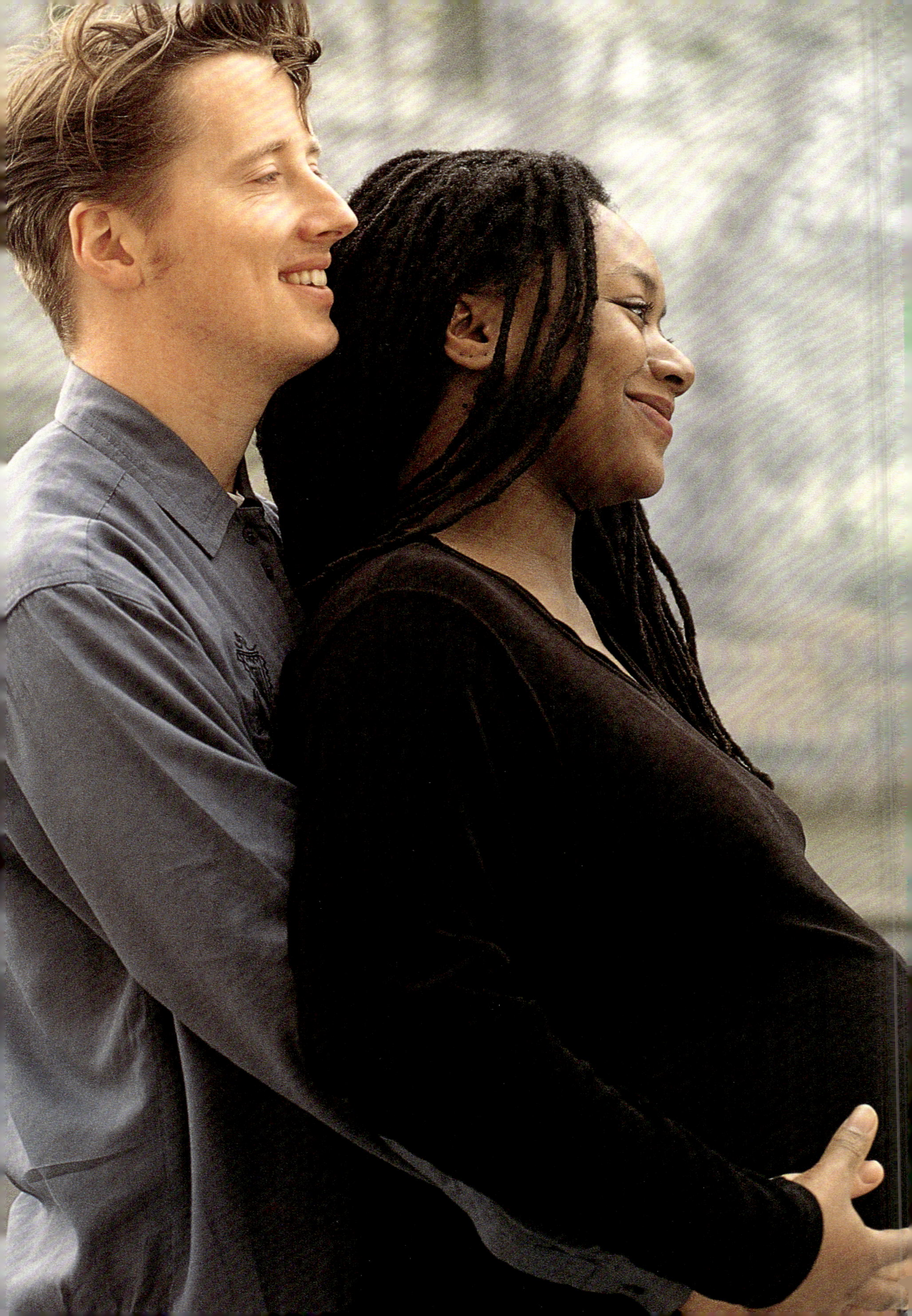

PREGNANCY

# 怀孕后的身心改变

# 子宫内的生活

在怀孕的最初一段时间里，你肚子里孕育的小生命还没有针尖大，而你身体各方面的变化也都极其微妙。但在接下来的一段时间，即便你已经确认自己怀孕了，你周围的人仍然对此毫不知情。

看起来，怀孕就像是所有人都没有注意到的一次大爆炸，也好比是烟花一样大放异彩，而周围的人们却浑然不知。精子遇到成熟且充满活力的卵细胞（卵子）的概率只有四亿分之一，然而，这个极其微小的概率带来的却是一系列惊心动魄的大事件。就算你已经知道自己怀孕了，但是这一系列的变化是如此微妙，你还是难以察觉到正在你身体里发生的令人惊叹的生命进程。

## 受孕

新生女婴的卵巢里大约有50万个潜在的卵细胞，它们在将来月经来临的时候发育成熟。虽然每一个发育成熟的卵细胞要得到近5 000个未成熟卵细胞的滋养，而后者永远都无法成熟，但是，从你月经初潮开始直到绝

### 女性生殖系统

女性的两只卵巢内储存着成千上万的卵细胞，但在通常情况下，每月真正能够成熟并且排卵的只有一个。排出的卵细胞随后进入输卵管，在那里，它与从阴道长途跋涉而来的一个精子结合成为受精卵，进而在子宫内膜着床，这就是怀孕的开始。

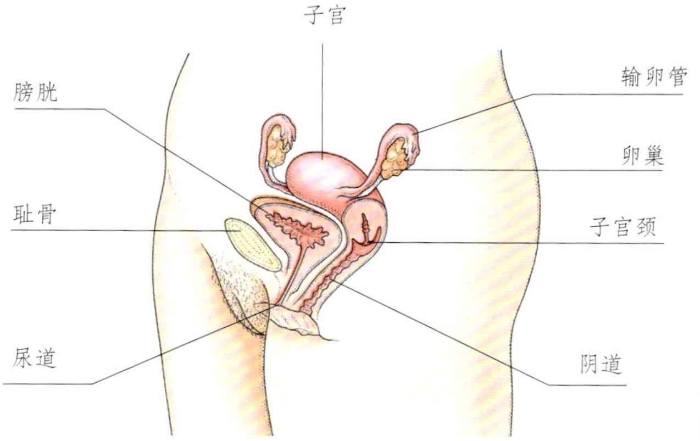

经，你仍然可以排出多达4 000个卵细胞。每月，你都有100～150个卵细胞即将成熟，但通常最终只有一个能够完全成熟，具备受精的能力。受精卵的成熟和排出频率受激素调节，而激素的变化比较规律，表现出来就是月经周期。

整个月经周期持续大概一个月。首先，在激素（由垂体腺分泌的激

## 月经周期

从青春期后到绝经的每一个月里，女性的身体都在为怀孕而准备着。首先，卵巢在激素的作用下产生卵泡，卵细胞在卵泡里生长发育。同时，子宫内膜也开始逐渐增厚。到月经周期中段的时候，成熟的卵细胞从卵泡当中排出。如果这个卵细胞没有受精，就会与子宫内膜一起脱落排出体外（月经）。

### 排卵周期

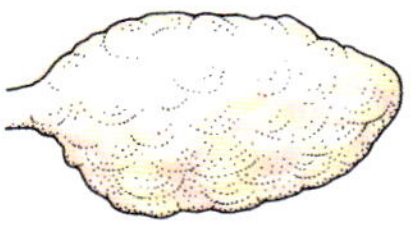

**卵巢**

卵巢有两只，位于子宫两侧，它储存着大量未成熟的卵细胞，可供女性一生使用。

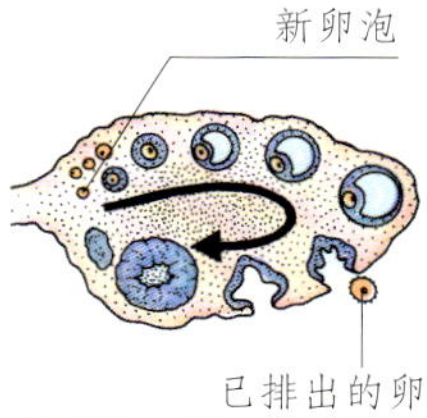


**卵巢内部**

左图是卵巢的横剖面，显示了卵细胞在卵泡当中生长发育，直到排出卵泡的过程。

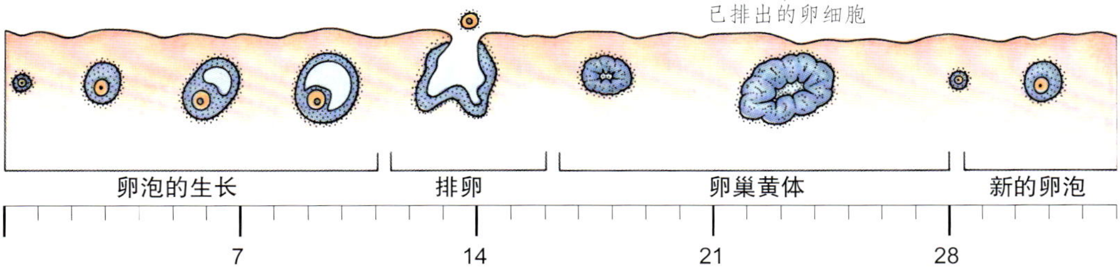


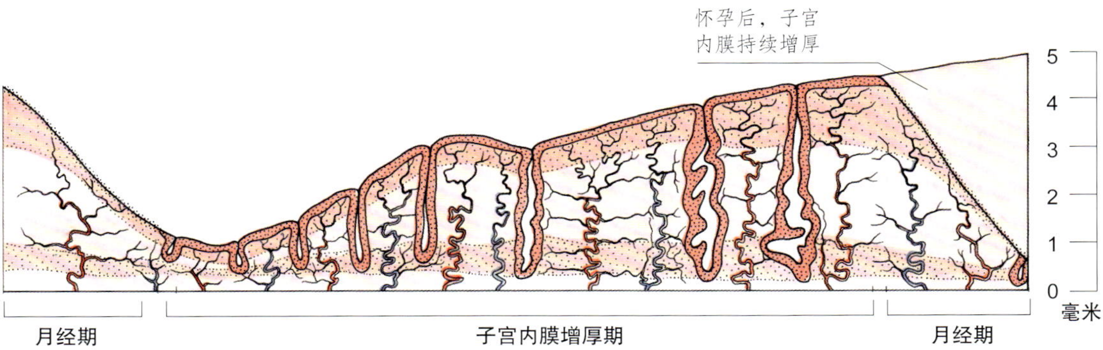

素）的作用下，卵巢开始制造成熟的卵细胞。此间，卵巢分泌雌激素进入血液，使垂体腺停止分泌激素，于是不会再有新的卵细胞发育成熟，同时，雌激素也使子宫内膜增厚，以适应受精卵着床的需要。到月经周期中段的时候，卵细胞发育成熟，并且从卵泡（卵巢表面的囊状突起）当中排出进入腹腔。随后，卵细胞被输卵管伞端捕获，然后送入输卵管当中。

卵细胞很小，肉眼几乎无法看到，但是只要与另一个比它更小的精子结合，就有可能长成一个人。排卵后的卵泡（又称卵巢黄体）开始分泌孕酮（黄体酮），后者与雌激素的作用类似。如果排出的卵细胞在几天当中没有受精，卵泡就会萎缩，它所分泌的孕酮也急剧减少，结果导致子宫内膜解体，这时月经就出现了。随后，垂体腺分泌的激素又开始作用于卵巢，继续制造成熟的卵细胞，尽管经血还没有停止，新的周期就已经来到了。

但是，如果卵细胞成功受精，卵巢黄体就不会萎缩，它分泌的孕酮也不会减少，结果子宫内膜持续增厚，月经就不会出现了。

在通常的情况下，两只卵巢总是交替排卵，一个月换一次，但有的时候，某一只卵巢会持续排卵好几个月，或者从来都不排。如果一侧的输卵管或卵巢在手术中被切掉，另一侧的卵巢就会承担起它的工作。

精子非常小，30 000个精子并排排列起来，长度也只有一个瓶盖那么宽。在高潮当中，男性可以射出几亿个精子，但是在性交结束后，只有2 000个可以成功地从阴道进入输卵管当中，并且只有一个能够与成熟的受精卵相结合，因为结合瞬间发生的化学反应彻底关闭了其他精子与卵子结合的通道。健康的精子形似一只蝌蚪，有一条长长的、可以摆动的尾巴，可以游动很远。精子的头部呈圆形，包裹着携带有遗传信息的细胞核。遇到卵细胞的时候，精子会穿过细胞膜进入卵子，然后把自己的细胞核与卵子的相融合，这时，父母双方的遗传基因就结合在了一起。

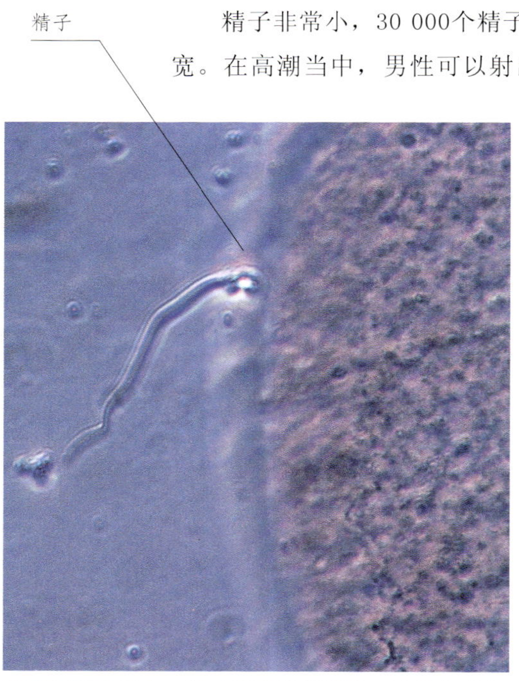


**精子与卵子结合，**精子在穿透细胞膜，卵子在把它吸进去。

# 遗传

人类的体细胞当中有46条或者23对染色体，只有精子和卵子除外，它们各只有23条染色体。染色体呈棒状，各包含数千个基因。

精子与卵子的细胞核融合时，每一条染色体，连同每一个基因，都与对方的染色体和基因相互组合在一起，所以受精卵此时也有了46条染色体，与其他体细胞别无二致。这个受精卵即将发育成一个胎儿，而且胎儿的生理特征已经决定了。

## 男孩还是女孩

在人类体细胞的23对染色体当中，有一对决定着人的性别，这就是性染色体。女性的性染色体是XX，男性的是XY。因为与体细胞相比，精子和卵子各含有一半数目的染色体，所以卵子中的染色体就是22条普通染色体再加一条性染色体X；而精子也一样，也是22条普通染色体再加一条性染色体。唯一的不同的是，这条性染色体既可以是X，也可以是Y。

所以，胎儿的性别是由精子来决定的。如果卵子与携带有X染色体的精子结合，受精卵里的性染色体组合就是XX，这就是女孩；如果卵子与携带有Y染色体的精子结合，受精卵里的性染色体组合就是XY，这就是男孩。通常，男孩与女孩的比例大概为50∶50，但是从统计上看，因为女性寿命更长，而且她们可以生养更多的孩子，所以生女孩的比例略微有所增加。

尽管胎儿的性别由精子决定，但它也与女性生殖系统的内部环境有关。内分泌物呈弱酸性或弱碱性，其对不同类别的精子

### 胎儿的性别

精子和卵子里各有23条染色体，在它们发生融合的时候，46条染色体互相配对，其中有两条是性染色体。卵子当中的性染色体一定是X，精子当中的性染色体既可以是X，也可以是Y。

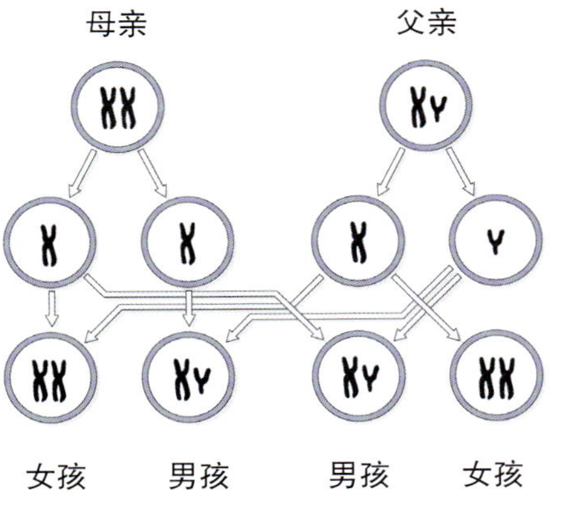


**性染色体**

卵子与携带有Y染色体的精子结合，该受精卵会发育为男孩；卵子与携带有X染色体的精子结合，该受精卵会发育为女孩。

到达输卵管的影响不同。一般来说，碱性的环境会增加怀上男孩的概率，而酸性的环境会增加怀上女孩的概率。许多人在性交前用过酸性或者碱性的洗液，然而，这样做的效果似乎并不明显。

## 显性基因与隐性基因

当Y染色体与X染色体相结合时，Y染色体会主导胎儿的性别。同样的，当一个基因与它的等位基因（与它配对的基因）结合时，其中的一个也要发挥主导作用。胎儿的基因各有一半来自父亲和母亲，如果父亲的眼球是棕色的，母亲的眼球是蓝色的，那么，当棕色眼球基因和蓝色眼球基因相遇时，胎儿的眼球常常会表现为棕色。这不是说父母一方是棕色眼球，一方是蓝色眼球时，孩子一定是棕色眼球，而是说能够让眼球表现为棕色的基因是显性基因，而能够让眼球表现为蓝色的基因是隐性基因。所以，眼球是棕色的人可能同时携带有棕色眼球基因和蓝色眼球基因，如果父母双方都是棕色眼球，并且都携带有棕色眼球和蓝色眼球两种基因，那么他们会有25%的可能性同时把蓝色眼球基因传给后代，在这种情况下，孩子的眼球就是蓝色的。

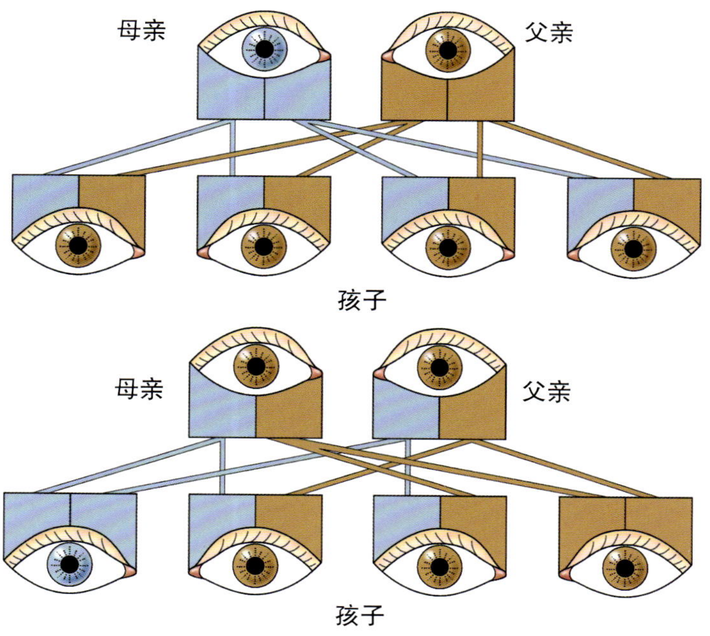


**显性基因与隐性基因**

每对染色体上都有许多种不同的基因，但是只有显性基因控制的性状才能得到表达，而隐性基因控制的性状就被遮蔽了。要想让隐性基因控制的性状得到表达，胎儿必须同时从父母那里接受隐性基因。

**蓝色眼球还是棕色眼球？**

如果父母双方都有蓝色眼球基因和棕色眼球基因，那么孩子的眼球有75%的概率是棕色的。

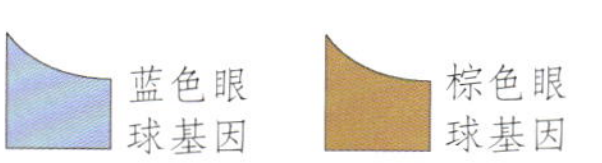

## 有缺陷的基因

基因有时是有缺陷的，不过通常来说，健康的基因往往可以遮盖有缺陷基因的表达。有的缺陷基因存在于X染色体上，当一个人只有一个X染色体时，他就会发生由基因缺陷导致的疾病，比如说色盲。有些女性两条X染色体当中的一条存在引起色盲的基因，因为它的等位基因是正常的，而且正常的基因掩盖了有缺陷基因的表达，所以这些女性并没有色盲的症状。但是，如果她们的孩子是男孩，并且继承了有缺陷基因所在的那一条X染色体时，他们就不会再有另一条带有正常等位基因的X染色体来遮盖有缺陷基因的表达，所以他们都会患上色盲症。血友病也是通过这样的方式传给下一代的。

如果你担心胎儿有可能遗传父母双方家族的疾病或残疾，就应该在怀孕前咨询医生。如果你还没有做这件事，而且证实自己已经怀孕了，就去找基因方面的医生咨询。所有的医院都提供有关基因问题的咨询，从那里，你可以了解未来的孩子患有相关疾病和残疾的算数概率，它们也提供这方面的各种检查（详见226～237页）。如果你肚子里的孩子出现了异常，你可以终止怀孕，但没有人能强迫你这样做。

# 怀孕伊始

在受精的同时，一个人的先天性情就被决定了。但是，受精也不是一眨眼就完成的，它有一个过程。精子进入卵子之后，很快受精卵就开始分裂，在从输卵管运动到子宫的过程当中，受精卵要分裂好几次。此时，卵子从卵巢排出已经7天了。这时的小生命是一个由很多细胞组成的细胞球，叫作胚泡，它像一粒小小的黑莓，只不过中间是空的。胚泡在子宫内游走，到排卵后第10天左右将自己植入子宫内膜。有时，胚泡植入（着床）失败，就随着下一次月经排出体外了。直到胚泡在子宫内膜着床“安家”，整个受孕过程才算完成。不过，现在还不到月经该来的日子。

## 着床

这时的卵泡里已经有几百个细胞，它释放出酶类物质穿透子宫内膜，引起黏膜分解，于是血液和血细胞渗出，成为自己的营养来源。卵泡的营养状况取决于子宫内膜的情况，有时，子宫内膜对卵泡滋养不足，这就会引发流产，从外观上看，这就像是一次迟到的或者经血比较多的月经，而不会想到自己已经怀孕了。子宫内膜对卵泡滋养不足是不孕不育症的原因之一。

## 胚胎的早期发育

在受精卵形成的第2周里，胚泡里的细胞开始出现分化。一部分细胞发育成为羊膜囊，它是一个满是盐水的袋子，将来胎儿会在其中发育；一部分细胞发育成为卵黄囊，胚胎将用它来制造血细胞；还有一部分细胞发育成为胎盘（详见第76页）；而剩下的细胞就是正在迅速发育的胎儿了。这些细胞开始还只是一个胚盘，但是到了第3周就会逐渐长长，直到头、尾出现，此时的卵黄囊经由一柄状物连接在胚盘中央。

这时，你的月经仅仅晚来了一周左右，你不确定是否已经怀孕了，但你可能已经开始怀疑了。

**第6孕周** 现在是精子和卵子结合后的第3周或者第4周，而你的月经已经迟到两周了。根据医学上推算怀孕日期的方法（详见第24页）计算，你已经怀有5～6周的身孕了。这时，细胞球已经发育为一个胚胎，有头部、颈部、大脑和心脏，头部有眼睛和耳朵的雏形，心脏已经开始搏动，虽然只有两个心腔，但很快就可以发育为4个。此外，胚胎还有循环系统和消化系统，有肾脏和肝脏，体表也长出了小小的胳膊芽和腿芽。

有一些细胞结合在一起形成了一个柱状体，这是胚胎的脊索，它将来

**胚胎的发育**

右图是胚胎从第5孕周到第9孕周的样子，分别按照真实尺寸和放大3倍后的尺寸显示。尽管第5孕周的胚胎只有米粒大小，但是它的大脑和脊髓已经开始出现了。两周之后，胳膊芽和腿芽也开始出现，随后不到一周，它们就有了小胳膊小腿的样子。

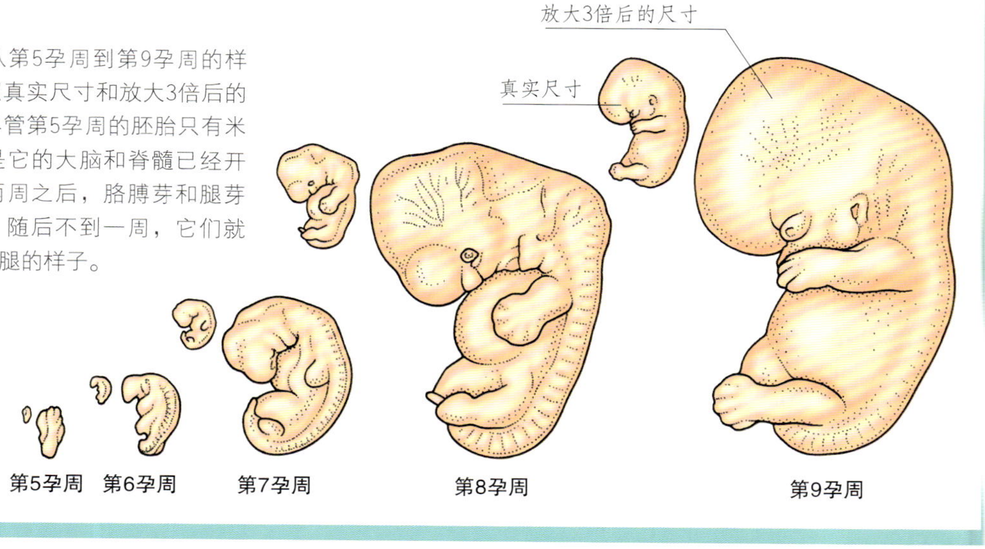

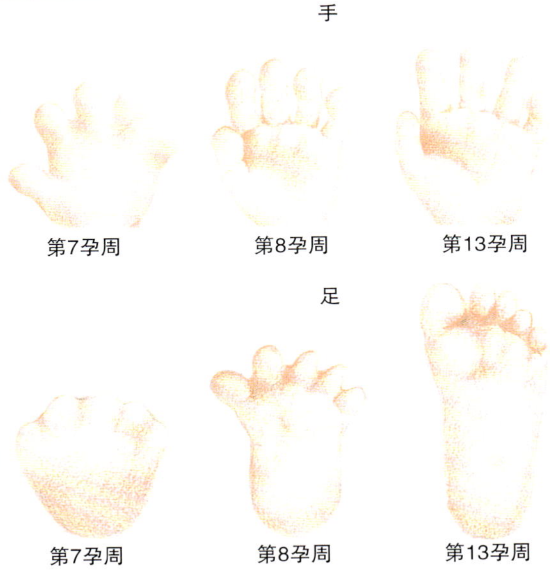


**手与脚的发育**

胚胎的手、脚发育速度略有不同：脚一开始发育得很慢，到第13孕周时，脚的发育要比手落后一周左右。

会发育为胎儿的脊柱。胚胎的发育顺序是从头到脚，上面快，下面慢，所以这时胚胎的下半身还仅仅是一条尾巴的形状，加上整个胚胎只有咖啡豆大小，所以更像一只微型的海马。

**第7孕周**　一周过后，胚胎已经长到蚕豆大小，同时它的身体也丰满起来，看起来更像一个胎儿了，只是脑袋和身体的角度比较奇怪。这时的胚胎已经长出了鼻孔、嘴唇和舌头，甚至可以出现第一个齿芽。它的心脏已经长出4个心腔，四肢的小芽也开始长成胳膊和腿，只是手脚还呈皱褶状。

**第8孕周**　在这一周，胚胎仍然没有你的小脚趾大，它一边游离在羊膜囊里，一边系联着自己的生命支持系统，就像进入太空的宇航员一样。此时，胚胎的心脏开始了有力的并且将持续一生的搏动，它的大脑也清晰地呈现在薄如蜡纸的皮肤下面，每一条血管都看得清清楚楚。它的嘴巴还没有完全成形，耳朵的位置也比较靠下，而且尚未形成耳朵的形状。它的眼睛尚被一整块皮肤包裹着，过一段时间才能裂开，形成眼睑。与身体相比，胚胎的头部显得非常大，不成比例。此外，它的四肢也有所延长，并且出现了肘关节和膝关节。即便胚胎还很小，但它已经开始尝试着伸胳膊踢腿了，只是它的动作非常轻柔，你根本感觉不到。

胚胎的所有器官和特征会在未来的一个月内发育完全。它的面部从上面开始发育，等到下面也长成后，脖子就开始变长，紧接着是下巴的出现。这时，胚胎的鼻子和外耳已经完全成形，手指和脚趾也已经能看到，尽管指头（趾头）之间还没有完全分开。到第12孕周（详见第77页）的时候，胎儿已经具备了基本的生理功能。与身体相比，脑袋还是一样大，四肢还是一样小，而且很少有肌肉能够活动。它的内脏器官已经全部形成，而且一部分已经开始工作。它的生殖器官也有所发育，只是难以区分性别。它的脐带连接着一层薄膜，后者又附着于子宫内膜，此时，脐带已经开始在胎儿与这层薄膜之间进行血液循环。在这一阶段，胎儿开始依靠这层薄膜来营养自己，同时胎盘也开始发挥作用。从现在开始，正在发育中的胎体开始称为胎儿，它会继续在子宫里发育，成熟。

## 胎盘

在怀孕早期，有一些细胞会向胎盘的方向分化。胎盘的功能是滋养胎儿，同时带走它的代谢废物。胎盘的外层用几百只“小脚”插入子宫内壁组织，并进而与子宫相连。

你的血液不是直接流进胎儿的身体，而是从朝向母体一面的胎盘组织

### 胎儿的血液循环

右图显示了胎儿从胎盘当中获取氧是通过脐带的。在到达胎儿的心脏之前，携氧丰富的血液会与一部分已经在胎儿体内循环过的含氧量低的血液混合，然后一起被心脏泵入头部以及全身，变成含氧量低的血液，接着再被心脏泵入胎盘。在进入胎盘之前，这些血液大部分都通过了胎儿的肺。在分娩的时候，脐带会被剪断，此时，胎儿的肺脏就要担负起为血液充氧的任务。

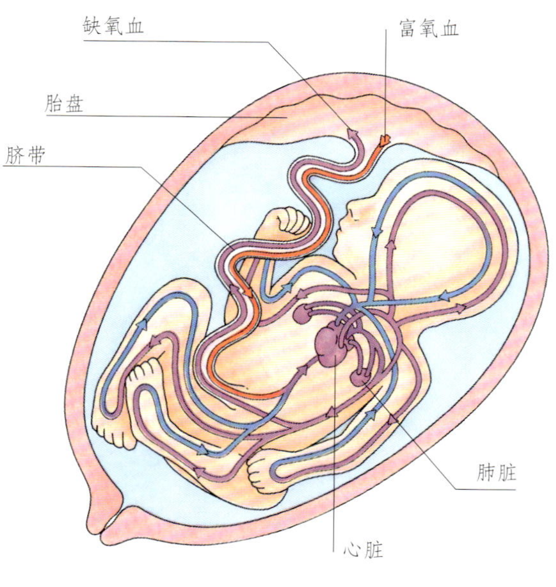

流进去，然后胎儿的血液从另外一侧流出来。在正常的情况下，你与胎儿的血管互不连通，中间有薄膜分隔，化学物质就是在这些薄膜之间进行交换的（有些胎儿的血细胞确实会通过胎盘，不过这通常没有大碍）。所以，胎儿有完全独立的一套血管系统，却仍然能够从你的血液当中汲取营养。同样，胎儿的代谢废物也是通过胎盘进入你的血液当中，然后经你的肾脏过滤之后排出体外。

尽管胎儿也会做呼吸运动，但它不是真的在你体内呼吸，它只能从你的血液当中获取氧，然后把二氧化碳也交给你带走。氧气通过你肺脏的肺泡壁和毛细血管壁进入你的身体，同样，你身体里的氧气也可以通过子宫内膜进入胎盘。胎盘的作用相当于咖啡过滤器，咖啡豆不进杯子，而咖啡却流了进去。

在你心情不好、生病或受到有毒物质侵害的时候，你的血液成分会发生改变，进而影响到进入胎盘的血液的质量。血液从胎儿的心脏出发到胎盘，再回到心脏，整个过程只用时半分钟。在怀孕的第4个月当中，每天流经胎盘的循环血量大约有27.5升，到了最后一个月，这一数字会增长为330升。

随着胎盘的功能逐渐发挥，有些激素就渐渐地不再需要原来的腺体来分泌了，胎盘本身就可以分泌，比如雌激素和孕酮。在怀孕期间，雌激素和孕酮主导着你的身体变化。雌激素可以促进子宫的生长，丰富子宫的血管，还能促进乳腺腺泡的生长，为泌乳作准备。孕酮可以防止子宫剧烈收缩伤害胎儿，也能防止胎儿提前分娩，保证胎儿发育成熟。当胎儿即将降生时，体内的孕酮水平会下降。这时，子宫对血液中的激素含量极其敏感，所以当胎盘分泌的孕酮减少后，雌激素就能充分发挥自己的作用，引发分娩，并且导致子宫剧烈收缩。

## 成长中的胎儿

从怀孕到分娩的日子，都是你和胎儿一起度过。如果能把它在里面生长的样子拍下来，那情形一定很感人。如果你还有其他的孩子，他们也会惊叹不已的。

**第12孕周**　此时的胎儿长着一个大脑袋，还有一个圆圆的小屁股，它的性器官还没有发育完全，却可以分辨出性别了。它的眼睛是闭上的，但是通过透明的皮肤却可以看到黑色的、呈圆形的视网膜。它的手指和脚趾已经成形，胳膊与身体的比例也比较恰当，指甲也开始生长了。它的肋骨和脊柱开始骨化、变硬，身体也经常活动。虽然你感觉不到，但是它总是做出各种各样的动作：踢，把脚趾头掰上掰下，转踝关节，转腰，把自己的小拳头握紧又放松，活动嘴唇，皱眉，还做出各种各样的表情。胎儿还会吞下羊水，发出咕噜噜的声音，再通过自己的膀胱把它们排出体外。这时候子宫里空间还比较充裕，胎儿可以沉下去，也可以在里面起起伏伏。

**第16孕周** 尽管胎儿发育迅速，但是一个咖啡杯仍然可以很轻松地装下它。它的面部已经有了人形，只不过下巴很小，嘴很大。它的两只眼睛也很大，而且彼此距离很远，现在也没有睁开。它的全身包裹细密的绒毛，就是通常所说的胎毛。这是你所能感受到胎动的最早的一周，起初的感觉还像偶尔扑腾的蝴蝶或者小鱼，但是不久之后，你就会分明地感受到里面有一个小家伙又是踢，又是撞。

**第20孕周** 胎儿的体长已经长到出生时的一半，重量相当于一只大葱头（250克），它现在的大小仍然可以让你把它放在手心里。由于它的面部还不十分丰满，所以紧闭的双眼还是圆圆地呈球状。它的头发已经开始生长，而且还长出了细细的眉毛。这时，胎儿的运动方式更加多样了，而且它还学会了吮吸自己的大拇指。

**变化中的子宫**

在整个孕期当中，子宫是不断膨胀的，然而在怀孕的前4个月，这种变化并不明显。子宫从第12孕周开始胀大，直到第36孕周，宫底（子宫的顶部）正好在胸骨下方。对第一次生产的女性来说，有的胎儿会在这一周入盆，所以即使子宫没有缩小，宫高还是会稍稍下降一些。

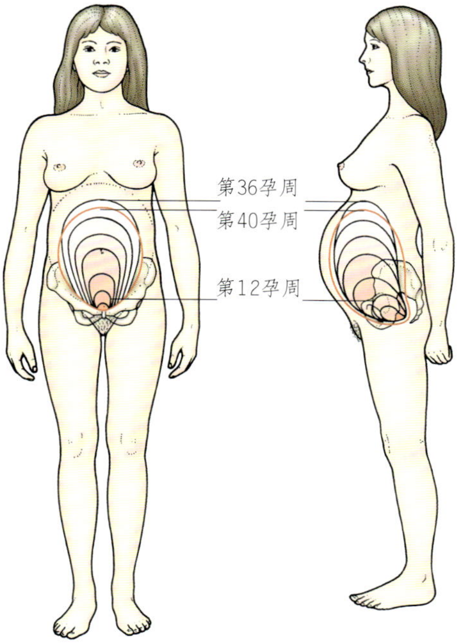

胎儿有时会睡觉，有时会活动得多一些（通常在你安静下来准备要睡觉的时候），这可能是因为在你躺下的时候，胎儿更容易活动身体。在你走来走去的时候，你不断地摇晃着骨盆里的胎儿，所以你忙的时候它一般都在睡觉。

**第24孕周** 胎儿的体长已经长到33厘米。它的身体上覆盖着油性的胎儿皮脂，它可以把胎儿的皮肤同子宫里的液体分隔开来。胎儿皮脂附着在胎毛之上，很多胎儿直到出生的时候还包裹着它。这时的胎儿能够听到大的响声，也能对音乐作出反应，在里面动来动去，尤其对管弦乐队里的铜管乐和流行音乐反应明显。婴儿的啼哭和大人说话的声音都可以用波形图来记录，由波形图可见，婴儿的第一声啼哭与母亲的说话声特别相似，这在7个月就分娩的早产儿身上也不例外。这是由于胎儿一直在聆听母亲的声音，掌握了她的发声特点。此时的胎儿已经法定为存活，如果它出生，就必须登记为一胎，如果不幸夭折，也不能算作流产，仍然要登记为一胎。

**第28孕周** 如果胎儿在此时降生，那么在现代医学的监护措施下（视医院的条件而定），他（她）将有六到七成的概率存活。主要的问题是，这时候婴儿的肺泡里还缺少表面活性剂，这是一种能够防止呼吸导致肺泡壁粘连的物质。另一个问题是，这时候的胎儿皮下脂肪过少，所以它的体温控制系统还不能有效地发挥作用。

此时的胎儿已经占据了子宫的所有空间。在怀孕的第7个月里，大多数胎儿都会把头部转向下方，它们采取这样的姿势似乎更舒服一点。

这时，你可能已经能够区分哪里是它的臀部，哪里是它的膝盖和脚了。当你平躺在浴盆里的时候，你能欣喜地看到它从你肚子的一侧翻转到另外一侧。同时，与全身的活动相比，它的脚和膝盖的活动幅度更大，你的感觉也更明显。小家伙在里面蹬腿的时候，如果别人把手放在你的肚子上，他（她）也可能感觉得到。在往后的一段时间里，对胎儿特别活跃的时间段，你常常能够预先感知。对大多数胎儿来说，它们在晚上八点到十一点的时间段最为活跃。

**第32孕周** 到第8个月的时候，胎儿已经基本具备了分娩的各项条件，只需再补充一部分肺表面活性剂和一层起到保温作用的皮下脂肪。它的肢体活动变得更加剧烈，尤其是脚部的踢蹬非常有力，有时会让你喘不过气来。在你做出某些“危险”动作的时候，它可能随时会给你来一下子。有的孕妈妈担心胎儿得了癫痫，但这通常只是由一些偶然的情况引发的，比如它刚喝了一口羊水。

**第36孕周**　从此时直到预产期（从最近一次月经开始之日起向后推大约40周）的一段时间里，胎儿身体的一部分可能随时会进入骨盆，一般是它的头部进入骨盆，就像鸡蛋牢牢地插在鸡蛋槽里一样，这个过程叫作“入盆”。这是一个好现象，表明胎儿可以无碍地通过骨盆腔。一旦胎儿入盆，你通常就会感到它的脑袋像一个椰子那样挂在你的两腿中间。如果你突然坐在一把硬椅子上，你会感到不舒服，你还可能会有微弱电流通过阴道的感觉（详见第238页）。在你仰面平躺接受检查的时候，胎儿的头部可能并没有入盆，但是一旦你坐起来，它的脑袋就进去了。胎儿入盆后，它比较大的身体动作就会少一些。或许你只能感到胎儿腿脚的踢蹬和胳膊的轻微活动，以及脑袋把骨盆底当蹦床的感觉。但是从此以后，胎儿每天都应当表现出活动的迹象，否则就是不正常的（详见第245页）。

最后几周会比较辛苦，胎儿在出生时会比在第28孕周时重三倍，达到2.5～5千克，身长在44～55厘米之间，他（她）已经作好了开启生命旅程的准备。

## 发育模式

不同胎儿之间的发育速度可能并不相同，有时，一个孩子出生时的重量是另一个孩子的两倍，而两个孩子都是正常的。在孕期当中，如果你的体重能够持续增加，这是一个好现象，说明胎儿发育正常。可是许多孕妈妈都会在怀孕的某一段时间经历体重增长的停滞，直到下一次产检时，体重才能有所增加。

## 首次胎动

孕妈妈初次感到胎动的时刻具有重要的意义。它还有一个专门的名称，叫作胎动初觉。意大利的很多绘画都描述了伊丽莎白和表妹马利亚相会的情景，当时伊丽莎白怀着约翰，马利亚怀着耶稣，当她们见到对方的时候，马利亚的孩子“在肚子里跳动”了。

多少个世纪以来，如果没有出现第一次胎动，怀孕都是不为社会所承认的。只有胎动发生，人们才认为胎儿“有了生命”。而且，胎动何时发生，只有孕妈妈知道，这完全是她个人的体验，医生、教堂、政府都无法干涉她。

今天的医生宣称可以通过超声技术来建立亲子之间的感情，他们在孕妈妈第16～18孕周期间进行超声扫描，然后把胎儿的扫描图片交给她们。在一些研究当中，研究者研究了吸烟的孕妈妈通过超声屏幕观察胎儿所造成的影响，结果发现，这个方法并不能让被试者减少吸烟。超声技术是否有助于亲子感情的建立，这一点恐怕还要取决于扫描时医护人员同孕妈妈的谈话质量。对孕妈妈所看到的图像，胎儿长得什么样子，在做什么，孕妈妈应当有机会与医护人员一起交流。

“我总是盼着休息的时间，不止因为我可以放松了，而且还因为那是我和宝贝交流的特殊时刻，我能拍着肚子上的小鼓包和她说话。”

对超声传出的图像，你或许会非常珍视，它是胎儿存在的证明，图像里的胎儿有四肢，有手脚，甚至还在吸自己的指头。不过从另一方面看，超声图像也许并不那样好，甚至显得有些多余。在超声发明以前很久的时间里，孕妈妈都可以和胎儿建立起情感上的联系，她们不需要额外的图像来帮忙，因为她们更加珍视来自身体内部的真实感觉——撞、扭、翻转、踢蹬，这些都是孕育生命的证明，同时也是亲子之间进行沟通的一种方式。

当你第一次感觉到胎动的时候，你会非常兴奋，但是它的意义还不止如此。这是你和宝贝的共同旅程的开始，你们血脉相连（确实是这样），并且开始亲密地对话。有时候你把手放在小家伙的背上，小家伙立刻就安静下来了，因为它感受到了你的爱抚。你还能轻轻地抚摩着宝贝待着的地方，它也用翻滚、沉降和舞动来回应你，似乎你们正在一起玩。你四肢撑地做身体锻炼，它也从你的脊柱上掉下来，然后被你的腹腔壁所包裹，就像掉进摇篮一样，和你一起锻炼。随着日子一天天过去，它能听到你消化道里呜隆呜隆的声音，能听到你扑通扑通的心跳，还能听到外面世界的种种声响——吸尘器的声音、狗叫的声音、飞机飞过的声音，还有音乐、电视和广播节目的声音，小孩子聊天的声音，还有你说话高低快慢、抑扬顿挫的声音，还有你的侃侃而谈、你的欢声、你的笑语、你的低吟。进入第24孕周，宝贝开始聆听语言，学习发声。懂得倾听宝贝的妈妈都知道，宝贝也正在倾听自己，她们不需要另外等几个月，等宝贝出生了抱在怀里才跟他（她）建立感情。

# 怀孕40周的生活

下面的6页内容展示了胎儿从受精到临产的各个阶段。下一页图显示了受精卵从输卵管向子宫运动的历时5天的历程。

## 子宫与输卵管

子宫位于盆腔中部，前面是膀胱，后面是直肠，下面是富有弹性盆底肌（详见第118页）。输卵管从子宫的两侧伸出，末端呈伞状（样子像海葵），叫作输卵管伞端，后者与卵巢相接。

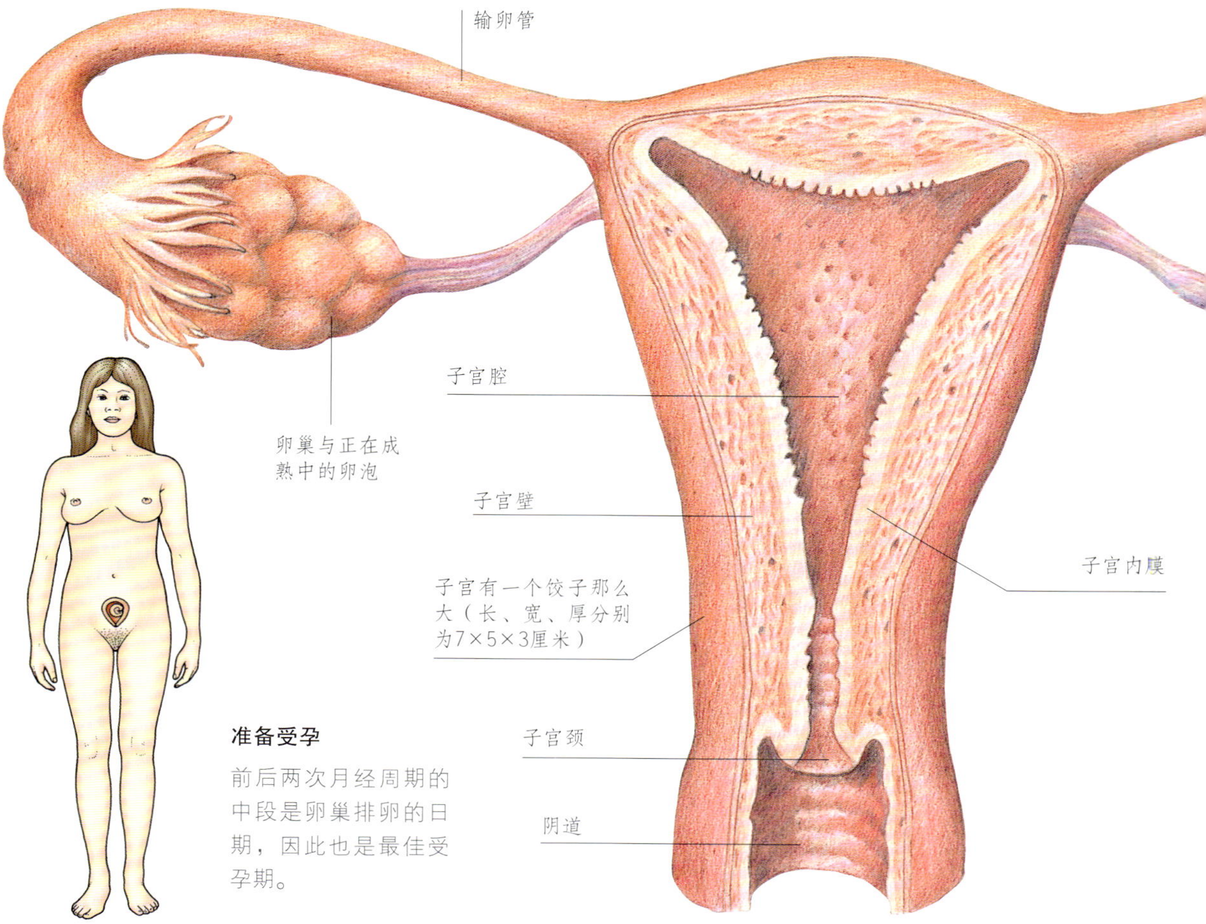


**准备受孕**

前后两次月经周期的中段是卵巢排卵的日期，因此也是最佳受孕期。

## 一个成熟的卵细胞从卵巢中排出

成熟卵细胞能够受精的时间只有12～24小时。受精时，精子的头部穿透卵子的细胞膜，同时卵子把精子吸进去。在受精后的第3天，受精卵已经分裂增殖为32个细胞，到第5天，细胞的个数将达到90个。

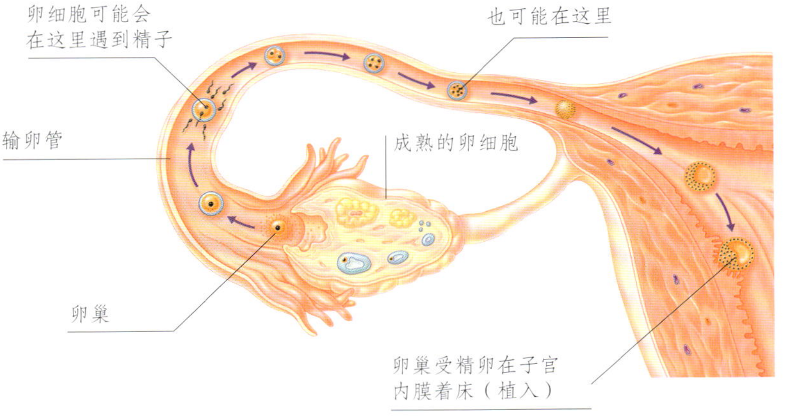


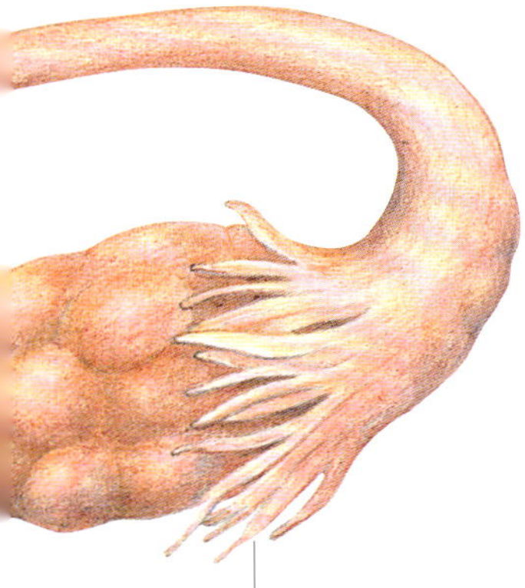


## 受精卵的分裂

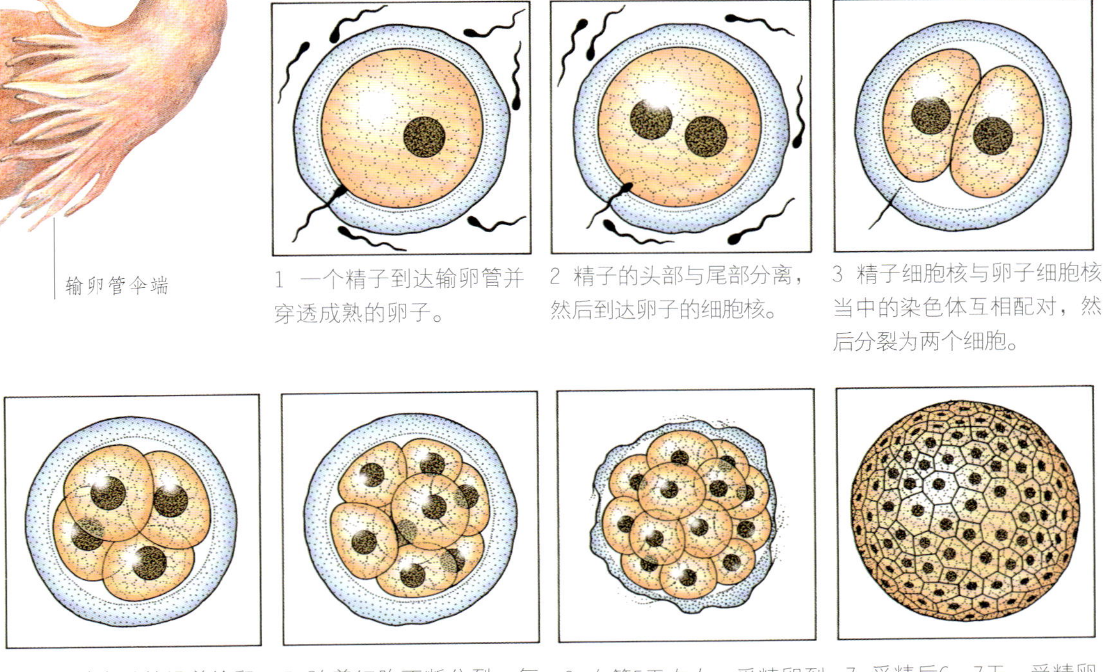

1 一个精子到达输卵管并穿透成熟的卵子。

2 精子的头部与尾部分离，然后到达卵子的细胞核。

3 精子细胞核与卵子细胞核当中的染色体互相配对，然后分裂为两个细胞。

4 在受精卵继续沿着输卵管向子宫运动的过程当中，两个细胞继续分裂。

5 随着细胞不断分裂，每一个细胞的体积也比原来小。

6 在第5天左右，受精卵到达子宫，并与表层的胶状物质脱离。

7 受精后6～7天，受精卵在子宫壁着床。

# 胚胎的发育

想着腹中的宝宝如何生长、变化是一件令人兴奋的事情，但你不必依靠超声波图片和书上的图表来得知宝贝的情况。几千年来，无论在世界的哪一个角落，孕妈妈都是通过胎动来感知自己的宝贝的。你能感到它在里面踢腿、旋转、翻转，于是你了解到它的四肢很有力，而且正在茁壮成长。

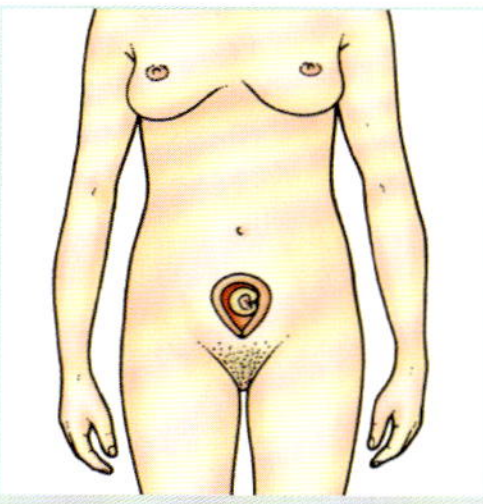

**怀孕了！**

怀孕后，子宫仍然藏在骨盆里，怀孕的日期从最近一次月经开始的那一天算起，不过，那时你还没有怀孕。

## 第8孕周

此时的胎儿不到2.5厘米长，它的臂骨和腿骨正在骨化变硬，而且有轻微的运动，只是你无法感觉得到。它的面部正在发育当中，上腭已经长成，这几天就能张开嘴巴。它的下巴正在形成当中，周围也有肌肉发育，这些肌肉可以让它吮吸和咀嚼。它的耳朵的听觉机制也已经形成。

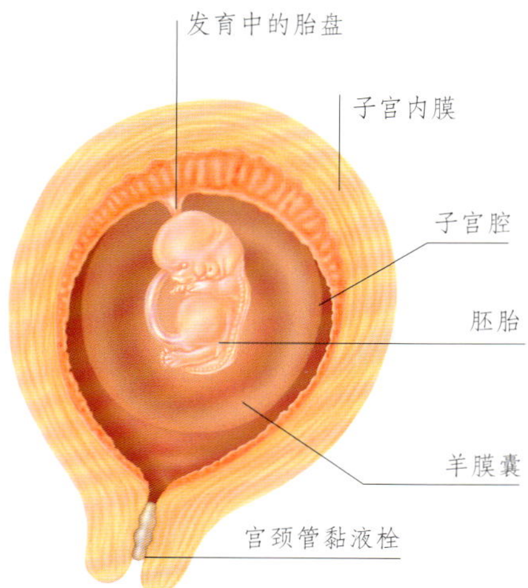


子宫内的胚胎

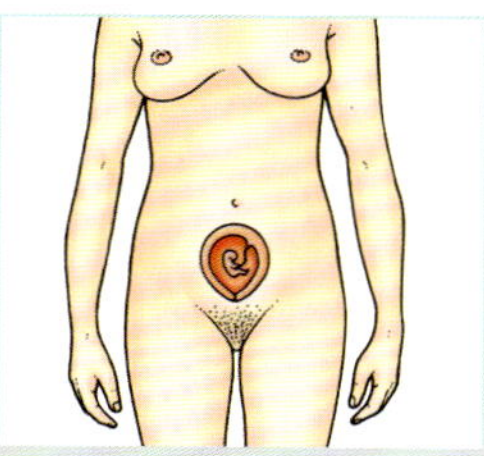

**调整新陈代谢**

子宫正在不断胀大，你可以通过腹壁触到它。你可能会感到疲倦，因为你的身体正在为怀孕而作出调整。

## 第12孕周

此时的胎儿刚刚超过5厘米长。它的性器官已经开始发育，不久就能分辨出性别了。它的脑袋长得更圆了，但是也大得不能再大了——足足占去了身体的三分之二。它的两只眼睛彼此距离很远，颌骨上也长出了32颗微小的恒牙。它已经开始吮吸，并且开始锻炼分娩后用于呼吸的肌肉。

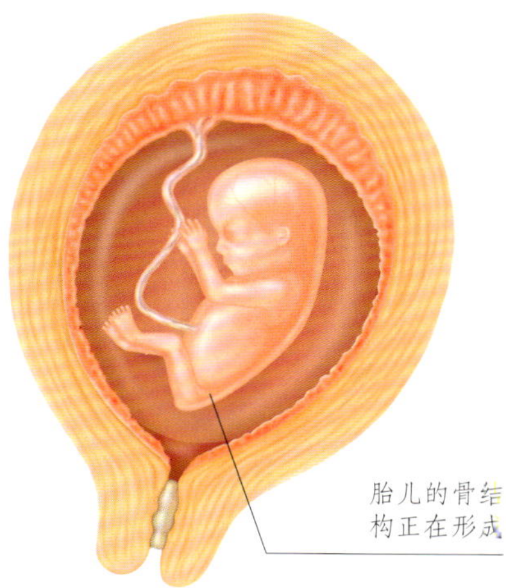


从胚胎到胎儿

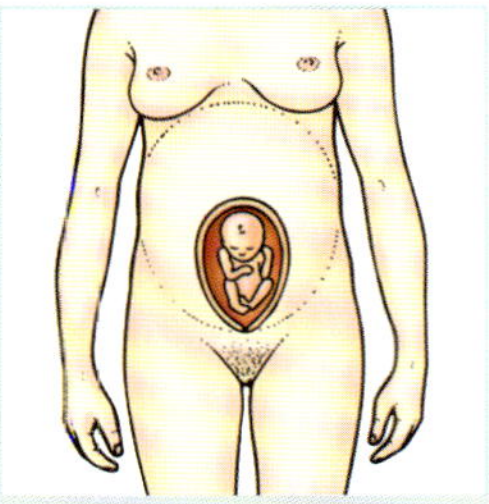

**胎儿在踢腿！**

宫底（子宫的顶部）已经升高到肚脐下方。你能感受到胎儿的活动，尤其在你休息的时候。

## 第20孕周

此前，胎儿生长极为迅速，现在速度已经降下来一些。这时的胎儿体长大约25厘米（从头到脚），腿与身体比例适当，而且长出了小小的手指甲和脚指甲。它在里面蹬腿、跳跃，还会翻转。它的头发和眉毛已经长出，而且身体的大部分都覆盖有柔软细密的胎毛。

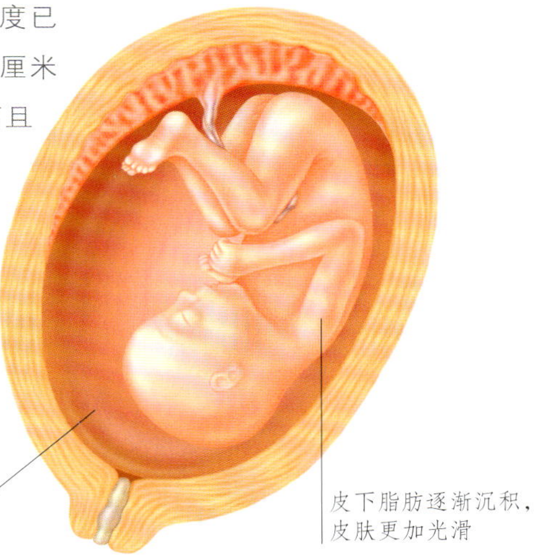


子宫内的胎儿

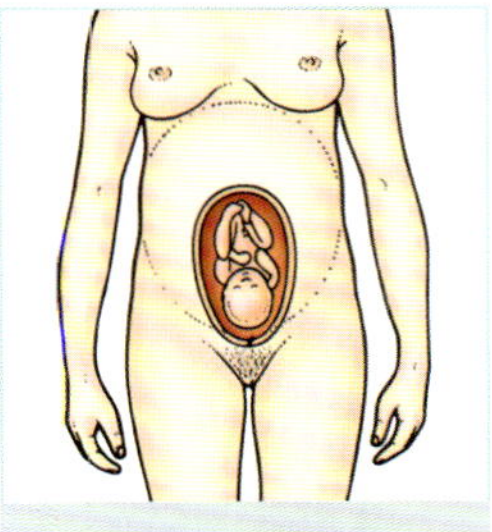

**怀孕中期**

宫底已经到达髋部的上缘。你的体重每周增加225～450克。

## 第24孕周

此时的胎儿比较瘦，皮肤皱皱巴巴的，通过透明的皮肤可以看见动脉和静脉血管网。它的面部已经完全成形，只是眼睛突出在外，因为脸颊处的脂肪垫还没有长出来。

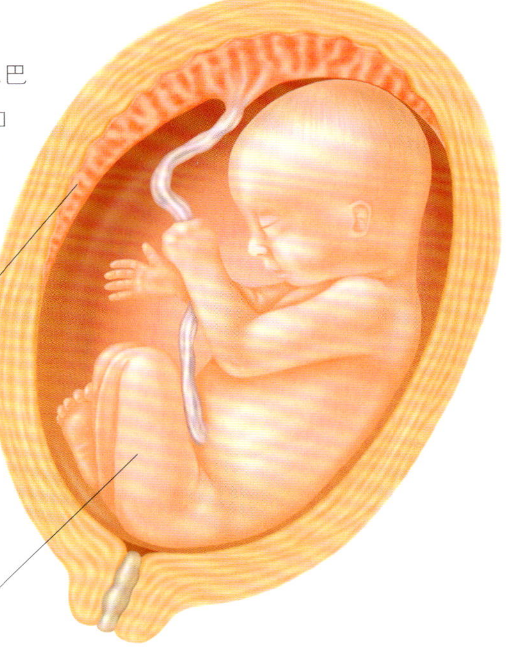


胎儿和子宫一起生长

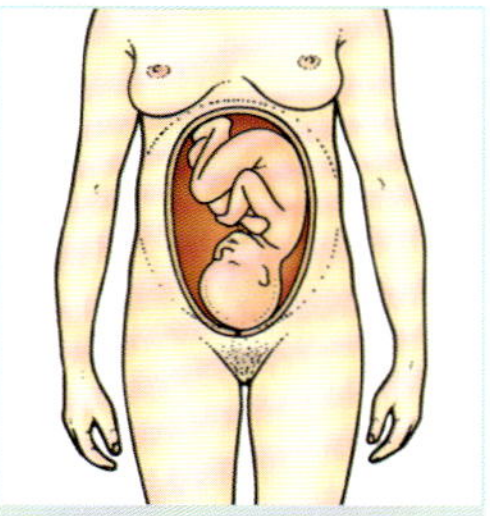

**还有四周**

宫底高度达到最高，就在胸骨下方。你可能会觉得肚子沉重，而且下腹的韧带疼痛，站不了多久。

# 第36孕周

这时的子宫已经被胎儿完全占据，所以它不能再自由地活动了。它的体位已经固定，你只能感受到它的胳膊和腿在活动。它的皮肤变得比较光滑，身体也更加丰满了。它醒来的时候眼睛睁着，能够看到从你的腹壁投射进去的强光。如果它在这时出生，存活的概率非常之大。

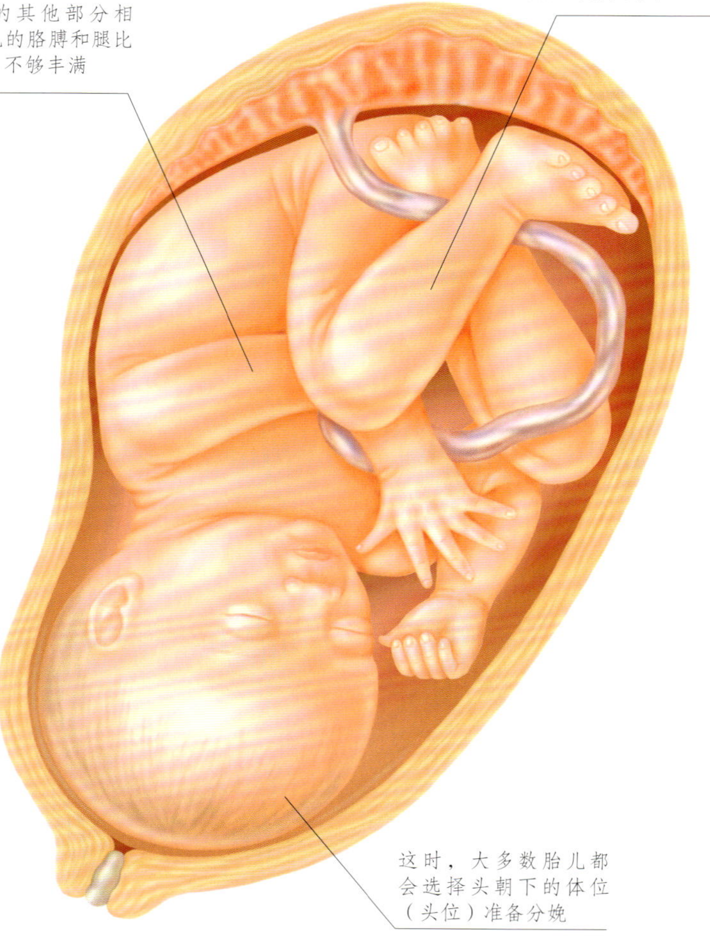


胎儿的头部朝向下方

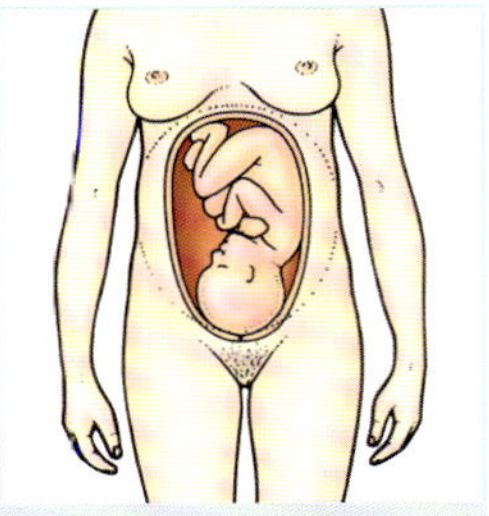

**我已经等不及了**

由于胎儿入盆，子宫向下移动了一点点。因为你的循环血量达到最大，所以会觉得身体总在发热。

# 第40孕周

胎儿3个月大时，它所有的重要器官就已经形成了，与那时候相比，这时的胎儿体长是那时的9倍，重量是那时的600倍左右。它的大多数胎毛已经褪掉，只有后背中间靠下、耳朵前面和额头下部的位置可能会留有一些。它的指甲已经长到指头以外，出生之后可能需要剪短，以防抓伤自己的面部。

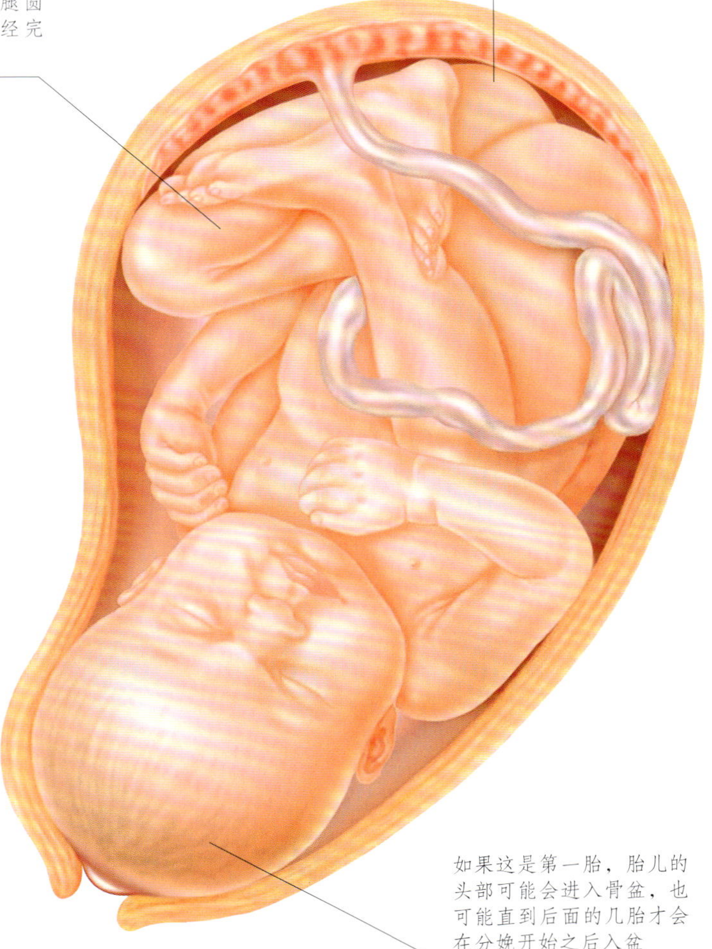


胎儿已经作好了娩出的准备

# 双胞胎

得知自己怀的是一对双胞胎时，你通常会感到意外。不过，有的孕妈妈很早就猜测到这一点了，尤其是那些已经生过一个孩子的妈妈，因为她们可以参照之前进行比较。

如果你本身就是异卵双胞胎（详见下一页）当中的一个，你生养双胞胎的概率就是其他孕妈妈的两倍。能否怀上异卵双胞胎取决于你的遗传、年龄、种族和你已有孩子的个数。尽管异卵双生属于隔代遗传，但是连续在两代人身上出现的概率也相当之高。同卵双生出现的概率与上述因素无关。

## 矛盾的感觉

如果没有任何迹象提示你怀的是双胞胎，但是你却在一次超声扫描或者产前检查当中意外地得知了这个情况，这时你的感觉可能会非常不快，因为你不得不重新考虑分娩前后的各种安排。如果这是你第一次做妈妈，那么你对如何分娩和如何照顾新生儿的担忧会更加严重。更麻烦的是，你担心怎样才能同时照顾好两个孩子，那得多麻烦啊——有两张嘴要喂，一次要换两条尿布，一次要给两个宝贝洗澡，衣服也是一洗就是两套，还要同时关注两个小家伙的生长发育，他们都需要爱和关注。

“我的顾问医师对我很有信心，一点儿都没有干涉我的决定。他对我说，他们的目的就是让我自主地生下我的3个孩子。他说我很棒，所以我充分相信自己的能力。”

有一位妈妈听到自己怀的是一对双胞胎时非常担心，并且她在整个怀孕期间都没有摆脱这种感受。她在怀孕第8个月的时候住过一次院，在医院里，她见到了刚刚生过双胞胎的妈妈，感觉自己的担心全部得到了证实，因为她们照顾孩子的时候困难重重。然而在她的双胞胎出生后不久，她就无比兴奋地告诉我说，能够同时给两个小家伙喂奶真是太幸福了，完全想象不到！不过她也承认，开始确实是有些累，但是她还说：“当我们对小家伙的了解越来越多之后，我们才深深地体会到他们所带来的巨大的喜悦和幸福。”

## 双胞胎是怎么来的

在通常情况下，受孕发生在来自女性卵巢的一个卵子和来自男性睾丸的精子互相结合的过程当中。而在七成的双胞胎那里，来自女性卵巢的卵子不再是一个，而是两个，它们分别与精子结合成为受精卵，这就是异卵双生，这两个受精卵随后会单独地在子宫里着床并发育。除此之外，还有一些双胞胎只来源于一个卵细胞的分裂，随后发育成两个遗传特征完全相同的个体，这就是同卵双生。通常，同卵双生的两个胎儿是在受精卵于子宫内着床后才分开的。

### 同卵双生

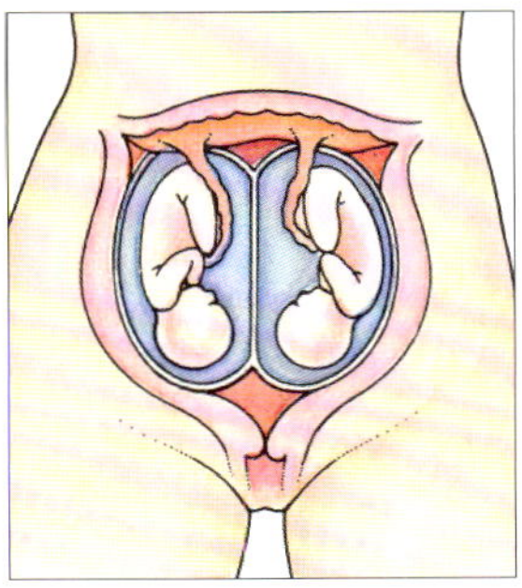

同卵双胞胎并非形成在受精的一刻，而是形成在受精卵着床之后，所以，两个胎儿常常共享一只胎盘，只不过脐带和羊膜囊是分开的。

### 异卵双生

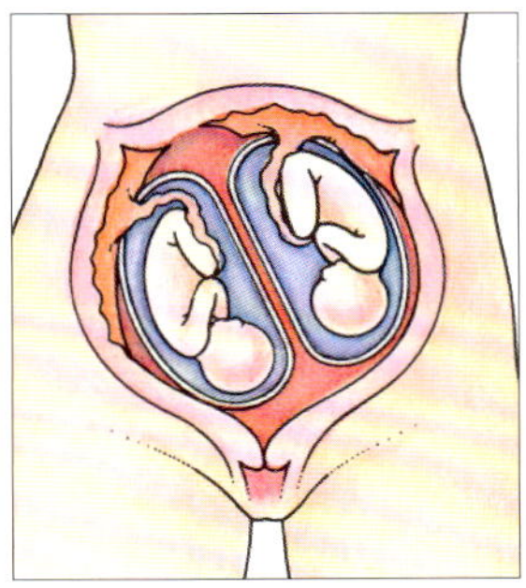

异卵双胞胎各自有单独的羊膜囊、脐带和胎盘。有时，两个受精卵着床的位置靠得很近，后来胎盘就融合在了一起，所以看起来只有一个胎盘。

同卵双胞胎

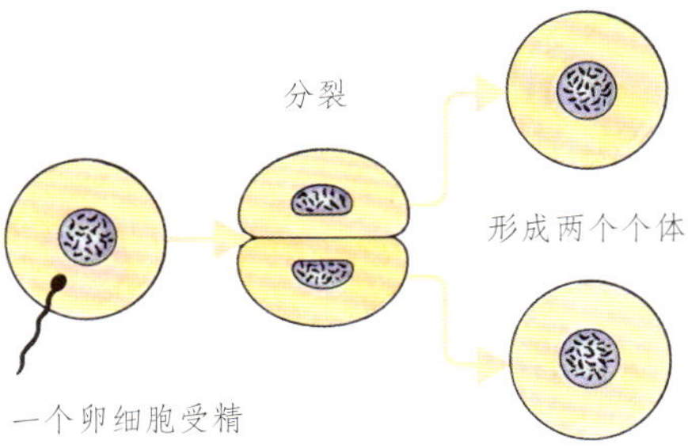


异卵双胞胎

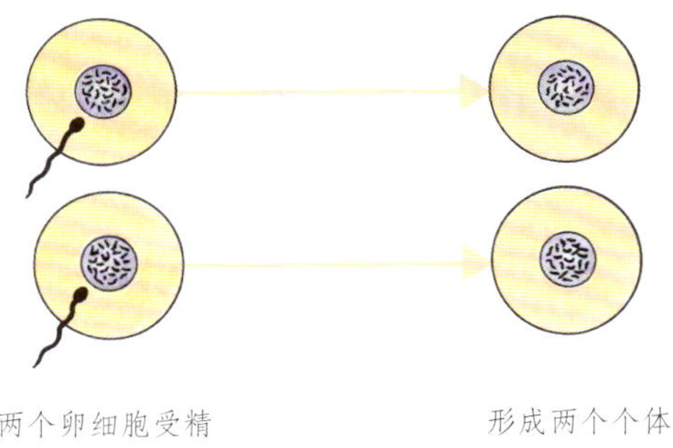


有时，孕妈妈听说孩子是双胞胎后不高兴是因为她已经打算好了在家生产，但要是双胞胎的话，情况就可能不允许了。医生们几乎都建议双胞胎要在医院分娩，因为发生难产的概率比较大，尤其是后出来的那个孩子。而且胎儿还容易早产，或者出生时体重不足。不过，如果胎儿足月，发育正常，且均为头位，你就可以考虑仍然在家中生产。

## 双胞胎在子宫内的体位

与一胎一个相比，一胎两个更容易把子宫占满，所以也会更早地进入出生时的体位。下面的几幅图显示的是异卵双胞胎（有两个胎盘）的情况。同卵双胞胎（有一个胎盘）也同样适用。

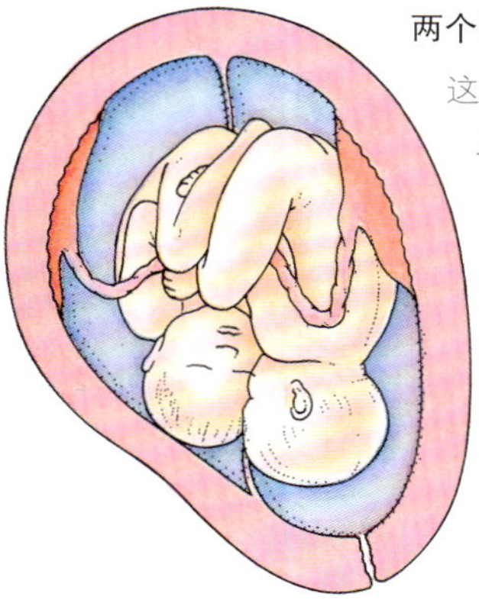

**两个均为头位**

这种两个脑袋都在下方的体位最常见，而且生产也最为顺利，一般不会有什么问题。

**一个是头位，一个是臀位**

一个头朝上，一个头朝下，头朝上的胎儿一般第二个娩出，采取头位的胎儿先把产道打开，然后采取臀位的胎儿一般就能顺利地出来了。如果采取臀位的胎儿先出来，医生通常会建议进行剖宫产。

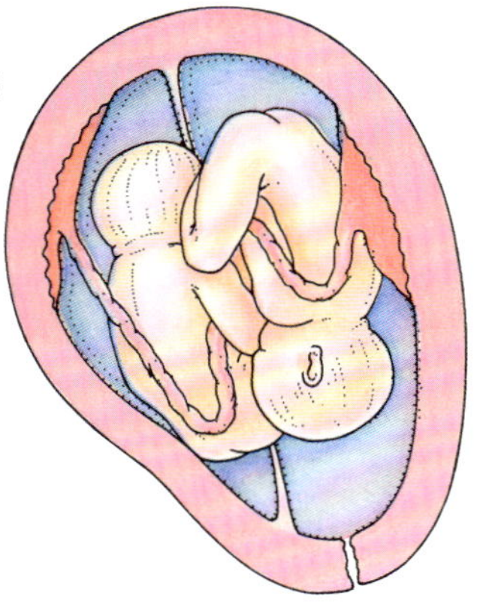

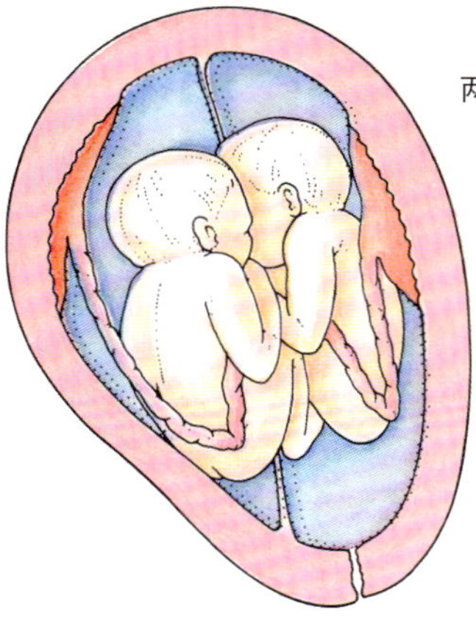

**两个均为臀位**

如果两个胎儿都是臀位，医生就要预先评估难产的风险。在这种情况下，医生更倾向于进行剖宫产。

**其中一个是横位**

如果其中一个胎儿是横位，而且胎儿很大，这时医生就会采取剖宫产。如果胎儿不大，通常可以先把第一个胎儿娩出，然后再调整第二个胎儿的体位。

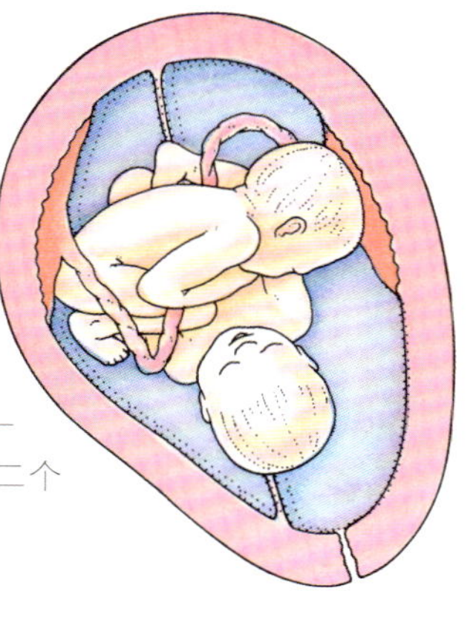

有的妈妈听说自己的孩子是双胞胎后喜出望外，或许她想要不止一个孩子，却由于不喜欢怀孕的感觉而只打算生一胎。这下可好，她突然发现可以毕其功于一役了！

## 充分休息

你首先应该认识到的现实是，与肚子里是一个孩子相比，两个在里面会让你更累，而且先兆子痫（详见第141页）的发病率也更高，胎儿还容易早产，长得也不怎么壮实。因为两个胎儿共享一个子宫，有时甚至共享一个胎盘，所以他们出生的时候常常体重不足。如果你能做到早睡觉和有规律地作息，你的感觉会好一些。为此，你需要有人分担家务，帮你做饭，至少也是偶尔地把美餐端到你的床头。如果你还有别的孩子，你就有必要花工夫找几个喜欢孩子的人，让他们帮你每天照看一两个小时，这样你就可以放松一会儿，不必总是把神经绷得太紧了。许多医生都建议双胞胎妈妈充分休息。不过还没有证据表明长期卧床对双胞胎的发育有帮助。你需要做的是认清现实，提前规划，让自己在家里获得充分的休息。

> “我还有3个不到两岁的孩子，我知道一定不会轻松。所以在分娩之前，我就总在床上躺着，大一点儿的孩子就自己翻看图画书，听音乐，看电视。到了晚上，我丈夫还能代我照看孩子。”

好好计划一下你能在床上做的事情：阅读、写作、缝补、学外语，或者学一门你心仪已久的手艺。如果你再想想怀两个孩子要做更多的事情，你就会认识到你整个人都要针对宝宝的需要作出调整。这些调整包括全身的新陈代谢的改变。除了你的骨头要承受更大的压力外（比如靠下的肋骨和脊椎骨受到挤压），你的消化器官、横膈膜也要受到更加有力的挤压。还有你的肌肉，尤其是腹壁肌、盆底肌和腿、脚、胳膊、肩膀、后背的肌肉，它们都要在你举手投足之间承担更大的压力，提供更多的支持。总之，由于你的肚子里太挤了，你会觉得身体鼓鼓囊囊、沉甸甸的。

正是由于以上的原因，你才需要多休息。充分休息可以帮助你的身体适应怀有双胞胎以及多胞胎的需要。而且，最有用的休息是你特别劳累、再也不能多坚持一分钟的时候。

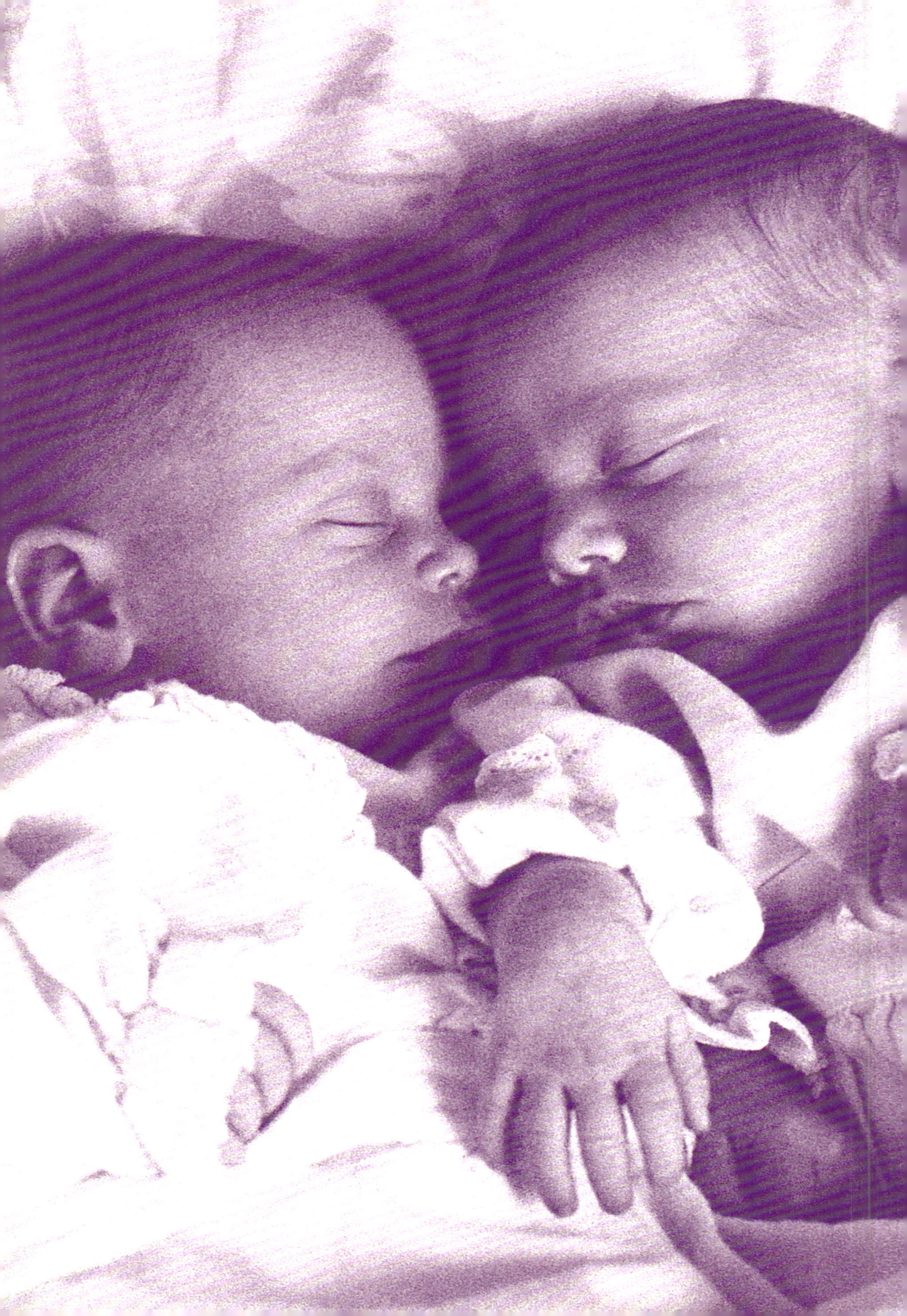

## 舒适地躺卧

你可能会觉得仰卧很舒服，不过这样的话，你沉重的子宫就会压迫到你的下腔静脉，影响血液循环，所以为了你自己的舒适和胎儿的血供，你最好不要把肚子压在自己身上，或者可以采取左侧卧位。你也可以尝试在胸部下方垫一个枕头，同时在大腿下面垫两个枕头。与怀一个胎儿的情况不同的是，你的背部可能还需要专门的支撑，在这种情况下，你可以找一只大的软垫来帮助自己，或者用慢回弹记忆枕和其他枕头一起使用，或者用那种可以帮助人在床上舒服地看书的垫子。总之，不管你选择什么，你一定要把腰支撑好。

## 姿势与锻炼

当你的情况属于多胎妊娠时，你就要加倍注意保持好的身体姿势（详见第122～123页）。你要学会用笔直地站立和收臀来平衡又大又沉的子宫，目的是踮起脚尖也能保持平衡，而不是像你在很累的时候摇摇摆摆走路的样子。你还要学会翻滚着身体爬起来，需要时你还可以先用手脚抵住坚硬的东西，用四肢把身体支撑起来。

“我从来都不是一个喜欢运动的人，但是主动调整体态，让身体充满活力确实是一个很好的做法。”

不管你肚子里的孩子是一个还是两个，对盆底肌的锻炼（详见第118～119页）都是非常重要的。但是对双胞胎的情况来说，产后锻炼盆底肌尤其重要，因为阴道周围的肌肉受到了更为剧烈的牵拉。对盆底肌的锻炼最好在怀孕早期进行，无论在何种情况下都是这样，因为盆底肌在受力小的情况下锻炼效果更好，而在刚刚怀孕的时候，体重还没有增加多少。如果你错过了时机，盆底肌已经承受了较大的负重，这时你就可以躺在地板上，同时把小腿搁在椅子上，然后再锻炼盆底肌。在这样的姿势下，盆底肌不再受到挤压，所以你可以更好地体会那里的感觉。但是在快要临产的时候，胎儿的位置很低，这个姿势就不能再使用了。这时，你可以先坐在枕头上，然后再试着活动盆底肌。

你的两个宝宝像一只豆荚里的两颗豆子，但是它们已经有了不同的个性。

你或许经常会感觉到胎儿在里面活动得很厉害，像是怀揣了一肚子的小狗，这种情况非常影响你的睡眠，常常会让你中途醒来。这时，如果你试着放松神经，把全身的肌肉松弛下来，情况就会明显好转。有的孕妈妈担心它们会在里面互相伤到对方。确实，它们有可能互相影响，但是它们同时也被牢牢地包裹在各自的羊膜囊中，其中的羊水可以起到缓冲作用，同时也让胎儿在其中自如地活动。只是到了怀孕的最后几周，胎儿被骨盆带紧紧包裹，它们的活动才明显地减少了，你只能感到一些轻微的活动。

## 营养

有关孕期饮食的讨论，请看第96～101页。与一个胎儿的情况相比，双胞胎对你的身体要求更高，所以你需要在饮食上花更多的精力。

但是，如果你比较疲惫，你就可能没有精力再去准备有营养的饭菜，或者去采购食品了。然而，你不能没有健康的饮食，不能缺乏蛋白质、维生素和矿物质。你离不开它们。为了节省做饭花去的精力，你可以多吃些未经烹炒的食物，每天最少吃一顿，这些食物能够给你提供丰富的维生素。那么有什么办法可以解决去超市的麻烦呢？有一点非常重要，那些筐子、袋子你千万不要自己去搬！现在，越来越多的超市开始提供送货到家的服务，你可以求助于他们。你也可以选择在线购物，现在是再合适不过的机会了。

双胞胎一开始会让你有点儿担心，但是随后你就会惊奇地发现，原来你完全可以把他们照顾得很好。

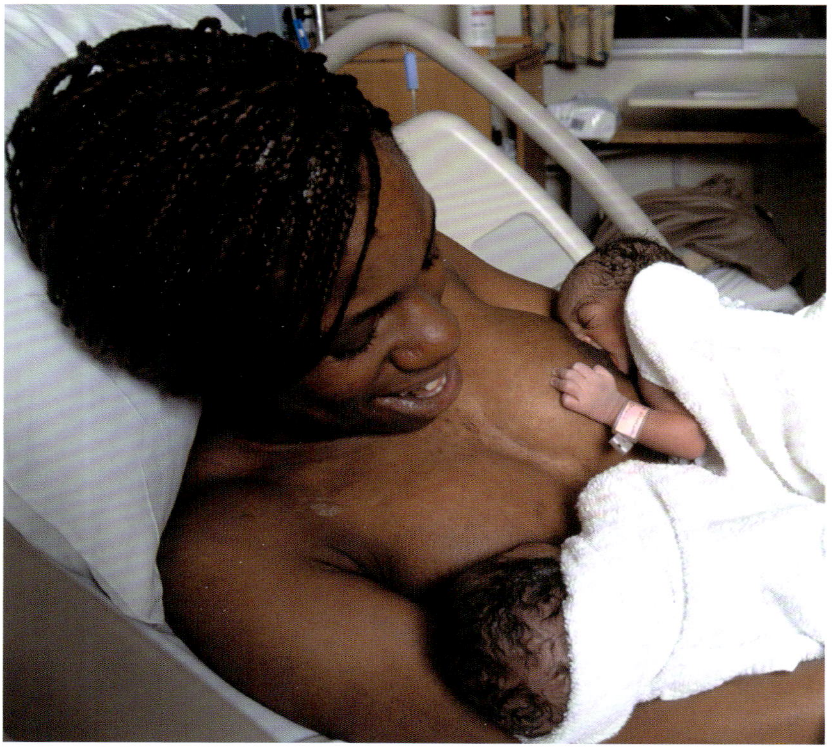

## 你的孩子和你的身体

当你是多胎妊娠时，你就常常会成为一个“焦点”，各种各样的建议纷至沓来，让你不得不怀疑自己生养双胞胎的能力。我记得我原来怀着双胞胎的时候，有人告诉我要小心“双胎交锁”（两个胎儿的脖子缠在一起）的情况发生，但是我查看了妇产科学方面的书才发现，这是一种极其罕见的现象。

如果你因为受孕困难而采取了体外受精，你可能会更加质疑你的生育能力，那感觉就像是所有的人都在为你作决定。你要静下来想一想，什么才是你真正需要的。

> “我的孩子当时是体外受精的，但我不觉得分娩的时候就一定要用高科技。我相信我的身体，它会让事情顺利进行的。”

不是说你怀着双胞胎或者三胞胎就一定要用剖宫产，如果你以前接受过剖宫产，医生很可能这次也建议你剖宫产，但是如果你不愿意，还是想按平常的方式分娩，你就要把自己的想法清楚地表达出来。如果你很自然地进入分娩状态，并且预计情况正常，那么目前还没有证据能够表明这样的多胎分娩会更危险。而且如果你不采取剖宫产的话，你就更容易避免感染和淤血。

要记住的是，多胎妊娠可能会引起血压升高、疼痛、静脉曲张和盆底肌压力增大，因为你的身体要承受和滋养两个或两个以上的胎儿。不过，如果仅仅因为这些就一定要动用高科技，这也是没有道理的。自己为自己的身体做主，这是一个既有趣又愉快的过程。把自己的情况了解清楚，同时听取医生的建议，然后作出你自己的选择吧。

# 胎儿的健康

为了肚子里的宝贝，你需要在怀孕一开始就照顾好自己的身体，这可能是你所能做的最重要的事情。这样你就可以给胎儿提供最好的发育环境，同时也能在最大程度上保持健康和活力，为将来的生产和哺育作好准备。

## 营养

如果孕妈妈营养不足，肚子里的胎儿也是同样。要是这样的话，孕妈妈就更容易流产，胎儿也容易早产，或者出生后体重不足。还有研究证实，怀孕晚期营养不良会影响胎儿的大脑发育，还可能对健康造成长期的不良影响。营养不足的胎儿成年后更容易肥胖，也更容易患II型糖尿病。

在怀孕的最初几周里，不想吃东西是很常见的现象。如果你既恶心又呕吐，你可能会担心肚子里的宝宝得不到足够的营养。可是在许多传统的地区，那里的人们认为胎儿喜欢的才是你喜欢的，它不喜欢的，你就吃不下。所以，重要的是给孕妈妈吃她想吃的东西，因为这是肚子里的宝贝所要求的。

当你呕吐的时候，你的身体就是在清理宝贝无法消化的东西。要相信自己的感觉，只吃你喜欢吃的东西。别担心这样做会“营养不平衡”，因为在未来的几周里，你会喜欢上很多食物。在怀孕期间，你的新陈代谢发生改变，这意味着你能更好地利用吃进肚子的食物，这种食物利用效率的增长可以一直持续到哺乳时期。

## 以下情况要注意

有的孕妈妈在饮食营养方面存在风险，她们有的不到20岁，仍然还在长身体，有的过于肥胖，有的极其消瘦，还有的只吃少数种类的食物（比如选择长寿饮食法的人）。此外，流过产的、有过死胎的、两年内怀孕达到3次的孕妈妈都要对自己的饮食营养加以注意。以上这些孕妈妈可以吃一些富含维生素和矿物质的补充剂。

怀孕期间，注意多吃些可口的食物，此外也要多吃些新鲜蔬果。

## 你的体重

怀孕期间，你的体重增加9～13.5千克是很正常的。有的孕妈妈增重更

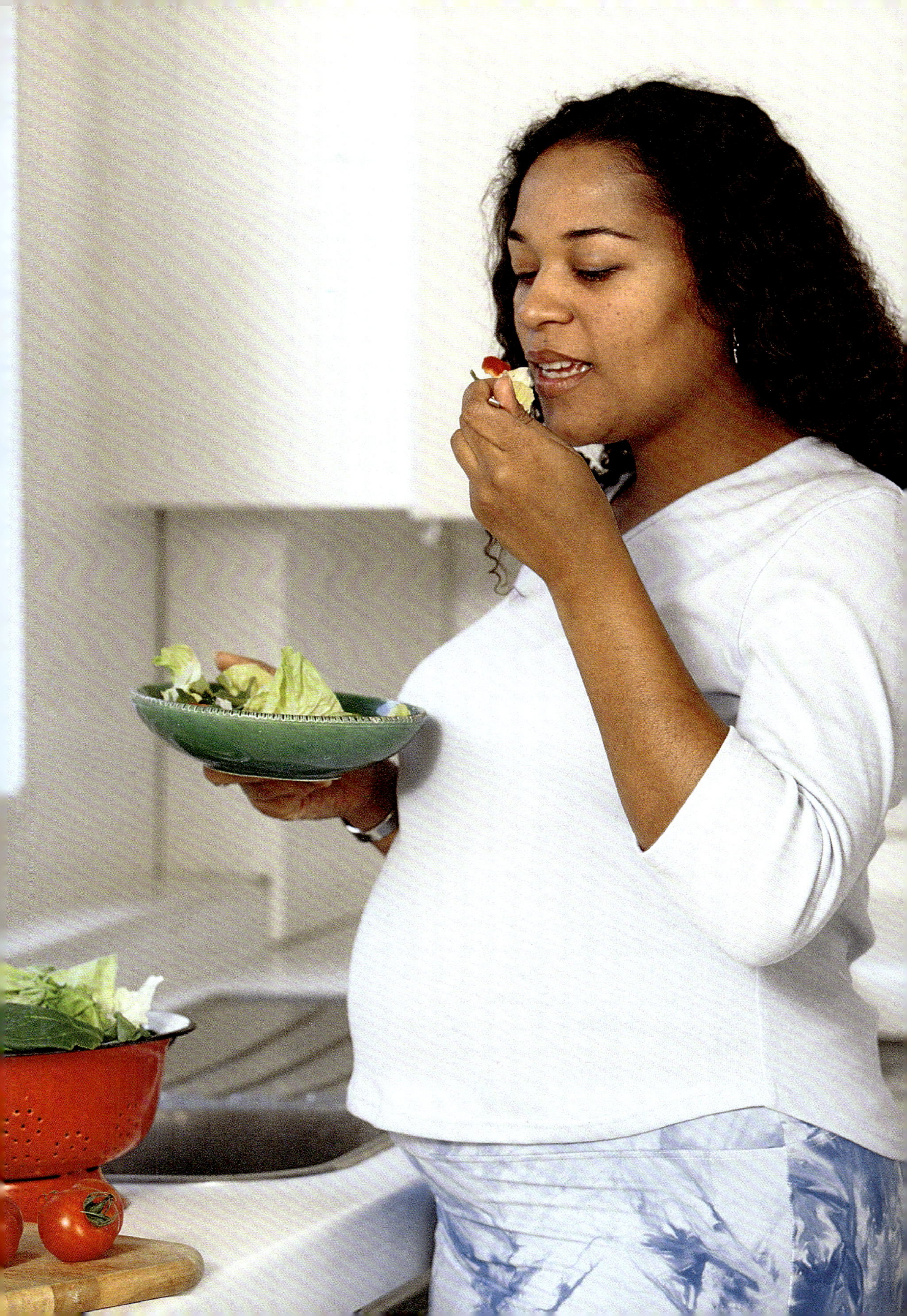

多，不过也没什么副作用。不要因为孩子出生的时候体重只有3～4千克就以为其他增加的重量都是脂肪，你还要考虑胎盘、胎膜、羊水的重量，还有子宫和乳房的增大以及循环血量的增加。对有的妈妈来说，体重增加的部分还包括体液潴留。产后，以上这些情况都会回复到产前的水平。

你应当增重多少，对这个问题不能太教条，因为不同人体重增加的速度也不同。从医学角度看，“严格的体重控制可能会对孕妈妈和胎儿双方都造成伤害”。如果你怀孕初始的时候体重不足，你就要比怀孕时已经超重的孕妈妈多增加一些体重，这对你可能更有好处。不过，如果你刚怀孕的时候就已经超重，你就更可能比刚怀孕时体重正常的孕妈妈增加更多的重量，而且还更容易出现高血压和尿路感染等一系列症状。

怎样确定你增加的体重能够在产后恢复正常呢？有一种办法是每周测量你大腿根的腿围。在整个孕期当中，这一数字应当是恒定的。

## 蛋白质

以下的食物每天都要吃，每一类各吃一份：（a）肉或鱼、两颗鸡蛋、一碟花生或腰果。（b）100克硬干酪、200克白软干酪、500毫升牛奶（或者黄豆做的豆腐）。（c）4片全麦面包、糙米或全麦面食、一个烤土豆（带皮）。如果你是纯素食主义者，就多吃一些豆制品。

## 碳水化合物

### 怀孕期间体重的增加

因为大多数孕妈妈体重增加的速度不同，所以很难说具体你应该增加多少体重。不过，如果你过于肥胖或者极其消瘦，你在怀孕期间和分娩的时候就容易发生并发症。

**体重增加的组成**

你在孕期当中增加的全部体重由以下内容组成：

| | |
|---|---|
| 胎儿的重量 | 38% |
| 胎盘 | 9% |
| 羊水 | 11% |
| 子宫和乳房的增重 | 20% |
| 循环血量的增重 | 22% |
| **合计** | **100%** |

**各阶段体重增加所占比例**

| | |
|---|---|
| 0～12孕周 | 0% |
| 12～20孕周 | 25% |
| 20～30孕周 | 50% |
| 30～36孕周 | 25% |
| 36～40孕周 | 0% |

这样你就可以对体重的增加作出设想，比如现在你已经怀孕30周，你增加的体重应当占到总增加体重的75%。

你需要碳水化合物来补充身体的能量。全麦面包富含维生素B、铁和有助于防止便秘的纤维素。如果你已经超重，或者体重增加很快，就要想办法减少含有白面和糖的食品的摄入。

## 牛奶和乳制品

牛奶是一种非常好的食品，但是每天最好不要喝超过500毫升。如果你喝了过多的牛奶，结果就可能抑制你对其他食物的胃口，而那些食物正是你和胎儿所需要的。有的孕妈妈不喜欢喝牛奶，也有的对牛奶过敏，从来不喝，但是她们的胎儿也不受影响。

## 维生素

大多数维生素都是从食物中得来，而不是从维生素补充剂当中获得。你需要选择多样化的饮食，比如蔬菜、水果、干果，它们可以为你和你的宝贝提供充足的维生素。新鲜水果、蔬菜和鲱鱼、沙丁鱼这样的油质鱼，它们都富含维生素E，有研究表明，维生素E可以增强胎儿对过敏原的免疫反应，降低患哮喘的危险，因此极其重要。

## 叶酸

受孕后的几个星期非常关键，因为胎儿的脊髓正在形成当中。如果脊柱闭合不好，胎儿就会患上先天性脊柱裂，这种疾病会导致残疾和尿失禁。如果大脑和颅骨没有发育完全，胎儿就会成为无脑儿或者智力严重受损，甚至不能存活。在怀孕的前12周服用叶酸补充剂（每天0.4毫克）可以减少胎儿患有脊柱裂和其他神经管缺陷疾病的概率多达70%。服用叶酸补充剂还能降低腭裂的危险。

对曾经产下有神经管缺陷的孩子的孕妈妈来说，如果她在孕前一个月开始服用叶酸补充剂（每天5毫克）直到第8孕周末，宝宝发生残疾的概率就会大大降低。现在，医生会建议所有打算怀孕的孕妈妈每天服用0.4毫克叶酸补充剂，如果每天能服用5毫克效果会更好。

## 矿物质

如果你每天都能摄入足够的富含蛋白质和维生素的食物，你就不大可能缺乏矿物质。

**铁** 是红细胞的组成成分，如果血液中的血红蛋白含量偏低，胎儿就会缺氧，而你也会感觉到异常疲倦。维生素C可以促进铁的吸收，而抗酸剂却会抑制这种作用的发挥。铁的较好来源有黑蔗糖浆、蛋黄、全麦食品、干豌豆和干扁豆、所有的深色叶菜、葡萄干、西梅干、啤酒酵母和干果。

怀孕期间，医生经常会开出补充铁的药方，但是如果你经常吃富含铁的食物，你的肝脏里就会储存足量的铁，因此就不用另外补充铁制剂了。这些丰富的铁储备也会被胎儿吸收利用，储存在它自己的肝脏里，足够分娩后好几个月使用。如果你孕前贫血，补充铁制剂就非常合适。怀孕中期以后的血色素下降是正常的，这种情况没必要补充铁制剂。那时的血色素下降是由于循环血量增加造成的，表明胎盘正提供给胎儿充足的营养（详见第76页）。

**钙** 是坚固骨骼和牙齿所必不可少的物质。它还有促进血液凝固、增强肌肉机能和预防高血压及先兆子痫的作用。菠菜和可可粉当中含有的草酸会抑制身体对钙的吸收。在孕期当中，胎儿的牙齿发育得非常早，所以开始的4个月补钙很重要。牛奶和奶制品是钙的主要来源。此外，钙也包含在叶菜类蔬菜、海藻、全麦食品、豆制品、干果和胡萝卜汁当中。

**镁** 是孕期妇女比较容易缺乏的一种元素，是肌肉痉挛（抽筋）的原因之一。此外，镁元素还有助于预防先兆子痫的发生。富含镁的食物有谷物、坚果、大豆、牛奶、鱼和肉。

**锌** 缺乏有可能导致流产、胎儿生长迟缓、死胎和先天缺陷。锌是肌肉正常收缩的保证。人体组织内的锌含量很难测量，而且它的积聚是一个长期的过程。另外，服用铁制剂会影响锌的吸收。锌的食物来源有富含纤维的食物（尤其是糠、麸）、巴西果、帕尔马干酪等各种干酪、种子、鲱鱼和肉。

## 盐与体液潴留

人们一直认为食盐对孕期的妇女是危险的，也是先兆子痫（详见第141页）的一个原因。但是在一项研究当中，一组孕准妈妈采用无盐饮食，结果比不控制食盐的对照组出现了更多的先兆子痫。此外，盐分不足也会让人在天气热的时候发生肌肉痉挛。

有时，医生会建议孕妈妈采用特殊的饮食来减轻体液潴留，但是这样的做法也有可能对胎儿造成伤害。患有轻度体液潴留（浮肿）的孕妈妈产下的孩子与没有浮肿症状的孕妈妈产下的孩子没有任何区别。并且，在酷热天气时踝部、脚部和腿部的肿胀，或者由于站久了而导致的肿胀都不是大问题，没必要担心。如果你的身体出现了浮肿，你得检查是否摄入了足够的蛋白质（详见第98页）。如果你的指头和面部出现了浮肿，你需要把情况告知医生，这可能表明你的肾脏排泄功能不是很好，胎盘的功能也可能有问题。

"我怀孕的时候，一到大热天，脚就肿得厉害，很不舒服，所以我用凉水浇我的两条腿，休息的时候也把脚抬高。"

减少液体摄入并不会帮助缓解浮肿，所以你还是想喝多少水就喝多少吧。一般来说，每天5～6杯水比较有利于你肾脏的工作。

## 药物

在所有的先天缺陷当中，由基因问题导致的占25%左右，另有65%原因不明，只有2%～3%由药物引起。部分原因是由于孕期妇女体内的总水量高达8升，所以药物被更多地稀释了。另一方面，能够影响胚胎发育的药物有哪些还不是很清楚。所以孕期最好还是能不吃药就不吃药，尤其是怀孕初期的几周，那时胚胎正在形成，胎盘也正要开始发挥作用（如果有怀孕的可能，那么一个月经周期的后半段一定要小心）。人们过去一直认为，胎盘是阻挡孕妈妈血液中的药物的有效屏障，然而现在已经知道，药物成分可以通过胎盘进入影响胎儿。

你想一想受精卵是如何分裂的，又是如何穿过输卵管，再把自己植入子宫内膜，然后发育为一个胎儿的。你可以想象一下，如此精致复杂的过程怎能不受你血液中药物成分的影响？

肝脏和肾脏是你的解毒器官，它们可以把药物成分转变为可随尿液排出体外的物质。对腹中的胎儿、甚至刚出生的婴儿来说，他们的肝脏和肾脏都没有完全发育成熟。如果药物成分通过胎盘进入胎儿体内，胎儿就很难把它们排出体外。于是，这些药物会在胎儿体内积存起来，进而产生危害。在你服用任何药物的时候，一定要牢记，对你来说可能是正常的剂量，对胎儿来说就远远过量了。于是就发生了酞咪哌啶酮（反应停）的灾难，这种药是一种镇静剂，人们认为它比较安全，可是怀孕早期的孕妈妈服用之后，结果却造成了5 000多婴儿四肢严重异常，甚至完全缺失，这是药物影响胎儿的一个非常极端的例子。但是，所有的药物，不管是处方药，还是泻药、镇痛药这些随便就能买到的药品，还是尼古丁和酒精，如果使用不当，它们都可能危害胎儿的健康。所以，怀孕期间的用药一定要非常慎重，尤其是怀孕的早期。

有致畸作用的药物称为致畸药，在怀孕的最初几天里，任何有毒性或致畸性的药物都可能阻止受精卵在子宫着床，结果是你只知道月经推迟了，却不知道之前你已经怀孕了。如果你服药服得稍晚一点儿，你很可能会流产。如果服得再晚一点儿，也许怀孕还会继续，但是胎儿却存在着受到药物伤害的危险。

如果药物伤害发生在受孕当天到第17天之间，结果就是要么受精卵死亡，形成早期的流产，受精卵被子宫组织吸收，要么细胞分裂增殖替换掉受损的细胞，从而使受精卵存活。在怀孕之后的第18～55天里，胎儿的各种器官正在形成当中，只有过了这一段时间，药物才不会引发胎儿重大的残疾——尽管也会阻碍发育，或者引起部分机体功能的丧失。

## 权衡风险

孕妈妈有时需要用一点儿药，因为不用就会病得比较厉害，而孕妈妈的疾病也可能影响发育中的胎儿。例如，如果孕妈妈的体温过高（详见第111页），这就会对某些阶段的胎儿产生致畸作用，所以用对乙酰氨基酚（扑热息痛）降体温也许比什么药都不吃更安全。这通常是一种权衡，一方面要考虑用药对胎儿造成危害的风险，另一方面要考虑你的需要，以及不用药的后果。

鉴于“反应停”的灾难性后果，人们已经有了在使用新药前对其进行严格测试的敏锐意识。但是，很多药已经在市场上销售很久，它们并没有经过测试。对任何药物来说，确定其安全是非常困难的，因为安全测试一般都使用动物实验，对一个物种安全，不代表对另一个物种也安全。

人们一般都不大了解他们吃进体内的药物，比如用于缓解消化不良的抗酸剂、治疗咳嗽的药、促进睡眠的药（如巴比土酸盐）、治疗花粉热的抗组胺剂和各种抗生素，这些常用药都可以改变机体的化学平衡。许多孕妈妈在怀孕的早期服用非处方药、顺势治疗药、草药和处方药，但是谁也不知道这样做的风险。还有另外一些物质，你可能并不认为它们也是药物，比如香烟和酒精。就算是茶和咖啡，也被有关研究证实可能会对胎儿产生负面影响。不过日常的饮用（一天最多6杯）看起来还是安全的。

## 吸烟

不管你是否把烟吸入肺中，尼古丁都会进入你和胎儿的血液，它可以使胎心搏动加速，并且干扰胎儿为出生后的呼吸作准备的运动。实际上，腹中的胎儿也会咳嗽和气喘。吸烟还会影响胎盘的功能，并且将危险的毒素注入胎儿的血液。尼古丁可以使胎盘里的血管收缩，所以到达胎儿的氧气和营养物质就会减少。吸烟孕妈妈的孩子往往比不吸烟孕妈妈的孩子体重轻，而且吸烟数量越多，体重减少也越厉害。当然，这也不是说所有的吸烟孕妈妈都不会产下正常体重的胎儿，但是从统计上看，吸烟孕妈妈的孩子确实被剥夺了最佳的营养条件。这不只是因为吸烟的孕妈妈吃得较少，而且还因为烟草可以直接影响胎儿的生长和发育。

有的孕妈妈错误地认为，体重轻的胎儿更容易分娩。实际上，与正常体重的胎儿相比，体重不足的胎儿娩出并不更容易，整个过程也不短。而

### 胎儿和胚胎的发育

下图显示了在怀孕的前3个月里胎儿各器官发育的情况，它们可能会受到有害物质的影响。

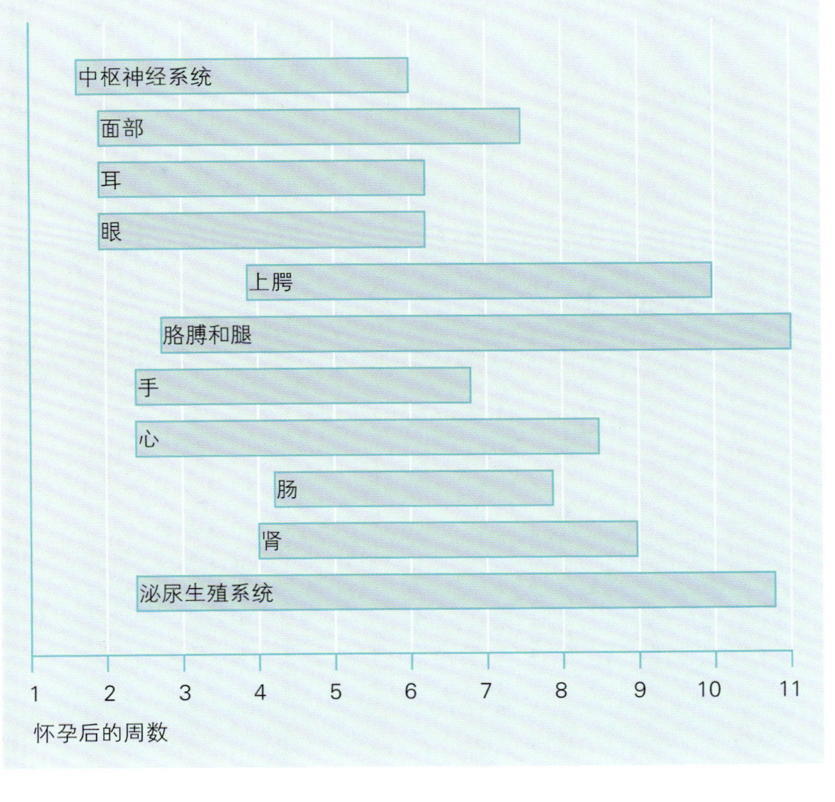

且如果你在孕期当中没有吸烟，你的孩子也会更加健康，更容易照料。此外，体重轻的胎儿对分娩时的挤压也更不适应。

在怀孕4个月以后吸烟是胎儿早产和体重不足的主要原因，吸烟会阻碍胎儿的生长发育，可能导致胎儿出生后不得不送胎儿监护室接受监护。吸烟也会增加出血、流产（吸烟孕妈妈流产的概率是不吸烟孕妈妈的两倍）、胎膜早破、胎盘早剥、分娩前或分娩早期淤血、产后淤血、先天异常、死胎和新生儿产后一周内夭折的概率。孕妈妈烟吸得越多，风险也越大。

如果孕妈妈自己不吸烟，但是她的丈夫吸，她和肚子里的胎儿就会暴露在二手烟的危害下，这会影响胎儿的生长发育。

**如何戒烟** 如果你烟瘾很重，一天不吸烟就过不下去，你就很难戒掉它了，就算是为了胎儿也很难。不过幸运的是，怀孕早期的恶心和对香烟的短暂排斥却可以帮助许多孕妈妈戒掉它们。如果你不能自然而然地戒掉它，就用厌恶疗法来帮助你改掉吸烟的习惯。每当你感到眩晕、想呕吐的时候，你就使劲儿地想“香烟”，把吸烟的生动图景与强烈的恶心的感觉联系起来，以此让自己越来越讨厌香烟。

“实际上，戒烟很容易，因为在怀孕后的前两个月里，我一闻到香烟的味道就受不了，就是因为这个原因，我戒烟了。”

**如何减少吸烟** 如果你已经经过了早孕恶心的阶段，或者像许多孕妈妈那样并没有感到恶心，你就还得自己想办法把吸烟的数量减少至少一半。此外，你也要让你的丈夫也少吸一半的烟，如果你们都能做到这一点，你减少吸烟的决心就会进一步加强。而且，你的丈夫在减少吸烟的同时也能减少你的被动吸烟，这是他所能做的维护胎儿健康的实实在在的事情。总之，你们两个人吸烟越少，胎儿受到的危害就越小。

当你无法成功戒烟时，你可能会对吸烟的行为感到非常愧疚，可是这种愧疚的情绪越严重，你就越需要香烟来平复你的情绪。而且有一点可以肯定的是，愧疚情绪和精神上的压力还会对你的新陈代谢有负面影响，受影响的包括心率、血压、呼吸、肌张力，还有血液中的肾上腺素水平。所以对戒烟来讲，你应当承受的压力应当是多大呀？如果你懂得怎样减轻压力，那么你可能把一支香烟吸到一半就能很好地放松下来了。

问题的关键还在于你的判断，对你来说到底是吸烟重要，还是不吸烟重要？在怀孕期间，每一位孕妈妈都有权充分地知晓吸烟所带来的风险，然后据此作出相应的决定。无论你得到多少警告，没有人能命令你停止吸烟，这只能由你来作出决定。只是另一方面，对你吸烟还是不吸烟问题，你肚子里的宝宝是无法作出选择的，所以，你在作决定的同时也是在替宝贝作决定。

## 酒

酒是人们常喝的东西，但是在怀孕的时候，你应当限制自己少喝或者不喝酒。幸运的是，许多孕妈妈怀孕以后就不喜欢喝酒了。酒精可以通过胎盘到达胎儿，使其血液中的酒精浓度与你血液中的相同。胎儿由于酒精所导致的风险取决于你喝酒的频率、量和胎儿的发育阶段。在怀孕早期，酒精更可能造成较大的危害，哪怕大喝一次也会对胎儿造成伤害。

这也与你的新陈代谢有关。有的孕妈妈无法把酒精分解为无害的物质，所以它们就以有害的形式通过胎盘直达胎儿。长期的大量饮酒可以引发胎儿酒精综合征（FAS），发病的胎儿长着大大的耳朵，看起来有点儿像“小精灵”，可能在智力和身体上发育迟缓。

不过，大多数孕妈妈都可以在适度饮酒的同时不使胎儿的健康受到影响。你要把饮酒的量控制在每周10杯以下，并且平均分配到每一天。这一杯酒的量与300毫升的低度啤酒相当。

> “我在饭店点了一杯酒，可是服务员却对我说，‘您不能喝酒，喝瓶果汁吧！’我很生气，我连选择的权利都没有了。”

## 小心用药

当你打算要孩子的时候，你就要考虑你可能会用到的药物，并且向医生了解这方面的情况。不要等到你进行第一次产前检查的时候，或者是你确认自己已经怀孕的时候才考虑这件事。如果近期你有可能怀孕，就要避免服用非必需的药品。

如果医生不了解你的情况，尤其是你刚怀孕，从外表上还看不出来的时候，你就一定要让他（她）在开具处方前知道你怀孕的情况。尤其是在另一位不同的医生刚给你看病的时候，你一定要让他（她）知道这一点。

你还要彻底地检查你的药箱，把所有的药名都列出来，然后问医生它们在孕期服用是不是安全。把那些医生建议你扔掉的，连同那些不是开给你的，还有过期的药统统冲到下水道里面去。

## 调节情绪的药物

人们对有调节情绪功能的药物了解不多，所以你要尽量少用，或者不用这些药物。在你紧张兴奋的时候，或许你会觉得大麻和安定可以帮助你镇静下来，但你最好还是寻找其他办法。你可以使用一些放松身体的办法（详见第189～191页），它们比你吞进肚子的任何东西都更有利于你肚子里的胎儿。你不要试图用服药来钝化和逃避你的感觉，你应当积极主动地对你身体作出调整。

**大麻** 大麻对胎儿的影响目前还不甚明了。大麻对不同人的影响不同，影响强度也可大可小，有人说大麻有致畸的作用，但是这一点正在研究当中。

**可卡因** 无论是吸入粉末（鼻吸）、点燃，还是注射，摄入可卡因的孕妈妈都极有可能早产，或者产下体重不足的胎儿，并且胎儿也对可卡因上瘾。这些孩子兴奋不安、脾气暴躁，你很难让他们安静下来好好吃奶。海洛因的效果也类似。

**镇静剂** 怀孕期间，你要尽量避免服用氯丙嗪（冬眠灵）和氟哌丁苯（氟哌啶醇）这样的强力镇静剂。如果你怀疑自己已经怀孕了，就详细地向精神科和儿科的医生咨询一下。只要能减轻焦虑，你可以换用作用温和一点的镇静剂。孕期服用强力镇静剂有可能使胎儿在出生后昏睡不醒，或者紧张颤抖。

## 助眠药

孕期尽量不要服用助眠的药物，即便你的睡眠真的出了问题。最常用的助眠药是四氢西泮（替马西泮），注意不要长期使用，否则会影响胎儿，使其出生后发生停药反应。为了改善睡眠，你可以放松身体，到户外活动，也可以睡前洗个芳香浴，然后在枕头上喷上薰衣草精油。

## 镇痛药

孕期要尽量避免服用镇痛药。在所有的镇痛药当中，对乙酰氨基酚（扑热息痛）是最保险的，但你还应当试试其他的办法，比如放松和缓慢地呼吸新鲜空气（详见第189～191页），它们有助于缓解头痛。你还可以做一些轻柔的身体活动（详见第192～200页），它们可以缓解肌肉酸痛。

**阿司匹林** 用来镇痛需要很高的剂量，所以要尽量避免使用。不过，阿司匹林也可以小剂量地用于治疗反复性的流产，以及用于先前有严重先兆子痫的孕妈妈。大剂量地使用阿司匹林会影响分娩，阻碍胎儿的血凝，损害胎儿的心脏。可待因有时要安全一些，但是如果长期服用，胎儿出生后就会发生停药反应。

**对乙酰氨基酚** 是最好的镇痛药物，因为它对胎儿似乎是没有危害的，但是使用时不要超过规定的剂量。

**异丁苯丙酸**（布洛芬）、甲灭酸（扑湿痛）、甲氧萘丙酸（萘普生）等非甾体抗炎药最好不要使用，有更安全的替代品。

**麦角胺**　用来治疗偏头痛，但是也可以引起子宫收缩，可能会伤及胎儿。你可以向医生咨询其他的解决偏头痛的方法。

## 防晕止吐药

防晕止吐药有三种类型，分别是抗胆碱药、抗组胺药和硫化二苯胺（酚噻嗪），它们都有副作用。第一种药通过作用于神经系统来达到防晕止吐的效果，它可以抑制分泌作用，减少胃酸分泌，缓解肌肉痉挛。对这种药，人们还不知道它是否对胎儿有害。抗组胺药可以抑制组胺（过敏性反应当中释放的一种物质）的发挥作用，可能引起嗜睡症状。新一代的抗组胺药最好避免使用，但是异丙嗪（普鲁米近、非那根）要安全一些，可以偶尔使用。硫化二苯胺是常规的镇定药，应尽量避免使用。

防晕止吐药必须在医生知道你怀孕的情况下开出，而且你要权衡服药的利弊后才能用药。如果你觉得自己有可能怀孕，就不要因为由旅行导致的晕、吐而服用防晕止吐药。

## 抗生素

在孕期当中，医生可能会给你开抗生素。有时，使用抗生素非常必要，其必要性有可能超过任何对胎儿的不利影响。在医生给你开抗生素的时候，你要提醒他（她）你或许已经怀孕了。此外，不要使用治疗从前的感染时剩下的抗生素，就算你知道这次的症状同上次一样也不能。

**青霉素**（以及青霉素系列的各种药物，比如阿莫西林）　先锋霉素和红霉素可以使用，基本没有风险，但是不要使用阿莫克拉。在孕期的最后3个月，不要使用萘啶酸和氯霉素。

**甲硝哒唑**（灭滴灵）　通常来说是安全的，但是不要大剂量地使用。

**氨基甙类抗生素**　庆大霉素、托布拉霉素和链霉素可以使胎儿失聪（尤其是链霉素）。

**四环素**　要避免使用，它可以影响胎儿的骨骼，使牙齿变色。

## 治疗便秘的药物

在孕期当中，便秘是很常见的，但是只要多喝水，多吃流质食物，情况一般会显著好转，尤其当你在饮食当中经常性地添加粗粮时（更多建议和信息详见第135页）。

**乐玛可**　少量使用没有什么危害。

**刺激性缓泻剂**　包括各种番泻叶缓泻剂，如散肚嘧啶、药鼠李皮、秘泻乐。这些药似乎比较安全，但是也容易使身体脱水，所以用的时候要注意多喝水。

**盐类泻剂**　包括镁乳、硫酸镁（如泻盐），如果你不补充水，它们也会造成脱水，但它们似乎也是安全的。

**油类泻剂**　可以润滑肠道，但要避免使用液体石蜡，因为它可以减少身体对维生素A、维生素D和维生素K的吸收，胎儿缺少维生素K会发生血凝紊乱。

## 缓解体液潴留的药物

利尿剂增加了身体对水、盐的排泄，因此会加重肾脏的负担。如果没有产科医生或内科医生的指导，你就要避免服用利尿剂。此外，利尿剂也不是治疗先兆子痫的好办法，先前的做法是错误的。

## 治疗哮喘病的类固醇药物

类固醇药物主要用来治疗哮喘、花粉热、湿疹、皮肤病、风湿病和关节炎。严重的、长时间的哮喘对胎儿的危害要大于药物本身的危害。

## 抗抑郁的药物

在抗抑郁药对胎儿发育的影响方面，人们知道的还很少。三环抗抑郁剂似乎并没有致畸作用，而且胎儿流产和先天异常的发病率也与是否服用三环抗抑郁剂无关。但是，当你怀孕以后，你可能希望和医生讨论逐渐减少用药的事情。这时，你要在服药可能带来的危害和不服药可能造成的风险之间仔细权衡。

如果你在怀孕当中有抑郁的症状出现，那么很多方法都可能比较有效，比如认知行为疗法、心理咨询、参加自助互助团体和人际关系疗法。你可以积极主动一些，试一试上面的这些方法。

尽管需要一些努力，但是一旦你走出家门，你常常会发现你又重新回到了人群之中。要经常与他人保持联系，比如给朋友打电话、参加书友会等。你还可以参加身体锻炼，它也能缓解你的抑郁。发挥想象力也有很好的治疗作用，所以你可以尝试做点儿与艺术有关的事情，或者做一些别致的饭菜。

## 抗精神病的药物

在孕期当中，你要避免服用氯氮平，它对骨髓有负面影响。此外，你要避免使用上市不久的新药，而是用那些已经被多次验证的并且副作用已知的抗精神病药物。抗精神病药物影响新生儿的行为，而且对妈妈的副作用也会体现在新生儿身上，比如，如果妈妈处于镇静状态，那么孩子也会如此，只是这些副作用都是一过性的。但是，在这样的情况下，儿科医生应当站在胎儿的一边，保证后者的安全。受抗精神病药影响的新生儿容易出现痉挛的症状，而且离开地西泮作用的新生儿会惶恐不安。所以，这些药应当在产前的4个月逐渐停止用药，或者降到正常用量的一半。要想让胎儿更好地面对出生的压力，你需要尽可能少地服用药物。

> “我同精神科医生讨论了用药的问题，他给我换了一种对胎儿副作用最小的药。”

## 治疗甲状腺疾病的药物

如果你的甲状腺分泌过多或过少，你就可能会服用治疗甲状腺疾病的药物，但是这些药也会影响胎儿的甲状腺，所以你要就此找专家进行咨询。与医生一起讨论你服用的药物，如果可能的话，这一事项最好在孕前进行。

## 抗凝血的药物

抗凝血药用来治疗深度静脉血栓和肺栓塞，这些都是由凝血而导致的严重症状。在怀孕早期服用这些药品有可能导致流产。而且抗凝血药也会导致新生儿出现出血的症状。华法令这种药有致畸作用，不能在怀孕的前3个月和分娩前的6～8周服用。如果分娩前需要抗凝血治疗，这时候注射肝素是最安全的。如果胎儿产后出现任何副作用，可以使用少量的维生素K来消除。

### 治疗糖尿病的药物

如果你想要孩子，却患有糖尿病，你就要让医生了解你的情况。你可以在怀孕前找医生，咨询有关如何健康怀孕的问题（详见第142页）。

### 抗惊厥的药物

在你正常服用抗惊厥药或者抗癫痫药的时候，如果你打算要孩子了，你就要与医生讨论调整用药甚至停止用药，因为这些药可能导致胎儿发生腭裂和其他残疾。没有一种抗惊厥药是安全的。在怀孕之前，你需要找一位专家进行咨询，并且每天服用5毫克叶酸。

### 全身麻醉剂

在孕期当中，有时候你需要使用全身麻醉剂，如果有可能的话，还是能不用就不用，因为胎儿也可能被麻醉。如果医生或者牙医推荐你进行全身麻醉，你一定要告诉他（她）你怀孕了。

## 其他风险

如果你对你整个身体的健康状况非常关注，那么在孕期当中，你就只需要注意少数几个对肚子里的宝宝有影响的危险因素。这些因素有来自外界环境的危险，比如X射线和食物中的毒素，也有来自怀孕本身的危险，比如宫颈内口松弛症。

### X射线

英国国家辐射防护委员会建议尽量不对孕妇使用X射线，因为射线是不存在安全剂量的，无论怎样照射，都不能保证对胎儿绝对安全。射线可以部分地破坏遗传物质，而它们是指导胎儿每个细胞正常发育的蓝图。遗传物质受到破坏的细胞叫作变异细胞。在胚胎发育早期，射线对胚胎的影响最为显著，一个受到严重影响的胚胎可能会自发地发生流产。同时，孕期射线照射的影响也可能在胎儿出生后显现，使新生儿在成年以前罹患呼吸系统疾病、血液疾病和传染病的概率增加。

在怀孕期间，有时射线对某些疾病的诊断有重要意义，甚至是唯一的手段。如果医生或牙医建议你照X射线，在你接受他们的专业建议之前，你一定要确认这样做是必要的。在射线照射中间，你要尽可能地用铅防护垫把腹部和甲状腺保护起来。

## 发烧

如果你发烧了，就应当上床休息，多喝水，用海绵蘸凉水擦身体，或者干脆洗个冷水澡来降低体温。不要纵容体温的升高，因为在怀孕的前4个月，如果体温过高，比如超过39℃，胎儿就有可能受到伤害，尤其是怀孕后的第3～4周。如果在怀孕的最后几周感冒发高烧，那是很恐怖的一件事，不过在这种情况下大多数胎儿仍然可以正常分娩。如果你发烧了，你就要在饮食当中补充丰富的维生素C和蛋白质，这样可以减少感染的概率。据我所知，如果怀孕超过16周以上，那么孕妈妈发烧很难对胎儿造成严重的损害，但是会使胎儿正在发育的心脏急速跳动。

> “当你怀孕的时候，你就像走在地雷阵里一样，到处都是危险！我在想，如果我不知道那些危险的话，我肯定会更轻松一些。”

桑拿和长时间的热水浴也会使体温到达伤害胎儿的程度，所以一定要确保体温在一个较低的水平。此外，你身体的舒适与否也是胎儿是否安全的一个标志。

## 食物中毒

在孕期当中，你会开始喜欢吃一些食物，同时厌恶另一些食物，但是绝对不能吃的食物是很少的。不过，有一些食物更容易引起食物中毒，所以你最好避免吃它们。

**李氏特杆菌病**　各种软干酪、熟食、冷藏食品，比如速食鸡和肉酱，如果保存的时候温度不够低，它们就可能被李斯特杆菌污染。山羊奶、干酪和酸奶需要用巴氏杀菌法消毒后再食用。李氏特杆菌病的症状与感冒类似，如果孕妈妈得了这样的病，就有可能流产，或者造成死胎，或者造成胎儿先天缺陷。

**沙门氏菌中毒**　生的或者未经煮熟的鸡蛋可能含有沙门氏菌，它可以造成血液中毒。对孕妈妈来讲，你最好只吃熟透的鸡蛋，同时避免食用掺有生鸡蛋的各种食品，比如蛋黄酱。

**弓形体病**　这种疾病可以对胎儿造成十分严重的危害。在清理猫砂和猫粪的时候，你可能会感染这种病，所以做这些事情的时候一定要戴上胶皮手套，做完之后再把手洗干净。打扫花园的时候也要这样，先戴手套，过后洗手。弓形体病也是一种通过食物传播的传染病。所以你要吃完全熟透的肉食，小心烧烤，尤其是烤肉串，还有像嫩牛排那样呈粉红色并且含有血丝的肉，你是不能吃的。不要吃生的盐腌肉，比如生火腿。在厨房处理过生肉后，你要清洗厨房的台面和木质用具，然后把手洗干净。弓形虫可能存在于土壤当中，所以你在吃蔬菜和水果之前都要认真清洗。更多有关弓形体病的信息可以向第429页列出的有关机构进行了解。

**水银中毒**　水银可能造能胎儿先天缺陷。鱼比其他食物含有更多的水银，因为自然和工业废物里的金属都被冲进了大海里。食肉鱼体内聚积着从它们吃的小鱼那里吸收来的甲基水银，所以不要吃像旗鱼这样的大型食肉鱼类。

## 疫苗接种

在怀孕的前4个月，医生一般不推荐接种疫苗，而且像MMR疫苗（麻疹、流行性腮腺炎和风疹三联疫苗）、黄热病疫苗、口服小儿麻痹疫苗和伤寒疫苗这样的“活病毒”疫苗是整个孕期都不可以使用的。如果你正打算去要求疫苗注射的国家，你就找医生开具免除接种的证明。

**风疹**　是一种不十分严重的疾病，我们小时候很多人都得过，但是得了也不知道。但是如果你在孕期患上风疹，病毒就有可能穿过胎盘进入胎儿体内。即便你在小时候已经接受过免疫接种，你还是要在怀孕前进行一次血检。如果结果显示你从来没有得过风疹，你就可以打风疹疫苗来预防。如果你已经怀孕，却发现体内没有抗体，你就可以在产后立即接种。风疹疫苗对人的有效保护期至少在7年以上，而且可能比7年还要长得多。接种后，你需要长达3个月的时间来建立对病毒的免疫力。过去，人们认为风疹疫苗在怀孕早期使用是危险的，但是现在的研究已经证明，那些不知道自己怀孕却接种了疫苗的孕妈妈并没有显示出风险的增加。不过，避孕仍然是度过这3个月的最佳选择。

如果你怀孕前从来都没有接种过风疹疫苗，也没有患过风疹，你就要避免与可能患过风疹的孩子的一切形式的接触。如果你觉得你曾经得过风疹，医生就会给你打一针丙种球蛋白。在怀孕的前3个月，尤其是前8周里，胎儿受到伤害的风险异常之高，如果你在这段时间里感染了风疹，你可以考虑终止妊娠。

## Rh阴性血的孕妈妈

所有人的血液不是Rh阳性就是Rh阴性。然而大多数血型都是Rh阳性血，人数占到86%，他们的血液里有一种叫作猕因子的物质。在怀孕早期，医院都有例行的血检，他们会为你检测血液中的猕因子，无论有还是没有，都会标在你的病历记录上。但是，真正重要的是当你是Rh阴性血而你丈夫是Rh阳性血的时候。如果胎儿是Rh阴性血，那么一切都好。但是，如果胎儿是Rh阳性血，而母亲是Rh阴性血，那么胎儿就容易发生贫血，如果治疗不及时，胎儿就会在分娩前或者分娩后夭折。如果你正好是这种情况，那么胎儿的一部分血细胞就会进入你的循环系统，为你的下一次怀孕埋下更大的祸根。这种情况可以发生在怀孕期间一次偶然的出血之后，也可以发生在分娩的时候，或者是流产、终止妊娠之后。在这种情况下，你的身体会对胎儿血细胞中的猕因子产生免疫反应，把它视作侵入体内的病菌而产生抗体，当这些抗体通过血液循环进入胎儿的心血管系统之后，它们就会破坏胎儿自身的血细胞。

如果这是你第一次怀孕，那么胎儿血细胞经由胎盘进入你血液的影响通常还不足以产生明显的免疫反应，不过有时这样的情况也会发生。当你的第一个孩子降生以后，他（她）的部分血细胞就会通过胎盘进入你的体内，然后引发你的身体对胎儿血液中的猕因子产生抗体。从此以后，你的身体就会不断地产生抗体。如果日后你再次怀上Rh阳性血的胎儿，当它的血液进入你体内后，你身体里的Rh抗体就会迅速增加，然后对胎儿的血细胞发起猛烈攻击，这可以导致胎儿出现黄疸、脑损伤和严重贫血的症状，甚至导致胎儿夭折。

针对以上情况的应对方法有很多，首先要考虑的、同时也是最简单的做法是在怀孕的第28～34孕周注射抗D免疫球蛋白，然后等Rh阳性血胎儿分娩后再注射一次。这种血清蛋白能够抑制你的身体对外来的Rh物质产生生物防御机制。每次怀孕期间和分娩之后，你都需要及时注射这种血清蛋白，在你流产和终止妊娠后也同样，因为胎儿有可能是Rh阳性血，并且它的血液可能已经进入了你的体内。

如果抗体已经产生，那么再注射抗D免疫球蛋白就没什么作用了。当你再一次怀上Rh阳性血的胎儿，并且血液内检测出大量抗体时，胎儿就处于非常危险的境地。这时你可以选择进行胎膜穿刺（详见第232页），看羊水里是否含有胆红素，因为贫血胎儿的受损血细胞会释放出大量的胆红素。

如果你是Rh阴性血，你的丈夫是Rh阳性血，那么在怀孕期间，你就要每隔一段时间测一次Rh抗体，一旦抗体出现，你就可以给子宫内的胎儿做一次血检。做血检的时候，医生会使用超声来引导针头进入脐带。在必要的情况下，医生可以对胎儿进行一次或者多次输血，同样用超声来引导针头。如果胎儿已经发育得足够成熟，医生可能会提前引产导致分娩。出生后，医生也可以对胎儿进行迅速的治疗，或者用一次大换血彻底清除体内的Rh抗体。

## 猕因子

Rh阴性血的孕妈妈很少在第一胎出现问题，因为怀孕的时候基本不会有胎儿血细胞进入孕妈妈的身体。但是在分娩的时候，这些血细胞就有可能进入。如果这些血细胞是Rh阳性血，孕妈妈的血液就会产生抗体。在下一次怀Rh阳性血胎儿的时候，这些抗体会穿过胎盘攻击胎儿的血细胞。

**首次怀孕**

猕因子只有在Rh阴性血的孕妈妈怀有Rh阳性血的胎儿时才显得重要。在分娩的时候，胎儿的部分血液会进入母体，引发母体产生破坏Rh阳性血细胞的抗体。

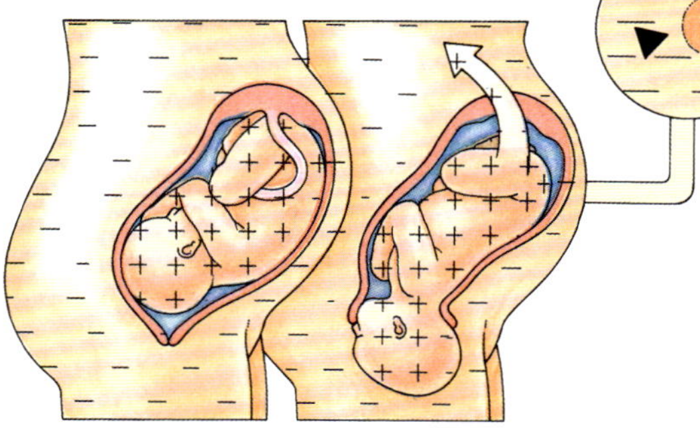

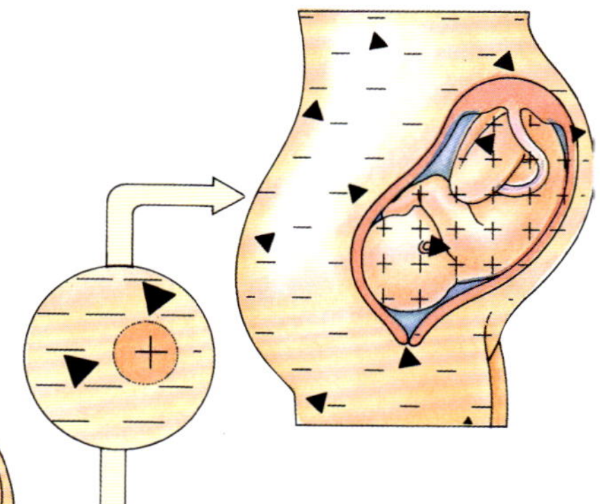

**再次怀孕**

再次怀孕时，这些抗体有可能穿过胎盘进入胎儿体内，如果胎儿是Rh阳性血，来自母体的抗体就会破坏婴儿的血细胞。

**解决办法**

在怀孕的第28～34孕周和分娩后48小时之内分别注射抗D免疫球蛋白，或者在流产和终止妊娠后注射，防止母体产生破坏Rh阳性血细胞的抗体。

| 图例 | | |
|---|---|---|
| − | + | ▲ |
| Rh阴性血 | Rh阳性血 | Rh抗体 |

不过，由于给Rh阴性血的孕妈妈注射抗D免疫球蛋白的做法已经非常普遍，而且Rh阳性血胎儿出生后也会及时给孕妈妈注射抗D免疫球蛋白，现在这方面的问题已经不多见了。

## 宫颈内口松弛症

有时，孕妈妈的子宫颈会因之前难产或怀孕中期终止妊娠而撕裂，或者接受锥切活组织检查而受到损伤。不过，只有孕妈妈再一次怀孕，待怀孕4个月后因为宫颈内口松弛症（详见第388页）而流产时，她才能体会到这种病症所带来的困扰。宫颈内口松弛症也称宫颈机能不全，这种机能不全非常令人不快，它会让孕妈妈觉得自己的生育能力不及格。

产科医生可能会建议你选择宫颈环扎术——把宫颈口缝起来，以此度过孕期的后一阶段。这是一个比较简单的手术，孕期开始之后，医生给孕妈妈打上麻药，然后环绕子宫颈口进行缝合，到第36孕周或之后，再将缝线去除。有的产科医生习惯在这时候引产，因为刚一去掉缝线，子宫就常常会发生收缩，所以生产也要容易一些。不过，这样做也不是必需的，你要想清楚这是不是你想要的方式。不同国家产科医生使用宫颈环扎术的程度有很大不同。在有些国家，这项手术是收费的，医生经常使用。在英国的国民保健服务里，这项技术很少被采用。在一项关于宫颈环扎术的随机分组实验当中，研究者证实了宫颈环扎术对有高度早产风险的被试者没有影响。由于双胞胎、三胞胎常常会提前分娩，有的医生也用宫颈环扎术来延长多胎分娩的孕期，可是没有效果。

## 早产

如果阴道口有血流出（可能是子宫颈出血），或者你突然感到一股热流从阴道涌出（可能是胎膜破裂），或者你的子宫有规律地收缩，就像持续更久、强度更大、频率更高的经期疼痛一样，你就可能要开始分娩了。如果这时你还没有进入孕期的最后一个月，那么胎儿娩出后很可能会需要特殊的监护。所以你要赶紧给医生打电话，或者直接去医院。你最好让胎儿在医院分娩，因为那里有胎儿监护设施，如果新生儿需要呼吸方面的帮助，还有新生儿学专家可以帮忙。

如果胎儿远远没有成熟，医生可能会让你服用皮质激素类药物来帮助胎儿的肺尽快成熟，这种药效果很好。此外，医生经常用拟交感神经药来抑制宫缩，比如羟苄羟麻黄碱和硫酸沙丁胺醇片（舒喘灵），但是如果胎膜已经破了，它们就不再起作用了。这些药物可能有副作用，比如使孕妈妈心跳加快，血压升高，所以有时要避免使用。

# 你的身体健康

要想更好地度过孕期，你需要把身体调整到适宜的状态，这不仅是为分娩作足准备，而且本身就乐趣无穷。

有的孕产书，甚至有的孕产方面的培训师都会给你这样的印象，就是怀孕是一场马拉松，你必须艰苦训练；或者是一场大考，你必须艰苦地学习；或者怀孕是一件当时难以处理但过后就可以抛到脑后的事情。怪不得孕妈妈们都要忧心忡忡！他们丝毫没有提及怀孕所带来的兴奋、喜悦和无穷的乐趣，就像许多孕妈妈所经历的那样。

大多数孕妈妈都对怀孕生产有着兴奋的期待，她们知道那时可能会遇到挑战，但是她们也相信，她们在身体方面的调整、锻炼越充分，将来就越有可能更好地解决她们所面对的各种问题。

## 了解你的身体

在开始活动身体之前，你有必要在怀孕初期就了解你的身体是怎样运行的，还有你的生殖器官是如何变化的。其中的办法之一就是近距离地查看你的外生殖器官。为了看得更清楚一些，你可以蹲、跪在镜子前面，也可以找一支手电筒来帮忙。

### 会阴

会阴是阴道口和肛门之间的软组织。在分娩前夕，会阴会出现膨胀的现象。当胎儿的头部通过产道时，会阴部位的软组织会外翻并且展开。

### 阴道

阴道是胎儿娩出时所经过的一段柔软的、起到缓冲作用的产道。阴道的外口俗称外阴，包括大阴唇和小阴唇，外观上像层叠的玫瑰花瓣。在孕期当中，随着流经外阴的血量增加，它的颜色也由红变紫。在孕期各种激素的作用下，你的乳头的颜色也会加深，而且你还会在脸上或者身体的其他部位见到深色的斑块。

将一根或两根手指轻轻地伸进你的阴道，仔细感觉有弹性的褶状内壁。尽管在平时，阴道的内壁一般都是贴在一起的，中间没有空隙，但此时你可以感觉得到，阴道是随时可以张开的。将来胎儿通过阴道娩出的时候，阴道壁就会像手风琴一样张开。而且，到了怀孕的最后几周的时候，各种激素被释放进入血液，阴道壁的弹性会进一步增大。

## 阴蒂

阴蒂像一朵花蕾，从小阴唇的上部突起。阴蒂周围的软组织非常敏感，对这个区域施压或者抚摸都会导致性快感的产生。当你探寻阴蒂的根部时，你会感觉到它似乎肿了起来。在阴蒂周围有一个帽兜状的皮褶，它包绕着阴蒂，并且与小阴唇相接。所以，当你的阴道中有任何物体把小阴唇撑开的时候，帽兜状皮褶都会受到牵拉，同时刺激阴蒂。

女性的外生殖器与男性大不相同。就像男性的阴茎大小不同一样，女性的阴蒂也大小有别。有的女性的阴蒂从大小和形状上来说都像一粒豌豆，有的却更像兰花的花蕊。女性的阴唇也各有不同，有的坚硬，有的柔软，有的比较大，有的比较小。有的女性担心手淫会改变它们的形状，事实上它们非常有弹性，无论你牵拉、挤压还是摩擦它们，这些动作都无法造成永久的形态改变。在检查你的外阴的时候，医生看不出你的任何性习惯，然而很多女性都担心这一点，尤其在她们经受过性虐待的时候。

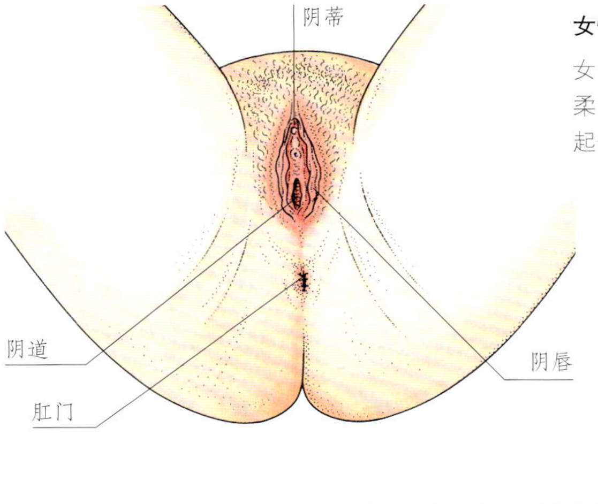


**女性外生殖器官**

女性的外生殖器像一朵柔软的花，周围生长有起保护作用的阴毛。

在分娩的时候，胎儿会挤压这一区域，使阴蒂周围的软组织像松紧带一样慢慢拉开，然后与羊水一起涌出。胎儿分娩之后，这些有弹性的组织会回复到从前的位置，尽管一开始还比较软，但随后就会慢慢恢复先前的硬度。

## 宫颈

现在，将你最长的手指深深地插入阴道，你就会触摸到圆圆的、坚硬的子宫颈（子宫的入口），它会在你分娩的时候张开。在怀孕的前期，它摸上去的感觉像是你的鼻尖。在中间的部分，你会触到一个小小的凹陷，这里就是宫颈管黏液栓所在的地方。宫颈管黏液栓好比瓶口的软木塞，它把子宫与外界隔离。在分娩前夕，子宫颈会变软，触到它的时候，感觉软软的，像是触到嘴唇的感觉，这预示着子宫颈已经“成熟”，准备打开，而你也即将分娩。

## 盆底肌

骨盆底的肌肉承载着骨盆腔内的所有器官，包括子宫、膀胱和直肠，无论你的年龄多大，是否怀孕，盆底肌对你的健康都起着非常重要的作用。在怀孕期间，盆底肌要承受额外的重力，尤其是在你上身直立的时候（相比于四肢着地，这是人类更喜欢的姿势）。

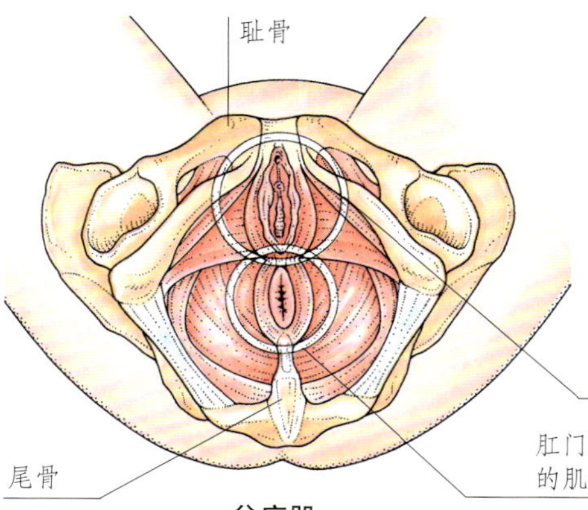

盆底肌

**盆底肌**

骨盆底的肌肉对子宫、膀胱和直肠形成弹性支撑。

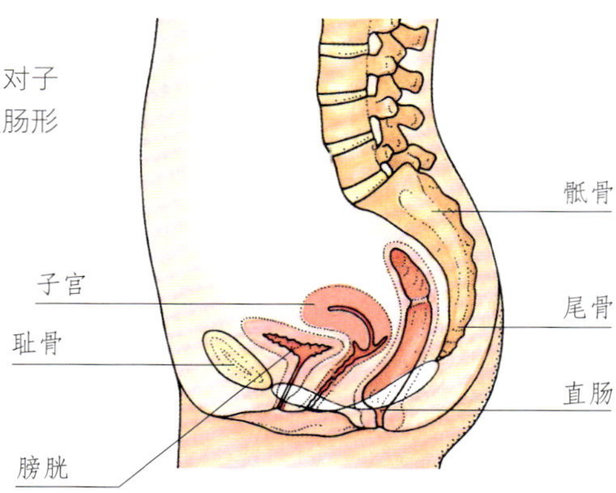

骨盆腔和骶椎

骨盆底的这些肌肉在功能上有统一的作用，但实际上它们根本不在一个平面上。它们的高度、倾斜角度各不相同，紧张度也可以有很大的变化。在缩紧盆底肌的时候，有的孕妈妈实际上缩紧的是臀部或者腹部的肌肉。要想感觉盆底肌的收缩，最简单的办法就是做憋尿的动作，因为在这时，所有的盆底肌都发生了收缩。或者你也可以这样想象，盆底肌围绕着阴道和肛门形成一个阿拉伯数字“8”，在“8”字的中间是一条水平的肌肉——会阴横肌。当盆底肌收缩的时候，“8”字的前后两个圆圈会缩小为杏仁的形状，此时的会阴横肌更加靠近耻骨（阴蒂上方的坚硬骨脊），如果你把一根指头伸进阴道，同时把大拇指放在耻骨上，你就可以同时从里面和外面感受到会阴横肌的运动。

在你做爱的时候，你的盆底肌会不由自主地收缩，在此过程中加强你和你伴侣的性快感。认识盆底肌，学会主动控制它们也对分娩有重要意义，当胎儿正在娩出的时候，你需要放松盆底肌以充分打开产道。

有些人可以长时间地收紧盆底肌，可是你却可能注意到，当你第一次试着收缩盆底肌的时候，你很快就累了，而且盆底肌还有些抖动。你可以循序渐进地训练你的盆底肌，设想这个部位是一部电梯，你要把它提到二楼，当它到达二楼后，你再想着把它提到三楼，然后更高，直到盆底肌完全收紧。结束的时候，你再做一个整理运动，把“电梯”再提到二楼一次。如果你每天这样做10～12次，你就能逐渐延长收紧盆底肌的时间了，直到你能轻松地数8～9秒时为止。不过，练习的时候也不要忘了足够的休息间隔，每一次收紧后都要给肌肉充足的时间来补充氧气。

## 保护好你的脊椎

脊椎由许多椎骨组成，是一个活动起来比较灵活的柱状体。脊椎好比身体的脚手架，但它又不是电线杆，它既强壮又有弹性，既柔软又灵活，赋予身体自由活动的能力。为了保护好你的脊椎，你一定要对它善加使用，如果你把它当起重机用，那么你就离背伤和背痛不远了。

脊椎的骨盆段叫伶俐骶椎，骨盆即附着于其上。髂骨是两块又大又宽阔的骨头，长得像大象的耳朵，它们通过骶髂关节与骶椎相连。

椎骨与椎骨之间是一个个的椎间盘，它们就像氢气枕一样，起到缓冲的作用。当你弯腰时，这些软垫能够将你的动作变得更加轻柔。软垫当中有液体，在一天当中，如果你保持直立的姿势，尤其是坐了很久的时候，这些液体会逐渐流失，这就是人晚上比早上矮2.5厘米的原因。躺卧可以帮助恢复软垫当中的液体，但是这也需要身体活动来促进软垫对液体的吸收。在怀孕期间，你和胎儿的身体重量，连同羊水、胎盘、胎膜等的重量一起压在你腰椎里的软垫上，结果是让它们受到更严重的挤压。同时，你增大、增重的子宫也在牵拉你的腰椎，而你的颈椎和胸椎为了平衡腰椎的受力，不得不偏离原来的方位。所以，要想在孕期保持脊椎的健康，你就需要很小心地使用它。这意味着，你要了解提拉重物的正确方式，同时也要经常变换姿势，不要一动不动地坐很久。你还要经常性地减轻脊椎的负重，比如用四肢支撑身体，或者卧床休息一段时间。不过，仅仅休息还是不够的，你还需要活动身体，这很重要，运动可以帮助椎间盘吸收液体。舞蹈、孕期体操、游泳，它们都是保持脊椎灵活和椎间盘软垫充盈的有效方法。

## 锻炼你的腹肌

在怀孕期间，四足哺乳动物的腹肌要承受额外的重量，这些重量被平均地分摊在前肢和后肢之间。与它们不同的是，人类的身体是直立的，然而即便如此，人类也需要有强有力的腹肌。因为如果它们软弱无力的话，背部肌肉就不得不花更大的力气来支撑脊椎，在这样的情况下，腰椎会被迫移位，然后导致椎间盘承受更大的压力，发生侧滑和脱位，最终引起腰部酸痛。束腹紧身衣和束腹裤可以分担腹肌的一部分工作，但是最好的束缚工具还是你自己的腹肌和臀肌，你需要好好地锻炼它们，让它们互相支撑。

在腹部前方有一条纵向的肌肉，它的名字叫作腹直肌。在怀孕晚期，腹直肌要承担很大一部分负重。有一条中心线可以把腹直肌分为左右两个部分，这条中心线肚脐以下的部分在怀孕中期可能会变暗，但并不是所有的孕妈妈都会出现这样的现象。在健美先生展示肌肉的时候，这条铅笔宽的线会深深地凹陷进去。在承受很大压力的时候，两块腹直肌有可能被拉开，就像解开拉锁一样，在便秘和用力排便的时候，这种情况也会出现。

有一个办法可以检查腹直肌是否有分裂的情况出现。首先仰面躺好，把头枕在枕头上，两只手放在肚子中间。然后，你把脖子向前弯曲，接着缓缓地抬起头部和肩部。如果这时你摸到肚子上出现了一段柔软的隆起，有一个指头那么宽或者更多，那么就说明你的两块腹直肌已经分裂了。胎儿出生以后，你可以通过产后身体锻炼让你的腹直肌恢复原状（详见第416～419页），同时也要多做屈腿运动（详见第123页）。在怀孕期间，有些旨在加强腹部肌肉的活动可能引起腹直肌开裂，所以你要避免做这些活动，比如仰卧举腿、直腿和屈腿仰卧起坐，这些活动不仅可能伤害腹肌，而且还容易扭伤后背。

## 认识你的骨盆

组成骨盆的骨骼就像是抚育胎儿的摇篮一样，它可以朝着任意的方向摆动。用你的手摸摸你的骨盆。首先从髋骨开始，找到髋骨上缘，然后顺着它向后摸到腰部。在这里，你的骨盆与你的脊椎相接，这一段脊椎叫作骶椎，它同时也是骨盆的一部分，组成骨盆的背侧面和骨盆下口的背侧缘，胎儿就是通过骨盆下口分娩的。这时，把你的手再一次放在髋部的骨头上，然后向前下方摸到阴部，直到找到耻骨。耻骨组成了骨盆的前缘，它好似一座桥，在分娩的时候，胎儿的脑袋正好在“桥”下。需要注意的是，你的耻骨比骶椎低很多，所以人的骨盆是向前倾斜的。当你找到了这些骨头的准确位置，并且对它们形成了清晰的图像后，就让你的伴侣也来摸摸它们。在摸的时候，你最好抓住他的手引导他，这样他会摸得更准确一些。

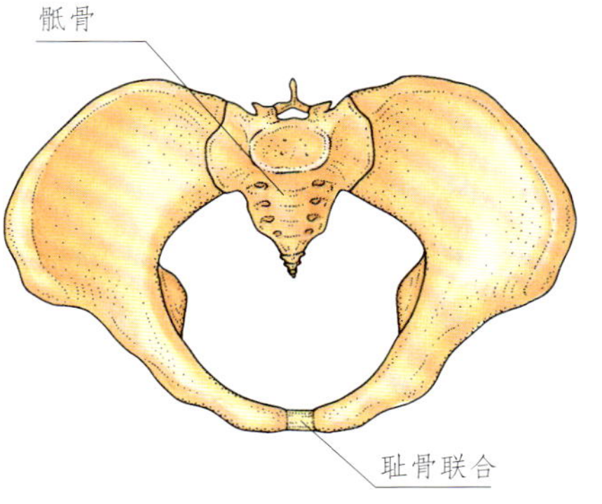


**女性的骨盆**

女性的骨盆像一只摇篮一样，胎儿在其中生长发育。

## 活动骨盆

仰面躺在一个平面上（比如结实的床），把头、肩用两个枕头垫起来，屈膝，脚底放平。首先看看你骨盆的活动能力如何，你可以试着晃动髋部，让它慢慢地、有规律地活动。接下来，你试着转动髋部，就像缓慢地转动呼啦圈一样，这是一种躺下来做的腹部体操，可以同时运动腹部和臀部的肌肉。在练习的当中，你要注意不同的肌肉群是如何交替地进行收缩和放松的，还有你腹部的肌肉和臀部的肌肉是如何紧密配合的。

# 孕期健身

在你怀孕的时候，随着体重的增加和体形的改变，肌肉松弛常常是不可避免的。不过，有些轻柔的调整运动可以强化腹肌，防止背部扭伤，有百利而无一害。做这些运动的时候，你要注意呼吸，不要憋气。

## 髋部运动

做这项运动的时候，你要平躺在结实的床上，或者地板上的垫子上。把头、肩用两个枕头垫起来，屈膝，脚底放平。试着把腰向下压，然后放松，然后再向下压，这样你的髋部就摆动起来了。接下来，你试着转动髋部，就像缓慢地转动呼啦圈一样。

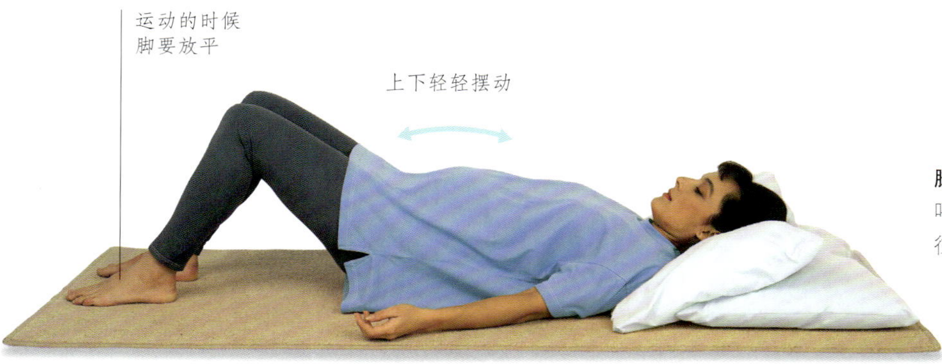


**脚跟着地，**肩颈部放松，呼气时抬髋，然后缓缓地往复运动，自然呼吸。

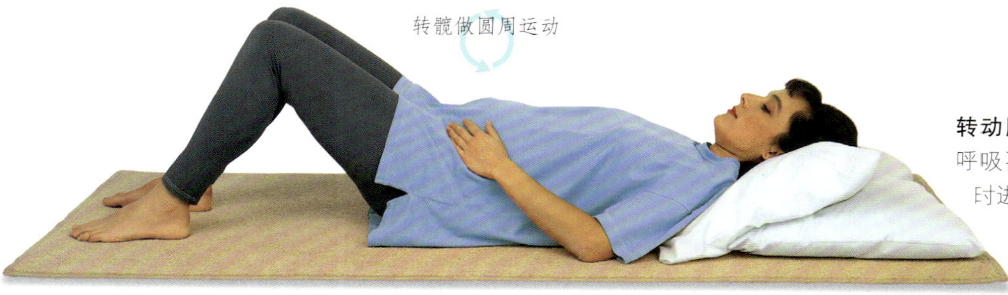


**转动腰部**的时候要放松，呼吸要自然，好像是躺着时进行的缓慢的肚皮舞。

## 不要做这样的运动

对孕妈妈来说，仰卧举腿和直腿仰卧起坐都是不适宜做的运动。腹部肌肉不是用来举腿或者举上体的，如果它们不够强壮，就容易造成背肌扭伤和腹肌拉伤。

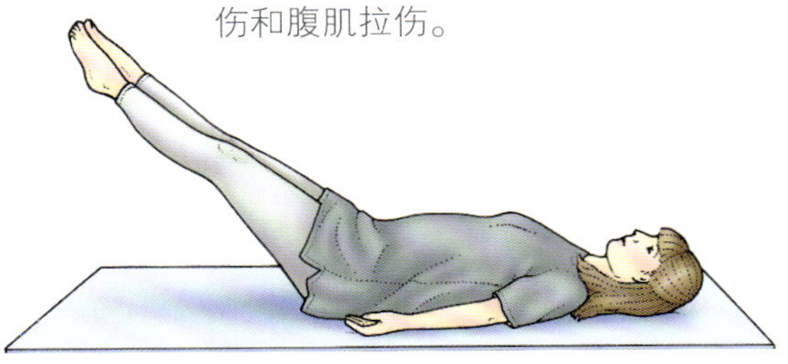

**仰卧举腿** 孕期和产后4周内不可以做。

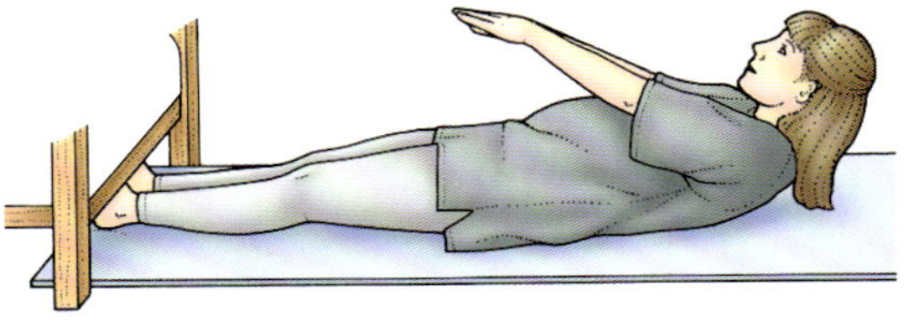

**直腿仰卧起坐** 孕期和产后6周内不可以做。

## 屈腿运动

这是一项轻柔的运动，可以锻炼你的腹肌，产前产后都可以做。第一次做的时候，五六次就可以了，然后每次逐步增加，直到可以轻松地做10～15次时为止。如果感到背痛，就立即停止。做屈腿运动的时候，你最好躺在坚硬的平面上，脑袋下面枕一个枕头，放松颈肩和双臂，根据呼吸的节奏，在呼气的时候运动，在吸气的时候休息。

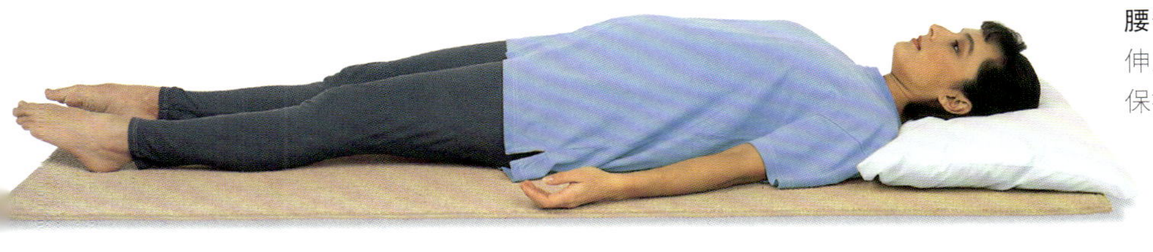

**腰部着地，**将一条腿缓缓伸展，然后伸展另一条，保持身体放松。

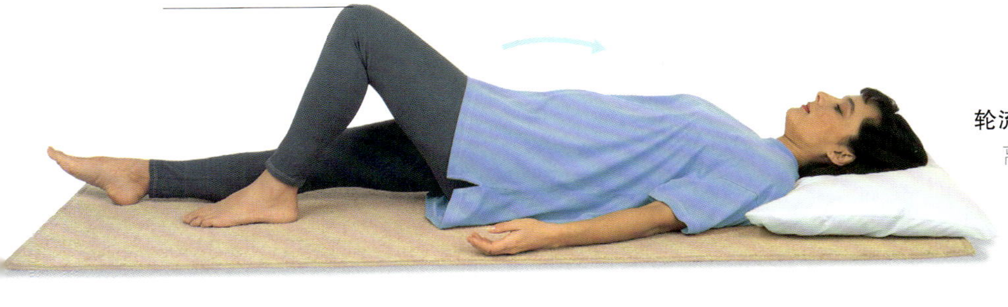


**轮流抬起膝盖，**腰部不要离地，呼吸要自然。

## 检查腹直肌是否有分裂

在怀孕的最后几个月里，你可以检查腹部的腹直肌是否出现了分裂的现象。如果已经分裂，运动的时候就要小心照看腹部（详见122～123页）。你可以在产后通过锻炼来使它愈合。

**仰面平躺，**屈腿，抬膝，把脖子向前弯曲，接着缓缓地抬起头部和肩部约20厘米。两只手放在肚子上，如果摸到一段柔软的隆起，那么你的两块腹直肌就已经分裂了。

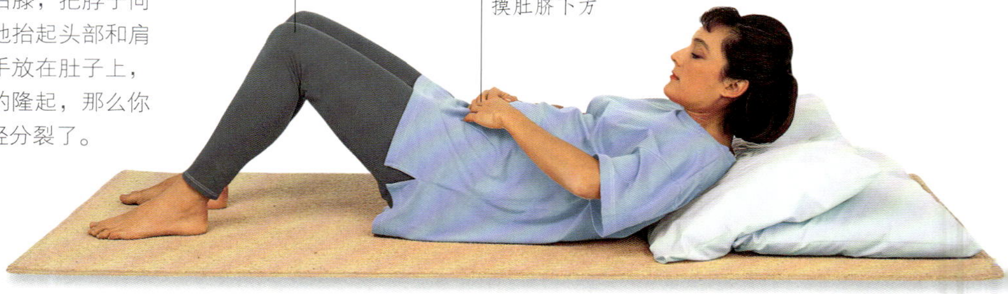


## 摆髋运动与呼吸

现在，你要把摆髋运动和呼吸结合起来做。每当你同时收紧腹肌和臀部肌肉的时候，你就从嘴里深深地长呼一口气。然后，当你放松肌肉并且把髋部缓缓向前移动时（移动的幅度非常小），通过鼻腔深吸气，让肺部充满空气。注意要按照你自己的节奏来呼吸和运动，呼气的时候用力一些，吸气的时候自然一些。在怀孕早期，这是一种很好的锻炼腹肌的运动，可以为怀孕晚期打下良好的基础。

现在，把你的两只手分别放在身体两侧的髋骨上，继续边呼吸边运动，同时注意髋骨的高低起伏。起伏的距离就是当你走路的时候，你的骨盆前后摆动的距离。子宫里的胎儿早已对这种活动司空见惯，所以这种活动可以用来安抚胎儿也是自然而然的事情。研究表明，当摆动幅度在7.5厘米时，这种活动对胎儿的安抚效果最好。而这种摆动与摆髋运动的幅度完全相同。

在做摆髋运动的同时，你的脊椎最好能够有所支撑。如果脊柱下面是空的，那么就是有害的，尤其是在怀孕晚期，因为这会给你臀部上方的骶髂关节造成压力。在怀孕晚期，你的韧带在激素的作用下软化，阴道和宫颈都变得更富弹性，以便为分娩作准备，如果这时你在背部隔空的情况下做摆髋运动，你就更容易腰痛。

## 运动的方式

除了处理孕期身体压力的活动之外，你还需要产后帮助你进行调整的活动，因为产后发生的是最为迅速和剧烈的身体变化。不过，产后的身体活动只是你在孕期当中学到的运动方式的修改版，所以你不必从头学起，你可以到第416～419页查看。

## 体态与平衡

在孕期当中，每天保持良好的体态要比做体操更重要。因为在这段时间里，你所负担的重量不断增加，你就得考虑身体的结构与平衡，这通常是很正常的事情。它不只是“挺胸，抬头”那么简单，而是要学会如何更经济地使用力气，对一件具体的事情来讲，就是不浪费一点力气。这样做的结果就是让劳累和辛苦远离，并且达到优雅和舒适的效果。

**走路**　只要有可能，就尽量走动，不要站立。最健康、最有节奏感也最自然的全身运动就是走路，你只要抬起脚尖，然后再放下去，同时把身体的重心从一只脚移到另一只脚就可以了。走路的时候，腿部和脚部的肌肉可以帮助把血液泵回到心脏，所以走动对保持腿部良好的血液循环非常重要。

“我非常喜欢运动，我不想因为怀孕而停止它们。所以我到哪儿都是骑自行车，我还继续练习我的瑜伽，每天还去游泳。”

在走路之外，你也可以通过臀部肌肉的运动来改善腿部的血液循环，这种运动叫作仰卧撑体（详见第127页）。

**站立**　为了保持良好的体姿，跟我做下面的练习。背向墙站立，让臀部和肩部靠墙（脚跟除外），然后放松胸部，把腰部向后靠，同时收臀，绷紧腹部肌肉，感觉腹肌正在拉伸脊椎。注意放松肩部，让它们自然下垂。现在，想象有一根线正在把你的脑袋向正上方牵拉，同时感觉你的脖子后面正在被拉长。把下巴放松（下巴上的肌肉不能帮助你把脖子挺直！），然后离开墙走几步。此时你的站姿非常生硬，像是站岗的哨兵，让肌肉放松一些，感觉更舒适一点儿。除这个方法以外，摇椅运动（详见第128页）也可以帮助你保持良好的体态，你可以找助手帮你做这项活动。

# 体态与平衡

在孕期当中，保持好的体态对身体的健康至关重要。这意味着，你要学习用正确的方式站立和行走，这样你和你肚子里的胎儿都会感觉比较舒适，你还要花工夫练习日常的活动，比如如何起床才能避免不必要的扭伤。

## 正确的站姿

两脚平行伸开，与肩同宽，重心放在两脚中间，放松膝部和臀部，聆听自己的呼吸。呼气时，感觉骨盆的重量压向脚跟，同时想象有一根线拉着你的头向上运动，把你的脖子和脊柱拉直。肩膀放松，自然下垂。想象胎儿正在你的脊椎前方，同时注意你的呼吸。

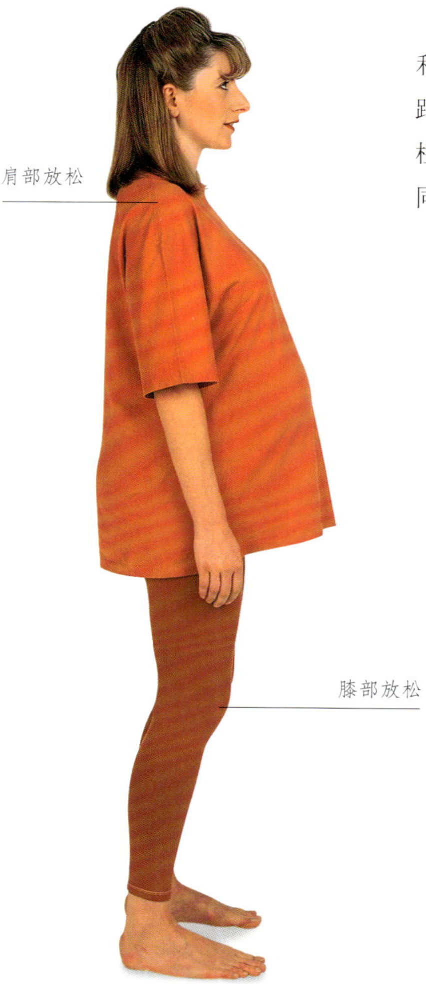


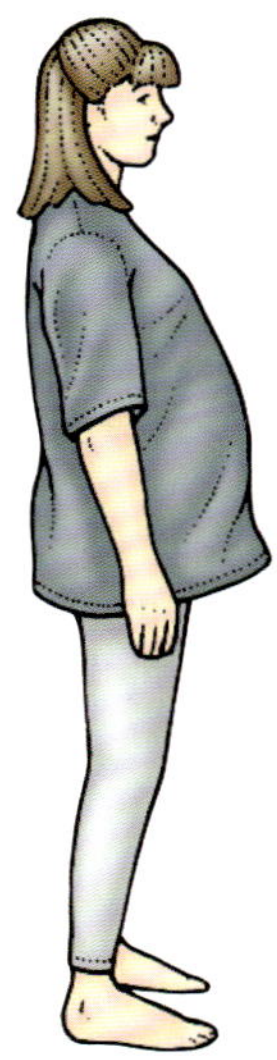

### 错误的站姿

如果由于子宫的重量而使你的重心落在脚跟上，同时臀部和肩部向后突出，这样一来，你的腰部后方就形成一个空洞，久了就会腰痛。

## 盘腿坐

这是一种理想的缓解腰部紧张的方式，它也许是孕期当中最舒服的坐姿，只要你能打起精神来，把背向上挺直。练习时要注意自己的呼吸。

**用坐骨支撑身体，**交叉双腿，两膝自然下垂，背部向上挺直，脊椎拉长，可参考前一动作。连贯时可以靠墙以获取支撑。

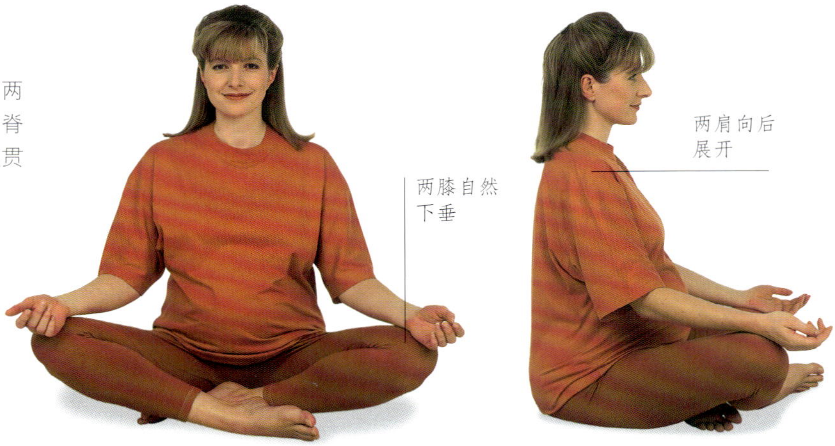


## 仰卧撑体

在怀孕晚期，你会感觉腹肌受到拉伸，此时再锻炼它们就不大容易了。这时，你可以试试仰卧撑体，它可以让你在放松的状态下同时运动到臀肌和腹肌，改善腿部的血液循环。做这项练习有一个前提，就是你的腰背部必须是健康的。

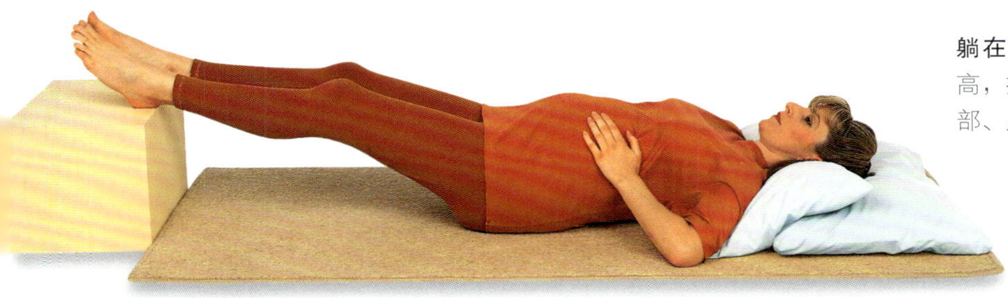

**躺在垫子上，**用枕头把头部垫高，把两脚放在矮凳上。放松颈部、肩部和胸部。

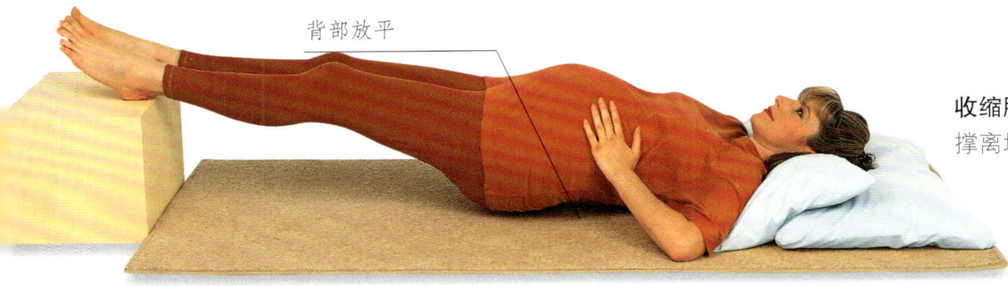


**收缩腹部和臀部的肌肉，**将臀部撑离地面，背部放平。

## 摇椅运动

这是孕期保持良好身姿的一个好办法，它能让你在身体其他部位不动的情况下移动骨盆，使其像摇椅一样前后摆动。练习的时候，你需要一个助手来帮助你运动。

**站直了，**就像前一页介绍的动作那样。你的助手面对你，手牢牢地放在你的胯部。

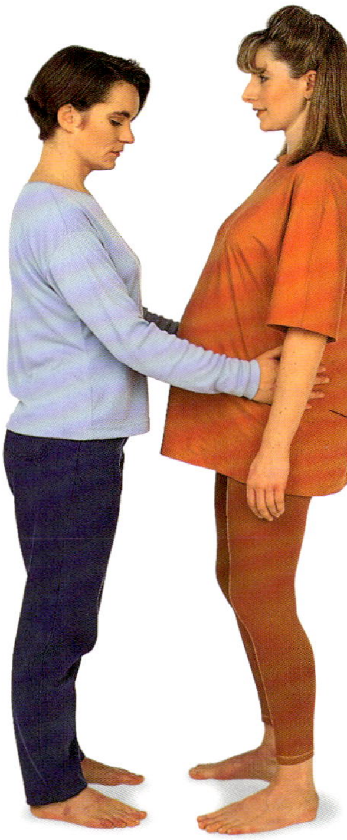

手放在胯部

**微微屈膝，**同时轻柔地前后摆动骨盆，呼吸要自然。

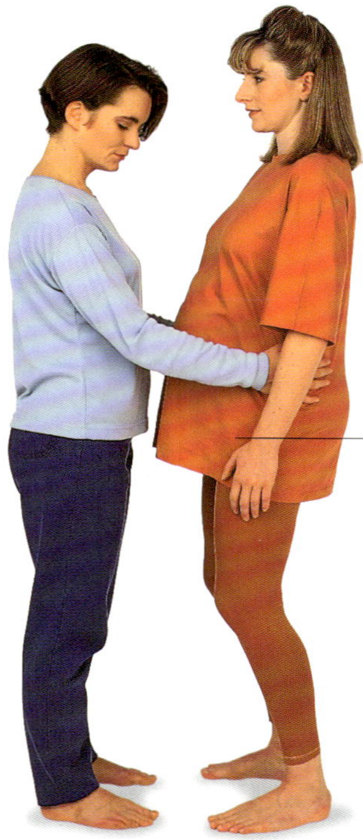

前后摆动骨盆

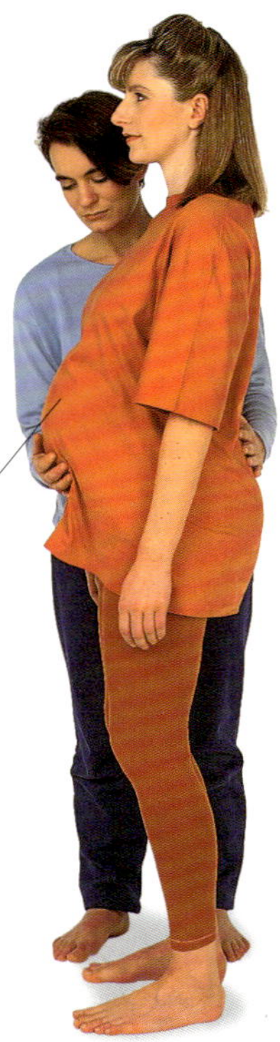

手放在下腹部

**助手站在你侧面，**一只手紧贴着你的腰部，另一只手放在你的下腹部。

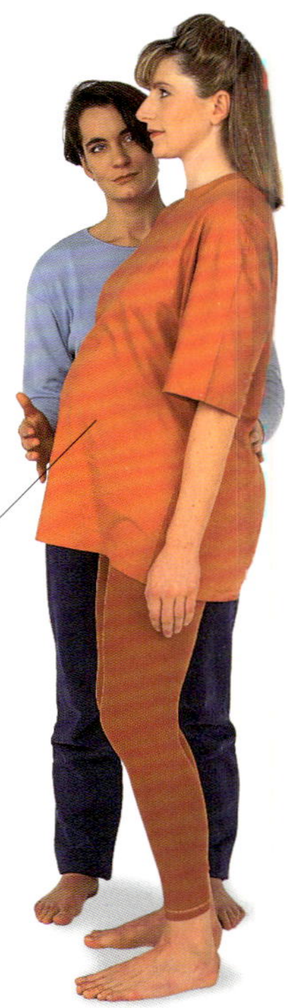

前后摆动骨盆

**前后摆动骨盆，**开始的时候，你的腰部要紧贴着助手的手运动，然后再逐渐离开。

## 躺着时如何坐起来

如果你在平躺着的时候突然坐起来，你的腹肌就会承受很大的压力，尤其是在你临近分娩的时候。下面介绍的方法包括从平卧位到直立位的连续转变，它可以保护你的腹肌免遭拉伤，同时也有助于改善你的血液循环。练习的时候注意保持动作连贯。

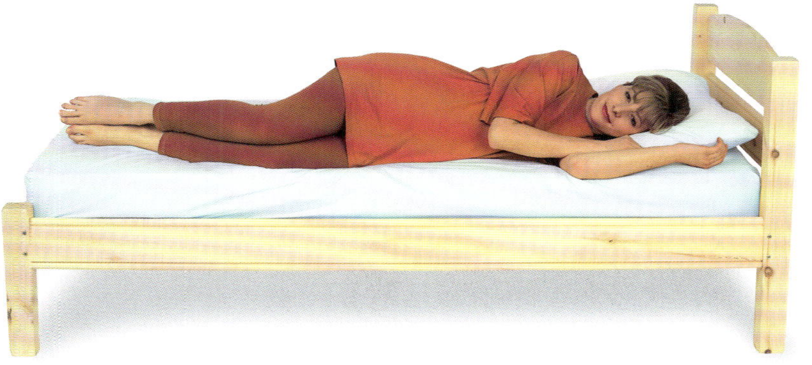

**首先翻转到侧卧位，** 两只胳膊放在一边，然后微微抬膝，注意不要做多余的动作。

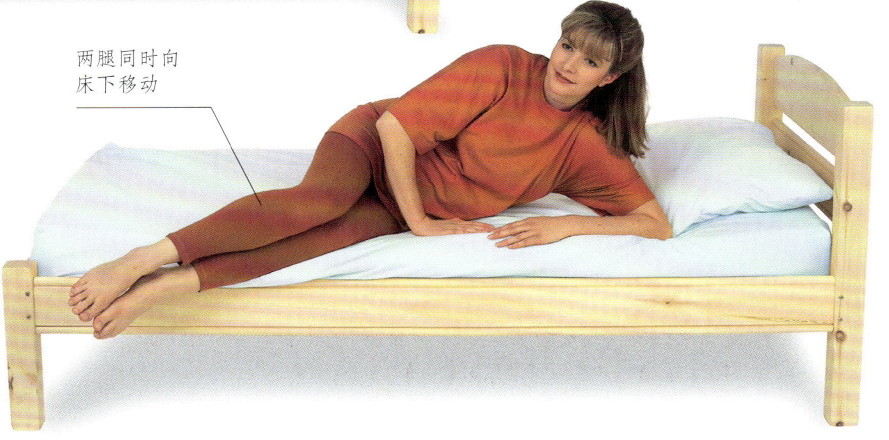


**继续抬膝，** 同时用两只胳膊撑住床面坐起来。在这当中，颈部的肌肉要放松，这个动作要连贯、协调。

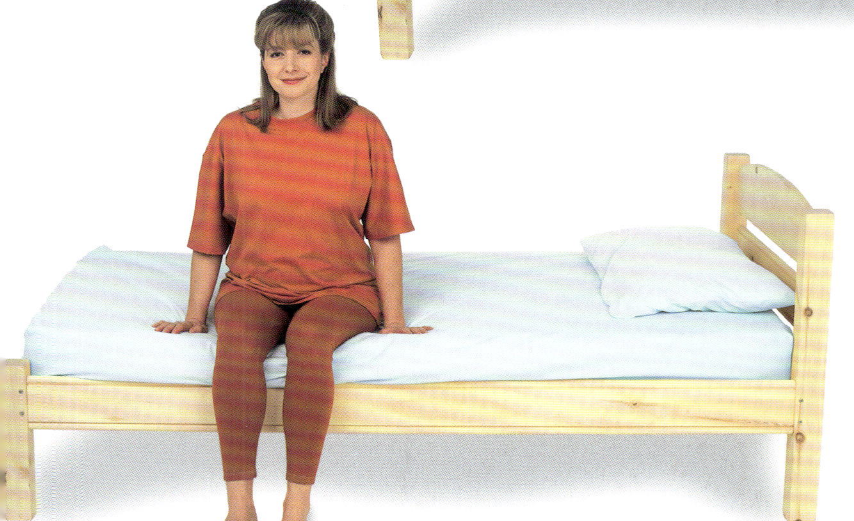

**两腿向前伸出床边，** 坐直，然后两手撑床站起来。

# 身体与不适

在怀孕晚期，你的身体增加了额外的负重，而且集中在身体前方，所以你的身体平衡会受到影响，导致肌肉酸痛和体态改变，而体态改变又会进一步引发肌肉酸痛。以下练习可以帮助你缓解肌肉酸痛。

## 足部运动

足部运动可以促进血液回流心脏，从而减轻腿部的静脉曲张。当你坐下来或者休息的时候，你可以试着用脚写字母。练习的时候腿要伸直，两脚交替，而且不影响你做别的事情。

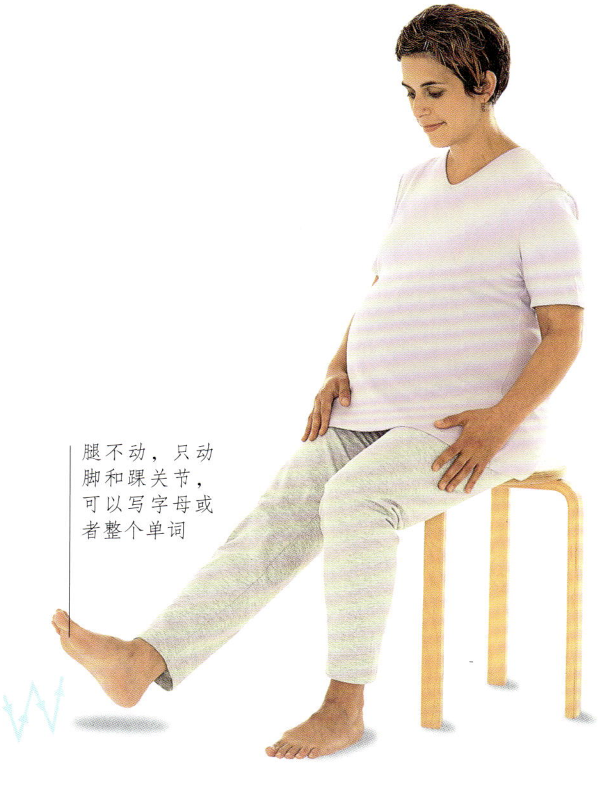


## 绕肩运动

不健康的姿势和沉重的乳房都可以引起上背部疼痛，这种情况可以通过绕肩运动来缓解。

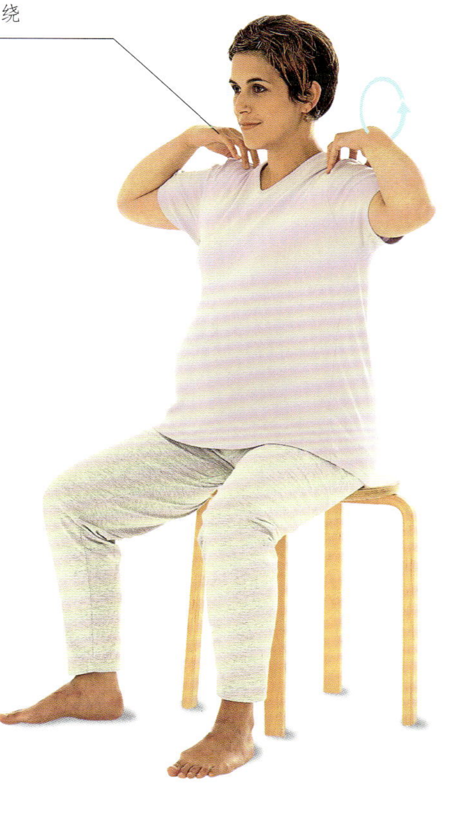

## 拱背运动

尽管你做的很多活动都是背部有支持的，但偶尔把负重从脊柱移开感觉也很不错，为此，你可以四肢着地，摆动骨盆。这也是摆动骨盆方式的一种。

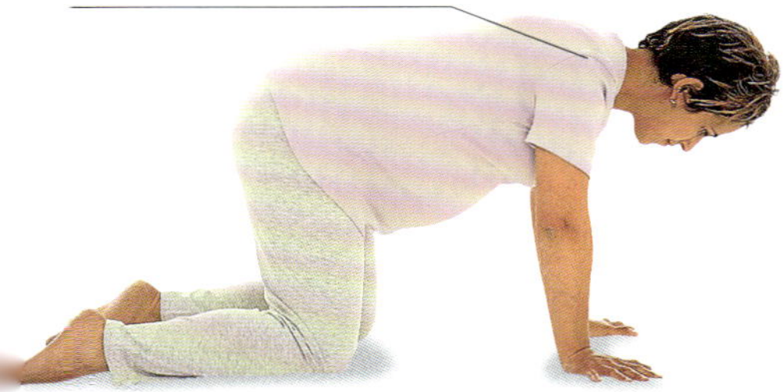


**面部朝下四肢着地，**两手掌张开撑住地面，把腰放平，不要塌腰，颈部与脊柱成一条直线。

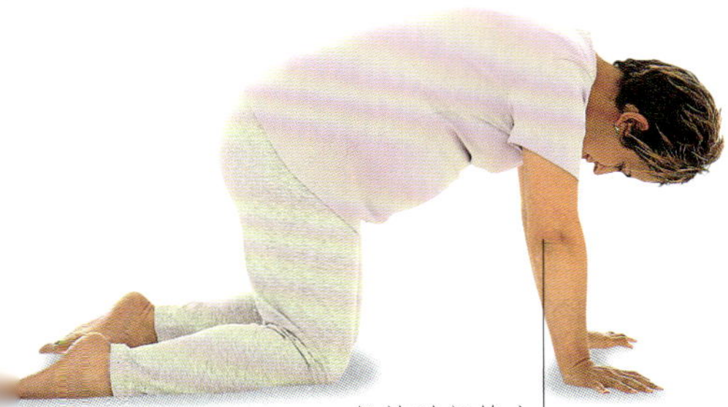


**保持肘部和膝部静止，**收紧腹肌，拱起后腰，保持几秒钟，然后放松，回复到上图的姿势，中间不要屏息。

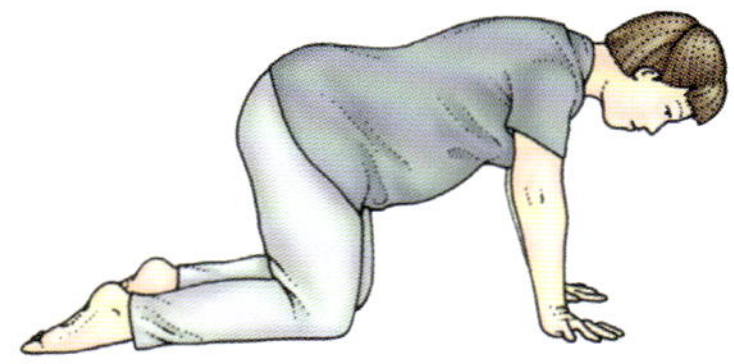

**错误的姿势**

练习当中千万不要让腰部塌下来。

## 抬髋运动

在怀孕晚期，许多孕妈妈的阴部会疼痛，这通常是由于胎儿压迫耻骨联合所致。为了缓解不适，你可以尝试抬髋运动。练习的时候，你的伴侣要跪在你身边。

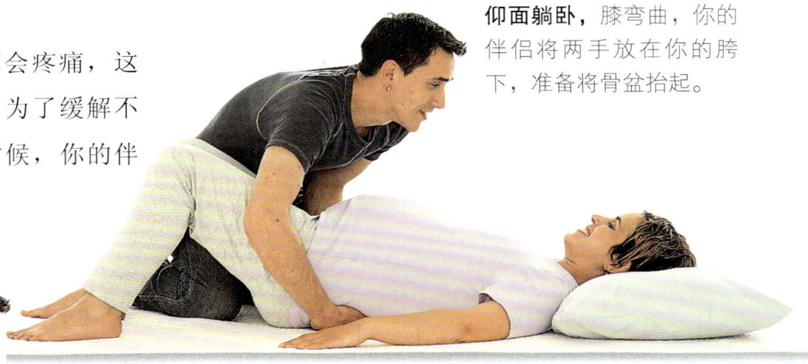

**仰面躺卧，**膝弯曲，你的伴侣将两手放在你的胯下，准备将骨盆抬起。

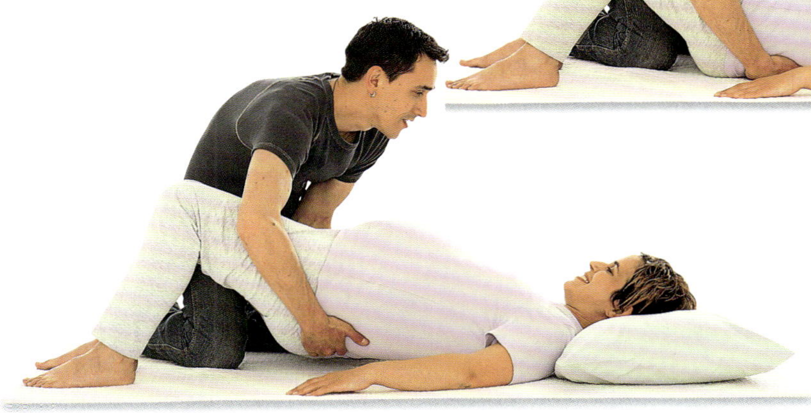

**你的伴侣缓缓地抬起骨盆，**保持一段时间，然后再放下。这一切都由他来做，你要完全放松。

## 靠墙伸展运动

要想让你的肋骨从不断膨胀的子宫上方移开，你只须伸展双臂，这是一个很好的办法。首先将两只胳膊分别举过头顶，然后寻找舒服的姿势。练习的时候，你也可以背靠墙坐着，这时，墙壁可以帮助你把背部挺直。

**背靠墙坐下，**骶骨紧贴墙壁，背部挺直，肩部充分伸展、放松，自由呼吸。两臂伸开平举，手心压墙，然后两臂由手指带动向上运动。其间，腰背臀腿均不能离开墙面和地面。

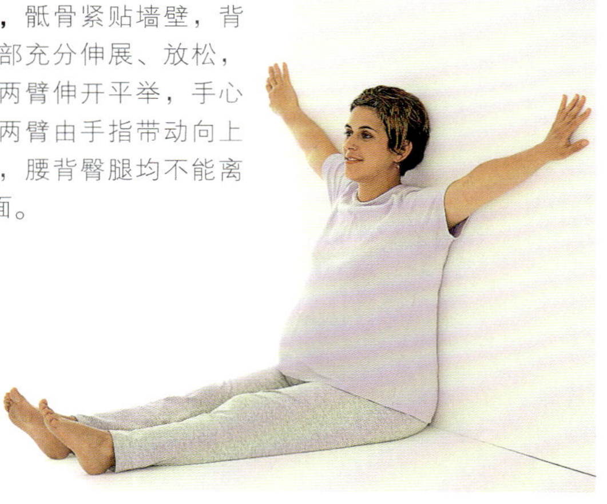

**两臂举到最高处时，**把掌心翻过来，然后伸展双臂。每当呼气时，让你的坐骨向下压，同时让你的脊椎沿着墙面伸展。

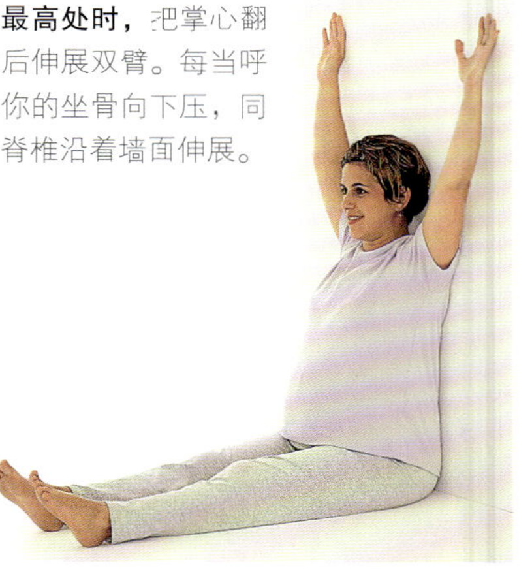

**正确的坐姿**　坐椅子的时候，你要尽量往后坐，以便让后背得到很好的支撑。如果有必要，找一个小垫子放在腰后，这也能起到支持的作用。到了孕期的最后几周，你可能会需要更多的东西来支持腰部，这时你就可以找一只更大的垫子垫上。如果你需要写字，或者用电脑，你可以时不时地把脑袋放在上面休息，同时放松你脖子后面的肌肉。如果你一坐就是很长时间，你可以找一只矮凳放在脚下，以便膝盖就能达到或者超过髋的高度，这样做能起到放松背肌的作用。

**如何捡拾东西**　当你要从低处取东西的时候，你要用你的腿来完成这件事，而不是你的背。这意味着，只要有可能，你就应当蹲下来捡拾物品。比如你要在地板的高度做些什么事情，或者清理浴缸、铺席子、搬动重物等，你都应该采取蹲下来或者半跪的姿势，而不是把脊椎当起重机来用。对有些家务事，比如说擦地板，你做的时候最好四肢着地。这种姿势非常舒适，尤其在你背痛的时候，因为这样做可以防止胎儿压迫你的脊椎。

**如何躺下和起来**　侧卧一般是人们最舒服的睡姿，如果你想更舒服一些，就在你上面的膝盖下方垫一个枕头，让两腿之间有足够的距离。躺卧的时候要尽量防止腰部悬空，必要的时候可以找一个小垫子把腰部垫起来。

当你要从平躺的状态起来时，你首先应翻转到侧卧位，两只胳膊放在一边，用上面的胳膊按住床面，然后两只胳膊一起用力把自己撑起来。同时你还要抬腿屈膝，等到身体直立后再收缩臀肌站起来。这样做可以避免不必要的腹肌拉伤。这一切听起来好像有点儿复杂，但是做起来是非常协调流畅的。

## 身体与不适

尽管身体的疼痛一般都是由错误的姿势引起，但它同样也可由怀孕引起，你所能做的就是尽量放松身体，同时试验各种你感觉比较舒适的姿势。

如果你有腰背酸痛的症状出现，你可以去找按摩师按摩，他（她）不但能缓解你的症状，还能告诉你有效使用肌肉和防止扭伤的方法。按摩师那里有专门的按摩床，可以针对你的肚子作出调整，还能在不伤及胎儿的前提下矫正你的脊椎。

**腰痛**　在怀孕晚期，如果胎儿朝向前方，同时头部后方（枕骨，详见第270页）紧压着你的骶骨，你就可能会腰痛。如果发生了这样的情况，你在休息的时候就要防止把胎儿的体重压在自己的脊椎上，同时尽可能地保持四肢着地的姿势。如果你在擦厨房地板的时候采取这种姿势，你的腰痛就会大为缓解。此外，拱背运动（详见第131页）不仅正是这种姿势，而且还结合了骨盆的摆动，这种运动可以有效地缓解胎儿对脊椎的压力。

**背痛**　在怀孕晚期，你的腹部向前突出，为了保持平衡，你的背肌会收缩，将肩部向后牵拉，从而引发背痛。为了缓解疼痛，你可以找时间做绕肩运动（详见第130页），将肩膀向后旋转。

**耻骨痛**　在孕期当中，骨盆带前方的关节软骨（耻骨联合）会在激素的作用下软化、拉长，以便分娩时胎儿有更大的空间通过骨盆下口。在怀孕中期左右，这种“拉长”作用会使有的孕妈妈发生阴部疼痛的症状。这时，你的耻骨联合摸上去比较柔软，你还可能有腰痛和大腿痛的症状。在这种情况下，你可以使用骨盆支持带来缓解疼痛，有关情况你可以与医生咨询。在你休息的时候，你也可以用裹着布的冰枕压在痛处，这也有一些镇痛的效果。当你翻身或下床时，一定要注意把两腿并拢（欲了解更多信息，可联系第428页所列出的相关机构）。

**刺痛和麻木**　在怀孕期间，你或许会感到手有刺痛和麻木的感觉，这是腕管综合征的症状，原因是你手部和腕部的肿胀压迫了腕管里的神经和肌腱。在夜间，你的手腕处会积压多余的体液，所以早上的症状是最严重的。为了缓解症状，你可以把手举过头顶待几分钟，同时不断地弯曲和伸展手指。

**肋下痛**　在第30孕周（详见第79页）之后，子宫的上部（宫底）已经上升到很高的位置，这可能会使你的肋下出现疼痛的症状。肋下痛通常发生在胎儿所在的一侧。

这时你会发现，你只有直直地坐在很高的椅子上才会觉得舒服，而且坐下的时候还要很小心，以防压迫到子宫。尽管有老人说孕妈妈双手举过头的动作不太好，但这样做可以使身体向上伸展，把胸廓拉离子宫。你也可以背靠墙坐下伸展双臂（详见第132页），这时墙能起到支持后背的作用。

**腹股沟痛**　腹股沟痛是由于怀孕晚期子宫两侧连接于腹股沟处的圆韧带受到牵拉所致。预防的时候要注意避免剧烈的身体活动，比如站起来的时候不要太快。同时，你也要避免长时间地站立，而且即便是坐着，你也要经常变换姿势。抬髋运动（详见第131页）有助于缓解腹股沟痛。有的孕妈妈会突然感到体侧有剧痛，这是由于子宫旁边的阔韧带受到牵拉的缘故。在你侧身躺卧的时候，你可以找一个小枕头垫在子宫下方，以防出现上面所说的情况。

**下肢痉挛**　有的孕妈妈会反复发生腿抽筋的现象，尤其是在她们进行低盐饮食的时候，所以睡前吃点儿咸的东西会有助于抽筋现象的消失。补充镁制剂也可以减轻下肢痉挛。有的医生以为你缺钙，会给你开钙制剂，研究证明这种做法是没有效果的。此外，你也要避免做弯曲脚趾的动作，同时把厚重的被子换成松软的羽绒被，以防你的脚趾受压后弯曲。

> “抽筋的时候，我常常把他叫起来给我揉腿，这样做最起码能培养他将来夜里照顾宝贝的能力。”

在睡觉的时候，你还可以把脚放到比心脏高的位置，这样做可以促进腿部的血液循环，缓解痉挛。但是在怀孕晚期，这个姿势也可以引起消化不良，所以这就成了一个两难的选择。当你这样做的时候，你可以通过用脚画圈的动作来拉伸腓肠肌（小腿后部的肌肉），或者也可以用脚来写字母，每次用一只脚写，写的时候腿不动。在你抽筋的时候，让你丈夫一手握住你的脚跟，一手将你的脚面向上掰，掰的时候你的腿是直的。经常这样做有助于解决腿部痉挛，大约10次以后，你就可以睡好了。

## 常见病症

胎儿在你的体内生长发育，用不着你为了它主动地做这做那，但是它的发育却会影响你的全身，影响你的每一个系统。

### 静脉曲张

静脉当中的静脉瓣有促进血液回流心脏的作用，可是在孕期当中，不仅循环血量增加，而且静脉瓣会发生软化，于是促进血液回流的作用也打了折扣，结果是血液淤积在下肢的静脉血管里，造成血管肿胀，这种情况在站立的时候尤为严重。

为了预防和缓解静脉曲张，你应当避免可能引起血液淤积的姿势，比如长时间站立，坐着的时候跷二郎腿，或者坐着的时候腿紧压在椅子上。此外，活动脚部也可以促进腿部的血液循环。如果有人建议你穿弹力长筒袜，你就选择那些弹力更强的型号，在早上起床前穿上它。穿的时候先屈腿，把袜子套上去，然后再一点一点地往上拉，穿好一条腿后再穿另外一条。

**阴道静脉曲张**　有时，静脉曲张会出现在阴道和阴唇上。遇到这种情况时，你可以用手绢包一些冰块敷在患处，症状就会缓解。当然，你在走动的时候是无法这样做的，不过这也正好是一个躺下来休息片刻的机会，这样，沉重的子宫就不会再压迫你肿胀的血管了。有时服用维生素$B_6$（吡哆醇）也会管用。

**痔疮**　痔疮是发生在直肠部位的静脉曲张，可由便秘引起。如果你得了痔疮，就要避免用力排便。这种情况必须立即处理，因为它随时会脱出肛门之外，导致剧烈的疼痛。医生可能会给你开缓解症状的药膏，你也可以用棉布垫蘸金缕梅酊剂擦拭患处。

## 便秘

在怀孕期间，由于激素的影响，你的肠道会变得松弛，使它们运送粪便的效率降低，这样你就比平时更容易患上便秘。为了预防和缓解便秘，你要多吃水果、蔬菜、全谷物食品和富含纤维的食物，同时尽量多喝水。在你上厕所的时候，你要把骨盆底彻底放松，同时臀部充分弯曲。只要情况允许，上厕所的时间可以稍长一些，还有每天练习快步走。如果这些都不管用，你可以找医生开栓剂。

## 尿急与尿路感染

在怀孕的前3个月里，不断发育的胎儿和持续增大的子宫会挤压你的膀胱，而且在激素的作用下，你的膀胱括约肌也会软化，因此你常常会有尿急的感觉。在临产前胎儿入盆后，这一感觉会更加明显。

**膀胱炎**　在孕期当中，骨盆的区域会发生充血的现象，使尿路感染的危险性上升。当你在排尿的中间感到刺痛、灼热时，你就可能患上膀胱炎了。如果不加治疗，症状会迅速加重，甚至引起肾盂肾炎（详见下文）。

如果你怀疑自己得了膀胱炎，就赶紧去看医生，他（她）会给你开抗生素。当你第一次感到有症状时就要赶紧寻找帮助，因为拖延会让感染变得更顽固。

对膀胱炎来说，常用的解决办法还有多喝水。每次上完厕所后，你都应该补充一杯水。你还可以喝橘汁或者碱性饮料，比如小苏打水和柠檬酸钠的混合液。还有一种天然疗法——药蜀葵茶。另外，你还应当穿着棉质的内裤和裆部宽松的衣物，或者两腿之间有棉垫和通气孔的裤袜。在上厕所的时候，你需要多花些时间尽量把尿排干净。在怀孕晚期胎儿挤压你膀胱的时候，你可以变换姿势把胎儿移开一点，这样情况会好一些。

**肾盂肾炎**　如果你有发烧和腰痛的症状，并且一侧或双侧肾脏在受到挤压时出现疼痛，你就可能患上了肾盂肾炎（一种肾脏感染）。这种感染有时会引起恶心和呕吐，你必须尽快治疗，因为这种病不仅很疼，而且对肾脏非常不利，比较危险。治疗肾盂肾炎的时候，抗生素非常有效，而且治疗膀胱炎的所有方法也都可以派上用场，找一个热水袋放在疼痛区域也比较有效。患有肾盂肾炎的孕妈妈一般都需要住院进行诊断和治疗。尽管抗生素可以迅速地治愈感染，但是你的疼痛和不适将持续长达两周。

## 阴道炎

在孕期当中，阴道分泌物增加是很正常的现象。但是如果你的阴部出现瘙痒，阴道发红，有刺痛和灼热感，你就很可能患上了阴道炎（假丝酵母菌或念珠菌感染）。在治疗阴道炎方面，有一组叫作咪唑的阴道栓剂是特效药。如果感染反复发作，你就别再吃糖和面食，转而吃全谷物食品、水果、蔬菜和蛋白质。阴道炎在怀孕期间属易发和复发性疾病，如果症状不严重，仅仅调整饮食就可以起到治疗的效果。

## 乳房胀痛

在怀孕早期，乳房胀痛是非常正常的现象，但是对有的孕妈妈来说，这种感觉也很不好受，在走路的时候，她们用两只胳膊紧紧地护着自己的乳房，生怕别人碰到它们。发生乳房肿胀的时候，买一只合适的胸罩是非常重要的，因为乳房在这时通常都会增大，它们增加的重量会让你很不习惯。如果你发现自己的乳房正变得异常敏感，那么它们将受不了来自你伴侣的哪怕最温柔的触摸，这种现象直到怀孕中期以后才能逐渐缓解。

## 乳头内翻

有的孕妈妈一侧或双侧的乳头长得像酒窝一样，这就是乳头内翻。如果你有这样的乳头，但是你能把它挤出来，或者在你有性快感的时候它自己会突出，那么孩子将来就能把它吸出来，并不影响哺乳。如果不是这样，孩子就可能咬不住乳头，不过只要咬住了，他（她）就能很快地把乳头吸出来。那种只有乳头突出来才能成功哺乳的认识是错误的，而且在怀孕期间佩戴吸奶器或者挤压奶头都是没有必要的。

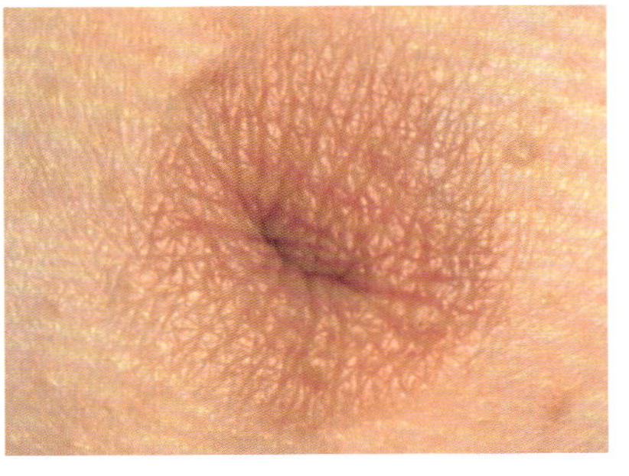

**乳头内翻或内陷**的孕妈妈依然可以用乳头来哺乳，孩子很快就能把它们吸出来。

## 呕吐

在怀孕的前3个月里，恶心和呕吐是很常见的现象（详见第27页），但是对有的孕妈妈来说，这种现象会持续很久，这就是剧吐。剧吐是一种让人很难受的疾病，因为它会让孕妈妈吃不下任何东西。奇怪的是，这种病症只要一住院就会好，一般不用采取什么措施。这就是为什么一些精神科医生和产科医生认为剧吐是一种由不融洽关系导致的症状，在他们看来，只要你能与关系不好的伴侣、父母等任何给你造成压力的人脱离密切的接触，你的呕吐就会停止。不过，医院还有一个好处是你不用做饭、闻油烟的味道，这也是一到医院病就好的原因之一。

如果你从早吐到晚，什么东西都吃不下，并且感觉十分难受，你就可以试着从平常的生活环境中脱离出来，然后去和那些你不熟甚至完全不认识的人待在一起，他们不会给你带来心理困扰。如果这给了你机会去做你没有做过的事情，你就可以去泡个温泉，或者去看你以前从来没有机会看的东西，这样你就能好很多。对这样的孕妈妈，有这样一句话可以用来形容她们，“她们需要从自己的世界里走出来”。如果孕妈妈吐个没完，她也许就需要让自己脱离常态的生活和人际关系，直到她的心理重新恢复平衡为止，到那时，她就能以崭新的面貌重新回到自己的世界当中。

## 鼻塞

在怀孕期间，有的孕妈妈会伴有持续性的鼻塞，在产前的几个月尤为严重。但是，鼻塞、流涕通常只是怀孕期间的激素产生的副作用，与病毒感染无关，比如说感冒。

**鼻窦炎**　在怀孕期间，释放入血的激素会导致阴道和子宫颈软化，同时也使鼻窦和鼻腔的黏膜充血、肿胀。你可以用棉球蘸桉树油来擦拭，也可以买精油吸棒来解决鼻塞的症状。在怀孕期间，鼻窦炎不会影响你的呼吸，呼吸也可以通过口腔进行，所以这一点你不用担心。在宫缩的间歇期间，你可以通过频繁地小口喝水或者向口腔当中喷凉水来让自己感觉更舒服一些。你也可以在嘴唇上抹润唇膏来避免嘴唇干燥。胎儿分娩之后，你会发现鼻窦炎的症状全部都不见了。

**流鼻血**　孕期当中流鼻血也与过高的激素水平导致鼻充血有关，针对这种情况，你可以在鼻孔里涂一点凡士林来止血，平时注意不要让鼻子受到外力的冲撞。

## 早孕阴道出血

在孕期的任何阶段，阴道出血都是一件让人忧心的事情。在怀孕早期，这可能是由于激素水平不够高而引起的。出现了这种情况以后，任何治疗措施都可能影响到正在发育当中的胎儿。尽量不要让身体劳累，如果出血发生在你月经该来的日期，你就要更加小心，如果可以的话，最好卧床休息几天，每天都要把身体保持在完全放松的状态。这种现象有可能导致流产，更多应对措施见第386页。

## 怀孕晚期阴道出血

如果你在怀孕晚期阴道出血，这可能是分娩即将开始的征兆。流出的血通常来自宫颈，除了宫颈处有息肉发生破裂之外，这种情况都表示宫颈正在膨胀，壁变薄。如果此时距预产期不足一月，而且出血看上去像是月经刚来时的样子，有带血的黏液流出（“见红”，详见第250页），那么就不必担心，这是身体机能的正常表现，你在一周或者两周内就要分娩了。

如果流出的血液是鲜红的，看上去像是月经高峰期的样子，情况就完全不同了。这种情况叫作产前大出血（APH），尽管非常少见，但是非常危险。你需要立即给医生打电话，或者直接去医院。注意不要做阴道和直肠检查，它们可能会让情况雪上加霜。这时，最好的检查办法是超声扫描，它可以准确地找出病因所在。

**胎盘前置**　有时，阴道出血是由于胎盘的位置靠下，并且部分在胎儿面前所致。在怀孕27周后出现的断断续续的产前大出血就是这种情况的典型表现，这就是胎盘前置。胎盘前置的发生率约为千分之五，而且绝大部分都要进行剖宫产。如果通过阴道生产，那么随着子宫下段的拉长、变薄，胎盘就会与子宫分离，造成胎儿的营养和氧气供应被切断。出血的时候要立即住院，如果情况有所反复，医生就会建议你待在医院，直到胎儿发育成熟以至分娩。

通常，在怀孕第18～20周的超声检查当中，医生就会发现胎盘位置靠下的现象。但这在怀孕早期并不是异常现象，因为到怀孕晚期的时候，子宫已经增大，宫壁已经拉长，胎盘一般就会位于子宫的上段了。所以，不能根据怀孕早期的诊断来作出进行剖宫产的决定。事实上，在早期超声诊断胎盘靠下的病例中，只有6%会出现胎盘前置。

**胎盘早剥**　产前大出血也可以由部分胎盘剥离子宫壁而引起，这叫作偶发性大出血（偶然发生）或胎盘早剥。有时可见持续性腹痛和子宫坚硬。胎盘早剥的严重性取决于剥离部分的面积大小，但是这种情况通常都比较严重，你应当立即告知医生。医生会让你住院，卧床休息，如果出血已经止住，并且胎儿也没有受到影响，你就可以在4～5天后出院。这时你可以回归平常的生活，但是要避免性交和性高潮，直到胎儿娩出之后。

## 高血压

每次进行产前检查的时候，医生都会为你测量血压（详见第48～49页）。这是因为，尽管血压有小幅波动是正常的，但如果升高明显，就提示可能有先兆子痫。如果舒张压（较小的那个数字）升高超过正常值15mmHg，你就患上了孕期高血压。

高血压是先兆子痫的征兆之一，患有先兆子痫的孕妈妈胎盘机能会有所下降。但是，高血压也可以被误诊，这一点要足够注意。对被诊断为高血压的孕妈妈来说，她的血压升高可能只是在产前检查的时候才突然出现的。这可能是由于她急匆匆地赶到医院，或者坐在那里担心家里的孩子，或者是在等待室里被别人的话吓到了，又或者仅仅是"白大褂恐惧症"的结果。为了防止误诊，你要避免急匆匆地赶来赶去，同时放松身心。事实上，在孕期当中，有关血压的检查越多，结果是高血压的病例也会越多，这常常会造成误导。

**每天找一些时间**来真正地放松身心，深呼吸的同时，把注意力放在你肚子里的小生命上。

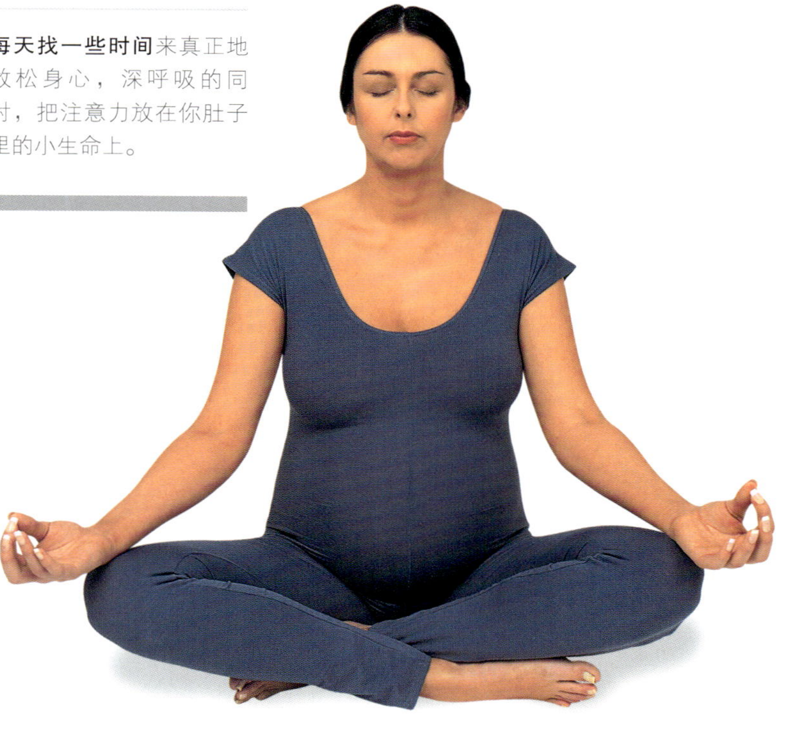

# 先兆子痫

先兆子痫有时也称“妊娠毒血症”，在澳大利亚叫作“妊娠高血压综合征（HDP）”，也被称为“子痫前期”和“妊娠中毒”。从如此多的称谓当中可以看出，这种病的致病原因是很不明确的。在19世纪，一位医生说这种病是“理论上的疾病”，而在今天依然如此。先兆子痫的发生率在5%～10%之间，但极少发生在怀孕初期，除非孕妈妈多年以来都处于营养不良的状态。

**症状** 先兆子痫只有在晚期和严重的时候才引发症状，包括血压升高、蛋白尿和体液潴留，同时出现上面的情况后，你就会被诊断为先兆子痫。如果单单血压升高，就不是先兆子痫。这种病症如果不加治疗，除了容易引发高血压之外，还会造成肾脏、肝脏和血凝系统的问题。对胎儿来说，先兆子痫会影响胎盘的机能，造成胎儿营养不良。症状严重时，你会头痛，视物模糊，恶心，呕吐，上腹痛（尤其是右侧肋骨以下），坐卧不安。当这些情况发生时，不要以为是肠胃疾病。遇到极端的情况时，孕妈妈甚至会抽搐。这种情况尽管不多见，但是确实危险。遇到这种情况，医生常常要施行剖宫产。

**病因** 先兆子痫的病因不甚明确，但是有研究显示，原因可能是子宫在胎盘的刺激下发生了异常反应，导致胎盘当中的血管变细。这一现象发生在第6～18孕周，那时，胎盘细胞未充分深入子宫内壁动脉而使胎盘血管增粗，于是营养胎儿的功能（详见第76页）就受到了影响。先兆子痫还有另外一个原因，它是一个与移植排斥反应相类似的过程，似乎胎儿是母体的一个移植体，被母体的免疫系统识别，然后生成细胞来驱逐侵入体。

先兆子痫更容易发生在首次怀孕的孕妈妈身上，不过这也与丈夫一方有一定关系。如果孕妈妈的前后两胎是与不同的丈夫生育的，那么她后一次怀孕发生先兆子痫的概率与第一次是相同的。

营养不良也是先兆子痫的重要因素之一，你或许可以通过吃得好一点儿来预防先兆子痫。如果你在以前的怀孕当中发生过先兆子痫，那么当你打算再次怀孕时，你一定要首先改善自己的营养状况。通过控制饮食来预防先兆子痫是有害的。

如果你有下列情况，你将更容易患上先兆子痫：患有糖尿病或肾病；平常血压较高（140/90mmHg或以上）；此次为多胎妊娠；家族成员患有高血压或曾患有先兆子痫；年龄不到20岁或者超过40岁；身高不足1.6米；以前患过先兆子痫（先兆子痫的复发率为10%）；患有偏头痛。

**治疗** 有的医生认为，在症状刚出现的时候就卧床休息可以避免症状进一步发展。的确，卧床加上放松身心可以降低血压，同时增加胎儿的血供，只是不要仰面平躺，而是要采取侧卧位，并且让腹部有良好的支撑。其中，左侧卧最有利于血液流向胎盘。不过，现在的看法仍然不能肯定卧床休息是一个好办法。

如果你同时出现高血压和蛋白尿，或者血压单项高达170/110mmHg以上，医生就很可能会让你立即住院治疗。他们会每隔4小时为你测量血压和验尿，或者更为频繁。此外，他们还可能为你注射硫酸镁，这是一种抗惊厥剂，可以降低你发生先兆子痫的风险。如果你的低压降到90mmHg以下并且能够保持，而且蛋白尿也同时消失，那么很可能在3～4天之后，你就可以出院了。

在医院里，许多患有先兆子痫的孕妈妈感觉很憋闷，因为她们并没有身体上的不适。孕妈妈应当向医生了解自己的身体情况，同时知道治疗对自己的价值，而不是被动地接受它们。因为时至今日，很多症状并不需要住院，比方说高血压。

## 子痫

子痫是一种比较罕见（发病率为万分之五）却非常严重的情形，它需要高技术的紧急治疗来控制抽搐，同时还要降低血压。当抽搐得到控制后，接下来就要进行分娩，很可能是剖宫产，但有时也可以从阴道分娩。

## 糖尿病

对患有糖尿病的孕妈妈来说，如果血糖控制得比较好，那么分娩就是与其他人一样安全的。对血糖进行认真的控制非常重要，尤其在孕前和怀孕初期的时候，否则胎儿出现先天异常的概率就会增加。在一系列预测胎儿残疾风险的手段当中，甲种胎儿球蛋白检测，或者产前风险预测是第一项筛选方法，这种检测的结果对患有糖尿病的孕妈妈来说更不准确，这一点要提前考虑到，所以不是检测出了问题，问题就一定存在。糖尿病孕妈妈体内积存的葡萄糖会被胎儿吸收，所以胎儿的生长非常迅速。现在，常用的方法是用血糖计在家里监测血糖水平。在与医院的电脑相连接后，血糖计会给出日平均血糖水平的详细数据，根据它，你就可以调整你的糖摄入量和胰岛素剂量。仅仅用一次超声扫描是不能够准确预测胎儿在分娩时的体重的，在怀孕晚期，医生可能会建议你做一系列的扫描。如果医生认为胎儿已经长得太大，将来难以顺利地从骨盆下口娩出时，他（她）就会建议你进行催产。实施催产后，尽管胎儿的形体比较大，但是发育还没有完全成熟，所以产后需要专门的护理（详见第380页）。有时，糖尿病孕妈妈需要通过剖宫产来分娩，因为在施行催产的时候，孕妈妈的子宫颈还没有来得及软化和作好张开的准备。但是，这不是糖尿病妈妈无法哺乳的原因，因为许多糖尿病妈妈都可以成功地做到这一点。实际上，母乳喂养可以减少新生儿将来患上糖尿病的危险。

"医生给我诊断出了糖尿病，这真是太意外了，因为我怀孕后感觉一直很好，直到他们给我查出来。"

## 尿糖

每次你去医院时，医生都会为你做尿检（详见第48～49页）。在怀孕期间，几乎所有孕妈妈的尿液里都会出现糖分，这表明她们的血糖水平增加了，而这有利于胎儿的生长。在极少数情况下，尿糖是因为糖尿病在作祟，不过绝大多数孕妈妈都不是糖尿病患者，尿中出现糖分仅仅是身体的生化改变，并非疾病。在怀孕的时候，你的循环血量会增多，所以你的肾脏要处理掉更多的血糖。当你年龄比较大，或者超重、多次尿路感染、吸烟时，你更容易出现高血糖。

你可以通过调整饮食来降低血糖水平：少吃含糖食品、香蕉，少喝含有咖啡因的饮料，少食多餐（而不是一顿吃太多）。如果你长时间不进食，这样或许可以消耗掉一些脂肪，酮也会出现在你的尿液中，但是这绝对不是一个好办法，这意味着你在让你的身体挨饿。控制体重增加当然没问题，只要你感觉好，但是你得保证你的营养。况且，每天多做一些运动也可以达到降低血糖的作用。

## 妊娠期糖尿病

孕妈妈患有妊娠期糖尿病时，其循环系统中就会含有更多的糖，使胎儿的形体增大。有的医生建议所有的孕妈妈都要参加葡萄糖筛查。在筛查当中，你先口服糖水，然后在一小时之后采血样。如果血糖水平比较高，你就需要参加一项更为严格的测试（葡萄糖耐量测试）。在葡萄糖筛查未过关的孕妈妈当中，仅有15%在葡萄糖耐量测试中出现异常（并且被诊断为妊娠期糖尿病）。另一些医生只建议特定的风险人群参加葡萄糖耐量测试，她们包括出现如下情形的人群：尿中含糖、曾患妊娠期糖尿病、曾有原因不明的流产或死胎、曾产下超重胎儿和自身超重明显。

如果你患有妊娠期糖尿病，就要控制饮食当中碳水化合物的含量，低热量饮食有助于降低血糖。有的医生推荐注射胰岛素，这样做可能会减轻胎儿的体重，但是实验证明对生育结果无影响。

## 贫血

在孕期当中，血红蛋白水平下降是很正常的现象。有的医生会不假思索地给你开铁制剂，但是这样做是有害的。如果孕妈妈的血红蛋白水平没有下降，那么她就更容易早产。实验室研究显示，血红蛋白浓度与铁蛋白水平（正常值是125～150）中间的关系非常复杂，在哪些人需要补铁，哪些人不需要补铁的问题上争议很大。

如果你真的发生了贫血，你会感到非常疲惫，稍一活动就会筋疲力尽，还有头晕目眩、气短的症状。贫血的孕妈妈更害怕分娩时的大量失血，也更容易招致感染。在这种情况下，你需要调整饮食，多吃含铁丰富的食物，多补充蛋白质、B族维生素（尤其是维生素$B_{12}$）和维生素C，另外服用医生给你开的叶酸补充剂（详见第99页）。为了让你的血液能够把足够的氧输送给身体的各个组织，这些做法都是必要的。此外，医生也会给你开铁制剂，如果你服用铁制剂后发生便秘，就让他（她）另开一种。如果在第30孕周后出现血红蛋白水平极低的情况，医生可能开补铁的针剂。

## 头痛

在你怀孕的时候，你可能更容易头痛，不过这是没有原因的，事实上，有些孕妈妈平时经常偏头痛，可是一怀孕就完全好了。与平时一样，你也会因为紧张而头痛，如果你的孕期充满了焦虑，或者你独自承担了太多的事情，你就更容易头痛。读懂你身体发出的信息，调整你的生活方式，如果你担心即将到来的分娩，就找点儿办法来自助（详见第150页）。在怀孕晚期，如果你的头部有剧烈的锐痛，并且影响到你的视力，你就要把这个情况告诉医生，因为这可能与先兆子痫有关。

## 消化不良

在分娩前的3～4个月里，消化不良（胃灼热、烧心）是一个常见的问题。因为你的肚子里似乎已经没有空间了，好像你所有的器官都被紧紧地挤在一起了。

你最好把一顿大餐分成几顿小餐，每次少吃一点儿，每天多吃几顿，同时避免吃油炸、油腻和辛辣的食物。也有的孕妈妈无法消化经过发酵的食物，比如面包，少吃这些食物可以减少胃部不适。很多孕妈妈发现，她们在吃饭的中间不能喝水，并且只能吃含水少的食物。具体怎样吃才适合你，这需要你通过试验各种食物和饮品的不同组合来决定，没有哪一种饮食是适合所有人的。胃灼热（烧心）由胃酸反流至食道而引起，所以你要注意坐卧的姿势，避免子宫上部压迫到你的胃。你可能会喜欢直靠背的椅子，或者喜欢在晚上睡觉的时候用几个枕头把自己的身体垫起来。你还要注意穿腰部宽松、感觉舒适的裤子和裙子。

“当我不再为了怀孕的事情而操心这操心那的时候，我发现放松心情的感觉是很美的。”

### 气短

在第34孕周之后，宫底升到了很高的位置，从这时起直到胎儿入盆前，你或许会发现，不管你是累了还是仅仅从椅子上站起来，你都会气喘吁吁。这是因为，此时你的子宫正在压迫你的肺脏，而且你的横膈膜甚至也向上移了2.5厘米。同样地，坐着的时候挺直上半身，躺着的时候把身体垫好，这些都是有效果的。你或许还得把生活节奏放慢，这样才能呼吸自如。万物皆有其规律，也许怀孕期间气短就是要告诉你，你需要放慢脚步。

## 孕期日常保健

在你怀孕的时候，你的身体里好像有一只火炉似的。你的循环系统正在满负荷运转，身体的新陈代谢也加快了。即使天很冷，别人都说不暖和的时候，你也会发现，你不再需要像平常那样穿那么多衣服。到了天气热的时候，你很可能会发现棉质的衣裙穿起来更舒服，而合成材料的衣服就不行。许多孕妈妈都患有静脉曲张，在腿部、直肠和阴道都有（详见第135页）。此外，你穿的靴子和裤子都不要太紧，以免妨碍腿部和阴部的血液循环。

### 鞋

鞋穿起来不应当挤脚，后跟也不能太高，否则你的体重就会压在脚尖上。在怀孕晚期，你的脚会比平时更大一些，所以你需要穿大一号的鞋。尽管系带鞋可以给足弓提供很好的支撑，但是到怀孕晚期的时候，你或许会发现你很难系上鞋带。

## 胸罩

从怀孕的第一天开始，你的乳房就开始一天天地胀大，于是你需要一只能够给乳房提供足够支撑的胸罩。如果你的乳房很沉，胸罩的系带就不能太窄，否则会在肩膀上勒出痕迹来。

此外，在乳房很沉的情况下，如果你不给它们提供支撑，它们就可能长出妊娠纹（详见下文），也就是产后出现的白色条纹。如果你的乳房很大，你或许会喜欢在夜间戴上一只轻便的胸罩。

## 牙齿

在怀孕期间，胎儿需要钙来强壮牙齿，你的牙齿也不会比平时更容易掉，但是就像激素让身体里的其他组织发软、肿胀一样，你的牙龈也会这样，并且容易发生感染。为了预防牙龈感染，你要做的第一件事就是保证饮食营养（详见第96～101页）。另外，口腔卫生也很重要，你应当保持定时刷牙的习惯，尤其在饭后和睡前。当你得知自己怀孕的时候，你就要找时间去作牙齿检查和牙齿清洁（洁牙），但是不要拍X光片。等到以后小孩出生并且长到5个月大的时候，你需要再作一次牙齿检查。

## 皮肤色素沉着

对许多孕妈妈来说，怀孕比美容手术都要管用。怀孕可以让皮肤变好，让眼睛闪亮，还能改善发质。但是，怀孕也会使有的孕妈妈脸上长暗斑（色素沉着），这让她们很苦恼。这种暗斑学名叫作“黄褐斑”，也叫“妊娠面斑”，是激素水平过高的结果，有时也见于口服避孕药的孕妈妈。在阳光的照射下，皮肤色素沉着会变得更严重。市场上有一种专门针对妊娠面斑的美容霜，遮盖效果还不错。不过，分娩结束后，这种暗斑一般都会消失。

你也会注意到，你身体其他已经有色素沉着的部位，它们的颜色会变得更深，比如你的乳晕和阴唇。或许你还会在肚脐下方长出一道深色的纹路，两边是腹直肌，它在深色头发孕妈妈的身上尤其明显。在胎儿出生以后，所有的这些颜色改变都会消失。

## 妊娠纹

妊娠纹是暗色的条纹，可能出现在腹部、臀部和胸部，它们是皮肤下部受到拉伸的结果。它们不会完全消失，只是在怀孕后由棕色或紫色变为白色，就像精美的织物没有熨平一样。许多孕妈妈用美容霜或者美容油来滋养皮肤，这些产品有些专门就是针对妊娠纹的。不过，它们一般价格较高，而且，只要能够让皮肤迅速吸收，其他化妆品的效果也是一样的。如果你的皮肤受到的牵拉非常厉害，尤其是在你怀有双胞胎的时候，妊娠纹就是从皮肤底部产生的，所以你在外面抹的任何东西都是深入不进去的。不过，在自己的肚子上涂抹本身就很舒服，就算妊娠纹不能消除，用油油的滑滑的护肤品轻柔地按摩肚子也没有什么损失，而且还是一种快乐享受呢。

## 皮肤瘙痒

在天气热的时候，你可能会感到皮肤瘙痒。预防的时候，你需要穿尽可能宽松的棉质衣服和内衣，而不要穿合成材料的。也可以用炉甘石洗液涂抹皮肤，或者在50毫升金缕梅酊剂或玫瑰香水中分别滴入几滴春黄菊、薰衣草和佛手柑精油，然后擦拭皮肤。

如果你正在遭受皮肤瘙痒的困扰，你还可以咨询医生，在很少的情况下，这可能是肝功能异常的信号——妊娠期肝内胆汁淤积症，它对体内的胎儿非常危险，遇到这种情况，唯一的治疗方法只能是引产。在更多的情况下，这是瘙痒性荨麻疹样丘疹斑块的症状，这种丘疹在第一次怀孕的时候更为常见，它只能在产后消失，但是不会感染胎儿。

## 运动

如果你比较擅长某项运动，那么在怀孕期间你仍然可以做它们，这一般来说是很好的，因为当你擅长某项运动的时候，你的运动就会比较协调，不浪费多余的肌肉能量。只是随着孕期的进展，你的重心会逐渐移向腹部，你的身体平衡也会有所改变。游泳和跳舞都是极好的运动，但是不要在通风不好的室内跳舞。此外，在拥挤的商场里逛来逛去也不是理想的运动方式，它会让你感觉很累。有一项运动非常适合你，那就是快步走（健走），在晴朗的天气里，穿一双舒适的鞋子，甩开双臂，深呼吸，这对你的身体很有好处。

> “怀孕的时候我仍然去骑马，这项运动非常有利于放松。但是我只做一些简单的动作，不再跳障碍了。”

骑自行车也是一项有益的运动，但是为了你自己和你肚子里的孩子，你要避免在车比较多的路上骑车，因为有很多汽车尾气。此外，在孕期当中，不要参加任何有竞争性的体育活动，因为一不小心就会运动过量。

## 旅行

在怀孕期间，只要别让身体累着，旅行通常是安全的，但旅行也很容易让身体劳累。为了避免劳累，你最好把长途旅行分成几个自己能够把握的短途旅行，在中间休息一下。久坐会使骨盆部的血液循环减少，所以不要在汽车、火车或者飞机里坐着一动不动超过两小时，你要在中间站起身来走动几分钟。在孕期当中，你更容易出现膀胱感染（详见第136页），所以要注意经常性地排尿。在旅行当中，你最好穿宽松舒适的衣服和鞋子，面料最好有一些弹性，柔软的连袜鞋通常是最舒适的。途中，尽量找机会多睡觉，可以佩戴柔软的眼罩来遮挡阳光。

**乘坐飞机**　坐飞机容易让身体脱水，所以在飞机上要喝水或者橙汁，不要喝含酒精的饮料，因为酒精会加重身体的脱水。如果你怀孕已经超过36周，有些航线会要求你出示医生的证明，证明你可以乘飞机旅行。如果你在飞机上分娩的可能性很小，医生就很可能给你出证明。但是如果你的身体不允许，比如血压比较高，或者有流产的危险，医生不同意也是合情合理的。在身体不允许的情况下，乘坐飞机所带来的高度变化有可能引发早产。同样地，你也不能乘坐没有增压座舱的飞机，因为这有时会让胎儿获得的氧急剧下降。但是尽管如此，一些航线仍然没有对孕妇乘机作出特别约束。当你打算进行长途飞行的时候，你还要考虑时差综合征的影响，而且在飞行的过程当中，你还需要穿上弹力丝袜。

**驾驶车辆**　如果你开车不累，也没有头晕目眩的感觉，那么开车还是很安全的。开车的时候，注意避开行车高峰。如果车堵上了，尾气很多，你就把车窗关上，让空气在车内流通。如果车子的变速杆活动起来比较费力，那么这在怀孕晚期会让你耗费很多体力，并且给你带来不适。这时，有自动变速箱的车子开起来就轻松一些。另外，保险带一定要系在肚子的下方。

## 工作

在胎儿分娩之前，只有你知道什么时候应该停止工作，不要为他人的话所左右（说永远比做更容易）。想清楚你近期和远期最想做的事情，通过沟通来尽量避免交通高峰时段的出行，如果能在家工作就更好了。此外，你还要学会把不重要的事情放下，并且尽量早点儿睡觉。在胎儿出生以后，你恐怕只能睡很少的时间，所以现在就通过睡觉来储备能量吧。

如果你打算一直工作到分娩前夕，那么就要给自己留出休息、深呼吸和“体味当下”的时间，并且时刻关注自己和胎儿。你还要找时间把腿放在高处休息，还有唱歌（尽管只能在洗澡的时候唱），或者练习一段缓慢的、轻柔的肚皮舞（在办公室没有必要这样做），还有想象胎儿蜷曲在你子宫里准备娩出的样子。

你知道，未来可能会遇到工作上、家里或者朋友的急事，如果你的生活安排比较协调、平衡，你将来就有能力来应对它们。

## 休息与睡眠

在怀孕的前3个月和后3个月里，你很可能会觉得比平时更累。面对这种情况，你要做的不是去驱除疲惫，而是要尽可能地多休息。如果你到了筋疲力尽、再也不能坚持的时候才休息就太晚了，早一点儿休息要好得多。到怀孕晚期的时候，你不再能想睡多久就睡多久，这里有很多原因。几乎每一个孕妈妈都逃不过这个阶段，她们不是入睡困难，就是半夜被肚子里的宝贝踢醒，要么就是得去排尿，或者是被噩梦惊醒，然后就再也睡不着了。躺在床上的时候，有的孕妈妈会担心很多事情，要么就是对黑暗产生恐惧，这些都是造成失眠的原因。

如果你已经放弃工作，分娩就可能显得遥遥无期，只能被动等待。这时你很可能会睡不着觉，因为你需要活动。为此，你可以在白天多做一些运动，也可以试试治疗失眠的老办法，比如睡觉前痛痛快快地洗个热水澡，然后再喝一杯热牛奶。不过，这样做也是有副作用的，就是你得半夜起来去上厕所。

寂静的夜半时分恰好是你练习放松与呼吸方法的良机，也是你与宝贝进行“沟通”的大好时机。静下心来，把注意力集中在你的身体上，仔细感受你肚子里那个正在成长的小生命。给自己找一个舒适的姿势，充分放松身体，在身体需要的地方垫上枕头，让它们来承担你的躯干、四肢和头部。注意你的呼吸，让你的气息流入你身体深处胎儿栖居的地方。将你的两手放在下腹部，然后深呼吸，让吸入的气流把你的手抬起来。接下来，你缓缓地呼气，让你的双手回到原位。仔细聆听你有规律的呼吸声，把它想象成海浪在拍打海滩。

放松，享受与宝贝躺在一起的感觉。一旦你走进这种感觉，就会发现呼吸正变得轻盈，而你也在渐入梦境。跟你的宝贝说话吧，唱歌给它听吧，在怀孕晚期，它可以听见你的声音，而你的声音也将同时安抚你和你的宝贝。

# 孕期心理调节

许多孕妈妈看上去春风满面，容光焕发。她们与丈夫的关系很好，彼此恩爱，而丈夫也十分体贴。她们了解有关生育的知识，知道怎样做才能帮助自己。她们是健康的孕妈妈，热切地期待着胎儿的早日降生。在她们眼里，怀孕常常是一种享受。

许多孕妈妈都说，“我的状态从来没这么好过，”或者“怀孕的感觉真好，我很喜欢。”她们的外表活力四射，内心里也体会到深深的满足，这一切连她们自己都感到惊讶。然而，当疲惫和压力袭来的时候，我们或许都曾被苦恼所扰。在第28～30页，我们讨论过怀孕早期的一些负面情绪。但是随着孕期的进展，你就要时不时地担心更多具体的事情。这些事情可能是宝贝半夜把你踢醒，也可能是你晚上起夜后难以入睡。当你躺在一片黑暗当中的时候，所有的担忧都会膨胀放大。你努力地想睡着，可是总也无法放松。

## 对分娩的担忧

分娩可能会给你带来强烈的愉悦感，让你意味盎然，并且从内心得到深深的满足，所以分娩其实是一件可以享受的事情。然而，就像有的人不喜欢爬山（尽管山顶风光无限），有的人不喜欢做爱一样（尽管另一些人认为这是世界上最美妙的事情），对生育这件事，不同的孕妈妈也有截然不同的看法。

这种看法不仅来源于你在生理方面的情况，或者你在医院的经历，它还与你是哪种类型的人有关。焦虑可能会为你的分娩过程蒙上一层阴影，引发一系列由压力而导致的身体变化，比如心跳加速、血压升高、肌肉紧张等，这一切都会增加你分娩的难度。

要想解除对分娩的担忧，首先要做的恐怕是多作了解和学习。你不仅要了解分娩的机理，还要了解每一个产程的身心感受。你还要学习放松、呼吸和集中注意力的方法，它们会帮助你把身体调整到适应分娩的状态。此外，仅仅是把自己害怕的事情讲出来的简单做法，也常常会在很大程度上减轻你的思想包袱，让你开始喜欢上怀孕。好的产前培训课程会鼓励孕妈妈们互相交流，你可以自由地谈论你的各种期望，还有所有引起你恐惧的事情。通常来说，这样的培训班对树立信心很有帮助，它会帮助你把分娩看作一次高峰体验，而不是你必须忍受的苦难，所以你会对分娩充满期待。

**疼痛**　第一次怀孕的孕妈妈常常有这样的想法："我从来没有真的疼过，生小孩那么疼，我怎么受得了啊？"正是因为她们不了解分娩是如何的疼法，宫缩又是怎样的感受，她们才担惊受怕。所以，你需要了解有关分娩的知识，知道宫缩是如何进行的，以及不同产程的感觉怎样，这是面对并且消除焦虑的最有效的办法。在这本书当中，有整整一章的内容是关于疼痛和如何缓解疼痛的（详见第304～323页）。重要的是要了解，对大多数孕妈妈来说，由分娩引起的疼痛与由外伤引起的是不同的。许多妈妈把它描述成为"正面的痛感"，或者"有理由的痛感"。

**身体失控**　对许多孕妈妈来说，由分娩所带来的焦虑与担心身体失控有关。在这以前，你的整个生活都告诉你要控制自己的身体和行为，但是突然之间，有些不能控制的事情要发生了，而且这件事要掌控你的整个身体。你所听到的是，你可能会大声哭叫，或者痛苦地呻吟。比如，你可能会变得不管不顾，对你的丈夫或者所有帮助你的人不耐烦，发脾气，甚至辱骂他们，说一些心口不一的话。当你听到你可能会不由自主地便溺时，你会更为震惊。

"我第一次生小孩的时候很难为情，但是现在不会了。现在我会躺下身来，撇开双腿，然后让完全陌生的医生来操作。"

你还会了解到，你可能会在突然之间破水。在孕妈妈们一起讨论生育问题的时候，第一次怀孕的孕妈妈总会向已经有孩子的孕妈妈问起有关破水的问题，问她们什么时候破的，是不是突然破的，如果是的话，那么破水的时候她们又在哪里；这些初次怀孕的孕妈妈不断地问起她们热切关心的话题，问破水是不是会发生在超市里，公共汽车上，或者其他公共场所。实际上，这些孕妈妈是在表达她们对身体失控的恐惧，因为身体失控意味着尴尬和名誉损害。看她们着急的样子，就好像这些不体面的事情（尤其是便溺）已经在大庭广众之下发生了一样。

你需要认真考虑一下，为什么你一想到在公共场合破水就会心神不宁呢？你是一位准妈妈，破水以后明显意味着你就要分娩了。如果你真的在公共场合破水了，那真的很可怕吗？那时你招来的是关心和同情，不是轻蔑。你可能会把这种事看成是在陌生人注视下的性行为，然而你说得没错，理解了这一点会对你分娩有帮助。分娩就是一个性的过程，和做爱一样。如果你能卸下包袱专心分娩，那么整个分娩过程就会给你带来异常的喜悦和满足。为了达到这一点，你就要花时间了解你的身体，同时放松心情。触摸减压法（详见第190～200页）是一种独特的放松练习，它能引导你的紧张感，对分娩有很大的帮助。

**出丑**　与害怕身体失控紧密相关的是对出丑的恐惧。你可能会觉得分娩是一场公共展示，也是一项忍耐力的测试。如果表现不好，你就会让充分信任你能力的伴侣“失望”，或者让热心给你做产前教育的老师“感到遗憾”。一些参加产前教育课和帮助进行其他准备工作的男士做得特别投入、卖力，他们已然成为孕妈妈的“教练”了。结果这样一来，孕妈妈们就会觉得一定要好好表现，而且必须“成功”。如果产前教育课不讲分娩的整体体验，只是关注具体方法，孕妈妈们的“求胜”心情就会更加急迫。

“我总是怕别人笑我胖，可是在生的时候，我的肚子一缩一缩地像海豚一样，这让我很得意！”

有的人用种种精细的手段来提高夫妻间的性体验，可这样做有时却会干扰性生活的自然节律，阻碍强烈的感官刺激与情感交流。与此类似，呼吸与放松等训练有时也会对分娩的体验造成干扰。各种练习、训练需要熟练到成为你的一部分，成为你的“第二天性”的程度。这就像学钢琴一样，音阶练习与弹奏乐曲之间的差别是很大的，音阶练习非常重要，它是你弹奏乐曲的基础。然而，弹奏才是最终的目的，它不是音阶练习的简单叠加。在分娩当中，你的身体和心理很容易被分娩过程所控制，因为后者的感觉是异常强烈的。它需要你的意识和身体结合起来，共同投入一种非常刺激和兴奋的分娩过程中去。分娩没有成败，也不可能令你出丑，或者让某些人失望。它不是考试，会让你不及格。

**独自面对**　有的孕妈妈把分娩看作是像阑尾切除术一样的与医院有关的事情，它是对正常生活的干扰，而不是一次可能会给人以满足的体验。她们觉得自己要完全依赖于医院的技术，她们担心到时候能否准时赶到那里，以及有没有医术高明的医护人员来为她们接生。现代助产学飞速发展，电视里也不断传出科技应用于助产学的最新成果，这一切都强化了孕妈妈对医疗技术的依赖心理，给她们造成了一种离不开那些救命机器、离开了就没法安全分娩的错觉。实际上，这些救命机器只在胎儿出现危险或者在孕期和分娩当中遇到了特殊问题时才有用，离开它们之后，大多数孕妈妈仍然可以顺利分娩。对孕妈妈和胎儿双方来说，今天的生育要比100年前安全得多，这不是因为医疗技术发展的结果，而是生活条件提高、营养状况改善和整体健康水平提升的结果。一个国家的死胎率和首周内夭折率与该国的国民生产总值和女性在社会结构中的地位直接相关。

就算限定在西方发达国家，职业女性的生育也要比贫困母亲安全两倍。我们要做的是把存在危险的孕妈妈和胎儿甄别出来，为她们创造尽可能安全的分娩环境，但是只要能自然分娩，我们就希望她们这样做。

**丧失自主性**　另外一个常见的担心是不能像一个成年人那样为自己的事情做主。许多孕妈妈抱怨说，那种感觉就好像是自己无法作出自己的决定一样。在怀孕和分娩当中，越来越多的孕妈妈不再愿意把自己的身体完全交给医护人员，她们希望找到能够发挥自身主动性并且能够与医护人员共同制定决策的孕产服务。

如果你不确定医生是否会与你坦诚交流，或者分娩时医院是否真的会允许你做你所要求的事情，你就会因为这些不确定性而安不下心来。在很多情况下，孕妈妈总是被分类对待，就像对待小孩和病人那样，比如“高风险”、“低风险”、“初孕妇”、“经产孕妇”等。这时，她们成为了医疗护理的被动接受者，或者医院流水线上的产品，而不再是主动的生育者。

**对医院的恐惧**　对我们当中的许多人来说，医院是一个可怕的场所，因为病人才去医院。也许这是你第一次去医院，并且你看到的、听到的，甚至闻到的都让你感到害怕。只有极少的孕产机构才有温馨舒适、看起来像家、或者至少像旅店一样的设计与装修。有些医院的环境仍然令人生畏，在它们长长的过道里，铺着白瓷砖，刷着绿油漆，还停放着装有器具的推车。在一些本来可以很棒的现代化的大医院里，产房却像没有窗户的“方盒子”一样。再看看你刚去医院就遇到的产前门诊，那里的气氛也常常是冷冰冰的，没有装饰画，只有一排排让你坐得背痛的椅子。比环境更重要的是医护人员的服务态度，还有他们与病人打交道的方式。如果你遇到的医护人员对人漠不关心，或者居高临下、不听人言，你就可能会害怕再去那里约诊。这种担心恐怕会笼罩你从怀孕到分娩的整个历程。

对许多孕妈妈来说，这个社会常常会给她们提供一种特别容易滋生焦虑情绪的氛围，这是一件非常遗憾的事情。如果你有问题要问，却找不到

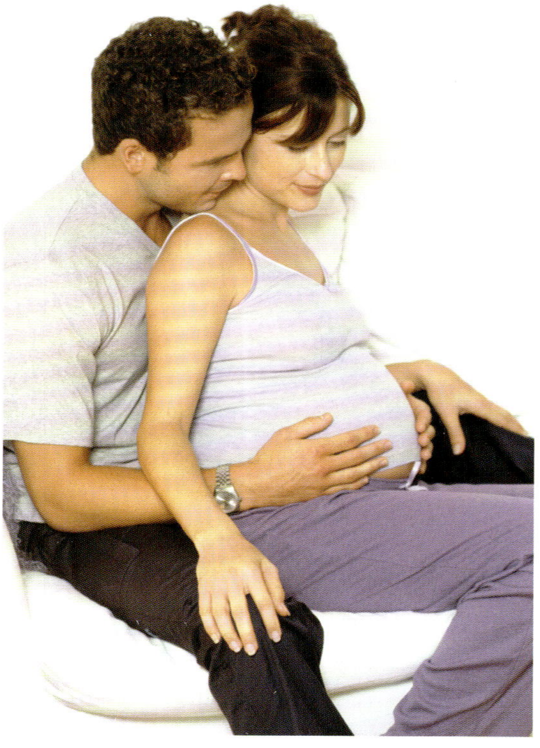

**接受你的形体改变，**也接受你与丈夫的关系改变，这样做将为你们日后成为父母带来帮助。

人来回答，或者他（她）不能很清晰地表达给你，这时往往就会播下焦虑的种子。在以后的数月当中，随着每次产前检查都要见到不同的面孔，给你带来新的不安，这颗焦虑的种子就会生根发芽，逐渐长大。

对这种不能从容面对的焦虑，孕妈妈们常常会感到很抱歉，好像这种精神上的脆弱得见不得人一样。如果她们表现出这种焦虑来，有时就会被认为是心理上出了问题。但是，这些担心和恐惧并不是心理适应不良的结果，而是对外界压力的反应。因为外界环境就是陌生的和不友好的，服务也不人性化。在这种环境下，焦虑是非常正常的。

在分娩之前，你应当查看一下医院的环境。你可以事先给医院打电话，询问医院为你安排的时间。到了医院后，一定要去产房（详见第186页）看看，包括可能会用到的医疗设备。尽管你可能更喜欢医院之外的产前培训课程，但是医院的课程你最好也能参加一些，这样你就能认识一些医护人员，并且和医生谈论你所喜欢的分娩方式，然后让他（她）把你的要求记在你的病历本上。去看医生之前，你可以读读“与医生交谈”的部分（详见第53～56页）。

**损伤形体美**　有些孕妈妈非常担心怀孕会让自己的形体美完全消失，或许还会担心阴道发生松弛和外形改变，以致无法继续享受性的快乐。在产前培训课上，外阴撕裂和切开经常被提及，但是孕妈妈们更害怕的是缝针所带来的疼痛。至于外阴切割，孕妈妈们就更是叫苦不迭了。

**外阴切开术**　幸运的是，仅有极少数医院才习惯于为首次分娩的孕妈妈和大部分再次和多次分娩的孕妈妈进行外阴切开手术，而且这一情况正在飞速地变化着。孕妈妈们质疑对正常分娩进行手术干预的必要性，也质疑人为造成疼痛、伤口的外阴切开手术，对此，产科医生的回应就是减少这种手术的使用。产科医生也在问，为什么在没有经过适当评估的情况下，外阴切开术就获得了如此广泛的使用呢？实际上，最近的科学研究已经证实，除非发生了胎儿窘迫等极端的情况，否则这种手术没有任何作用，而且还会对外阴造成伤害。在所有的外部干预措施当中，孕妈妈们一般更害怕外阴切开术，只要一想到在这么敏感的部位动刀子她们就会毛骨悚然。许多孕妈妈担心生育会毁了自己，而且这种“毁”是永久性的。

在怀孕期间，你有很多种办法可以用来舒展你会阴部位（阴道与肛门之间的区域）的组织，让它们变得柔软、有弹性，这样你就能信心满满地走进产房了，因为你不需要接受外阴切开。盆底肌运动（详见第120～121页）有助于增加你对盆底肌的感觉、平衡和控制，它将在你的第二产程发挥作用，使你充分打开身体，让胎儿通过产道，同时减少对骨盆肌和阴部组织的牵拉。此外，用植物油按摩阴部组织也有一定作用。用手仔细体会阴部的组织，感觉它的柔软和弹性，这样你就能充分地相信，你的阴道和会阴组织有能力大幅展开，就像一朵大牡丹花或者玫瑰花展开自己柔软、新鲜的花瓣一样。因为在怀孕晚期，你要用手摸到阴部并且施加压力会比较困难，所以你可能需要你的伴侣来帮你做这种轻柔的按摩。如果植物油能够预先加热，并且你伴侣的手能够缓慢地、有节奏地运动，你的感觉就会非常美妙。

“我就要受不了了，那种感觉像是我要被撑成两半了。但是我相信我的医生，我不需要来这一刀。”

如果你不愿意进行外阴切开，就要事先与医生商量，告诉他（她）你愿意在他们的帮助下自然生产，而不要在外部措施的干预下赶时间，让他（她）把这一点记在你的病历本上。

如果你最终还是进行了外阴切开术，你所有的这些准备工作仍然是有价值的。在外阴切开或者撕裂之后，如果你准确地知道那个部分的软组织和肌肉在哪里，知道到底发生了什么，你就能更好地了解愈合的过程。在怀孕期间和分娩后，你都需要用你的手指仔细了解你的阴道（详见第116页），并且在镜子里观察它，这样做可以让你感觉到它是你的，你可以通过轻柔的盆底肌运动（详见第120～121页）来逐渐恢复它的功能。

## 对胎儿的担忧

在怀孕的某一个阶段，几乎每一个孕妈妈都会担心自己的孩子是不是正常。在她们看来，要想从自己的身体里娩出一个完美的胎儿几乎是不可能的。这也许是持续最久也最折磨人的担忧，并且你唯一能做的就是增强你的信心，而这显然需要一个过程。产前培训课程会鼓励你对自己的身体和生育能力建立起信心，而不是依靠他人，经常参加这样的课程可以起到很大的作用。

## 对未来的担忧

当你怀孕之后，你发现一切都变了。你如何看待自己，如何看待对自己重要的事，如何看待自己的社会关系，这些都会在某种程度上受到影响。总之，把一个新生命带到这个世界上是一个巨大的责任。

**变化** 当一位孕妈妈表达“过去的生活一去不复返了”的焦虑的时候，你得考虑一下这到底意味着什么。有一对关系很好的夫妻，他们把生育看作一种“打扰”。妻子这样说道：“我们不愿意因为孩子而改变我们的生活，不想让它打乱我们，有了孩子之后，我们要多久才能回归正常的生活呢？有时我想，恐怕我们再也不能回到从前的生活了。”她说她不想成为她母亲那样的人，尤为重要的是，她害怕怀孕后她的丈夫就不再那么爱她，而在他们眼中，她的身材也完全糟蹋了。

> “我们过去生活得很快乐，不希望事情发生改变。但是现在，我们又以一个爸爸和一个妈妈的身份相爱了，我们又谈了一次恋爱。”

**孤独** 有些第一次怀孕的孕妈妈会在怀孕期间搬到一个新家去住，结果却发现她所居住的地方连一个熟人都没有。她们在怀孕晚期停止了工作，所以她们每天不再与朋友和同事保持联系。第一次一个人在家，刚开始的感觉很兴奋，可是这种兴奋很快就会被沉闷和压抑所取代。

如果你正是这样的情况，就参加一项有社会交往的活动吧。比如学点儿新东西，参加某个俱乐部，参加产前培训课程，在住所附近寻找有趣的去处，或者邀请别人来你家。你的医生可能知道在你家附近居住的别的孕妈妈或者刚刚有了孩子的妈妈，你可以通过医生来认识她们。在你怀孕的时候，尽量在生活中多发掘一些可能性出来，一旦孩子出生了，你将非常忙碌，到时候再找新朋友就难了，尤其是在冬天的时候，所以现在就抓紧机会吧。

**社会期望** 一位孕妈妈曾经对我说，她觉得她通过怀孕实现了自己的社会角色，并且有生以来她的母亲第一次为她而感到骄傲。医生们希望她是一个“听话的病人”，在繁忙的妇产科里按部就班，就像其他挺着大肚子的孕妈妈们一样。突然之间，她感觉到她与以前的同事隔绝了，与以前一切与工作有关的事情隔绝了，而隔绝它们的，正是自己怀孕的现实。但是后来她后悔了，后悔不该在刚怀孕的时候怪罪孩子。晚上宝贝在肚子里活动的时候，她一边躺着一边担心自己能否成为一个称职的母亲，她说：“有时候我觉得我非常对不起我肚子里的小家伙，后来我就哭了。”然而在产前培训课的讨论当中，她了解到许多别的孕妈妈也是晚上睡不着觉，她们也在担心同样的问题。于是，刚开始还以为只有自己才碰到的问题，一下子变成了大家共同的经历。

如果你认识到并不是只有你才有这方面的担忧，这不是因为你“出了问题”，或者神经质，这样你的烦恼就会减少很多。确实，考虑那些无法避免的转变可能会给你带来许多担忧。你可能会担心你与丈夫的关系恶化，担心你做一位好妈妈的动力不足。如果你放弃了工作，并且遭遇随之而来的金钱损失和经济独立的丧失，你还可能会担心你是否能忍受一天到晚待在家里，担心你失去上班时的规律生活，担心错过在那里遇到的所有的有趣的人。

这种担忧是非常现实的，因为对许多孕妈妈来说，这种转变是如此剧烈。但是，与对产后生活如何安排的担忧相比，大多数孕妈妈更担心分娩和胎儿这两件事。在某种程度上，她们把未知的产后生活看作是理所当然的。看起来，她们的目光也许只能看到怀孕和分娩那么远，对她们来说，这才是头等大事。然而，这样做的结果是，将来孩子出生之后，她们可能会非常不适应。所以，如果能对分娩之后的生活有所考虑，这还是一种好现象，这说明你的情绪已经在为为人父母而作准备，而不只是操心分娩的事情。

你所担忧的事项提示了你在怀孕期间要面对的挑战。当你花工夫努力忘掉它们，把它们置之脑后时，这其实是一种精神能量的耗费。那些挑战需要你去应对，如果准爸爸和准妈妈不承认恐惧，执意要把这些担忧从日常生活中清除，继续过自己的太平盛世，那么在孩子出生后，他们往往会遭遇让人极其痛苦的危机。由担忧所导致的不适会促使你彻底地思考孩子降临人世对你的意义。如果没有这种压力和挑战，你就很容易忽视为生育和为人父母做精神上的准备。面对生儿育女所带来的巨大挑战，你在心理上必须要作出相应的调整，而担忧和焦虑正是这种调整的关键之处。

# 如何成为一位称职的父亲

在一个男人的一生当中，成为父亲是至关重要的一步，同时也是颇具挑战的一步。不过，与成为一位母亲相比，这一步往往不被人们所重视。于是，准爸爸们所承担的压力很少能得到理解，他们也难以应对由怀孕所带来的一系列影响。

当一个男人正在为所面对的一切发愁时，人们往往会嘲笑而不是同情他。在各种各样的笑话里，揶揄紧张焦虑的准爸爸是广受欢迎的笑料。从故事书到漫画，再到茶余饭后孕妈妈的谈笑里，这种笑料无处不在。

在为准爸爸们准备的课程当中，讨论的主题往往是怎样帮助孕妈妈，而他们自己的情感需求却被忽视了。这让他们孤单无助，并且难以有效地对伴侣施以援手。当孕妈妈像公主一样登上舞台的时候，准爸爸却像一个蹩脚的老头儿拖在后面。

准爸爸或许会妒忌众人把目光都集中在未来的妈妈身上，妒忌她的生育能力，甚至妒忌即将降临人世的宝贝。他对这些想法感到十分愧疚，于是决定把注意力集中到自己的工作上，最起码工作这件事还是可以顺利完成的。然而，他对自己的工作越投入，就越会觉得自己与生儿育女这件事没有关系，然后变得更加失落。

有的准爸爸心情抑郁，情绪波动剧烈，这与有些孕妈妈正在经历的没有什么两样。有的准爸爸实在承受不住重压，甚至选择结束两个人的感情。生儿育女一般是两个人的事情，准爸爸也逃不过压力的来袭，他们或许会在内心深处出现困惑，表现出来的行为也难以让人理解。

## 做父亲意味着什么

生儿育女是一件责任重大的事情。为此，孕妈妈可能需要把工作暂停一段时间，甚至选择永远做家庭妇女，而准爸爸则要理所当然地承担起养家的重任。对有的准爸爸来说，他们所承担的经济负担也许过于沉重了，以至于难以摆脱焦虑的困扰。对他们当中的许多人来说，这种焦虑是由“钱”的问题造成的。这是一种合理化的、为社会所接受的解释，然而，这种解释并

一位父亲能够发现更深一层的爱和激情，而生活也由此变得更加珍贵。

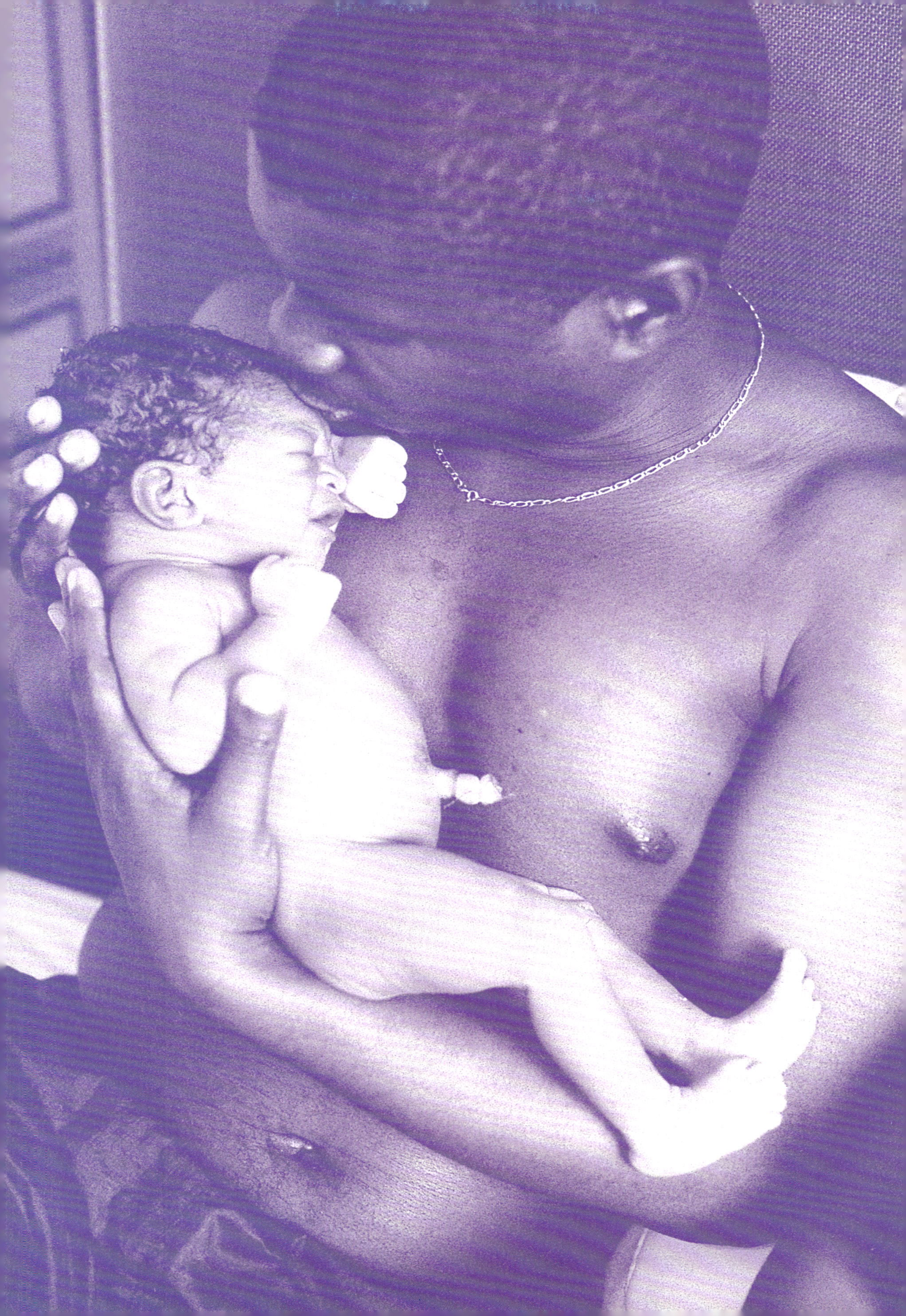

没有触及他们烦恼的根源。实际上，有些准爸爸发现，即将成为一位父亲的预期给他们带来的是身份的认同危机。

**变化的夫妻关系**　这种危机的成分之一，就是由注定要改变的夫妻关系所产生的苦痛。有了孩子之后，从前那种简单、随意、自然的二人关系完全要让位于全家人都围着孩子转的事实。有的丈夫把妻子看成是自己的母亲，而妻子怀孕后，丈夫就如同失去了母亲一样，不再得到妻子的喜爱，因为孩子取代了他们的位置。随着妻子越来越关注怀孕的事情，关注孩子，丈夫也越来越有“失宠”和“被冷落”的感觉，这种转变非常可怕。

**变化的妻子**　在有些丈夫的眼中，追求到妻子是一种荣耀，是他们追逐并且拥有美丽尤物的证明，是他们在世俗社会中得到成功的体现，是他们过上有成就的生活的标志。即将为人父确实让人惊喜，然而当怀孕取代自己成为孕妈妈的“新宠”之时，准爸爸或许会很难接受现实。在他看来，准妈妈的形体改变是非常糟糕的，肚子像是塞了个甜瓜，乳房又胀又沉，上面还布满了细小的蓝色血管。如果准爸爸当初是被准妈妈的靓丽外表所吸引，那么此时他们就可能会有上当受骗的感觉。

**不断发育的胎儿**　胎儿不在准爸爸的肚子里生长，所以准爸爸有时候很难意识到胎儿的存在。通常来说，只有晚上他感觉到小家伙在肚子里踢腾的时候才能感觉到它的存在。对有的准爸爸来说，它带来的不仅仅是惊奇和兴奋，同时也有恐惧，因为另一个生命正在自己熟知的人的身体里生长。对此，他们需要一段时间来适应。

**未来的（外）祖父母**　当一对夫妻有了第一个孩子的时候，他们可能会需要经历一个痛苦的转变，就是与他们自己的父母建立起全新的关系。在这种关系当中，他们需要考虑对自己的孩子的责任和义务，从而给父母带来压力。这时，准爸爸可能会在与自己母亲的相处当中进退两难，就像准妈妈在她的母亲那里遇到的那样。当准爸爸的母亲害怕自己的儿子“远离”自己时，她就会制造一些“事端”来拉近彼此的距离。准爸爸或许会感受到这种“占有”式的爱的牵扯，以至于他无法把更多的精力放在伴侣和孩子的需要上。有时，这一点会被准妈妈看出来，而准爸爸却对此一无所知。总之，重要的是要理解，（外）祖父母正处于被替换的位置上，他们可能会有受到伤害或者不再被需要的感觉。如果这样的问题存在，他们就需要好好谈一谈，把这些感觉讲出来，并且承认它们的存在。

## 准爸爸的新角色

过去，生孩子往往只是孕妈妈的事情，通常只有孕妈妈的母亲在一旁出出主意。不过在今天，生孩子更加是准爸爸和准妈妈两个人的事情了。

然而，现在仍然有这样一些准爸爸，他们说他们不愿意搅进“女人的事情”里面去，觉得那样他们就不再像个男人了。他们担心学习孕产方面的知识会损害他们的阳刚之气，于是希望把孕妈妈全权委托给医生，然后自己全身而退。

40年前，如果准爸爸参与有关怀孕和分娩的事情，有的产科医生就会对他们侧目而视，似乎这是比较奇怪的举动。而如果把历史向前翻100年左右，准爸爸就更是与有关生育的事情格格不入。那时，怀孕分娩完全是“女人的事情”，男人要装作什么都不知道。

我的母亲告诉我说，从前她怀孕的时候，我的父亲都不好意思跟她一起出去，如果要出去，也只能在晚上天黑了以后，并且她还得把自己藏在一件宽大的衣服里。至于说做爸爸的推婴儿车、换尿布，那根本听都没听说过。就算某一位爸爸想尝试着做一些这样的事情，他也很难得到机会。这种情况部分是因为，在那个年代里，男性有“温柔禁忌”，这是一位观察敏锐的精神分析师提出的。所以，男人们都害怕搅到女人的事情里去，要是被别的男性看见就太没有颜面了。于是，生育就成了关于女性的最神秘的事情。在这种心理的制约下，准爸爸和准妈妈都无法充分发挥自己的潜力。

> “他很难相信有一个孩子在我的肚子里，直到有一天晚上，他让孩子踢到了才信，他当时兴奋极了。”

今天的男性非常愿意尽可能地分担有关怀孕和分娩事情。他们喜欢看着孕妈妈的形体逐渐变化，也喜欢胎儿的小脚踢在手上的感觉。但是，他们仍然会担心自己做爸爸的能力不够，他们不知道自己能做什么，做到什么程度，因为孩子毕竟是在孕妈妈的肚子里。从某种程度上说，孕妈妈和胎儿才是一个“整体”，而准爸爸有时候看起来像个“外人”。

但是，孕妈妈还是要依靠准爸爸的支持，她需要这种独特的关系，因为这种关系只存在于夫妻之间，跟别人的关系都不相同。她也许认识不到准爸爸对生育这件事的情感投入程度，体会不到他内心深处的感受，但是准爸爸再也不能对此漠不关心了。作为夫妻，他们应抓紧时间制订计划，并且针对即将发生的事情交流感受。

## 准爸爸在妻子分娩时的感受

对怀孕和分娩，今天的准爸爸们大都怀着好奇的心情，这与他们的祖辈完全不同。尽管担当这个不熟悉的角色，他们可能会担心出丑，或者因为分娩当中的一些事情而紧张，但他们还是希望了解分娩的具体状况，并以此来帮助他们的伴侣。医院的医护人员通常都非常忙碌，他（她）们要同时照看很多病人，所以不可能长时间地陪伴和关心孕妈妈，而关心和陪伴正是孕妈妈迫切需要的东西，因为在生产当中，她的身体和精神都要经受强烈的刺激，而周围的一切却极为陌生，对此，即便是最勇敢的孕妈妈也会心生恐惧。她需要伴侣或者其他人来关心自己，需要有人来陪伴她。而这个陪伴她的人要了解正在发生的事情，了解孕妈妈在产前所做的准备工作，并且知道该如何帮忙，而不仅仅是一个看客。（有关准爸爸在分娩时的角色的更多信息见第286页。）

> “分娩这件事决不能错过。开始的时候，我不知道我是否应该去那里，但是后来的体会告诉我，那种体验太震撼了。”

对分娩这件事，如果准爸爸也能全身心投入，那么他也能体验到分娩所带来的紧张与激动，也能被深深感染，并且获得巨大的心灵上的满足。这不只是帮助伴侣分娩的过程，更加是触碰内心灵魂的探险之旅。如此近距离地体验真切的生活，将会给你带来难以想象的快乐与神奇。说直接一些，这就是有血有肉的新鲜生活。

# 帮助进行孕期保健

在孕期当中，孕妈妈的身体正发生着不同寻常的变化，在孕妈妈适应这些变化时，她要经历非常剧烈的情绪起伏。在这期间，她不得不接受各种各样的身体检查，而这些检查往往是在冰冷、陌生的环境里进行的。总之，许多孕妈妈都会因为孕期保健的事情而焦虑、紧张。

### 妇产科

有的准爸爸不太能理解孕妈妈们的担忧。在他们眼里，现代医疗技术的发展日新月异，日趋精密与成熟，大可以放下心来。但如果是他们自己的睾丸或者阴茎出了问题，这种担忧似乎就比较容易理解了。想想看，如果他的睾丸发生肿胀，外观显著改变，不得不经常到医院检查，而那里的陌生人又是捅又是戳，好像只对身体的那个部分感兴趣，这时他的感受会是怎样的呢？这时候，他或许很难知晓自己发生了什么情况，只知道在第10个月左右要面临一场考验，自己身体里有个东西要出来，直到那时，这一切才能画上句号。他平躺在高高的台子上，有时要把两腿高举后分开，蹬在两只金属制的架子上，这时一群穿着白大褂的女医生借着灯光开始观察，同时还用专门的器械又捅又戳，他喜欢这样的感受吗？透过眼角的余光，他看见医生在病历本上写着什么，可那些全是专业术语和缩略符号，这是不是意味着有什么疾病呢？

准爸爸只需去一次，就足以知道产前门诊是多么吓人了。在那种气氛当中，孕妈妈常常会觉得自己已经成为流水线上的一个部件，如果这时候向医生问问题，就意味着将要干扰到整个体系的正常运转，也意味着别的孕妈妈要等待更长的时间。因为这个原因，孕妈妈总是带着压力和焦虑返回家中。如果准爸爸能够偶尔地陪孕妈妈去看门诊，就能在精神上给她以支持，同时与将来协助进行分娩的医护人员建立起良好的关系。

## 产前培训

如果准爸爸与孕妈妈一起参加产前培训课程，他就能在怀孕的生理和心理变化方面学到好多东西，同时认识到自身所扮演的角色和所起到的作用。通常来说，他还有机会看到分娩时的录像，看到别的准爸爸是如何利用所学到的知识支持孕妈妈的。

## 日常保健与护理

在怀孕的最后3个月当中，孕妈妈需要更多的休息，每天下午和晚上都要卧床休息一会儿，这时，准爸爸们可以帮助做很多事情。有些家用电器和家政服务可以承担很多家务，它们可以让孕妈妈不至于太过劳累。除此之外，准爸爸们也可以做很多事情。比如去超市，现在就是准爸爸的事情了，他也可以陪着孕妈妈一起去，帮助把东西抬到车上去。如果家里有比较重的体力活儿，比如搬家具，准爸爸们也要一肩挑起来。还有，如果孕妈妈无法铺床，或者无力给家里已经有的孩子洗澡，准爸爸也要把这些活计包揽下来。不过，准爸爸也没必要把孕妈妈当残疾人来看待，你们可以一起出去散步，尤其是在分娩前夕。这时的孕妈妈往往会觉得度日如年，似乎分娩的那一天永远都不会来临了。此外，准爸爸还可以帮助孕妈妈免受来自他人的各种建议的袭扰，这些建议在产前和产后都会有，通常都是好意，但是也让人无所适从。准爸爸可以帮助孕妈妈一起按照既定的计划行事。

# 你和你的伴侣

在大多数情况下，孕妈妈不只是产科的病人或者未来的妈妈，她们还是享有爱情的一方。对她们来说，怀孕也是伴侣之间互相了解的大好时机。如果他们此时交流不畅，那就意味着小矛盾有可能变成大问题。

## 压力之下的准爸爸和准妈妈

对怀孕所带来的转变，有些夫妇觉得难以面对，压力很大。他们包括非正式的夫妻和未婚先孕的夫妻，包括夫妻双方都很喜欢自己的职业，在还没有准备好做父母之前却一不小心有了孩子的夫妻，还包括一时兴起停掉避孕药后随即怀孕，却鲜有时间来作出调整的父母。在这些情况下，怀孕带来的不仅仅是兴奋，同时也可能会让夫妇当中的一方或双方陷入困局。这时，迅速的调整是非常必要的。

当他们把怀孕的消息告诉其他人时，他们常常会感觉自己被卷入了社会之中，变得身不由己。有的夫妇说，他们各自工作很忙，所以打算推迟怀孕，然而这一决定却遭到了家人的极力反对。直到妻子怀孕后，他们才放下心来，而且表现得很高兴，似乎夫妇两人好不容易才遵从了社会的惯例。怀孕本来是两个人之间的私密事务，可是来自外界的评价却像一种干扰，即使这些评价是正面的。

## 交流经验，互通有无

怀孕之后，孕妈妈和准爸爸的想法可能会有所不同。准爸爸可能会觉得孕妈妈有点儿喜怒无常，有点儿小事就会觉得不顺心，而在孕妈妈眼中，准爸爸可能既粗暴，又缺乏爱心和同情心。准爸爸可能会觉得很难再与孕妈妈摆事实，讲道理，而孕妈妈除了孩子之外似乎什么都不关心了；在准爸爸眼里，孕妈妈有可能完全变了一个人，不再像原来那样亲切、熟悉。所有的这一切，常常是因为不同的家庭之间相互隔绝所导致。因为，这些家庭所面对的各种困难和问题都是类似的，只是由于相互隔绝，他们才以为只有自己才遇到了这样那样的问题。来自社会的压力通常都会给孕妈妈和准爸爸带来心理上的困扰，而主动与别的孕妈妈和准爸爸交流会有助于把这些社会压力分辨出来。你们也可以一起参加产前培训课程，了解社会对男性和女性的不同要求。

## 公开讨论

在许多孕妈妈和准爸爸一起讨论怀孕对夫妻关系的影响时，有一位孕妈妈感觉怀孕让自己“丢失”了个性，并且这种个性的丧失正在伤害她和伴侣之间的关系，她对此感到非常害怕。她担心他们以后将成为“爸爸和妈妈”，而不再是亲密的爱人。有时，她还会因此而迁怒于孩子。

在讨论当中，孕妈妈和准爸爸们发现别的夫妻也面对着同样的困惑。有些未来的爸爸、妈妈们强烈地感觉到，他们不要与自己的父母相同，他们要比他们有更加幸福的婚姻。在讨论当中，孕妈妈和准爸爸们一致认为，这些有关如何做父母、做怎样的父母的想法是非常值得交流的，而不只是讨论有关孩子的具体安排。从情感上说，成为一位母亲是一个痛苦的转变，这种痛苦丝毫不亚于由青春期的转变所带来的痛苦。同样，类似的心理转变过程也会发生在准爸爸的身上，但是他常常会认为自己不能理直气壮地谈论这件事，因为怀孕的不是他自己。在准备好养育子女之前，孕妈妈和准爸爸都需要转变。

> “他前妻生小孩的时候，他完全没有参与，也没有想到要让他参与，所以这一次我怀了孩子以后，他对怀孕的感觉就是全新的。对我们来说，这种感觉非常美妙，我们的关系也变得更好了——比以往的日子都要好。”

有一对夫妻在刚开始怀孕的时候参加了这种类型的讨论，他们说，互相交流有助于增进彼此的了解，帮助他们更加喜欢转变后的角色。起初他们还只是扮演“爸爸”和“妈妈”的角色，但是随后他们就会发现，他们的表现其实很好，并且还能在对方身上发现你所无法想象的品质。

## 树立信心

对腹中的胎儿，许多父母都会用一个私密的名字来称呼它们。可是随着孕妈妈经历一次又一次的产前检查和保健，孕妈妈和准爸爸可能会觉得孩子似乎已经不是“自己的”，而是“医院的”了。

有些未来的父母在处理家庭关系方面存在问题（尤其是与父母的关系），并且没有认识到这些问题在别的家庭也同样存在。于是，他们彼此都可能埋怨对方不善于处理这些关系，或者埋怨对方依赖父母太多。在产前培训课程当中，他们或许能够有机会来同他人讨论这些问题，同时讨论各自对父母感受的理解和其他可能产生压力的情境。总之，认识到别的家庭也存在同样的问题有助于孕妈妈和准爸爸们更好地解决它们。

### 在经历当中成长

很多时候，我们都是在心理上作好准备之前怀上孩子的。所以，有些孩子来到这个世界并不意味着夫妻二人已经达到了很好的默契。如果此时孕妈妈打算继续要孩子，她就需要心理上的支持。如果准爸爸做不了其他事情的话，最起码也要做到这一点。

如果他们决定打掉孩子，那么这对双方来讲都是一件痛苦的事情。不过，这个经历却有助于他们互相理解。如果夫妻二人相处得不愉快，那么借助怀孕的这几个月来共同为孩子的出生作努力就更显得必要了，只要这件事能够给彼此提供满足对方需求的新视角和新机会。为孩子的出生作准备不仅仅是一系列的注意事项和身体锻炼，它更是需要两个人共同经营的一项事业。这项事业为夫妻双方更好地理解对方的需要提供了机会，也丰富了他们彼此之间关系的内涵。当孕妈妈和准爸爸能够完全理解怀孕对彼此的意义时，他们就已经走在共同成长的道路上了。

所有的孕妈妈和准爸爸都会经历由怀孕所带来的心理转变，对他们来讲，这个转变都是一项挑战。如果你认识到了这一点，你就能更好地应对。

## 怀孕期间的性生活

在你怀孕的时候，你们也是彼此相爱的，不管这种爱是不是包括性交在内，认识到这一点很重要。身体上的爱可以通过很多种方式表达，按摩和爱抚都是这样的方式。

### 对性的态度

许多夫妻都会在怀孕期间做爱。尽管刚开始怀孕的时候，你会因为恶心和呕吐而打消做爱的念头，但是到怀孕中期，做爱的感觉一般就会很好了。怀孕期间是你了解自己身体的大好时机。当你对自己的子宫、阴道和盆底肌了解更多时，你对它们所受的刺激就会更敏感。不过，许多孕妈妈并不了解做爱时盆底肌的活动，有些孕妈妈甚至从来没有了解过阴道、阴唇和阴蒂的构造。实际上，有一部分孕妈妈直到怀孕后才第一次体验到性高潮。

当然，这也不单纯是知识普及和看挂图就能解决的问题。有的孕妈妈不喜欢、不信任自己的身体，只有怀孕之后，她们才第一次了解自己的身体，并且享受到性高潮。如果这种感觉你从来都没有体验过，那么在为分娩这一强烈的情感体验作准备的过程当中，你也能学会如何“放开”自己，这对做爱也同样有用。不过，有些孕妈妈和准爸爸（尤其在怀孕晚期）担心医生没有准许他们做爱，或者担心伤害到肚子里的胎儿，并且为此而感到内疚。孕妈妈和准爸爸很想在产前培训课上讨论这个问题，他们当中的许多人都说，与医生谈论这件事简直太困难了。

## 乳房的变化

在孕期当中，乳房的变化是你最早察觉到的身体变化之一，这种变化是为了日后的哺乳作准备的。除了乳房本身增大外，你乳头周围的小突起也会变大。如果怀孕之前你的乳房很小，那么此时你可能会更喜欢自己的体形。你的乳房可能会有紧绷的不太舒服的感觉。有的孕妈妈说，她们的乳房变得极其敏感，甚至触上去会疼。

在这种情况下，很难说乳房变得更有利于性体验了。如果怀孕以前你还比较享受伴侣对乳房的爱抚，那么此时的情况很可能就完全不同了。在性唤起的状态下，随着血液流入乳房的静脉，乳房组织会变得充盈肿胀，体积会胀大25%之多，这就是你的乳房如此敏感、根本不能碰的原因。如果一定要碰，那么开始的时候一定要轻之又轻，只有在感觉良好的情况下才能继续加重力量。

在怀孕的最后阶段，你可能会发现，当你的伴侣抚摩你的乳房的时候，你会发生宫缩。乳房与子宫之间有一种神经上的联系，刺激乳房也偶尔被用来引发分娩。如果胎儿还没有成熟，可是刺激乳房会引发宫缩，这时你最好避免乳房受到刺激，而代之以缓慢、轻柔的抚摸。

## 对流产的担心

如果你以前流过产，尤其流产不止一次的时候，你可能会因为害怕再次流产而暂时停止性生活。面对新的身孕，你可能会觉得自己必须“把持”住，不论从身体上还是精神上都是如此，因为在你眼中，性生活就是对胎儿的威胁。在这种情况下，你的精神恐怕就太紧张了，以至于你无法放松下来享受性爱。

你的伴侣也可能会很紧张，把自己看成是胎儿的威胁。当两个人都这样看待问题的时候，更多的焦虑就会引发，他们甚至会避免拥抱和亲吻，以防导致性唤起。这样做是很遗憾的，因为他们彼此都需要放松。既害怕流产，这种紧张的气氛又导致生理上的改变，其结果恰恰会使流产的概率增加。

如果孕妈妈在怀孕的前12周出现阴道出血，或者曾经有过流产，医生通常会建议她停止性交。此外，在阴道出血的情况下，大多数孕妈妈都会觉得停止性交更安全。可是实际上，在怀孕后第一次和第二次月经要来的日期出现少量出血是很常见的。在产前培训班上，多达三分之一的孕妈妈都说，此时她们有带血的分泌物排出，而后面的情况一切正常，孩子也是健健康康的。对这种情况，她们一般不会告诉医生，所以医生恐怕不会知道，这种情况其实很常见。

有时，医生在告诫怀孕初期禁止性交之后，忘记日后再次提醒："现在应该可以了，可能导致流产的时间段已经过去了。"结果夫妻俩继续保持禁忌，不但性交停止了，而且所有的爱抚、拥抱也全部终止了，就算他们真的做爱了，心里也会非常愧疚。这是医学原则对怀孕的另一种形式的干涉，它给孕妈妈和准爸爸造成了巨大的压力，这种禁忌甚至还不如不说。

妻子怀孕后，那些先前进行"激烈"性交的夫妻会发现，此时剧烈的性生活会带来痛苦，大多数孕妈妈都无法承受。这时，你可以和伴侣一起探索一些做爱的新方式，或者暂停一段时间，如果你喜欢这样做的话。总之，如果怀孕期间要做爱，那也一定是轻柔的。

## 疲劳

在怀孕后的第一个星期里，你可能会觉得身体异常疲劳，你担心这种状况会一直持续下去，直到孩子出生的那一天。在怀孕刚开始的几个星期里，你的整个身体都在为怀孕而作出调整，所以才会造成身体的疲劳。这种调整非常重要，尽管你看不见它们。在怀孕满3个月的时候，胎儿才能完全长成一个小人儿。在这一段时间里，你身体里的每一个细胞都在直接或间接地作出调整，以适应怀孕的需要，难怪你的身体要疲劳呢！

当这一切发生的时候，你或许还未曾来得及把你怀孕的消息告诉他人，所以别人很难体谅你的难处，比如你承受工作重担的时候。再比如，你在家里忙来忙去地照顾已经有的孩子，试图向自己证明，你将来可以同时照看两个小不点儿。这样做的结果是每天晚上你恨不得倒头就睡，而性爱也成了你最不想做的事情。不过，如果你觉得自己非常性感，你和伴侣的关系也非常好，那么你还是可以从容应对这一切的。

## 性欲与活力

在怀孕初期，初次怀孕的孕妈妈对性爱的兴趣会有所减弱，而怀有二胎和二胎以上的孕妈妈则很少出现这样的情况。

实际上，对有些孕妈妈来说，在意识到自己已经怀孕之后，她们会更加充分地享受性爱。这听起来有些匪夷所思，但是在怀孕之后，她们确实更容易投入性爱，因为她们不用再担心怀孕了。对这些孕妈妈来说，避孕或许意味着压抑欲望，小心翼翼，也或许意味着要记得按时吃避孕药，正确放置子宫帽，或者要确保避孕套没有脱落，或者牢记自己的月经周期，只在“安全”的时候进行性交，甚至会采用射精前拔出的方法来赌一把。如果孕妈妈此前总是担心自己会不会怀孕，那么这时她就能把这些担忧抛到脑后，完全放开享受性爱。

> “怀孕超过3个月后，我不再感觉到恶心和身体疲乏了，而且变得很想做爱，可遗憾的是，我丈夫并不是这样。”

不过，这种情况更可能在怀孕10～12周后出现，因为直到那时，你的恶心、呕吐、身体疲乏和对流产的担忧才会消失。许多孕妈妈都说，此时的性爱是最享受的。怀孕的中间几个月是孕妈妈对自己的身体最满意的一段时间。这时的孕妈妈肤色健康，头发浓密、顺滑、有光泽。然而，如果你此时正承受着工作的重压，或者你总是为了挣钱而发愁，那么你的感觉可能就不会那么好了。在这种情况下，你在怀孕初期所体会到的疲乏就会一直纠缠着你，让你直到怀孕中期也对性爱提不起兴趣。这种情况还发生在因怀孕而生气、夫妻不和、为工作或生活所困的时候。

## 做爱的姿势

随着孕期的进展，大多数夫妻都需要对性爱技巧作出调整。传统的“男上位”（丈夫趴在妻子身上）变得很不舒服，除非准爸爸用四肢把身体支撑起来，而不是压在孕妈妈身上，乳房受到任何压力都是非常不舒服的。你们有必要多尝试几种姿势，比如女上位，或者让阴茎从侧面或者后面插入。你可以背对着你的丈夫侧身躺在他的怀里，这种姿势一般是比较舒服的。你也可以用四肢把身体撑起来，让你的丈夫从后面插入，这种姿势你也可能会喜欢。性交不会对胎儿造成伤害，因为羊水可以缓冲撞击，而宫颈管黏液栓也可以将胎儿与外界隔绝，这时的胎儿就像是瓶子里的软木塞。从各个角度看，怀孕晚期的性爱都十分有趣，你最好以一种轻松的心态投入进去。

## 怀孕中期的几个月

从怀孕的第4个月开始，你阴道附近的组织就已经“成熟”了，并且会一直持续到分娩之后。它们变得充血、肿胀，像成熟后的果实一样柔软，就像以前性唤起时的样子。由于血供增加，它们的颜色也从淡粉色变成了紫红色甚至青紫色。这意味着孕妈妈可能已经进入了一种长期的、轻微的性唤起状态。此外，孕妈妈阴部的组织也变得更为潮湿了。阴道润滑液从布满皱褶的阴道壁中间渗出来，使得这些部位变得更加敏感。

对有些孕妈妈来说，胎儿对生殖器官的挤压非常厉害，让她们不由得“春心撩动”，就像一位孕妈妈所说的，“我都等不及我丈夫回家了。”另一位孕妈妈则说：“我一天不自慰就受不了，我太想做爱了，我怀疑我这样是不是不正常，直到有一天，我跟弟妹聊天，才知道她去年怀孩子的时候也一样。”

> “我的身体非常容易兴奋，而且我的乳房更大了，形体曲线也更好看了，我的伴侣很喜欢。我们都觉得我们的性生活更有激情了。”

当孕妈妈对性生活更有感觉之后，她有时会惊讶地发现丈夫并不想性交，或者不能勃起和保持勃起。许多准爸爸都害怕性交会伤害胎儿。这种担心并不是坏事，因为他对做爱这件事考虑得更加周全了。不过，有的准爸爸担心过度，甚至错误地认为做爱会导致胎膜破裂，胎儿外伤，或者立即引发分娩，所以他们可能根本就不敢碰妻子一下，他们似乎觉得，只有自控才能确保情况一切正常。这同有些地区为了保证胎儿健康，准爸爸有许多禁忌的情况十分相像。

## 性高潮会引发分娩吗

尽管女性的性高潮反应包括子宫收缩，但性高潮并不会引发分娩，除非已经“万事俱备”。在性高潮当中感到宫缩非常正常，通常几分钟之后就会缓解。子宫是一个非常“活跃”的器官，从月经初潮开始直到停经，宫缩会一直发生。在怀孕期间，子宫的活动明显增多。在怀孕晚期，你会感觉到布·希假性宫缩，它好比分娩前的“排练”。如果你此前有过早产，做爱后就要注意阴道是否有出血的迹象，或者如果你的子宫颈黏液栓不见了，你就需要避免性交。此外，一旦宫缩破坏了宫颈处的黏液（这一情况可能在分娩前4～5周发生），随后就可能引起感染。

## 怀孕晚期的3个月

怀孕后大约7个月，你在平躺的时候可能会遇到消化不良的问题，这时，你需要用枕头把头和肩垫起来。做爱的时候，你可能更喜欢上身直立的姿势，为此，你可以找垫子、椅子和床边来帮忙。

你对你身体的评价也会影响你的性体验。在孕期当中，你的体形变化很大，所以你很可能会对它产生一种扭曲的印象。有的孕妈妈觉得自己胖了很多，而实际上并没有那么多，或者认为准爸爸觉得她变丑了。然而真实的情况是，准爸爸通常会很喜欢孕妈妈，她们的形体变化不仅美丽，而且令人兴奋。一位孕妈妈对我说，她觉得她就像一头“滚在泥水里的非洲河马”，在整个孕期当中，她觉得自己一点也不性感。而另一位孕妈妈则把自己说成是“不受欢迎的人”，在整个怀孕期间都是这样。

## 用性爱引产

当预产期来临后，尤其是医生建议实施引产的时候，做爱就是一种能够让分娩自然开始的方法。有些孕妈妈对丈夫精液当中的前列腺素极其敏感。（前列腺素能够引起子宫收缩，在所有的体液当中，精液含有前列腺素的浓度最高。）这时，最佳的性爱姿势是你平躺着，同时把两腿抬高，甚至架在伴侣的肩膀上，这时，精液就能顺利地流进宫颈口了。不过，在怀孕的这个阶段做这个动作不是很舒服，所以动作要轻柔一些，随后再静卧半小时，只枕一个枕头。接着，你的伴侣开始刺激你的乳头，引发子宫收缩。这时，你可以闭上眼睛睡觉，而你的伴侣恐怕得不时地刺激你的乳头，这样持续几小时。

在怀孕晚期，对乳房的刺激有时会引发强烈的宫缩，这引起不少孕妈妈担心。不过，除非你有理由相信刺激乳房可能会让胎儿过早地出生，否则就是无害的。实际上，刺激乳房或许还是一件好事，因为它所引发的宫缩能够软化宫颈，扩大宫颈口，为其后的分娩起到“预热”作用。

## 分娩当中的乳头刺激

在分娩中途停止的时候，刺激乳头可以帮助分娩继续进行，有些医生用它来替代催产素。不过，这种方法并非总是起作用，它还可能与施加刺激的方式方法有关——你的爱人或许就比乳房按压器更管用。这时，产科医生或许会同意暂时出去一小会儿，只留下你们两个人。开始的时候，最好能先用一种比较自然的方式刺激子宫，然后再刺激乳头。你和爱人之间的情感与你对孩子的牵挂和关爱并不冲突。

# 再度怀孕

再度怀孕（第2次、第3次或者更多）是一种新的经历，它们与初次怀孕总是有所差别。与初次怀孕相比，它们要面对不同的挑战。这就需要孕妈妈和准爸爸开动脑筋，灵活应对。

当你对怀孕后的情况有很好的预估并且成竹在胸的时候，事情或许会变得非常简单，也许你可以潇潇洒洒地顺利度过孕期。不过，你仍然可能遇到意料之外的困难，而之前的怀孕经历却让你轻敌了。

## 再度怀孕的影响

或许你等待再次怀孕等了很久，然后才如愿以偿，也或许这一次怀孕对你来说完全在意料之外。不管你是哪种情况，再度怀孕与初次怀孕常常是非常不同的。

**来自他人的反应**　再度怀孕之后，你碰到的第一个问题或许就是来自他人的评价。尽管第一次怀孕时，你的亲戚朋友都会高兴地对你表示祝贺，然而这一次他们就很少关心了。如果你已经有了几个孩子，或者距离上一个孩子出生还没多久，他们甚至还会皱着眉头责怪你。他们的评价可能会让你觉得自己的所作所为是不慎重、不负责任的，甚至是违犯道德、危害社会的。有的孕妈妈被问及“你还需要孩子吗？”或者“你的孩子还不够多吗？”另一些孕妈妈则被好心的朋友告诫，“这么多孩子你怎么养呢？”

**来自伴侣的反应**　或许你会注意到，你的伴侣不再对二胎、三胎兴奋异常。他可能很忙，俗务缠身，甚至会觉得这件事同他完全没有关系。如果你再度怀孕，那么尽管你现在还在工作，你的伴侣还是可能会感受到责任的加重，同时更加担心家庭的经济状况。如果你随后就停止工作，而由他来独自承担养家的重任，他的压力和担心就会更大、更严重。尽管拥有一个宝贝很高兴，但此时他却觉得，在随后的几年当中，他将不得不努力支撑这个不断膨胀的家庭。在再度怀孕这件事上，有些孕妈妈对来自丈夫的反应极其失望，觉得他们已经失去了第一个孩子所带给他们的全部乐趣，也不再与自己共同面对生活，而后者曾经让他们第一次紧密地结合在一起。在这种情况下，你可以把自己的感受跟伴侣说说，这样，你们就能了解这段经历对彼此的意义。

## 找时间放松

如果你已经有了一个两三岁的活泼好动的孩子，或者你得照顾好几个活蹦乱跳的小家伙，或者你还同时上着班，那么你一定会非常辛苦。第一次怀孕时，你还有时间照顾自己，有时间思考、计划，甚至浮想联翩。不过这一次，你却被现实生活给困住了，工作和家里杂务缠身，还要接送孩子上学，做孩子容易消化的饭菜，以及应对随时都可能出现的各类突发情况。这时，或许你早已把自己再次怀孕的事情抛到脑后了，你实在没有时间来考虑它了。这样一来，你就很可能会忽视自己，忽视自己的营养和身心放松，甚至很少有时间考虑孩子和你自己。你在雇员、妻子、母亲、看护人、老师、精神安抚者、女主人、汽车司机、清洁工、大厨和洗碗工等不同角色之间迅疾穿梭，而你认识到这一点后，你很可能会觉得对不起肚子里的胎儿。如果你现在就已经分身乏术了，那么你会想孩子出生以后该怎么办。你开始对肚子里的小家伙感到歉意，并且可能害怕无法给予他（她）与其他孩子同样的爱。

> “怀上第二个孩子后，我感觉我是在欺骗他。我第一次怀孕很享受，这一次却感觉压力很大。”

孩子出生后，这种感觉可能会更加强烈，因为在某种程度上，他（她）只能被动地适应目前的家庭环境，而不是你根据他（她）的需要来作出调整。如果你正在教两岁的小家伙坐便盆，或者正试图制止正在洗澡的3个孩子在水里打闹（这很危险，有可能淹到孩子），你就很难在同一时刻给刚出生的孩子舒舒服服地喂奶，或者充满爱意地注视他（她），享受哺乳的快乐。

把这些难处跟那些面临相同处境的孕妈妈们说说，如果你觉得对不住肚子里的胎儿，唯一的解决办法只能是认真地经营自己的生活，让每一天都能留出一部分时间来为即将到来的宝贝作出相应的安排和考虑，分娩之后，再尽力给予他（她）最充分的关注。

## 照顾自己

由再度怀孕所引起的疼痛与不适也许是你从来都没有体会过的。这时，你肚子里怀着一个小的，怀里还要抱一个大的，你还得做许多清洁工

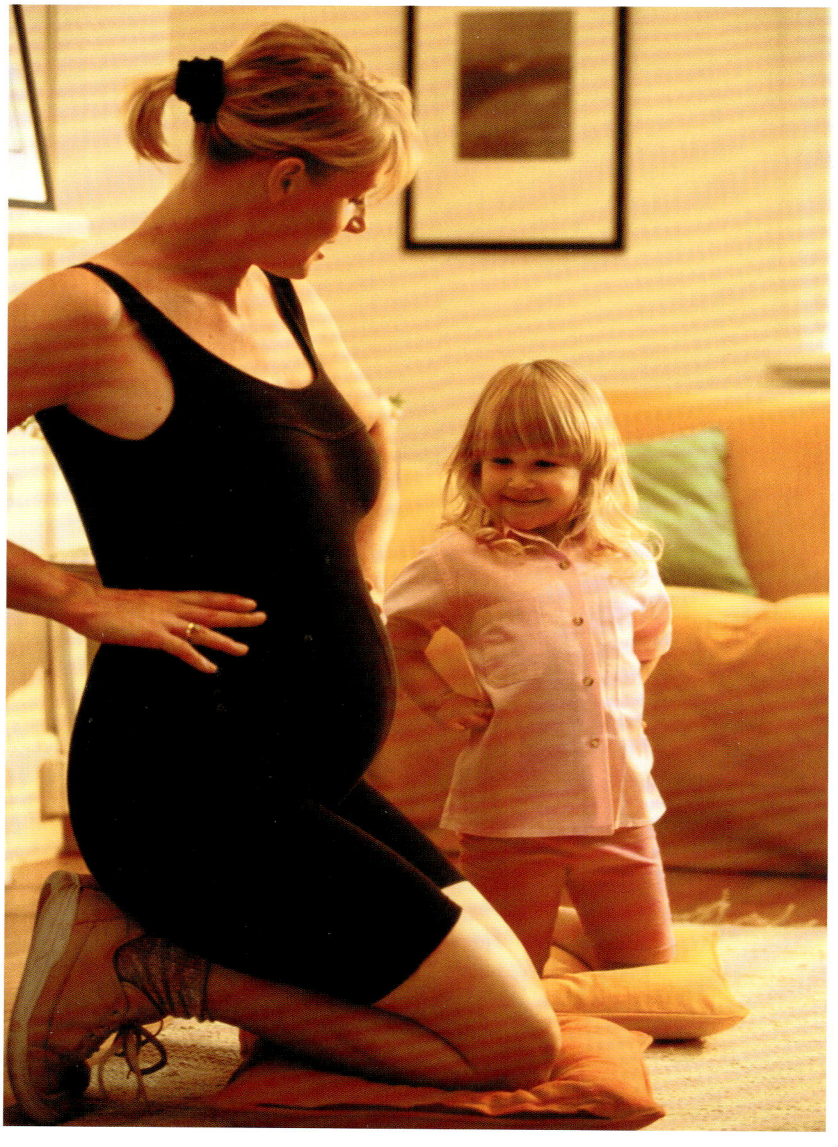

再度怀孕时，你可能会担心不能公平地将关爱给予两个孩子。不过不要担心，你会的。

作，这都可能使你腰酸背痛，形成不好的站姿和坐姿。如果恰逢你身体比较劳累，或者琐事繁多，情况就会更为严重。不仅如此，如果你的孩子总是夜里醒来，或者下午不睡觉，再或者早上醒来得很早，天不亮就蹦到你床上，片刻都不能安宁，你就更容易缺乏睡眠。这时，你可能会盼着一口气睡上十几个小时，谁都别来打扰。这一点或许可以在周末实现，那时你的伴侣会在家里。

再度怀孕的时候，你的身体无论从外表还是从你的感觉来看都更像是孕妈妈，这部分是由你的不良体态和疲劳所致，但还与之前一次或数次怀孕而导致子宫受到拉伸有关。这或许意味着你可能对你的形体不满，而这种不满又会自动表现在你坐立、行走的姿势上，于是进入恶性循环。为了避免这一点，你就要把注意力放在你感觉好一点儿的地方。你还可以询问产前培训课上的老师，让他（她）帮助你收紧腹部肌肉。你还可以尝试利用臀部和腿部的肌肉支撑自己的脊梶和肚子，并且每天做一些规律性的运动（详见第126～129页），你的孩子或许会喜欢跟你一起做。此外，你还需要找一些机会来让自己开心。问问伴侣的意见，或者试着做一些感觉良好的活动，让你的心情好起来。

## 我有足够的爱心吗

当你望着你的第一个孩子的时候，你可能会问自己，你能够给另一个孩子同样的关爱吗？你可能会担心，当你把爱意投给新生宝宝的时候，大一些的孩子所获得的关爱是不是就减少了呢？爱不能这样说，实际上，我们爱得越多，我们付出爱的能力也就越强。当我们主动地、快乐地付出爱的时候，爱就会生长、繁茂，同时也让家里的每一个人获益。

## 让大一些的孩子作好准备

让已有的孩子准备接纳新生的宝宝这件事困扰了很多的父母。如果孩子非常黏人，依赖性特别强，这问题就会难上加难。为此，研究产前教育的学者提出了为这样的孩子准备一本书的办法。这本书里有孩子自己的照片，开头是他（她）在妈妈肚子里的简短描述，旁边配上妈妈怀孕时的图画和照片。在这本书里，你可以描述分娩之前的各项准备工作，然后是孩子刚出生时你给他（她）喂奶或洗澡的照片。在这些画面后面，你还可以补充一系列的照片，有他（她）吃饭、喝水、玩耍、屋里屋外帮忙的样子。你还可以留一页空白在最后，将来把新生宝宝的照片贴在那里。 所有这一切都可以帮助大一些的孩子在心理上为新生宝宝的到来作好准备，认识到自己也曾像新生宝宝那样娇小、无助。在方便的情况下，你还可以把别人家的小宝宝或者连同妈妈一起“借”几小时，让他们来自己家待半天左右。这样做可以帮助大一些的孩子直面新生宝宝降临的现实，同时也让他（她）了解妈妈是怎样照顾小宝宝的。许多大一些的孩子不是把小宝宝看成是没有意思的布娃娃，就是把他（她）看成是随时可以陪自己玩的小伙伴。

如果你要把大一些的孩子从摇篮里移到床上睡，那么这一转换一定要

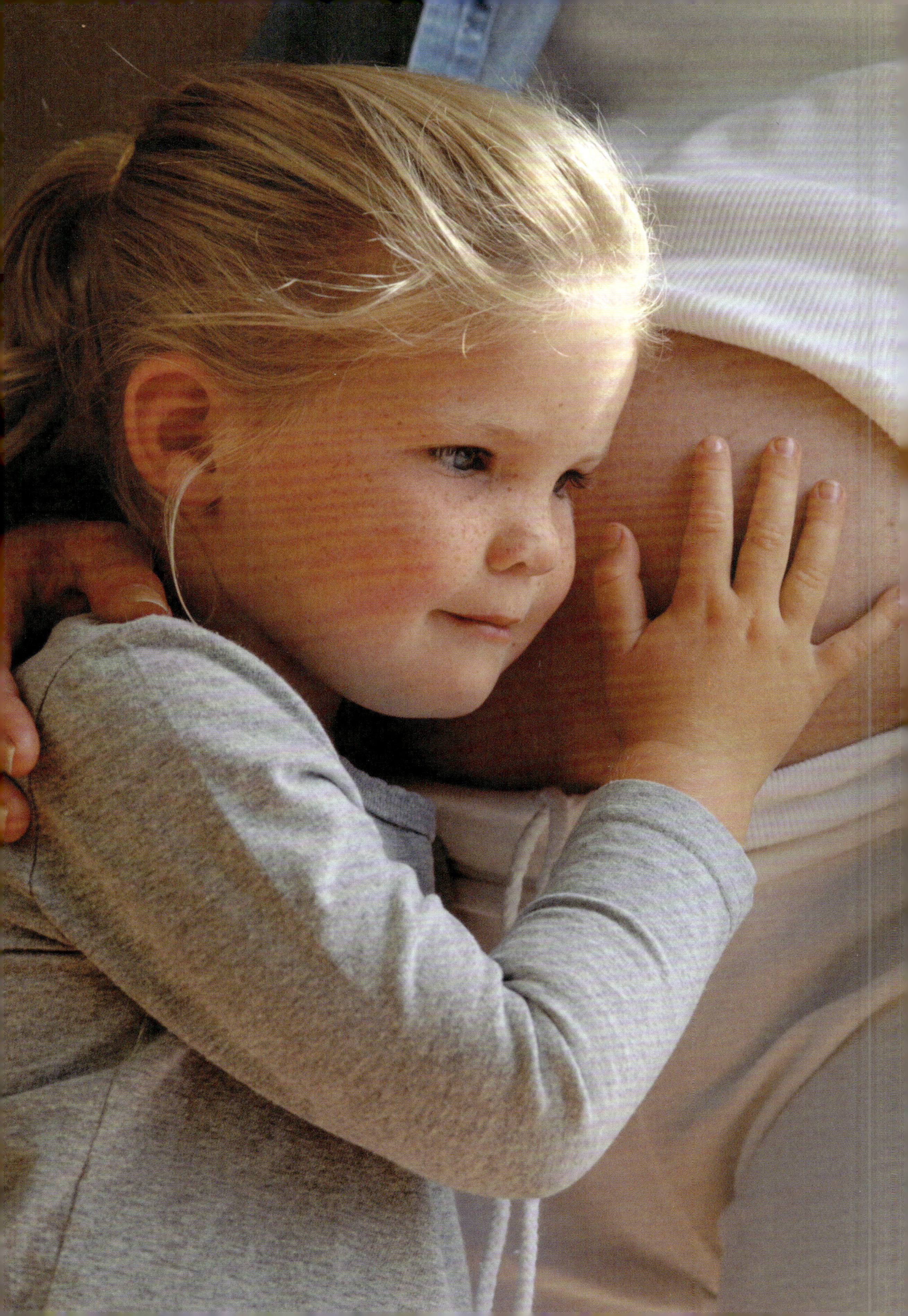

在新生宝宝降临前的几个月实施，这样，小家伙才不会认为是新来的宝宝占据了自己的位置。此外，如果你打算分娩后找别人来帮忙，那么你最好让他（她）在宝贝降生之前很久就与小家伙交朋友。

当你再度怀孕的时候，你的伴侣与大一些的孩子之间的关系也是极为重要的。这是他们两个彼此走近、将来能够喜欢和对方长时间相处的大好时机。当你将来忙着照顾新生宝宝的时候，这一点会帮上大忙。

## 分娩的时刻

如果你正在考虑让大一些的孩子或孩子们亲眼见证新生宝宝的分娩，你就需要让他（她）或他们参加到产前护理的工作中来，同时一起分享有关分娩的经历，用简洁、生动的语言告诉他（她）或者他们当时是怎样出生的，分娩时会发生什么，以及你会有哪些举动。小孩子对胎儿如何在子宫内生长非常感兴趣，他们不止需要看到分娩的图片，还要熟悉你在分娩时所要发出的声响。

“一位医生走进来对我说，‘你家的小不点儿要出来了’。我走进去，看到山姆的脑袋正在露出来。那天我没去学校，就是为了看山姆的。”

在分娩的时候，其他的孩子需要由他们所喜欢的大人陪着，而大人也要为孩子负起完全的责任。分娩通常都很漫长，小孩子则很容易不耐烦。他们想玩，想到外面跑来跑去，吃吃喝喝，或者闭上眼睛睡觉。他们还需要大人对他们当时所见到、听到的作出解释，“你的妈妈在喘气，因为她正在用力”、“那层油油的、白白的东西可以让小宝宝的皮肤柔软、光滑，而且可以隔绝外面的空气，这样小宝宝在里面的时候，皮肤就不会皱皱巴巴的了。”陪伴孩子的大人不仅要有足够的知识，而且应当不介意见到分娩的场景，否则他（她）的焦虑情绪就会传递给孩子。当孩子想离开房间，或者想做其他事情的时候，大人应当立即给予回应。如果孩子将要出现在分娩的现场，你就需要事前与医生一起为此作一些准备，让孩子与医生之间建立起融洽的关系。如果孩子已经长到4岁左右，你就可以帮助他（她）拟订分娩计划，“我要先剪断脐带……妈妈抱完宝宝后，我要再抱抱……过生日的时候，我来切蛋糕。”如果你选择在家里分娩，那么让其他孩子在场或许就是一个好主意。实际上，对有些孕妈妈来说，她们选择在家里分娩正是出于这个原因。

既可以让大一些的孩子见证生活当中的重要事件，又可以发展他（她）的社交技能，增长见识。

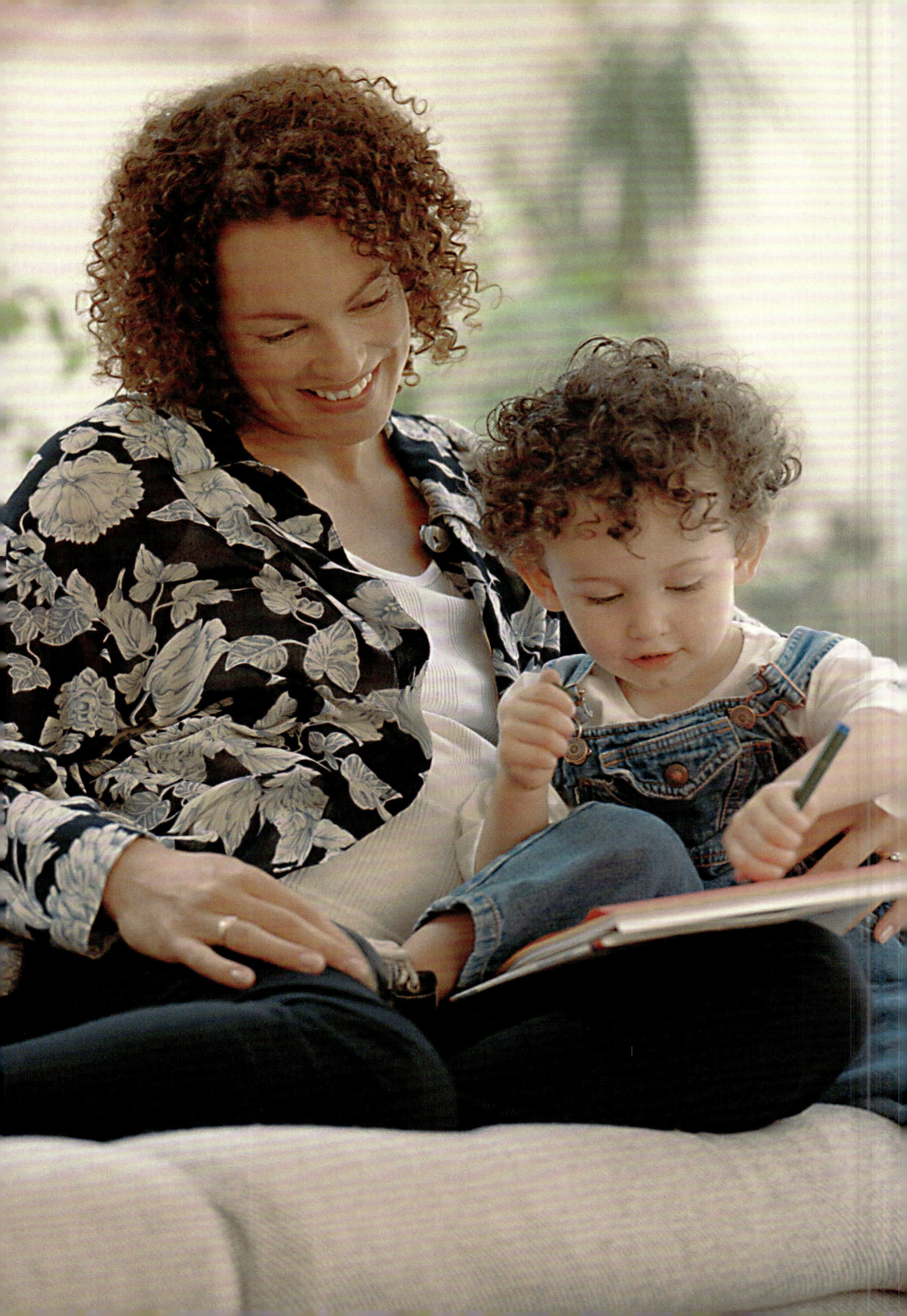

P R E G N A N C Y

# 即将分娩

# 产前身体调整

产前的身体调整不止包括运动，还包括以一种建设性的方式考虑即将到来的分娩，这比运动更重要。给自己一些时间，想象一下你的身体将会出现哪些变化，那种感觉又是怎样的。

想象一下孩子的出生，考虑各种分娩方式（详见第270～285页），想想到底采用哪种。不要把自己的想象力限制在一种分娩方式上，生活不是完全能够预见的，你最终采用的分娩方式有可能与你的想象有很大不同。

## 产前培训

产前培训可以帮助你了解自己的身体，让你在整个孕期当中心情愉快。通过产前培训课程，你学会了如何为分娩作准备，这样，到那一天时，你就能轻松自如地控制自己的身体。你了解子宫的运动方式，通过放松、调整呼吸、集中注意力，你的分娩过程将非常顺利。产前培训不只对分娩时的几小时非常重要，而且关乎你对整个孕产过程的体验，还影响你对自己和孩子的看法。分娩绝不是一位女性的普通平常的一天。经历过一朝分娩，多年之后孕妈妈们仍然异常清晰地记得当时的体验和强烈情感，这种记忆会一直持续下去，一直到老。她们清楚地记得分娩开始、破水以及到达医院时的感受，她们知道那时候医生、护士和自己的伴侣都在做些什么，也明白分娩过程当中都采取了哪些措施，当然，她们也清晰地记得第一次见到宝贝的样子。正面的分娩体验随后就会成为美好的回忆，而负面的分娩体验也绝不会被忘记，它们会随着时间的延续而加强。

# 产前培训班的选择

当你开始孕期保健的时候，你就需要考虑选择产前培训班的事了，在产前培训班上，你和丈夫能够学习到怀孕和分娩当中的心理变化，以及压力有可能造成的情绪影响，你还能了解怎样才能最充分地度过这段时光。为此，你有必要在你住所附近多方打听不同的课程。就像你不可能在什么都不了解的情况下随便走进一家发廊让他们给你弄头发一样，你也不能很草率地确定产前培训课程，何况对分娩的了解是更为重要的事情。为了有助于教学质量的提升，消费者必须知识丰富，并且做到精挑细选。合格的教授产前培训课程的老师都懂得向学生学习，并且在聆听反馈和相互沟通的基础上不断改进自己的教学方式。

## 认识不同的课程

在你查询有关产前培训课程的信息的时候，千万不要以为好的产前培训班教出来的学生就一定会顺产。如果医生在你分娩当中使用了产钳，或者进行了剖宫产，这并不意味着你没有把学到的东西付诸实践。分娩不是考试或者赛跑，它不提倡用最短的时间结束分娩，也不提倡一定要避免使用镇痛药。产前培训的价值在于学会主动调适自身以应对分娩所带来的具体挑战。所以，与没能顺产的妈妈一起交流也是有价值的，而且你也可以从她们那里了解，参加产前培训课程是否帮助了她们。

> "在我怀孕期间的大多数时间里，我都是在办公室里辛苦地工作。而参加产前培训课程的学习才真正让我有时间面对自己。"

尽管全世界的妈妈都会以极为相似的方式分娩，但是对不同的个体而言，具体的分娩经历还是有千差万别的。这就好比，尽管性交包含着具有普遍性的特定机制和心理过程，但是人们对性交的感受、看法以及对整个过程的意义的理解都会随着具体的人和处所的不同而有所不同。分娩并不只是一个医学的、生理的过程，它还是一个具有性心理特征的作用过程。所以很自然的，根据分娩对身体的刺激作出调适就应当包含身心的微妙契合。

在挑选产前培训课程的时候，你最好能找一位参加过课程的妈妈咨询一下，不管她是不是觉得课上讲的东西在分娩的时候有用，也不管她当时是不是胸有成竹，对当时所发生的事情了如指掌。如果她说"一点用都没有"，这就意味着她所参加的课程不够实用。要是她说她在听课的时候总是离不开"恐惧"二字，那么这样的课程也没有帮到她，尽管她可能会因为认识了其他的孕妈妈而感到高兴。

你们当地的医院可能会提供产前培训，但是这种课程通常只是介绍这家医院的常规做法和流程，而不提及你对分娩一事所能作出的选择、相关的研究成果以及药物的副作用。它们可能仅仅强调如何照顾婴儿，而不讲你如何在分娩当中照顾自己，以及怎样的动作可以缓解疼痛。如果你想找其他类型的产前培训课程，你可以查看英国国家生育基金会和积极分娩中心的网站（详见第428～431页）。

## 什么是好的产前培训课程

好的产前培训课是循序渐进的，每次都能多学一点儿东西。你不会在第3次、第4次课的时候就感觉枯燥乏味。而且，课上应当有提问题和自由讨论的机会，而不是一味地听讲。此外，讲课内容应当包括呼吸和放松训练，它们在分娩的时候是非常实用的，所以讲师应当把它们对分娩的重要性特别说明一下，告诉学员为什么要进行呼吸和放松训练，以及在实际运用当中要注意些什么。

放松训练并不像听上去的那么轻松，它不是窝在电视机前面或者躺在床上，一边吃巧克力，一边看一本有趣的书，而是要全面了解全身各肌肉群的状态并且学会控制它们，让它们能够随着自己的意念而收缩和放松。对有些肌肉群，你甚至完全都没有听说过。放松训练也意味着要教给你缓解压力的方法，而不是要你找一个晴天躺在躺椅上，或者在教室里大谈宫缩开始，继续，然后又消失了。

“我不想总是得到正面的或者负面的信息，我希望上过课的妈妈能够完全坦诚，这样我才能作出理性的决定。”

在产前培训课上，你还应当学习在分娩的不同阶段（详见第205～209页）所要用到的不同呼吸方式和频率。所以在寻找产前培训课程的时候，你最好能够找到上过课的妈妈，问她们有没有学到过类似的东西。

一位称职的讲师能够帮助学员在一定程度上体会分娩的感受，让她们了解所要面临的现实和挑战。此外，她还能清楚透彻地作出解释，并且不会加重学员的心理负担。然而不幸的是，一些产前培训课程充斥着居高临下的说教。你有权利了解你的身体将要发生的变化，以及医生将要采取怎样的措施。好的讲师不会用“哦，那个你不用考虑”来敷衍你的问题，或者只是简单地告诉你，为了你和你的孩子，所有人都会尽力的，你要做的就是完全信任他们。在课上的讨论环节，你应当能够与讲师以及同组的孕妈妈达到充分的交流。而不是得到一些不痛不痒的回答，完全忽略了问题背后所潜藏的担心甚至恐惧。

从以上描述当中你就可以知道，好的培训课程在很大程度上是取决于教师的素质的。不过，这也许不是教学方法好与坏的问题，而是教师与学员关系如何的问题。我见过一些课程，无论讲课内容还是讲课方式都糟糕透了，课上还要学一些毫无关联的身体训练，然而，由于教师的态度和个性的影响，学员的分娩过程都比较愉快。

## 自然分娩法

产前教育的方式有很多种类，它们繁杂的名目就足以令孕妈妈们晕头转向。其中，里德分娩法（自然分娩法）的得名源自格兰特李·迪克-里德医生，它是最古老的产前教育法，并且通常与“放松练习”相联系。这种方法背后的逻辑是无知引起恐惧，恐惧导致紧张，而紧张随即引发疼痛。所以，这种教育方法强调用深度放松来克服恐惧，而呼吸训练正是放松方式的一种，同时针对分娩过程教授全面而细致的知识，和能够让身体保持灵活和平衡的身体训练法，以及有关母乳喂养的知识。今天，专门运用里德分娩法的培训师非常少见，但是大多数产前教育的培训老师都已经把他的观念融入了自己的课程当中。

## 心理助产法

心理助产法是一项高度系统化的训练，它的关注重点在于呼吸技能，而不在于放松。心理助产法起源于前苏联，随后在法国得到发展，进而传入英国。有关心理助产法的培训首先要做的是帮助孕妈妈缓解她们对分娩的怀疑与恐惧，然后让她们把引发疼痛的宫缩转变为对分娩有益的刺激。在心理助产法的培训过程当中，讲师还会教授一些身体活动技术，它们同时适用于分娩前的准备阶段和分娩过程当中。课上还会讲授有关怀孕和分娩的解剖学和心理学的全面的知识。20世纪70年代，英国国家生育基金会的许多培训教师在教授心理助产法的时候要不断地呼气吸气，还要教授分散注意力的技能以及将胎儿努力挤出体外的身体训练。今天，心理助产法的培训内容已经宽泛许多，方式也更为灵活了。

在美国，人们把心理助产法叫作拉马泽法，法国人拉马泽正是心理助产法的创始人。在法国，人们经常把心理助产法叫作无痛分娩法。这一名称非常容易误导人，它使得许多孕妈妈在分娩当中感到疼痛时怀疑出了什么问题。对大多数参加过这一培训的孕妈妈们来说，分娩所带来的疼痛并不是最重要的事情，它仅仅是一种副作用。在她们眼里，许多孕妈妈在身体调整技术、情感支持和引导的帮助下，不用药就能处理好疼痛。另一些孕妈妈在分娩当中需要服用一些镇痛药，这当然是很正常的。

从首次传入至今，北美和英国的心理助产法已经有了根本性的改变。原来的各种教条已经消失，呼吸方式的训练也不再那么严格，今天的心理助产法在整体上已经轻松很多了。

## 布拉德利法

在美国，一位叫作罗伯特·布拉德利的产科医生创立了“丈夫导引分娩法”。它的意思是，在妻子怀孕和分娩的过程当中，由丈夫来充当教练和支持者的角色。在这种方法当中，呼吸是缓慢而深透的，来自产科医生的干预是最小的，镇痛药也不被使用。许多热心于布拉德利法的夫妇选择在家分娩。有关布拉德利法的组织叫作美国丈夫导引分娩学会。

## 自然发生法

欧洲大陆有一种系统的分娩训练方法，它以舒尔茨的呼吸和放松方法为基础，许多医院的产前培训课程都会教授这一方法。在这种方法当中，孕妈妈需要通过感知身体不同部位的温度和重量达到身体的完全放松。在整个过程当中，她们的呼吸都应当是缓慢和放松的。

## 积极分娩法

詹妮特·博拉思卡斯在瑜伽气功的基础上创立了积极分娩法，它可以运用于分娩的准备过程当中。它强调分娩时的四处走动，同时改变分娩的姿势，既可以蹲着、跪着，也可以四肢撑地。要想轻松自如地做到上述姿势，你就需要事先练习“伸展运动”，并且在伴侣的帮助下学会将产道“打开”。现在，一些针对积极分娩的准备方法也被包含在其他的产前培训课程当中，而且詹妮特·博拉思卡斯的一大成功之处在于，在全世界的许多所医院，她已经成功地让孕妈妈们在分娩的时候走下了产床。

## 奥登特分娩法

对产科专家迈克尔·奥登特医生来讲，重要的是要给孕妈妈提供一个能够促进她的心理生理过程自动发生的环境，在这个环境当中，孕妈妈应当不被打扰，就像她“在另一个星球上”一样。

奥登特医生没有开办产前培训课程，而是为孕妈妈和准爸爸、医生和护士、大人和小孩组织了唱歌的聚会。他还重新发现了水对分娩的重要价值，比如给一位孕妈妈提供一大桶温水，让她在一间光线较暗的房间里静静地漂浮在水里。对分娩，他推荐孕妈妈采用半蹲位，同时让伴侣或其他帮手在后面支撑着她。

## 基辛格性心理特征分娩法

我的“性心理特征分娩法”的最初灵感来自自然分娩法和自然发生法，同时也吸收了积极分娩法的一些分娩姿势和身体运动。我坚信，孕妈妈是主动的生育者，而不是被动的病人。毕竟，分娩是一种体验，不是一系列的呼吸和放松运动。

在发展性心理特征分娩法的过程当中，社会人类学帮了我的大忙，尤其是我对不同文化背景下的孕妈妈对分娩的不同行为和感受的观察。我的大部分发现均来自孕妈妈本身。分娩通常都包含着各种平常为我们所忽视的自我感觉，这种自我感觉来自我们童年的成长经历：对身体的态度和想象，对器官的体积和位置的感受，以及对干净与肮脏、对美与丑的概念。在起源上，这一切都与社会有关，它们都是我们的成长环境和家庭关系的产出品。

> "角色扮演发挥了很大的作用，让我学会了怎样同医生和护士打交道，以及如何应对被拒绝的情况。"

分娩不只是一个生理过程，也不只是个体的情感经验，它是一种社会行动。分娩包含着一种处于紧张和特殊状态下的社会关系，我们可以通过对这种社会关系的了解来学会怎样与那些在分娩当中提供帮助的人进行沟通，学会理解他们，明白他们心里想的事情。所有的产前培训老师都认为，学员需要详细了解自己身体的工作原理以及医院的各种做法。大多数培训班都会组织学员参观医院和产房。然而，对分娩的准备工作不仅仅是了解我的身体会怎样，医生又会如何对待我，它还包括学会与相关人员进行交涉，最后得到你所期望的分娩方式。你还得形成这样一种认识——分娩也是一种政治。

## 产前培训课程的目的

通过以上的内容你就可以看到，产前培训课程到底该教什么、怎么教，这方面存在的分歧非常之大，尽管有一个共识，认为产前培训至少要持续12个课时，每个课时在45～60分钟之间。产前培训的目的不是规避宫缩，而是调整自身以作出积极的回应。所以，人们越来越重视孕妈妈所处的环境，以及她是否拥有充满爱意的情感上的支持。这些情感上的支持能够帮助孕妈妈相信自身的力量，然后自然而然地面对分娩，而不是一定要做这样那样的“身体练习”，或者担心自己的表现到底好还是不好。

在产前培训班上，你的课程搭档应当能够学习到如何在怀孕和分娩的过程当中帮忙，同时理解某些做父母的感受。此外，只要你愿意带她去，你的搭档也可以是女性，这一点很重要，产前培训课程不应当只向异性恋的夫妻开放。这些搭档既可以是男性，也可以是女性，既可以是情人、丈夫，也可以是亲戚、朋友。如果你所参加的培训班不能满足你的这些要求，你还可以通过其他的途径来弥补，比如参加其他课程、查找资料，或者寻求私人教师的指导。

## 标准的产房配置

如果你计划在医院分娩，那么你就有必要看看产房究竟是什么样子。那里的一些仪器虽然看上去很吓人，但是只要医生一解释，它们就不再那么可怕了。许多医院都为孕妈妈提供参观产房的服务。

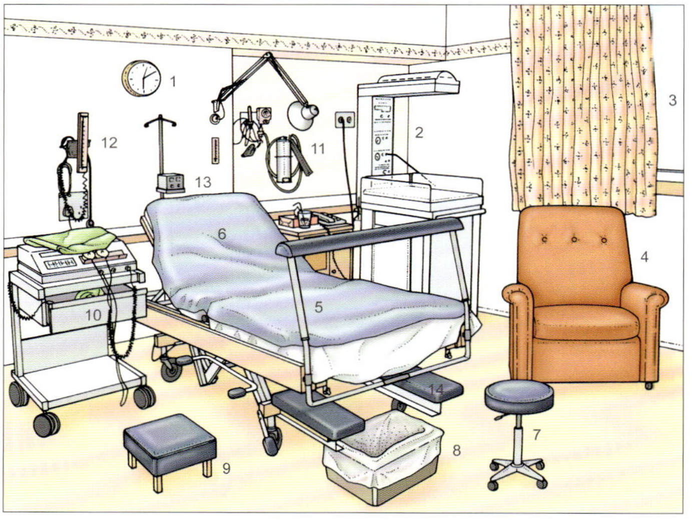


**1.钟表**可以记录各产程持续的时间，同时确定婴儿降生的时点。

**2.复苏**用推车上备有氧气和吸引器，它们可以用来排出婴儿肺脏中的黏液。

**3.窗帘**可以用来遮阳，这样你就不会受到强光的干扰，增加安全感。为了你与宝宝的初次相见，你可以提出要求降低产房的亮度。

**4.坐卧**两用椅可以在有些医院的产房里见到，陪伴你的分娩的人可以舒舒服服地坐在上面，也可以打开来当床用。

**5.蹲姿**扶手可以提供牢靠的支持，当你准备蹲下来之前，你可以用手牢牢地抓住它。

**6.产床**分为三个部分：床头、床身和床尾。这三个部分都是可以调节的，比如床头既可以升起，也可以降下。此外，产床整体也可以升高或降低，床尾也可以降低，或者被移走（如图所示）。

**7.可以调节高度**的小凳是为医生准备的。

**8.塑料容器**可以用来装废液和废弃物。

**9.矮凳**通常都会出现在产房当中，它可以帮助你爬上产床。

**10.电子胎儿监护仪**上连接着感应设备，后者会接在你的肚子上。在分娩当中，胎儿监护仪既可以断断续续地使用，也可以一直使用或者完全不用。它用来探测和记录胎儿的心率以及子宫的收缩情况。

**11.吸氧器**在床边，你可以使用它来缓解疼痛。

**12.血压计**放置在床后，这里也有氧气提供，而且有空余的插座可供使用。

**13.吊瓶架**可以在输液的时候用来挂吊瓶。

**14.可调式脚踏板**置于产床两侧，当床尾的床垫被拿掉时，你可以把脚放在上面。

## 何时参加产前培训班

不要把预订产前培训班和查找资料的事情推迟到最后一刻才去做，你应当在预产期来临之前的4～5个月开始在附近寻找合适的产前培训班或者查阅相关资料。尽管产前培训班可能只面对距离预产期9个月以内的学员，不过你还是应当在更早的时候认识培训老师。

在怀孕早期就学到良好的孕姿是非常有好处的。同时，了解胎儿如何在子宫内发育，以及学会如何应对孕期当中的轻微不适也非常有益。此外，无论你是否怀孕，学会深度放松也非常有利于睡眠，这一点对男性也同样重要。

无论你选择哪一种产前培训课程，只要你喜欢讲课的老师，并且对自己的信心得到增长，那么这样的课程就是适合你的。这样一来，将来分娩的时候，你就能有许多办法来应对宫缩。分娩大可不必是一件令人害怕的难事，不仅如此，分娩还是一种美好的、能够得到丰厚回报的经历，是一个名副其实的快乐生日。

## 创造自己的分娩空间

在怀孕期间，有的孕妈妈希望独自生活，不受打扰，而大多数孕妈妈则希望从她们所信任的人那里得到理解、支持和鼓励。在他们身边，孕妈妈们可以非常轻松地做自己喜欢做的事情。

分娩不应在众目睽睽下进行。除非在紧急和必须的情况下，医生、护士、医科学生、医疗辅助人员、医院的搬运工和清洁工这些陌生人需要在场，否则你就有权利对产房的私密性提出要求，只有经过你允许的人才可以进入。你可以把这一点明明白白地写进分娩计划（详见第52页），之后交给医生，放入你的病历当中。

每当妈妈们说起自己在医院（尤其是大医院）的分娩经历时，她们常常会提到进进出出的人群，还有从门窗玻璃向里观望的陌生脸孔。躺着的时候，谈话在身体上方飞来飞去，尽管说的是有关自己的事情，但谈话的对象都是别人。你能想象你在陌生人的注视下洗澡、上厕所、睡觉或者做爱吗？分娩是一种具有性心理特征的行为，会袒露某些身体和精神方面的隐私。它也符合其他生理机能的规律，比如说放松身体。分娩还带有与性唤起状态所类似的强烈的情感体验，它伴随着一阵又一阵的宫缩逐渐达到顶点。在分娩当中，旁边有你不熟悉或不信任的人看着，检视着，评判着，赞许着，并且鼓励你要做得更好，这些行为都会对你产生影响，是你在心理和生理上进行调整的障碍。所以，创造自己的分娩空间、找一两个亲密的人陪伴你是非常重要的，他们不仅仅是你比较喜欢的人，还是能够让你完全放松的人。如果你要在大一些的医院里进行分娩，并且将有完全陌生的人在场，这一点就更加重要。你需要找一个人在分娩时陪伴你，他（她）是你分娩时的定海神针。

## 找一位女性陪伴者

研究证明，如果孕妈妈找另一位女性来陪伴自己分娩，她就会用更少的镇痛药，分娩的持续时间也更短，而且实施手术分娩（产钳生产、真空吸引器生产、剖宫产、外阴切开术）的可能性也更低。此外，婴儿的身体状况也更好，妈妈也更容易用一种正面的眼光来看待分娩的全过程。研究也证明，这些孕妈妈的会阴裂伤更轻，在6周内能够进行母乳喂养的比例更高，也更少出现抑郁的症状。在10个包含随机控制组的实验当中，3 000位孕妈妈甚至不认识陪伴自己分娩的人，随后的结果证实，有人陪伴确实对分娩有正面作用。陪伴者在分娩的整个过程中陪伴着孕妈妈，时刻关注着她的需求。这些陪伴者的引入，成为过去25年来最有效的分娩护理形式。分娩时的陪伴原本是一种非常普遍的做法，在世界上的许多地区都是如此，包括欧洲和北美，直到后来才被专业人员取代。所以，在分娩的时候，女性从来都是有人陪伴的。在中世纪的欧洲，人们把陪伴分娩的人叫作“上帝的姐妹”。

> “我当时生产的时候，我姐姐的表现太棒了，她对我的帮助太大了，有她和我一起分享分娩的美妙，那种感觉好极了。”

今天，尤其在英国，“导乐”（doula）这个词就是指陪伴孕妈妈分娩的人。Doula是希腊语，意思就是“分娩时的陪伴者”。在分娩当中，导乐可以替代丈夫出现在产房里。如果夫妻二人想在一起，导乐也可以同时为两个人提供帮助和支持。

导乐是对产科学和帮助孕妈妈进行分娩非常感兴趣的女性，她们知道如何提供情感和物质方面的支持。如果你在想谁当导乐比较合适，你可以考虑你的产前培训老师、实习教师、你的好朋友以及任何一位性格好、有经验，而且能够给你情感支持的家人。你也可以联系导乐组织，到那里寻找一位通过注册的、提供有偿服务的导乐（详见第429页）。人们通常把导乐叫作“孕妈妈的妈妈”，其实这恐怕不是你所需要的。许多孕妈妈并不需要妈妈的关爱，她们要的是理解和实际的帮助，那种感觉更像是姐姐。

过去，许多医院都严格规定，在分娩当中，最多只能有一人陪伴孕妈妈。今天，这些规定已经不复存在。越来越多的医院已经认识到，不仅是你的伴侣，如果还能有其他你所了解、信任的朋友或家庭成员经过你的同意而在场，他们就能帮助你放松，同时增加你对自己的信心，这样的分娩会更加顺利。

### 了解导乐的情况

导乐的职业背景有很大的不同。不少导乐是分娩教育者，还有的做过助产士，或者本身就是分娩经历丰富的妈妈。导乐不应干扰你，或者影响你与其他陪伴者之间的关系，并进而对分娩造成阻碍，这一点很重要。所以做导乐需要有敏感的内心和丰富的技巧。

在你聘请一位导乐之前，你需要对她的情况多加了解。你可以询问一些个人方面的问题，比如她有没有孩子，有没有分娩的经验，为什么从事这项工作以及她对这项工作的看法。决定后，你们就可以签订合同，双方都要签字。合同当中应当包括如下条款：多久会一次面？打电话叫她时，她在别人那里或者因为别的原因不能来怎么办？报酬如何支付？等等。

## 放松和按摩

放松是“放下”的艺术，它能让整个身体平静下来。掌握放松技术，意味着无论你的情绪如何，你都能随意地放松肌肉。用力离不开放松，就像呼气离不开吸气一样。

### 放松的重要性

在分娩的过程中，放松是至关重要的。如果做不到这一点，你就可能会筋疲力尽，因为在宫缩的刺激下，你全身的肌肉都会绷得紧紧的。肌肉的这种不必要的收缩十分消耗体力，一旦你耗尽了体力，你控制疼痛的能力就会降低，因而疼痛感也更为强烈。

有时，紧张、焦虑的情绪会影响子宫的收缩，使子宫的运动变得不协调。这样的宫缩不仅疼痛难忍，而且不利于将胎儿推入子宫颈。长时间的高度紧张会改变体液的理化性质，甚至影响胎儿的血供。高度的紧张能够打乱消化系统的正常运作，改变呼吸和心跳的节奏和频率。同样地，紧张和焦虑也可以将分娩过程拖长，增加分娩的难度。

放松有助于保持大脑清醒，这样你就能理解周围所发生的一切，同时作出目标明确的、有创造性的回应。

### 静心

为了掌握放松的技能，进而享受放松的状态，你需要把心静下来，用一句老话说，就是达到身体和心灵的宁静。静心的时候，首先侧身躺下，用几个枕头把身体的各个部分垫好，然后背向后弓，头和肩向前，胳膊和腿弯曲。你也可以坐在一把舒服的椅子上，用垫子把包括腰部的整个后背垫起来，或许你也喜欢把胳膊和大腿放在垫子上。现在，想象胎儿降生需要通过的路径，然后集中注意力体会肌肉的感觉和重量，不久，所有的压力就全部消散了。

## 触摸减压法

使用触摸减压法的时候，你的同伴会轻轻地按压你的身体，似乎在说："这里要放松。"随即，你的身体感受到了手的按压和温暖，于是就立即放松了下来。如果怀孕时你就学会了以这种方式来回应同伴的触摸，那么到你分娩的时候，这也会是一种自动的反应，就好像你的同伴能够把紧张从你的身体里牵出来一样。

在练习触摸减压法的时候，你需要分次将不同肌肉群当中的一群收紧，然后同伴把手放在肌肉收紧的区域，当你感受到这种接触后，你就立即将肌肉放松，就好像你的肌肉正随着他（她）的手运动一样。有时，你可以把这种触摸转换为对肌肉收紧区域的轻柔的按摩，效果可能会更好，只是按摩一定要轻柔、缓慢。有的同伴有些焦虑或者兴奋，他们的按摩动作可能又快又重，在这种情况下，他（她）不但没有减轻你的紧张，反而把他（她）的紧张传了过来。如果按摩是直接在皮肤表面做，那么用一些爽身粉或者温暖的油性物效果会更好，这样，手的感觉就会滑滑的，而且你也不会感觉到痒。

在练习的间隔当中，你们要一起讨论触摸的力度和位置，重一点儿？轻一点儿？偏一点儿？还是刚刚好？这很重要。在分娩的时候也是同样，你可以在宫缩的间隙与照顾你的人一起讨论，这样他（她）才能明白你想要什么方式。对身体的不同部位使用触摸减压法的一些实例在192～200页。在分娩当中，触摸可以帮助你放松那些对分娩没有作用的肌肉，它还可以缓解精神压力，因为你觉察到自己正在被照顾，所以心里有安全感。

另一方面，有些孕妈妈觉得，与分娩的强烈感觉相比，触摸的感觉几乎微不足道。同时，触摸减压法尽管对分娩前的准备非常重要，但在分娩的过程当中，你可能会遇到根本不想任何人碰你的阶段。如果情况真是这样，你只须告诉你的同伴就可以了。关键在于，帮助和支持只能以你的需要为准，如果你不需要，他（她）就应当站到一边，让你按照自己的方式行事。

**消除紧张**　通过触摸减压法的练习，你的同伴能够觉察到你所感受到的任何紧张，到你分娩的时候，如果你的身体有一些紧张，他（她）就能在第一时间觉察到，而其他人对此还一无所知。这时，你的同伴只须用伸出的手来告诉你：放松！如果你的肩膀有些发紧，手就放在肩膀上，如果你的腿在打结，手就稳稳地放到你的腿上。

触摸减压法的一大好处在于，在分娩的时候，你的同伴不需要在一旁“发号施令”。尽管有时一些正面的提醒还是非常有价值的，尤其是在第一产程即将结束的时候。不过，在分娩过程当中，谁也别想用“强力”来指使孕妈妈。通过触摸减压法的练习，你的同伴会十分自信地在第一时间给你最想要的帮助。

**对按压检查的反应** 你和同伴一起练习触摸减压法之后，你还可以更好地应对产科医生的按压检查。将身体放松下来，而不是对这种按压感到不安，或者一碰就紧张，一碰就缩回去，就像缩回壳里的蜗牛一样。通过触摸减压法的练习，腹部触诊和骨盆检查就要轻松和舒服得多了。

**来自子宫的压力** 在分娩过程当中，来自子宫的压力就像是一种由里而外的剧烈按压。在宫缩发生的时候，子宫会紧紧地收缩在一起，这会让你感觉很热。当子宫颈打开，宫颈口变宽时，你还会感觉到更大的压力。此后，随着胎儿通过子宫颈，胎儿的头部又会带来压力。那感觉就像是一颗大柚子先顶在肛门上，然后再通过阴道。面对这些刺激时，孕妈妈的反应不是收紧肌肉，就是放松肌肉。

“我从没有意识到，在我眼睛周围发紧的时候，我的下巴也绷得很紧。我也从没发现，我全神贯注的时候，脚趾是勾着的。”

**学会顺应子宫的收缩** 设想一下，如果你正在分娩当中，来自子宫的压力正在随着每一次宫缩而增加。此外，你也想想来自胎儿头部的压力。接下来，把这些压力释放，然后仔细体会宫缩的感觉。有的孕妈妈觉得自己的每一次宫缩都是由温暖到炙热，然后再逐渐降温。一位孕妈妈告诉我说，她的每一次宫缩都像是烤箱门被敞开。在宫缩最强烈的阶段，她感受到一股巨大的热浪，随后烤箱门又慢慢地关上了。

当胎儿的头部位于你的阴部，并且正在通过阴道的时候，阴部的组织会像花瓣一样从里面翻出来。在这个过程当中，你的阴部会有一种温暖、酥麻的感觉，好像整个区域都被温暖所围绕。如果你与同伴练习过触摸减压法，在对方温暖的手掌的按压下，你已经能习惯性地放松身体，那么此时面对来自身体内部的按压，你也能作出放松的反应，但这种反应不是收回去，而是打开来，让身体顺应子宫的收缩。这样，你就能利用体内宫缩的感觉来引导胎儿的娩出。

# 触摸减压法

分娩的时候，紧张会引起疼痛。如果你掌握了在同伴的触摸下放松身体的技巧，那么在分娩当中，你就能自如地放松身体了。在练习触摸减压法的时候，你要坐在地上，下面垫上垫子。接下来收缩不同的肌肉，体会肌肉绷紧的感觉。然后，你的同伴把一只手或者两只手放在绷紧的区域，这时，随着手的触摸，你就把绷紧的肌肉放松下来。

## 腹部

在紧张的状态下，你的腹肌会收紧，导致呼吸变浅，并且使分娩更加痛苦。在同伴按压的配合下，你可以练习腹部肌肉的放松。通过这样的练习，腹部肌肉的放松就能在分娩时成为一种自然的反应。此外，子宫颈在撑开的时候通常很疼，轻柔地按摩耻骨上方可以缓解疼痛和紧张。

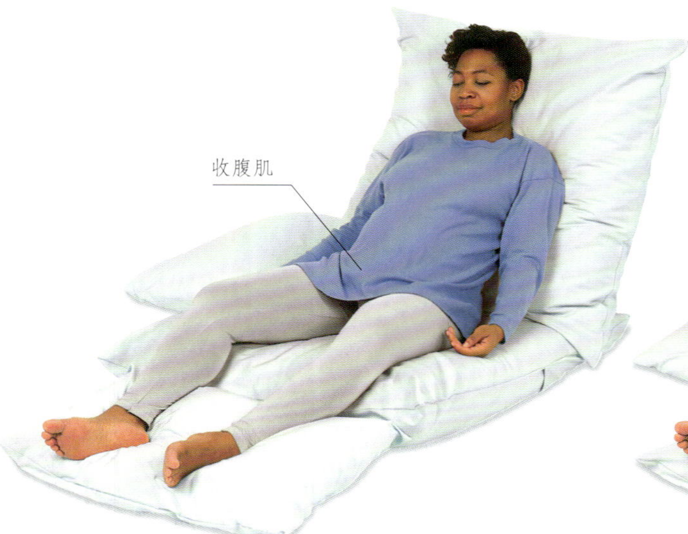


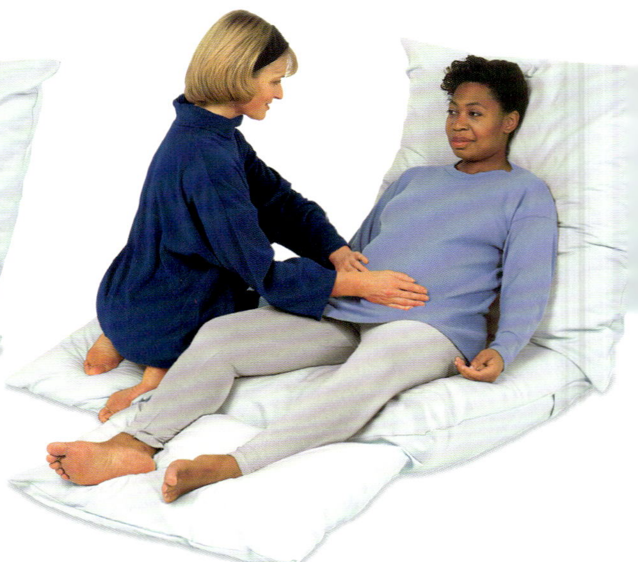

**嘴巴放松，深呼气。**收缩腹肌，让肚子缩回去。注意腹肌收缩的感觉。你会发现，在收缩腹肌的同时，你骶骨附近的肌肉也收缩了，而且你的呼吸也受到了影响。

**你的同伴坐**（或跪）在你身体的一侧，用两手持续、连贯地按摩你的肚子。一只手紧跟着另一只手，缓慢、平滑地掠过肚子的下凹线，呈半圆形运动。在同伴的触摸下，你将腹肌放松。你的同伴也可以在耻骨上方做轻柔的按摩运动。

## 肩部

在紧张的时候，绝大多数人都会收紧肩膀。因为颈后部的肌肉紧张，所以导致呼吸费力，有时也引起头痛。在分娩当中，肩部的紧张会导致沉重、紧张的呼吸，这种呼吸随后又会令喘息加剧，导致胎儿的氧供减少。如果你掌握了放松肩部肌肉的方法，你就可以停止喘息。你可以试着把你的头和肩朝后面的枕头压过去。在第一产程强烈宫缩发生的时候，有的孕妈妈就是这样收紧肩膀的。这时，体会一下收紧肩膀对呼吸的影响。

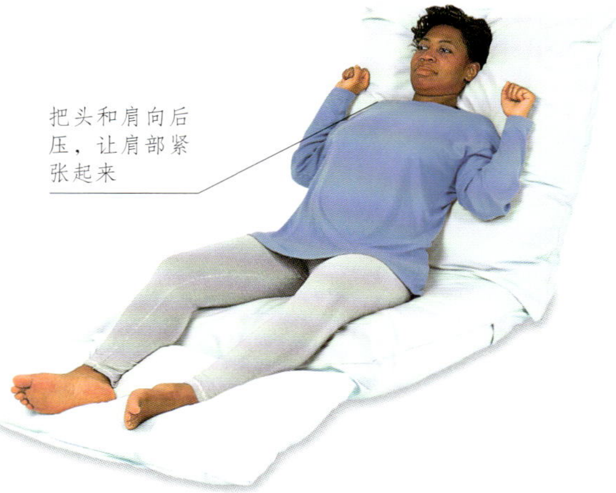

把头和肩向后压，让肩部紧张起来

**体会肩部肌肉绷紧**之后的感觉，集中注意力努力将两片肩胛骨靠拢。

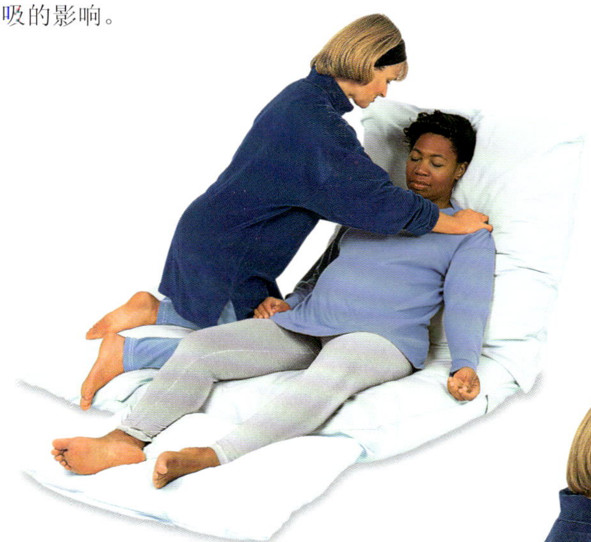

**你的同伴**将两只手分别稳稳地搭在你的两只肩膀上，用掌根在肩膀前部施压。随着同伴手掌的运动，你迅速地放松肩部肌肉。最后，同伴缓慢地将手拿开。

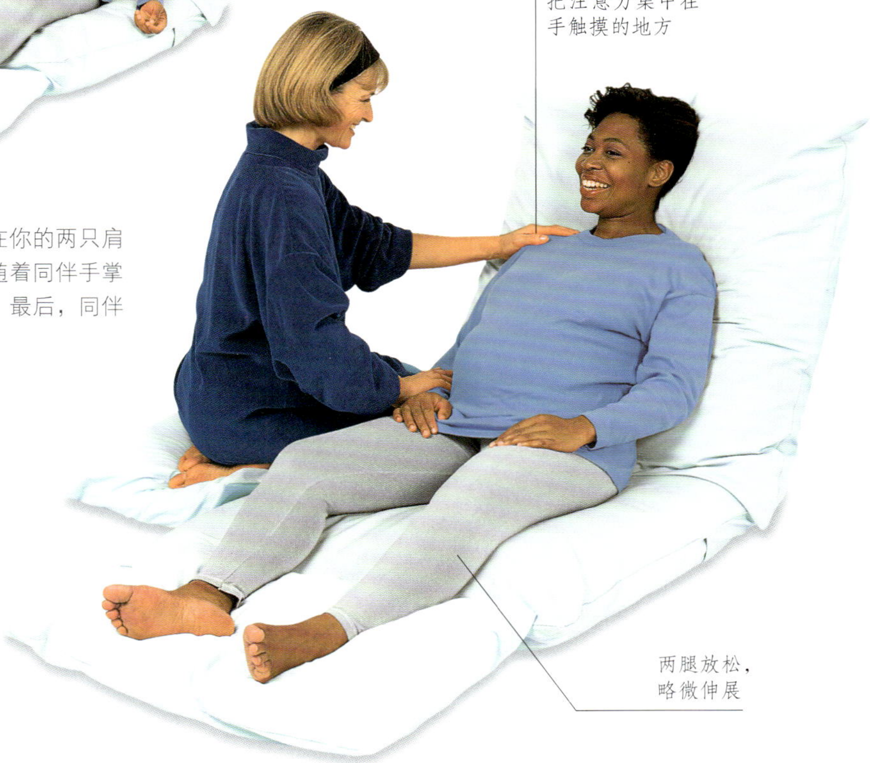

把注意力集中在手触摸的地方

两腿放松，略微伸展

**在分娩中间，**如果发生肩部紧张，就让同伴为你用力按压两个肩膀，或者按靠近同伴一侧的肩膀，这样做可以使你的肩膀放松。

## 头面部

这一组活动可以帮助放松头面部的肌肉。你对头顶部的肌肉或许不十分了解，但是，头顶部肌肉紧张除了可以引起头部和颈部疼痛之外，还可以导致面部扭曲。在分娩当中，如果孕妈妈太过专注，或者焦虑紧张，她眼部的肌肉就会缩紧，同时皱起眉头，下巴也变得僵硬，嘴巴紧闭。在这种情形下，她的阴部很难放松，阴道也很难打开。

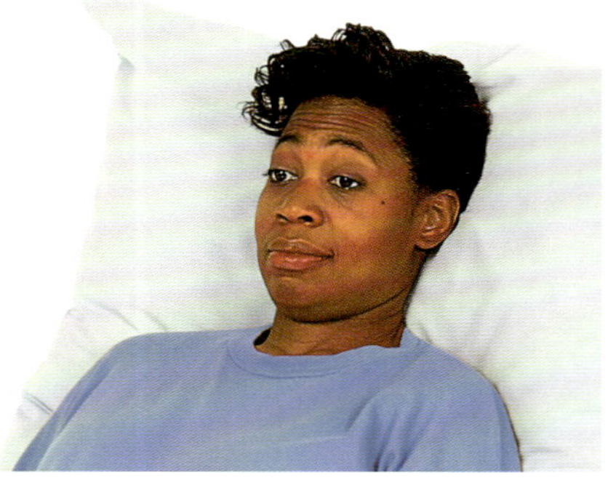

**将眉毛向头顶运动，**注意这时的感觉。在分娩当中，孕妈妈头顶的肌肉也可以缩成这个样子，时间一长，她就会出现头痛和颈痛的症状。

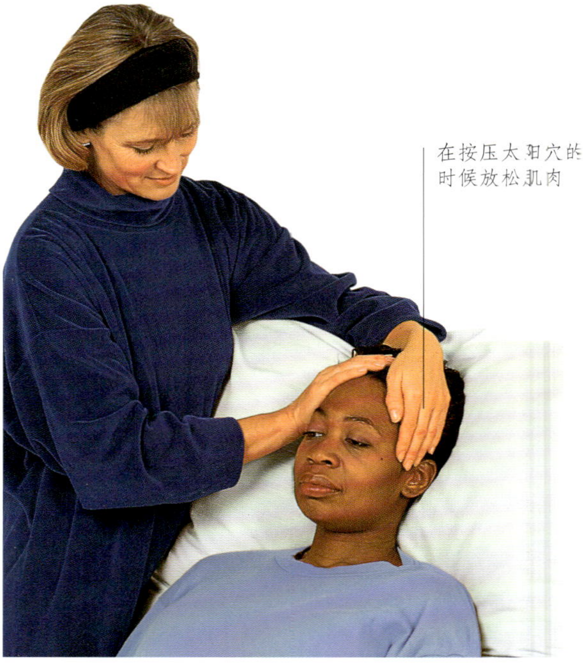


**你的同伴将两手扣在你的脑袋上，**当你感受到手的压力时，放松头面部的肌肉，同时缓慢地闭上眼睛。同伴感觉到你的压力减轻后，再将手拿开。同时想象剩余的紧张感从你的头部离开。

## 收缩面肌

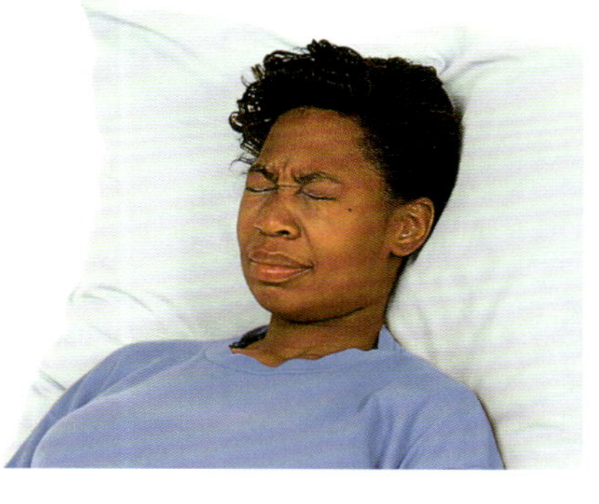

**皱眉，**好像你正在头痛，或者前面有强光照射。注意你紧锁双眉时的感受。在你投入分娩时，你很可能皱眉。

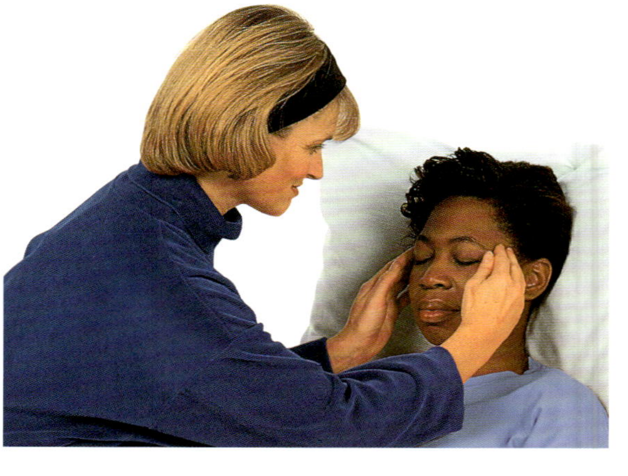

**同伴用两只手指分别放在你的头部两侧，**轻轻地按压你的太阳穴。感觉到手指的压力后，你将面部肌肉放松。随着同伴的手指对头部的压力减轻，想象剩余的紧张感从你的头部离开。

## 上肢

当宫缩非常强烈时，你很可能会抓着什么人或者什么东西，让臂部的肌肉绷紧。这样做会加剧疼痛，再加上肩部肌肉的紧张，它还会干扰呼吸的正常进行，于是你开始气喘吁吁。

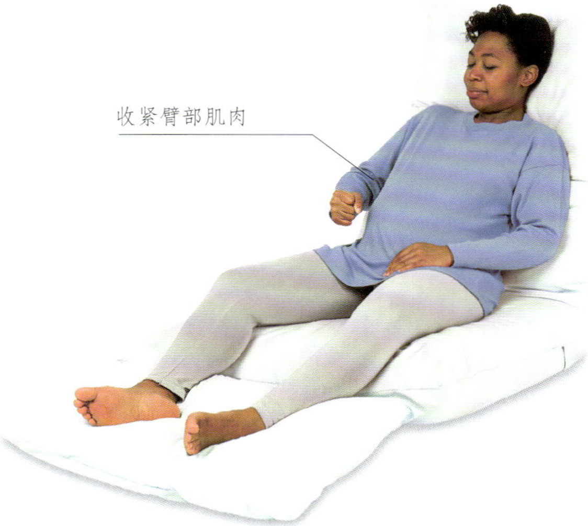


**收紧紧邻你同伴一侧的臂部肌肉，**体会肌肉收缩的感觉。你的同伴通过目测判断肌肉已经绷紧，然后用手轻按胳膊。

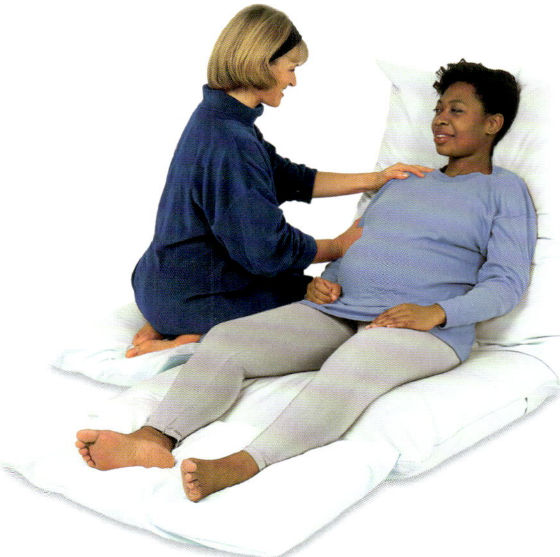

**同伴把一只手牢牢地按在你肩膀的前面，**另一只手放在你上臂内侧，握住那里的肌肉——肱二头肌。两手要尽量与身体紧贴。当你感觉到触摸的温暖和压力时，将你臂部的肌肉完全放松。

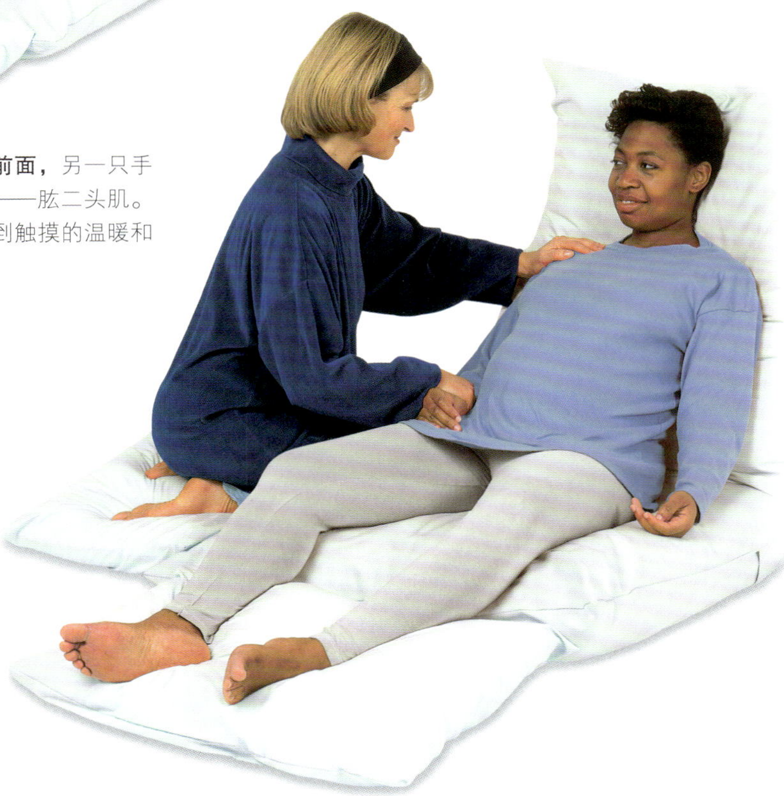

**在上臂内侧**的那只手缓慢、深透地向下运动，直到腰部，另一只手保持在原来的位置不动。在前一只手向下运动的过程当中，集中注意力想象剩余的紧张顺着胳膊向下流走，消失。在每一次宫缩的初始阶段，这个动作的感受非常舒服。

## 下肢

当孕妈妈感觉到胎儿向下顶、就要从下面出来的时候，她大腿内侧的肌肉常常会绷紧。为了胎儿的顺利娩出，非常关键的一个步骤就是要让大腿内侧的肌肉完全放松。有时，这些肌肉收缩得十分厉害，导致下肢僵硬，脚趾蜷曲。按摩可以起到使腿部肌肉放松的作用。

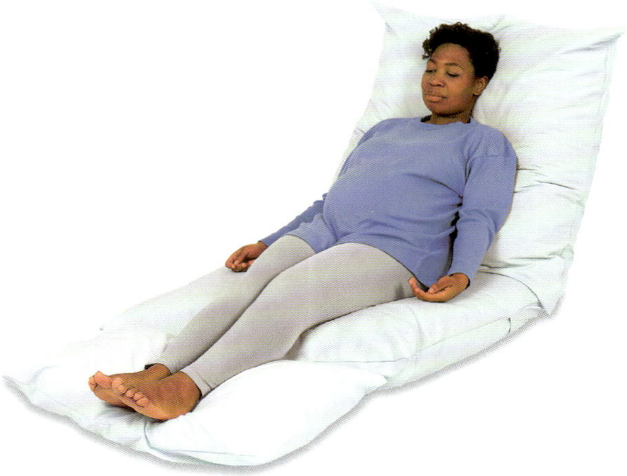

**两腿并拢，**让膝盖紧贴，然后保持这个姿势。在这一过程当中，注意体会收紧大腿内侧肌肉的感受。

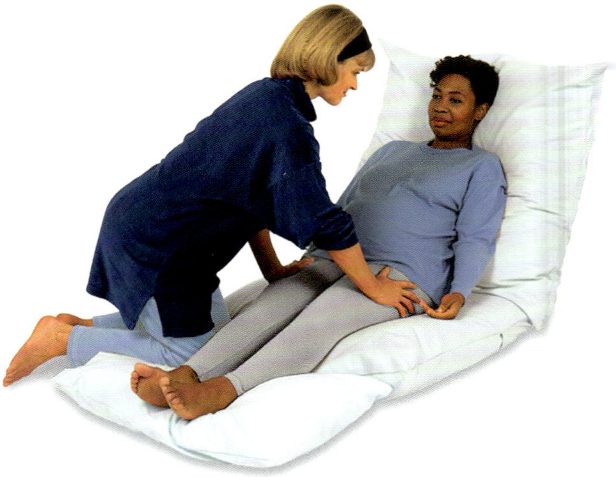

**你的同伴分别将手**轻轻地放在两条大腿的外侧。随着手掌的触摸，你将肌肉放松，让膝盖自然外翻。

### 缓解腿部痉挛

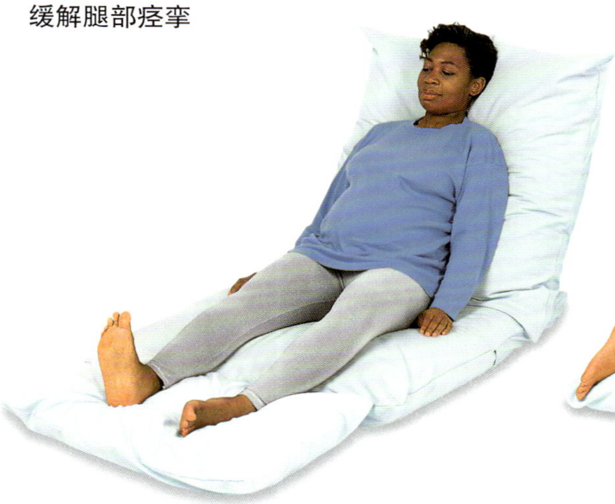

**练习缓解腿部痉挛时，**将一条腿伸直，感觉既僵硬又紧绷，然后将脚背勾起。将这个姿势保持一段时间，同时注意体会肌肉缩紧的感觉。

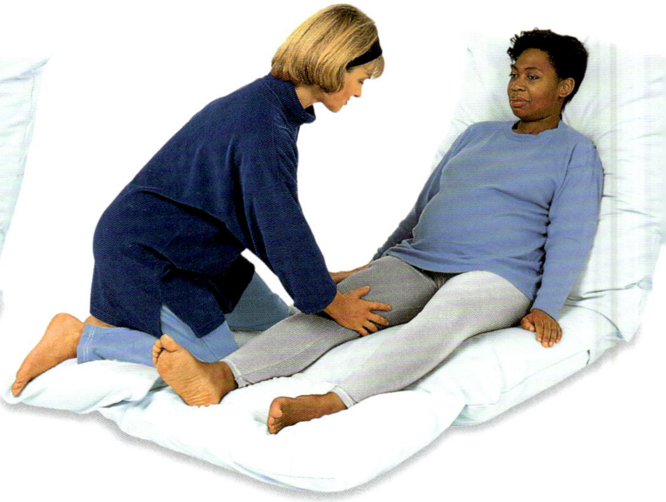

**为了使腿部肌肉得到放松，**你的同伴把一只手放在你的大腿内侧，手掌紧贴皮肤，然后缓慢、深透地向下运动，直到踝部。随着手掌的抚摩，你将肌肉放松。

## 缓解腿部紧张

在第一产程的末段，连续两次宫缩距离很近，每次持续一分钟甚至更久。以下方法有助于缓解这个阶段的腿部紧张。这时，你两腿的感觉可能又凉又紧绷，甚至你的整个身体也开始发生颤抖。对大腿内侧肌肉施以有力的按摩之后，你腿部的紧张会有效缓解，感觉也会更加舒适。

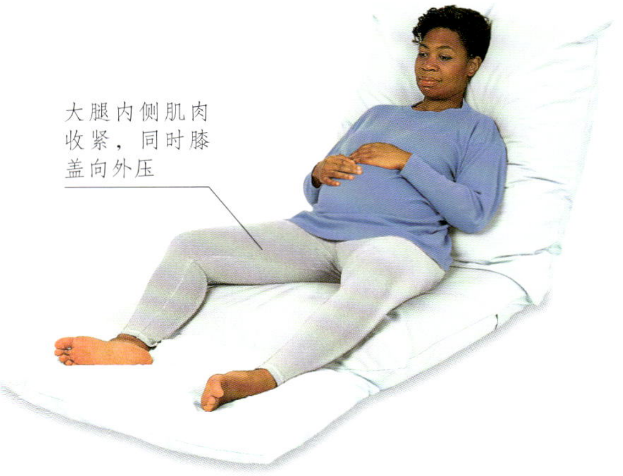


**两膝同时向外压，**使两腿内侧向外翻出。保持这个姿势片刻，注意感受大腿内侧收紧的感觉。

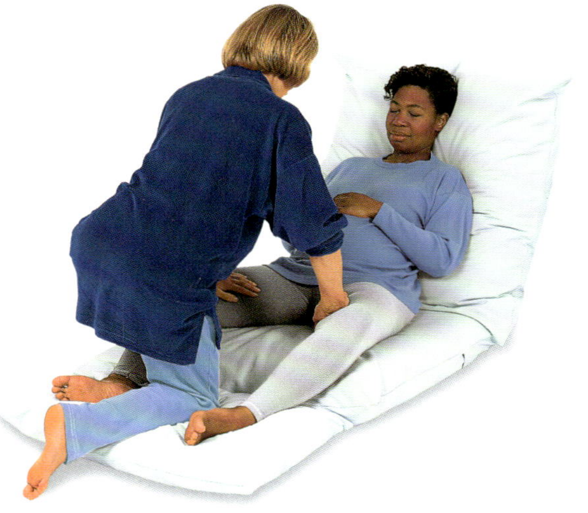

**同伴将两手放在你的大腿内侧。**随着手掌的触摸，你将大腿内侧放松。同伴将手缓慢、深透地向下抚摩，到膝盖后再从大腿外侧抚回去，连续运动。

## 放松骨盆底肌肉

以下方法可以帮助你有意识地放松盆底肌，以促使胎儿的头部进入阴道。手掌的每一次向下抚摩都会起到放松盆底肌的作用，而胎儿正是穿过这些盆底肌后才出生的。

**首先，缩紧盆底肌，**感觉就像把电梯提到2层、3层、4层，然后停住，并且停留片刻。然后，随着同伴的两只手放在你的大腿内侧，你将盆底肌放松，感觉像是把电梯放下来。当同伴的手向膝部滑动时，进一步放松盆底肌，感觉像是让阴部鼓起来。

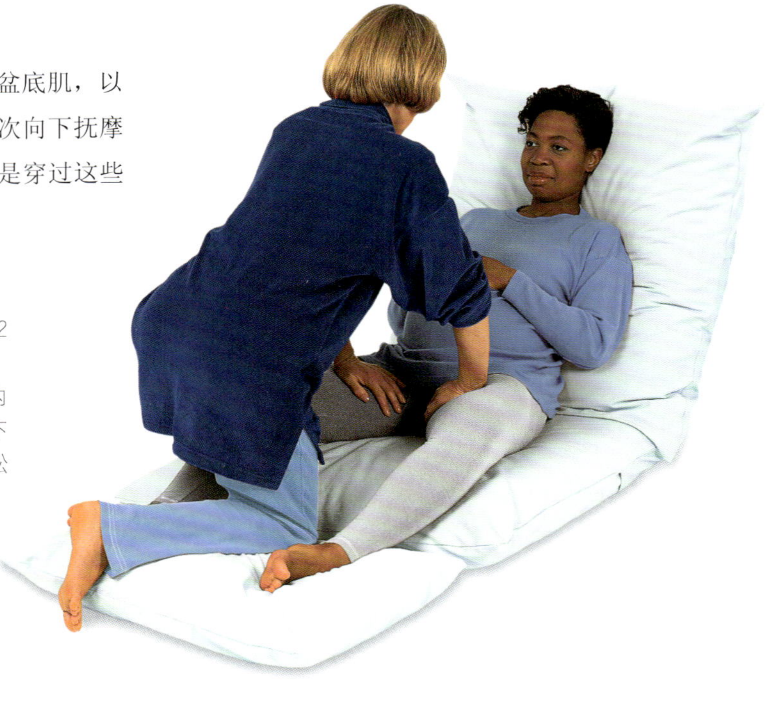

## 肩背部

在枕头的帮助下，侧身舒服地躺下，拱背，头肩部向前，下方的胳膊放在背后。在分娩当中，如果侧身躺卧的孕妈妈身体紧张，她常常会蜷缩成胎儿的姿势。如果宫缩令你气喘吁吁，你可以让别人扶住你的肩部，这样做可以减轻你的不适。同样的，你还可以让别人用大拇指按摩你的肩、背和脊柱两侧。

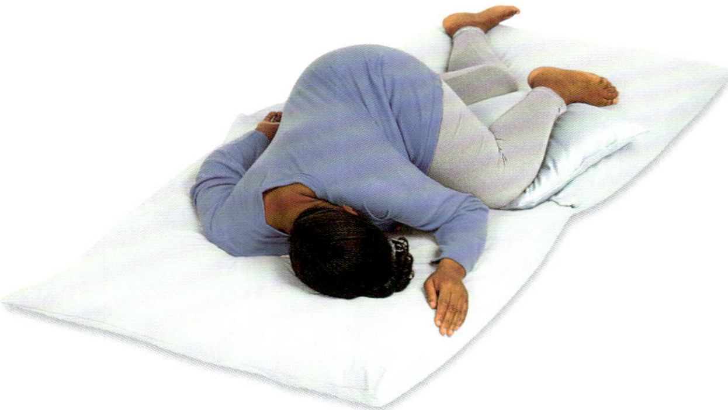

**蜷缩身体，**拱背，注意肩部绷紧的感觉。这时，你的肩膀大概与你的耳朵处于同一水平位置，你的呼吸也可能受到影响。

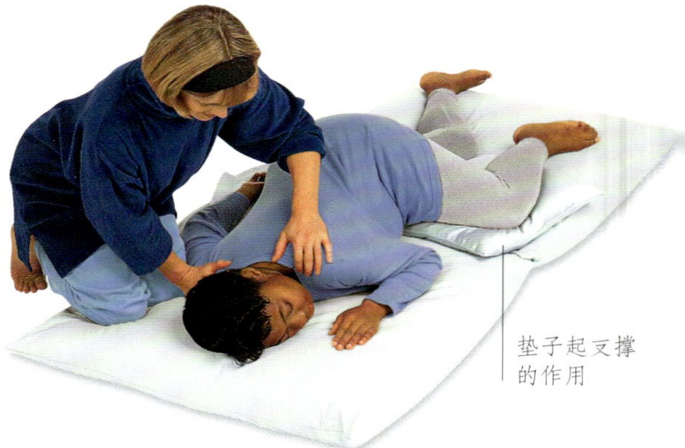


**同伴**把手指放在你的肩膀上，然后手掌用力向下压，让你的肌肉循着同伴按压的方向放松。

## 腰背部

在分娩当中，许多孕妈妈都会有腰背痛的症状，这种疼痛通常发生在骶骨附近。骶骨位于腰背部，是脊柱与骨盆相连接的地方。

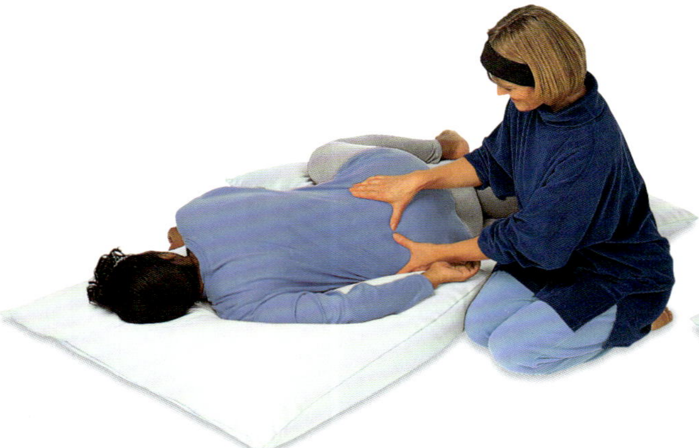

**同伴用手顺着你的骨盆**上缘向脊柱方向摸去，中间与脊椎相接的凹陷处就是骶骨所在的位置。

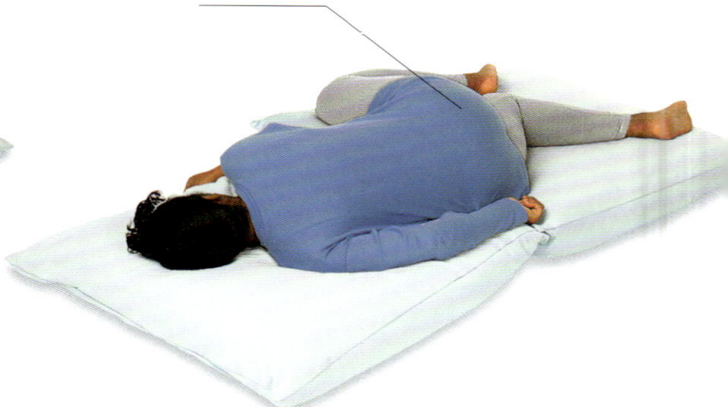


**侧身躺卧，**腰背部向里收，此处的所有肌肉收紧。这时，你的肩部向后敞开，臀部也凸了出来。你在怀孕时的腰背痛就属于这种情况。

## 缓解腿部紧张

让同伴用力按压你的后腰可以使你腰背部的疼痛明显减轻。当同伴用手按压或者用力抚摩你的腰背部时，你将此处的肌肉放松，让紧绷的感觉随之消散。需要注意的是，为你做腰背部按摩的同伴也容易发生腰背痛，所以一定要让她多休息，多放松。

**为了帮助你放松，**同伴把手牢牢地压在你的骶骨上，压的时候要用掌根，而不是手指。当你感受到手掌的压力和温暖后，你就循着压力的方向舒张肌肉，这时，你腰背部的肌肉很快就放松、变软了。

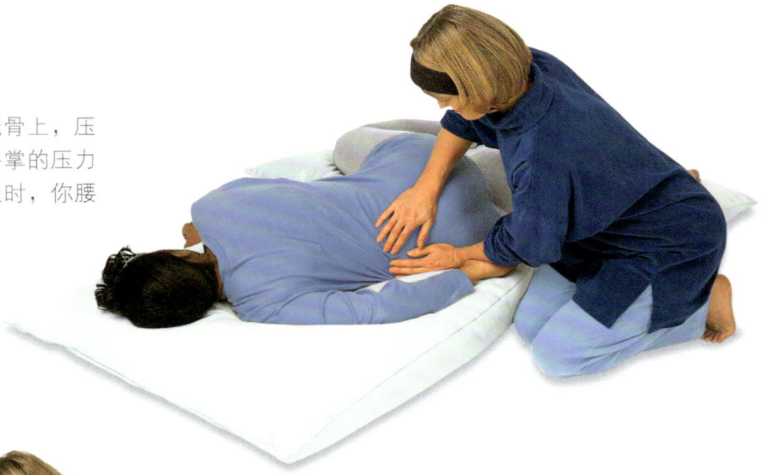

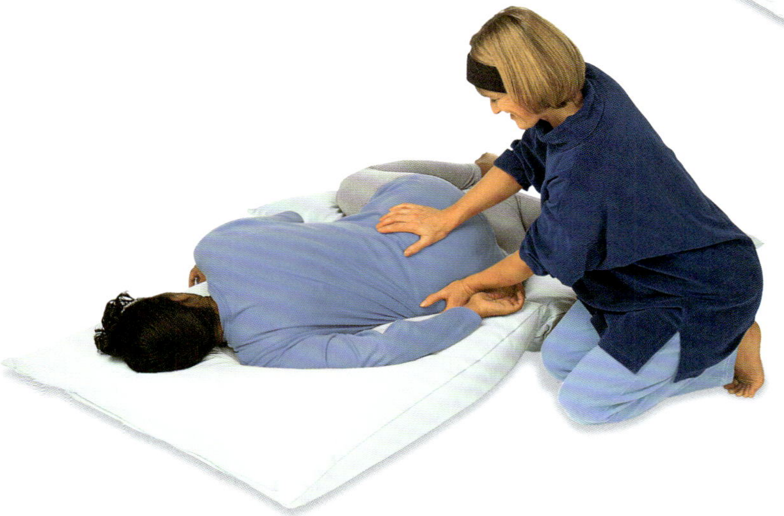

**在分娩当中，**有力的按压感觉起来很舒服，你或许会喜欢这样的手法。按摩的时候，不要只是摩擦皮肤，而是要用手掌带动皮肤和皮下的肌肉组织一起运动。你的同伴可以用手固定在一处做环形运动，也可以在骶骨的一边到另一边之间来回滑动。

**为你做腰背部按摩的时候，**因为按的时候只能用手臂发力，而不能借助身体的重量向下压，所以你的同伴也很容易发生腰背痛。此外，同伴可能会把一只手搭在你的胯部，不过这只手不应对你产生重压，或者她的身体也靠过来，这都会让你感到不适。

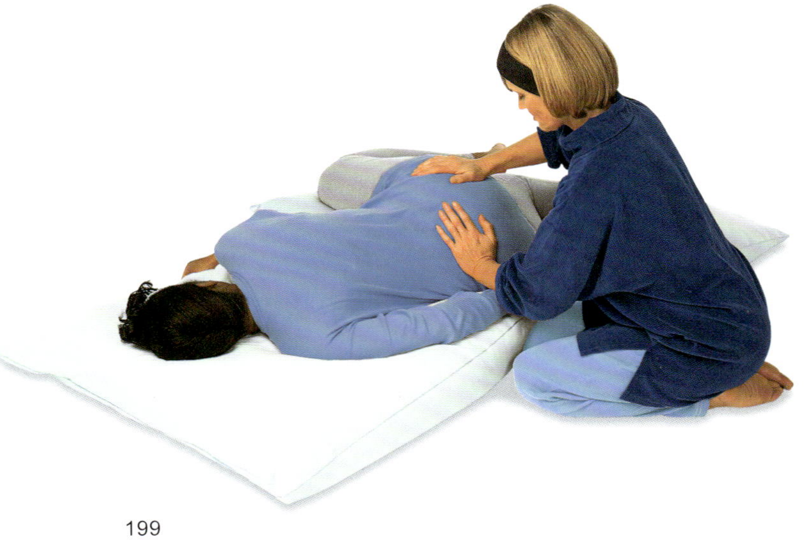

## 臀部

在分娩当中，胎儿通过产道的时候会把孕妈妈的直肠和肛门顶住，让她觉得胎儿会走错出口，于是就可能缩紧臀肌。这时，孕妈妈常常会觉得自己必须要上厕所。她竭力收紧臀肌，“憋”住这种感觉。然而，她在这样做的同时也收紧了胎儿头部正对的盆底肌，就像关上了胎儿娩出的大门一样。这些肌肉的收缩会延长胎儿露出头部的时间，同时还引起不必要的疼痛。

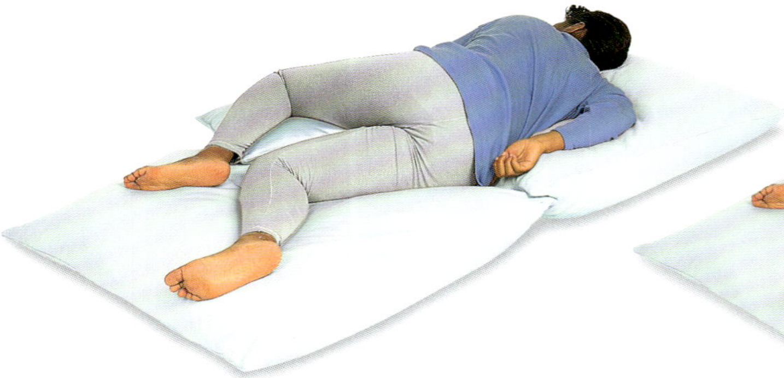

**为了使臀肌收紧，**你可以把左右两片臀肌紧紧地贴在一起，就像中间夹着一张纸一样。仔细体会这时的感觉。接下来，你的同伴将两只手分别放在两片臀肌的上方。当你感受到手掌的压力时，将臀肌放松，使臀部的紧张感消散。

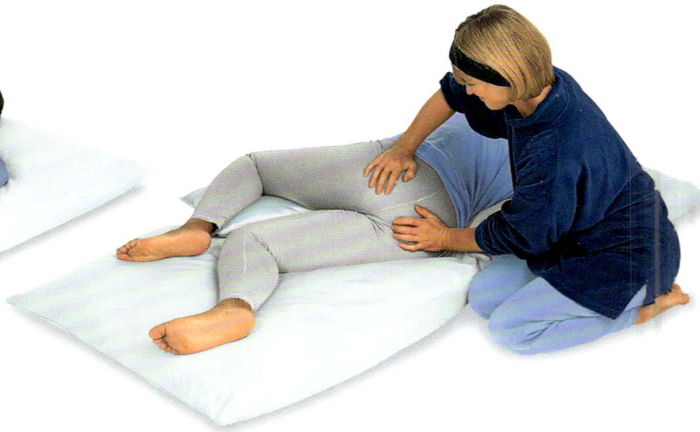

**为了帮助你放松，**你的伴侣也可以像揉面团一样用力抚摩你的臀部。注意，手部的力量要深透到皮下脂肪和肌肉组织当中，每次只按摩臀部的一侧，动作要缓慢。感觉到深透、舒适的按摩时，你应当将臀肌立即放松。

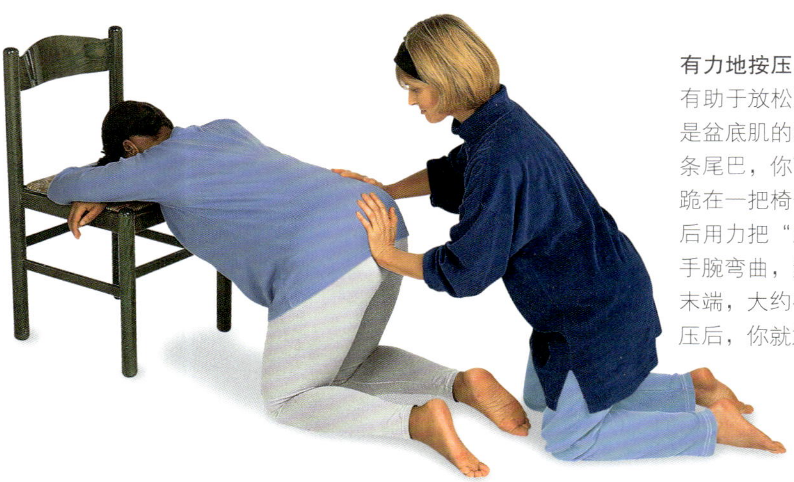

**有力地按压，**或者有节奏地抚摩脊椎末端有助于放松尾骨周围的肌肉（这部分肌肉是盆底肌的组成部分之一）。想象你有一条尾巴，你可以把它翘起来或者放下去。跪在一把椅子前面，前臂放在椅面上，然后用力把“尾巴”翘起来。这时，同伴把手腕弯曲，然后用手掌紧紧地顶住脊椎的末端，大约在肛门周围。感觉到同伴的按压后，你就放松下来。

## 牵线木偶放松法

当然，你并不总是需要另一个人来帮你放松，你也可以通过下面的方法来练习自我放松，我把它叫作“牵线木偶放松法”。

首先以你平时睡觉的方式躺着，用枕头把自己的身体垫好，确保自己舒服，然后缓慢地深呼气，放松。设想你的每一个关节都牵着一条线。比如有一条线系在你的肘关节上，它慢慢地拉紧，于是你的肘部就被缓缓地提起来了。根据你躺卧的具体环境的限制，你的胳膊肘的运动幅度可大可小。然后放松下来，体会这前后的不同感觉。这时，牵线的角度发生了变化，所以你要感受来自另一个方向的拉力，它把你的胳膊肘越拉越高。接着，那条线又松了下来。除了受到牵拉的部分可以运动，其他部位都不能动，这可能需要一些练习。比如牵拉肘关节的时候，手腕只能耷拉着，肩膀也不能抬高，只有肘关节是灵活的。

现在，设想另一只胳膊肘也吊了一根同样的线，然后也被牵拉到不同的方向。这样一直练习下去，想象有一条线先牵着你的大脚趾，然后是另一侧的大脚趾；先牵着一侧的脚后跟，然后是另一侧的；先牵着左膝，然后是右膝；先牵着左手腕，然后是右手腕；先牵着食指，然后是中指；先牵着左肩，然后是右肩；先牵着左胯，然后是右胯。

现在设想有两根线，分别牵着你的右胳膊肘和右手腕。你可以让这两条线交替拉紧，到两根线都绷紧以后，再先后松弛。体验拉紧、放松线的不同方式，把你的注意力集中在拉紧的绳子上，而不是你要收缩的肌肉上。只有在这条无形的线绷紧的时候，你才可以转念想想到底是哪块肌肉发生了收缩。

设想你的头顶系着一条线，脖子上系着另一条，然后先后被拉紧，再先后被放松。经过这个过程，你会发现你可以让线绳的拉力来自不同的方向，呈不同的角度。这就使得这种身体活动不再是重复性或习惯性的，它不在意身体具体做的是什么运动。重要的是，它的每一次活动都会让你增加对身体的认识，让你能够更自如地操控它。对学会放松来说，机械性的、重复性的运动没有任何意义。

## 斯坦尼斯拉夫斯基放松法

有一些效果不错的方法，它们能增加你对身体的认识，让你了解哪块肌肉参与了哪些运动，以及学会实现肌肉的协同工作。在不同的情境下，不同肌肉协同工作的各种微妙组合形式也会有所不同，比如个体，运动的性质，肢体的角度，以及所使用器械的重量、大小甚至材质，它们在不同的身体活动当中都会对肌肉的协同工作产生不同的影响。你会发现，你所做的身体活动，哪怕是普通的、日常的活动，都常常会使你改变呼吸，甚至让你完全屏住气息。你也可能发现，由于你采取了错误的身体姿势，或者动作幅度过大，或者你正处在兴奋、紧张的状态，你都会收缩本不该参与工作的肌肉。在对身体的自我发现方面，这些都是非常有价值的过程。在这当中，你对自己身体的了解越来越深入了。

斯坦尼斯拉夫斯基放松法以斯坦尼斯拉夫斯基表演法为基础，它能帮助你认识日常活动当中协同工作的不同肌肉群，让你了解它们在想象的运动的刺激下，甚至是在想法和感觉的刺激下的工作方式。首先，你设想一个带有身体活动的具体情境，在意识上认为你真的是在做这项活动，然后注意哪些肌肉发生了紧张。完成这一步后，你再把自己换到另一幅图景当中，同时主动放松刚才收缩的肌肉。在练习斯坦尼斯拉夫斯基放松法的时候，首先坐在或躺在牢固的物体上，用几个枕头把自己的身体垫起来。然后仔细聆听自己的呼吸声，这种声音只有你自己可以听到。注意，吸气时气流应通过鼻孔，呼气时则通过口腔。呼气的时候要自然，把空气缓慢、深长地呼出去，那声音就像是轻声的叹息。你或许会体会到，在你吸气结束的时候会有一个停顿，那种感觉就像是到达了海浪的顶点。体会、享受这停顿的一刻，然后再缓慢地呼出。随着每一次呼气的进行，你都会比前一次更加放松。

## 斯坦尼斯拉夫斯基法的推荐练习

你需要非常丰富的想象力来设想以下的情境！同时要防止别的东西令你分心。首先寻找一处你可以一个人待着的安静的地方，因为在没有人注视你的时候，你更容易把知觉放在自己身上。在整个过程当中，你需要完全地关注自身。

**下巴**　设想你的嘴巴里正含着很黏的太妃糖，你嚼来嚼去，结果糖把牙齿牢牢地粘在了一起。这时，想象你正在用力张开下巴，将上面的牙齿和下面的牙齿分开。注意此时哪些肌肉发生了紧张。然后放松，休息，让下巴松松垮垮地挂在下面。这时，注意体会下颌肌肉完全放松的感觉。

**眼睛**　在一般情况下，我们很少能感觉到眼肌的紧张。设想一位消防员正在爬上一架梯子，他要去营救困在房顶的一只小狗。在消防员向上爬的整个过程当中，你一直注视着他。注意眼睛周围和眼睛后面的眼肌有什么感觉。随着消防员不断向上攀登，你的眼睛也不断地向上看，直到他到达梯子顶端。他把小狗抱在怀里，接着又带着它一步一步下来，最后重新回到地面。这时，把你的眼睛放松，如果你愿意，你还可以闭上它们。注意此时的感觉有多么的不同。

**双脚** 想象你赤脚站在海滩上，地上布满碎石。设想你正走在海滩上，脚下是扎脚的石头，而且扎脚的感觉非常清晰（这时，你的两脚有一些微小的活动）。你小心地在石头上走着，突然，哎呀！这一块真扎脚！注意脚部的紧张感。这时，你走到了一片松软的沙子上，感觉这片沙地真的是非常柔软，与前面那一片石头的感觉完全不同。这时，你躺了下来，让两脚完全放松。

**双手** 你还记得捏雪球时的感觉吗？设想你正把冰冷的雪捧在手里，然后用力地压实它们，做成坚实的雪球。你急急忙忙地制作雪球，这样你才能把它尽快地投掷出去。这时，体会两只手的感觉。然后，你把两手放下来，让它们在你身体旁边、床上或者地上充分地放松，注意体会，它们是多么的温暖、柔软和放松。这时，你捧起更多的雪，重复前面的动作，然后再放松。

**味觉** 设想你在喝水，你正在把想象中的杯子拿到嘴边。这是一杯纯的柠檬汁，非常酸涩！你真的喝了一口，随后你口腔附近的肌肉不由得收缩起来。仔细体会这种感觉。现在，这种感觉已经消失了，让口腔附近的肌肉放松，变软。这时，你有了一只大大的、熟透了的桃子，你狠狠地咬了它一口。这只桃子的汁液非常多，顺着你的嘴角流了下来，你不得不用嘴去吸。这时，闻闻它的味道，然后咀嚼，吞咽。现在桃子吃完了，注意吃桃子在嘴里造成的非常不同的感觉。完全放松下来，仔细想想在你想象自己吃桃子的时候，你嘴里、鼻子旁边和面部的肌肉有什么变化。你可能还想再吃一只。

**嗅觉** 当我们闻东西、尝东西的时候，我们的鼻孔、脸颊和口腔周围的肌肉会协同工作。设想你的手里正有一个瓶子，装着液体状的东西。你拿掉盖子，然后仔细地闻了一闻——这是氨水！注意你的身体反应，想想你的脖子后面是怎么变紧的。这时，你把脖子后面的肌肉主动放松，然后吸入既新鲜，又清洁、纯净的空气，让自己自如地呼吸。现在是另一个瓶子，按照同样的方法闻一闻这个瓶子里的东西。这次是香水，铃兰香味的。你发现自己已经陶醉在了铃兰的香气当中，你缓慢、深长地呼吸着，似乎香气已经弥散到了你的脑袋里。现在，香气不见了，你还是呼吸着空气，放松。

接着上面的想象，你继续再现一些想象当中所做的事情，这些事情是你平时非常熟悉的、简单的事情，比如开列购物清单、系鞋带或者用钥匙开门。注意想象你做这些事的顺序，以及你在做这些事时，你对身体的细微控制。每当你在想象当中完成一个动作，你就让自己进入完全放松的状态休息片刻。

# 分娩中的视觉意象

为分娩作准备不只是为了学习缓解疼痛的方法，它的好处还有很多。在最理想的情况下，它可以将你的潜能挖掘出来。有一点，分娩与性爱是相同的，就是90%的分娩或性爱体验取决于你头脑当中在想些什么。有的孕妈妈分娩不顺利，或者产程比较长，但情绪非常好；可有的孕妈妈分娩很顺利，感觉却非常痛苦。之所以会出现这样的差别，很大程度上要取决于孕妈妈与照看她的医护人员之间的关系。如果孕妈妈周围的人缺乏同情心、不友好，她就很难拥有一个愉快的分娩体验。

对分娩体验，另一个关键因素是孕妈妈对分娩的设想：她对将来要出现的强烈的躯体感受做何预期？当宫缩席卷身心、胎头挤压产道时，她对这种强烈的躯体感受作何理解？孕妈妈可以把疼痛视作一种消极的事物，觉得疼痛意味着内部器官受损或胎儿受伤。同时，孕妈妈也可以积极地看待疼痛，认为疼痛是有意义的，它意味着肌肉正在强烈收缩，而产道也正在逐渐打开。如果孕妈妈把关注的重点放在疼痛的积极面，并且事先进行演练，分娩的体验就会更好。试想你正在分娩，这时你应当用放松的、有节奏的呼吸来迎接每一次宫缩的到来。你也应当对分娩持有积极的想象，在这种想象的激发下，你才能与胎儿协力面对，而不是互相对抗。在你调整自身以适应分娩的时候，如果你能在头脑当中积极想象，这或许就已经足够了。

“我喜欢风帆冲浪，所以在分娩的时候，我就想象自己正在冲浪。这种积极的想象与我有力、快速的分娩很有关系。”

或许你很想把注意力完全放在身体内部，觉得其他的任何事物都会对自己造成干扰。或许你更喜欢在分娩的时候盯着眼前的某样东西看：一幅照片、一幅画、你同伴T恤上的图案、一件陶器、一件雕塑或者几块精致的瓷砖，对你来说，这些图景都代表着分娩的力量。你也可以在心里专注于如下的想象：天空和大海、白雪皑皑的山峦、穿越森林的小径、枝繁叶茂的大树、注入湖水的瀑布以及微风拂过麦田、花儿朵朵绽放（玫瑰或者睡莲）。

在地中海的某些文明当中，人们会在孕妈妈分娩的时候放一朵花在她身边。这种花叫作含生草，看上去干瘪枯黄，毫无生气，但是在温暖的产房当中，它却展开花瓣，大放异彩。在意大利南部，这种花被人们称作“上帝之母”。它不但象征着圣母马利亚的庇佑，而且象征着子宫颈正在逐渐打开，以保证胎儿顺利降生。在地中海文明当中还有一种传统仪式，在这种仪式当中，正在分娩的孕妈妈们会感受到一种打开一切、释放一切的有力量的感觉，如此一来，她对自己的身体也会产生同样的感觉。在希腊，人们会在孕妈妈分娩的时候倾倒谷粒或者水，或者把门窗敞开，把衣服的扣子解开。

随着分娩的进行，宫缩一阵比一阵强烈，持续时间也越来越长，你可能需要一幅积极的图景来表达体内所迸发出的巨大力量。为此，你可以集中注意力在假想的运动上，比如游过波浪、风帆冲浪、爬山、滑雪、荡秋千、滑翔或者坐着过山车飞跃宫缩的障碍，这样做通常很有效。你也可以使用假想的音乐来达到同样的效果。你可以挑选那些与你对分娩的想象相符合的，能够释放大地、空气、火与水的原始力量的音乐。

在许多文化当中，孕妈妈都会把分娩与有关水的意象联系起来。宫缩就像是一阵阵巨大的波浪，正是它载着你的孩子来到你身边。在对分娩的描述当中，女诗人也使用有关水的意象。在女诗人凯斯琳·雷恩眼里，宫缩就是“拍打世界之海岸的波浪”，她这样呼唤自己的孩子，“小船里的宝贝，快点儿上岸吧”。亚美尼亚有一首古老的诗歌，它表达了分娩的强烈体验，“天空在分娩，大地的肌肉在分娩，成熟的红色海洋也在分娩。”对一些孕妈妈来说，有些诗句、歌曲或箴言对她们有特别重要的意义，它们可以让孕妈妈更好地应对宫缩。

“我一直想着圣母马利亚生子的油画，小耶稣在她的怀里，头顶光环。我一直想着那幅画。”

在分娩当中，如果某些意象给你造成了不适，你把它换成别的就可以了。同时，你也可以把注意力集中在子宫的收缩上，想象胎儿正被它紧紧包裹的情景，或者想象子宫颈正在逐渐张开，阴道组织翻出体外，胎儿的身体越露越多，你伸手把他（她）揽入怀中。对分娩来说，使用这些意象的意义主要在于集中注意力，这样思维就不会被疼痛所打乱。这种意义还在于以一种积极的、正面的方式来诠释分娩时的躯体感受，而不是把它们解释为某种伤害。当精神的力量与子宫的力量和谐统一时，分娩就可以自如地进行了。

## 分娩的呼吸调整

放松与呼吸调整之间的关系非常密切，以至于我们不得不把它们作为一个整体来看待。在分娩当中，除非你是放松的，否则你就无法轻松自如地呼吸。

随着分娩的进展，你的呼吸可能会不由自主地加快。如果在呼吸频率加快的同时，呼吸的深度也在增加，就会导致换气过度，使血液中的二氧化碳浓度大幅降低，令你产生不适。如果情况严重，你甚至会昏过去。吊诡的是，当你过度换气的时候，你的主观感受竟然是得不到足够的空气，于是大口大口地吸气，使换气过度进一步加剧。实际上，你可以通过屏息或吸入二氧化碳（用一个纸袋罩着嘴呼吸）来提高血液中二氧化碳的水平，并由此减轻或消除换气过度的症状。

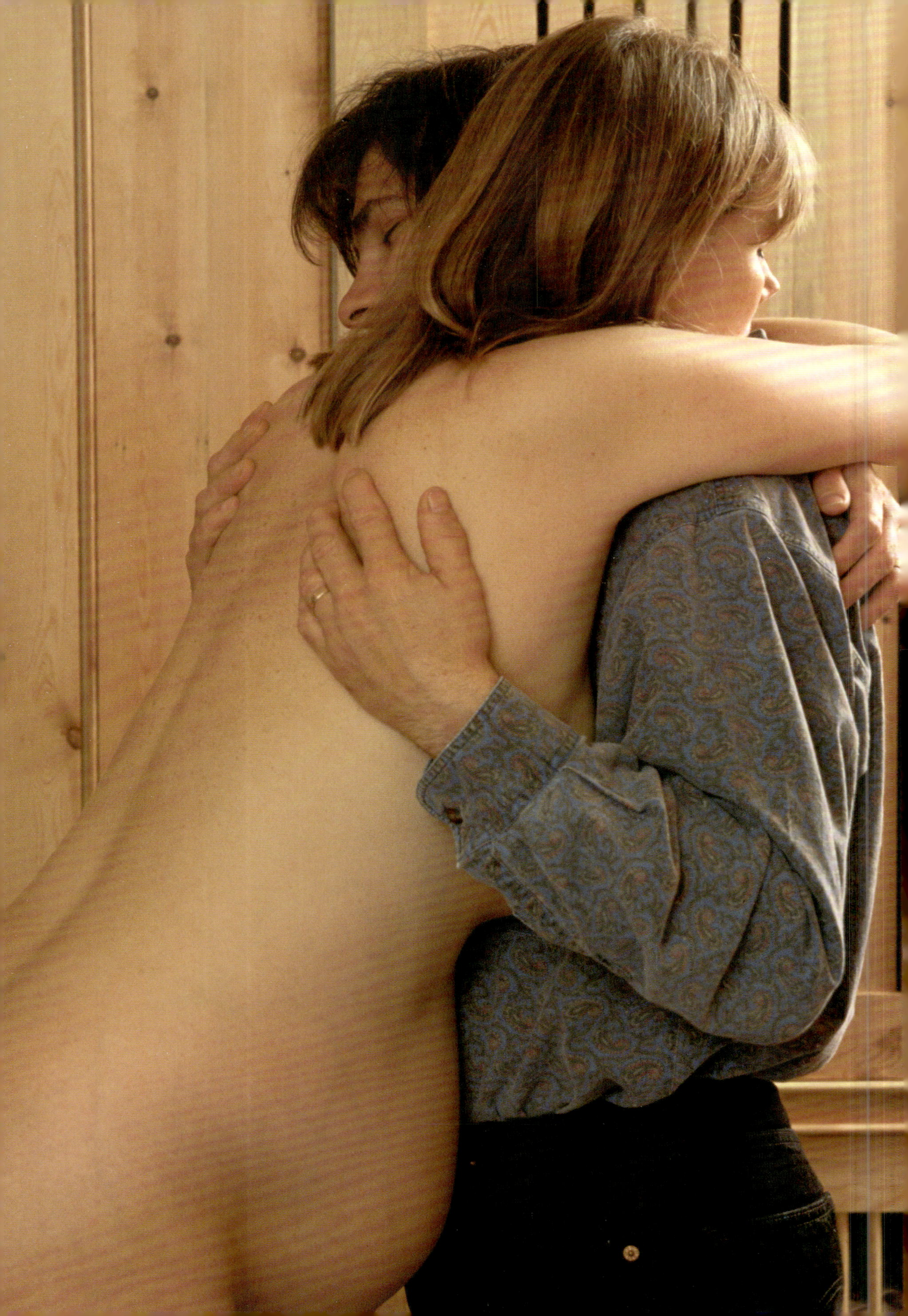

换气过度的相反一面是换气不足，或者完全屏息，它会导致血氧缺乏。如果你服用了哌替啶或其他麻醉药物来缓解疼痛，这种情况就更容易发生。出现换气过度或换气不足的情况时，你是可以应付的，但胎儿却不能，它需要你保持正常的呼吸。在分娩当中，换气过度、“忘记”呼吸、屏息对胎儿都是有害的。

在许多文化当中，针对分娩的呼吸调整是用来配合促使孕妈妈分娩的力量的。例如，在祖鲁人那里，孕妈妈都要在怀孕的时候做有关呼吸的练习。每天清晨太阳升起的时候，她们都会走到自家草屋的门口练习深呼吸，并且仔细掌握、控制气流的走向，让它们交替着穿过两只鼻孔当中的一只。在分娩当中，她们就是用同样的方法来呼吸的。在其他一些文化当中，呼吸要随着周围场景的声响作出调整，这些声音包括祷告声、音乐声、拍手声、反复念诵的鼓励声等。此外，孕妈妈还可以随着抱着她的同伴的身体摇晃来调整呼吸。

“宫缩一阵一阵的，很厉害，我怎么也控制不了自己的呼吸。医生对我说：‘嘴里喊叫、哼哼，都管用！’”

## 调节呼吸以顺应分娩

在分娩当中，平顺、和缓的呼吸节律有助于紧张情绪的缓解，并且制造出一种舒适的放松感。宫缩如同海浪一样阵阵袭来，这是一种强大的自然节律。你或者抵抗它，让它消失，或者逃避它、控制它，或者顺其自然，让自己的呼吸顺从于子宫的力量。如果你接受了体内所发生的一切，你就只能调整自己来适应它，没有别的选择。

所以，我所建议的分娩呼吸方法与“去除宫缩”的技巧毫不相干，也没有任何消除身体的强烈感觉或者保证你不疼的神奇之处，它只是一种通过调整自己来适应身体活动的方式，尤其是适应子宫的活动。

把你的两只手放在小腹下方（怀孕晚期的小腹鼓鼓的，像一只可爱的西瓜），尽量舒适、和缓地呼吸。当空气进入鼻孔的时候，你可以让鼻孔微微张大，并且注意体会吸气与呼气之间的轻微停顿。然后，你通过放松的、柔软的口腔呼气，那感觉像是刚刚抹了滑滑的润唇膏一样。尽情享受这种感觉吧。呼吸时，注意你放在腹部的双手的感觉。吸气时，你感觉到小腹微微地鼓起来，就像是波浪在涨高。接下来呼气的时候，小腹又慢慢地降下去，就像波浪又退了回去。注意吸气时手部所感受到的轻微的压力，然后它在呼气时又逐渐消失。

有心爱的伴侣在身边是最好的放松环境。

## 让气流从背部向下运行

预先练习时，你需要找同伴来帮你。你可以跪在一把椅子前面，两膝适当分开，然后把胳膊放在椅子上，把脑袋放在胳膊上。然后，让你的同伴把两手分别牢牢地按在脊椎柱底部两侧。这时，你轻轻地呼吸，让气流从背部向下运行。吸气的时候，注意同伴手部产生的压力。然后呼气，感觉这种压力是怎样逐渐消失的。

## 宫缩来临时的呼吸

在分娩当中，随着每一次宫缩的到来，你都用呼吸来迎接它们。这是一种主动的、缓慢的呼气。设想现在是第一产程早期，你的宫缩持续45～60秒。在宫缩进行当中，你的呼吸要缓慢。吸气的时候，让背部下方逐渐伸展，并且轻轻地挤压床或者地板。到呼气的时候，这种挤压又被逐渐移开。

## 宫缩间隙的呼吸

在一次宫缩即将退去的时候，你可以来一个又深又长的深呼吸，这就是宫缩间隙的呼吸。这种呼吸方法的重要性在于，它可以让你在一次宫缩结束的时候完全放松，这样你就可以在下一次宫缩到来之前获得休息和“充电”的机会。它的重要性还在于，你可以通过这种方式向产房当中的所有人表示，这一次的宫缩已经结束了。如果产科医生有话要对你说，那么现在正是时候。谈话应当在两次宫缩之间进行，而不应在宫缩持续期间进行。

当宫缩非常强烈的时候，你或许需要在宫缩的间隙好好地深呼吸几次。你可以做让你感觉舒适的任何事情。如果在剧烈的宫缩结束后，你都能深呼吸一次或者几次，你就能确保无论宫缩多么剧烈，都能通过深呼吸来让胎儿获得足够的氧气。

## 全胸呼吸法

练习全胸呼吸法的时候，需要有同伴来帮助你。首先侧身躺下，拱背，头、肩向前弯曲，腿分开，靠上一侧的大腿靠近身体并屈膝。这时，将头向上抬，好像站着时挺直背部，让身高增加一样。继续收缩颈后部的肌肉，让头靠向脊柱，直到舒服地靠到肩膀上为止。注意，两腿间一定要保持一定距离。接下来，长呼一口气，完全放松。如果觉得眼皮打架，你可以闭上眼睛。

想象你的脊柱是什么样子。脊柱不是僵直的电线杆，它是弧形的，由许多小块的椎骨组成，就像连成一串的珠子。我们常常表现出脊柱很僵硬的样子，不过，想想猫是怎么活动的，而且在活动当中，它的脊柱又是如何像波浪一样运动的。

现在，你的同伴把两手分别放在你的两只肩膀上，然后用掌面从背部上端开始向下按摩，直到腰骶部。按摩的时候，同伴的手要放松。同时，按摩的力度和速度是否合适，你也要及时作出反馈。按摩的位置是否正确呢？这要取决于你的感受，正确的位置感觉起来应当是舒服的。随着手掌的运动，你要集中注意力主动放松正在接受按摩的部位。

这时，你的同伴用两只手的手掌分别紧压在你腰部以上、脊柱两边的部位。注意，手不要按在腰上（尽管刚才按摩过这里），而且你的感觉要舒适。按压的时候，注意体会手掌的温暖和力度。用鼻吸气，用嘴呼气，在受到按压的地方，你会感受到自己的呼吸，仔细聆听你的呼吸声。吸气时，你把空气注入同伴手掌按压的地方，使胸腔增大，于是受到按压的部位也微微隆起。呼气时，背部的隆起回复原位，按压的力量也有所减轻。这样仔细地听几分钟。手掌下方的压力在吸气时增加，又在呼气时减弱，你的同伴感觉到这种变化了吗？这就是全胸呼吸法。

这种呼吸方式对第一产程初期的宫缩很有效，你或许喜欢在整个第一产程都用这种方式呼吸，把空气吸进同伴按压下的部位。实际上，如果真到了分娩的时候，你并不需要同伴用手来按压，因为正在发生收缩的子宫已经可以提供足够的刺激，所以你会自动地用这种方式进行呼吸。

## 半胸呼吸法

随着宫缩的加强，你的呼吸可能会更加费力，就像踩在宫缩的浪头上一样。这时，宫缩像是巨大的海浪，每隔4～5分钟就来一次，然后持续一分钟左右。或许你会发现，此时的呼吸如果能浅一些、快一些的话，你的感觉会更加轻松。

这一阶段的呼吸方法是半胸呼吸法。你的同伴将两只手掌分别放在两只肩胛骨下方，使你呼气时能够感觉到手掌按压部位的呼吸运动。这时，你或许想更快速地呼吸，而呼吸时也很可能会张着嘴巴。在呼气的时候，你或许会听到轻微的叹气声或者呼气声。这时，当你把手放到自己的胸部上方时，你就会感觉到自己的胸脯起起伏伏，像是海鸥漂浮在海浪上。在分娩当中，宫缩就像是你脚下的波浪，你的呼吸就是在波浪上进行。放松你的肩膀，它们起不到帮助你呼吸的作用。如果你发现，这时你仍然可以用全胸呼吸法呼吸，那么就继续这样做，只要在需要的时候呼吸得稍浅一些就好了。

# 模拟宫缩与呼吸

为了使你能够在分娩时用正确的呼吸法驾驭宫缩，我们来做一些准备活动。当宫缩如潮涌般袭来时，你的呼吸要轻松、平和，除此之外再无别的要求。因为真正到了分娩的时候，你的身体会告诉你该怎样做。

## 模拟宫缩

模拟宫缩时，最好有同伴来帮你一起做。他（她）用手指捏住你大腿内侧的一小撮肉来扮演你的"子宫"。

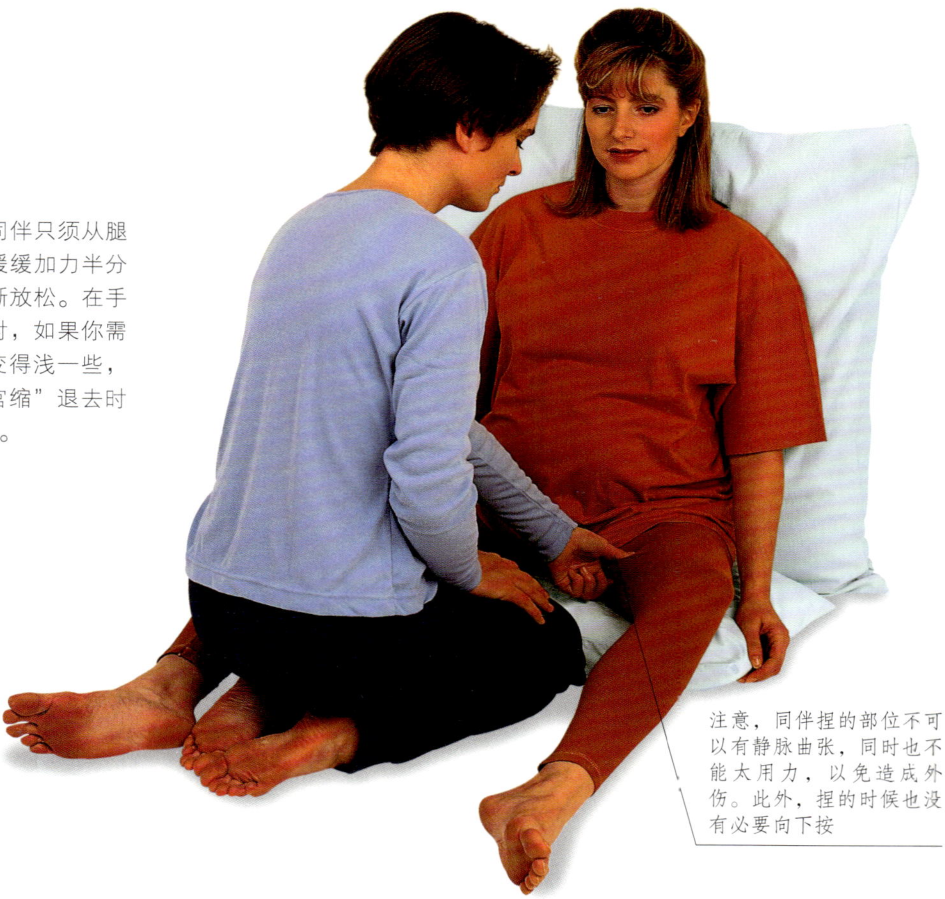

**模拟宫缩时，**你的同伴只须从腿上捏起一小撮肉，缓缓加力半分钟左右，然后再逐渐放松。在手指的压力达到最大时，如果你需要，你可以让呼吸变得浅一些，快一些，然后在"宫缩"退去时变得深一些，慢一些。

注意，同伴捏的部位不可以有静脉曲张，同时也不能太用力，以免造成外伤。此外，捏的时候也没有必要向下按

## 呼吸

当疼痛的刺激袭来时，你要学着用各种呼吸方法来应对，这样你就能和身体一起积极地应对刺激，而不是去对抗疼痛，那样只会造成更大的紧张，使分娩无法顺利进行。

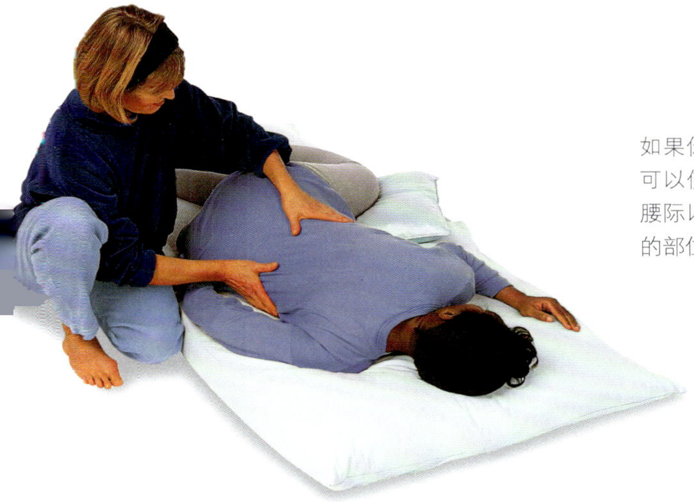

如果你已经无法自然而然地将气息注入胸腔深处，你就可以使用全胸呼吸法。这时，你的伴侣将两手压在你的腰际以上。吸气时集中注意力，让气息注入感受到压力的部位。

如果你想用呼吸来驾驭较强的宫缩，半胸呼吸法就是一个好办法。让你的同伴把两手压在肩胛骨的下方，然后仔细体会承受压力部位的呼吸。

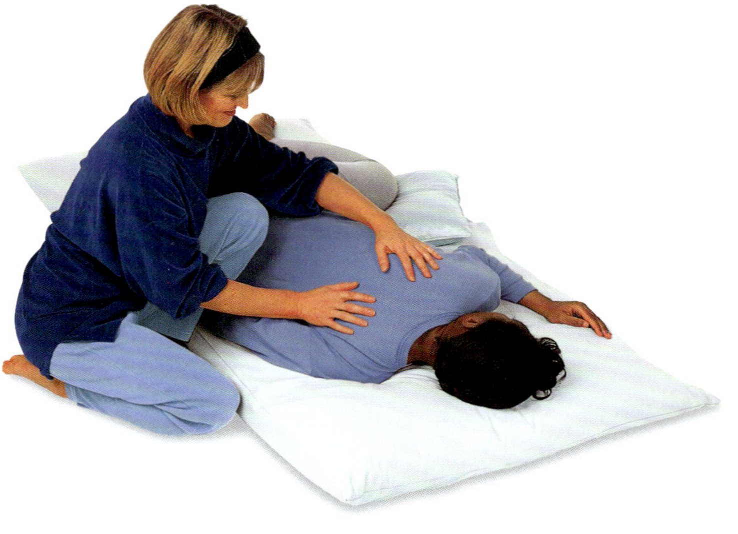

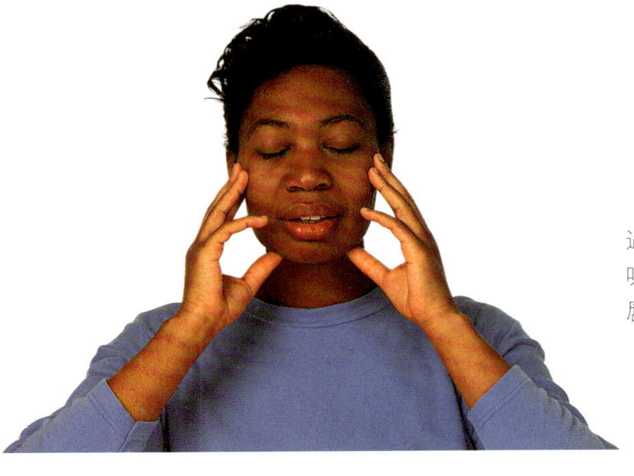

遇到更强的宫缩时，你可以在需要的情况下使用蝶式呼吸法。首先，将十指的指尖放在你的面颊上，张开嘴唇，然后让气流轻轻地、快速地从中间通过。

## 蝶式呼吸法

这种呼吸法你可能从来都不会用到，但是在宫缩一阵强似一阵、一阵紧似一阵的时候，它可能会给你带来救命的感觉。

在分娩反应最为剧烈的时候，孕妈妈常常会抬高下巴，使颈部和下颌的肌肉紧张，然后开始大喘气，这样的姿势是错误的。正确的姿势是把头向前弯向胸部，就像一朵硕大的花从花茎上低下头来。注意保持肩部放松、脊柱伸展的姿势，同时，放松的下巴也会令你的呼吸节律保持稳定。

在分娩当中，你可能会用到的蝶式呼吸法是呼吸深度最浅、呼吸频率最快的一种呼吸方法。对大多数呼吸方法来说，你都要有意识地调整横膈膜和肺，但是在蝶式呼吸法当中，你只需把注意力放在口部和面颊就可以了。不要把注意力放在喉部，这样做很容易使颈部紧张。你可以在蝶式呼吸的同时联想口腔内部，或者你脸颊后面的部位。这时，你可以坐在一把椅子上，也可以躺在床上，找几个垫子把你的身体垫起来。如果仰面平躺，恐怕你会喘得很厉害，所以要找三四个垫子把自己垫起来，或者采取蹲、跪、四肢撑地或者站立的姿势。

> “在分娩的时候，平躺着是很难受的，所以我抓住床边跪了下来。尽管医生说这样做是违反规定的，但是我的感觉好多了。”

当你把手指的指肚放在脸颊上时，你会更容易把注意力集中在你脸颊的部位。放松口部，嘴唇微微张开，像是蒙娜丽莎的微笑（这时，你的唾液可能会分泌得多一些），然后通过嘴唇间的缝隙轻轻地吸气和呼气。开始的时候慢一点，然后逐渐加快频率，直到形成短促而规律的呼吸。

一开始练习蝶式呼吸法的时候，你或许会觉得很困难，你可能会觉得你吸入和呼出的空气都太多了。不过没关系，很多孕妈妈开始练习的时候都是这样，她们不觉得在分娩的时候能够很好地使用这种呼吸方法，然而到了真正分娩的时候，这一切却来得非常自然。如果不是这样，她们都不知道该怎么办了。

在练习蝶式呼吸法的时候，你也可以按照固定的节奏在脑子里打拍子，其中的一拍要加重，比如：一（加重），二，三，四；一（加重），二，三，四；或者一，二，三，四，五，六（加重）。这样做的时候，注意别在加重的那一拍上呼出过多的空气，否则下一口气就会出现喘息，并且开始过度换气。如果你保持呼吸节奏很困难，或者喉咙发紧，就迅速地从嘴里吐一口气，紧接着再继续刚才的轻松呼吸。

试过了蝶式呼吸法之后，你可以再练习一次。这一回，你要特别注意肩膀和颈后部有没有出现发紧的症状。如果有，就把肩头放下来，好好放松。在分娩的压力之下，你的呼吸很容易变得沉重，声音也会很响，就像变成了一台轰隆轰隆的机器一样。你要尝试像耳语那样轻声地呼吸。练习的时候，你不妨想象森林里树叶落在地面上的声音。需要记住的是，在分娩当中，你自然地就会发出比落叶更大的声音。只有在宫缩最强烈的阶段，比如第一产程结束的时候，你才需要使用这种呼吸方法。你也可能会发现，这时全胸呼吸法、半胸呼吸法或者深呼吸都比较管用。照你觉得舒服的方式去做吧。

在这个阶段，你或许会觉得自己像海上暴风雨里的一叶小舟，周围都是惊涛骇浪。对大多数孕妈妈来讲，这一阶段是分娩当中最难熬的一段时间。格兰特利·迪克·里德把它叫作“分娩中的疼痛期”，这不是说分娩的其他阶段不存在疼痛，而是说这是最需要你关注和控制的一个阶段。

### 绵羊呼吸法

当我们观看哺乳动物分娩的时候，比如猫或者绵羊，我们会注意到，它在分娩的时候不会深吸气，而且随后就会通过屏息来“阻塞”产道。在绵羊分娩的时候，它的呼吸既轻松，频率又快。当它用力的时候，它会不由自主地屏住呼吸，然后再继续又轻又快地呼吸。

在第二产程当中，胎儿通过阴道或产道（详见第260～262页）娩出体外。这时，大多数孕妈妈都会在宫缩的时候产生一种用力向下挤压胎儿的欲望。随着宫缩的临近，大多数孕妈妈的呼吸都会变得更轻更快，然后当用力向下挤压胎儿的欲望来临时，你就把呼吸屏住。当你可以再次呼吸的时候，你就呼吸，紧接着你又一次感受到挤压胎儿的欲望，你再次把呼吸屏住，如此循环往复，直到欲望消退，呼吸变缓，宫缩结束。练习绵羊呼吸法的时候，你只需把一只手放在阴部，然后轻轻地向下用力，这样你就能察觉到阴部前突的感觉。

## 分娩姿势

当你对自己在放松和保持呼吸节律方面的能力有足够自信时，你就可以寻找一些分娩时可以用到的身体姿势了，因为不存在任何理由要你必须待在床上。仰卧的时候，由于你腹部的大血管受到了子宫的挤压，于是影响了胎盘和胎儿的供血，所以仰卧是一个很不好的姿势，对胎儿很不利。

在第一产程，你很可能喜欢站着或者走来走去。在宫缩来临的时候，你常常想靠在墙上或者靠在同伴的身体上。如果你腰痛，你可以向前趴在一件家具上。到分娩最重要的时刻，如果你知道哪一种姿势对你来说是最舒服的，那将会帮你不小的忙。所以不要把自己固定在一个姿势上。

# 分娩准备时的姿势

没有理由说，你必须待在床上。实际上，在床上平躺会减少胎儿的供氧，同时妨碍子宫的收缩。当你怀孕后，你可以尝试多种身体活动以寻找自认为最舒适的身体姿势。

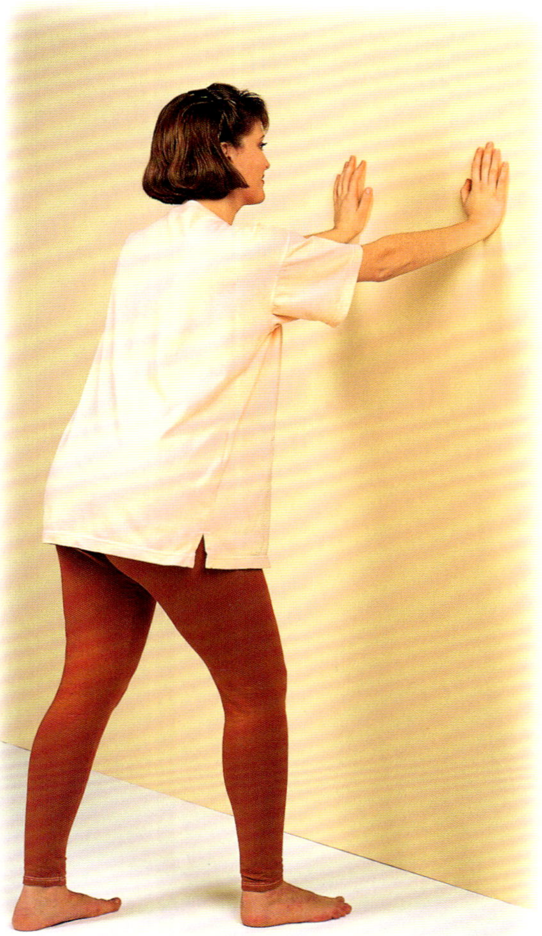

## 站立式

模拟宫缩时，最好有同伴来帮你一起做。他（她）用手指捏住你大腿内侧的一小撮肉来扮演你的“子宫”。

**站立** 双脚分开，稳定站立。用两只手掌抵住坚实的物体，比如墙壁。然后尝试旋转和晃动骨盆。

## 四肢撑地式

分娩的精髓在于身体的活动。所以你要尝试不同的活动来摇晃、转动和倾斜你的骨盆，并且在你需要的时候变换姿势。

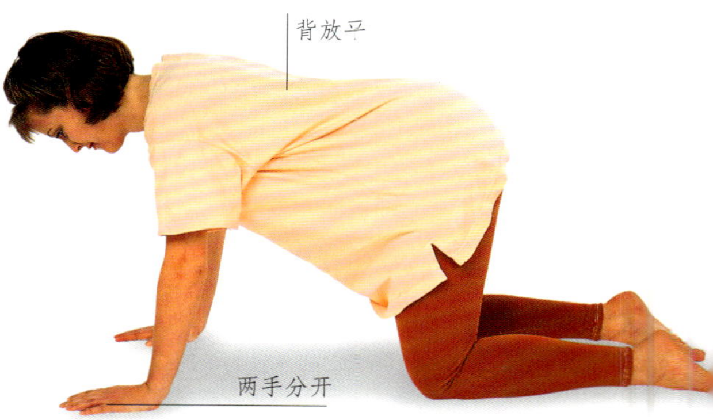


**四肢撑地** 为了缓解分娩时的腰痛，你可以四肢撑地趴下来，手掌放平，与肩同宽。注意不要拱背。

## 跪式

想办法不要让自己固定在一个姿势上。采取跪姿时，你可以尝试一系列不同的活动，它们能让你的骨盆既灵活又开放。同时，你的肩膀也要放松。

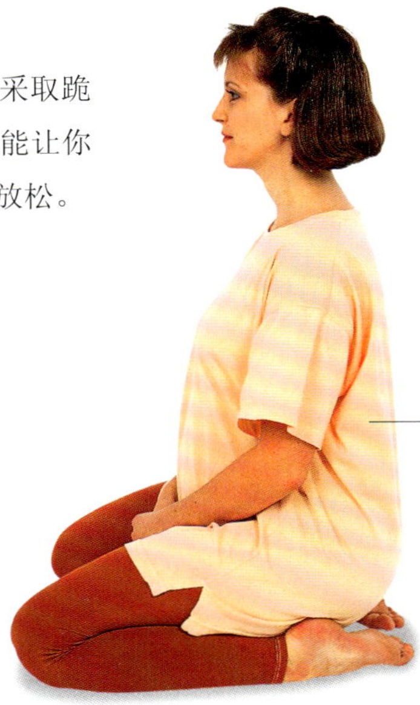


**跪立** 跪在地板上，背挺直，两腿分开，脚踝向外，脚趾向里。这个姿势可以打开骨盆，同时缓解背部紧张。

**跪时身体前倾** 在上一个姿势的基础上，将身体前倾，前臂平放在地板上。这个姿势也有打开骨盆的作用，同时也让胎儿不再挤压背部，起到缓解背痛的作用。

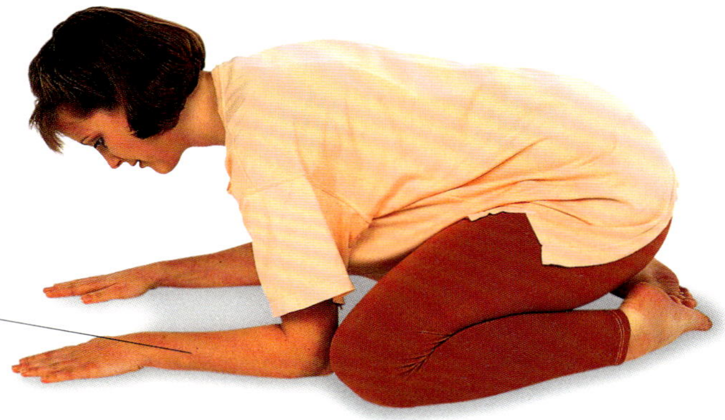


**悬置腹部** 用两肘和两膝撑地，前臂放在地板上，两膝向外打开，将腹部悬于上方。选择这个姿势时，你或许会喜欢让身体前后摆动。注意腰部要放平。

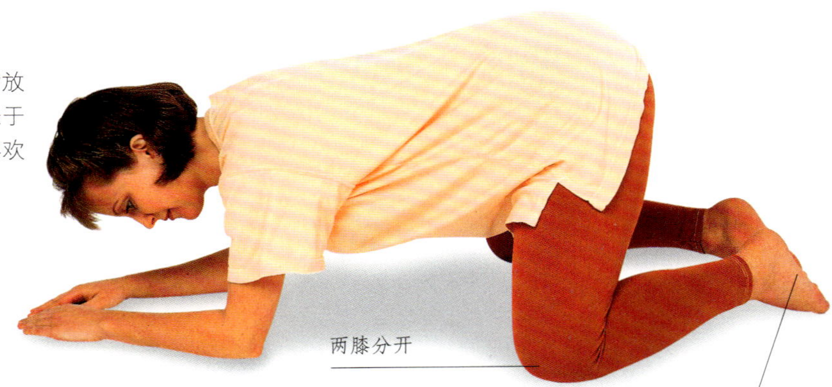

## 卧式

在两次宫缩的间隙，你可以采取向前或侧身躺卧的姿势。这时，胎儿就不再压迫你的脊柱了。

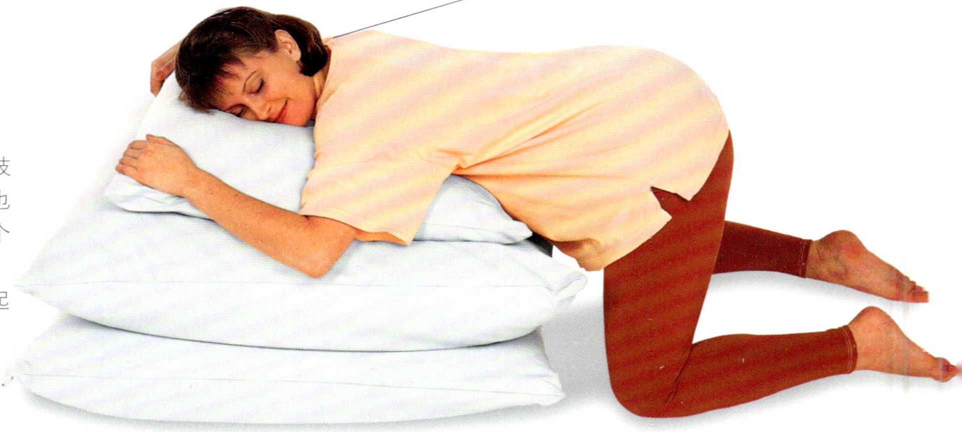


**躺卧** 你可以通过四肢撑地的姿势来放松，也可以让身体倾倒在几个大枕头或者大垫子上，它们可以对你的子宫起到支持的作用。

## 蹲式

采取蹲式的时候，你的骨盆显著打开，有利于胎儿的头部向下挤压，下降。这个姿势对分娩很有帮助，你可以自己做，也可以在同伴的帮助下做。

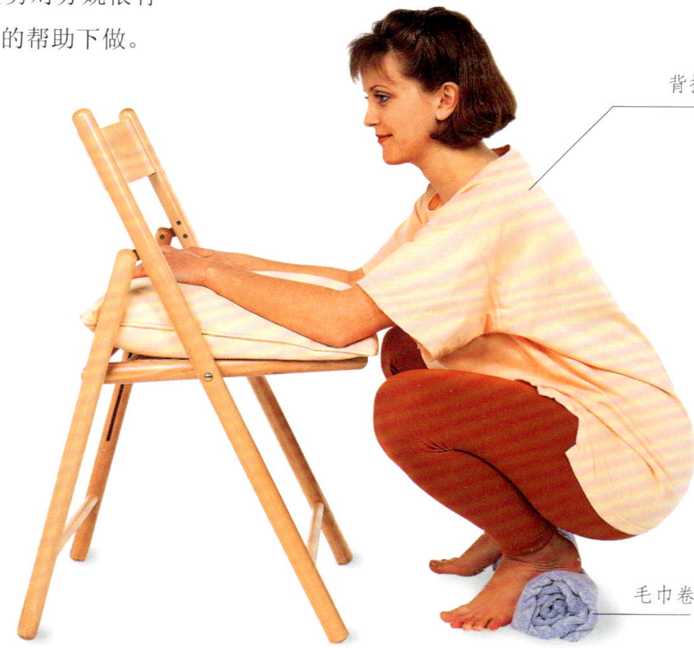


**在分娩当中，**你可以在蹲下来的同时向前靠到一把椅子上，或者靠到你同伴的身上。为了保持身体平衡，你可以卷一个毛巾卷垫在脚跟下面。

你可以在同伴的帮助下练习有倚靠的蹲姿，同伴起支持作用。你与同伴面对面站立，互相抓住前臂。你的同伴一只脚在前，一只脚在后，然后屈膝，稍向后倾。

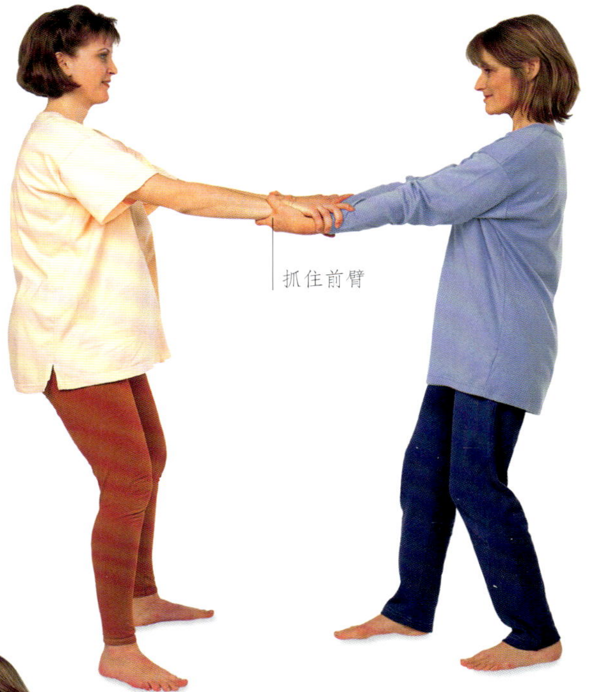


在同伴的支持和牵拉下，你将身体下沉，同时放松髋、膝、踝关节，将上身的重量放在腰骶部和坐骨的位置。

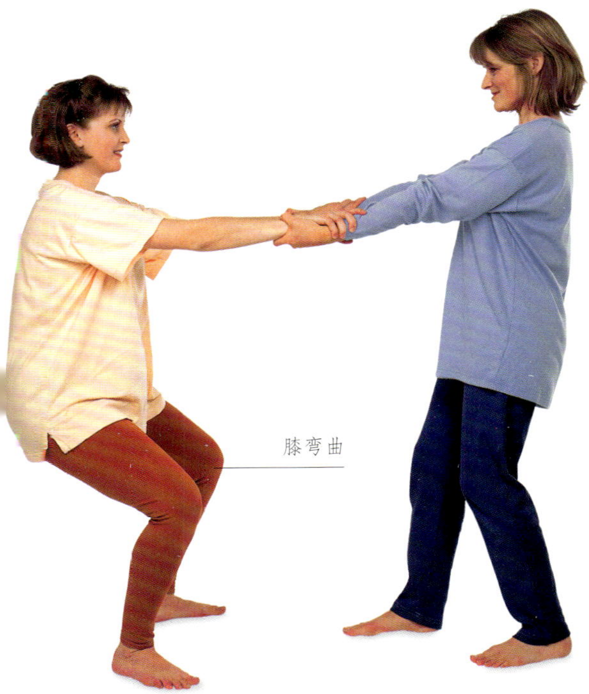


你的同伴开始承担你的一部分体重，使你伸展身体，向前靠，脚跟向下压。注意臀部要放松。

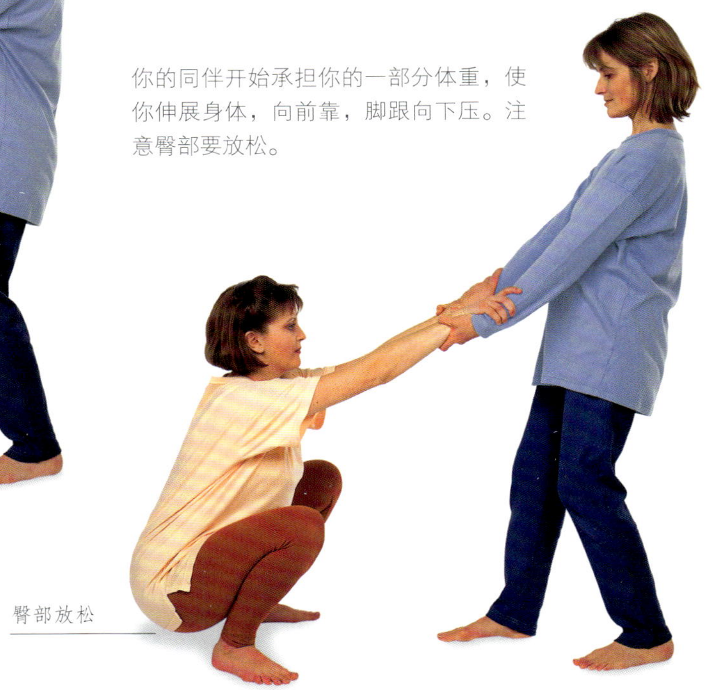

## 吊床式

在有的分娩中心，你可以看到一只小小的吊床挂在房顶上，中间有可调节的绳子相连，这是供孕妈妈在分娩时使用的。吊床的好处在于，它可以承载你的大部分体重，让你能够随心所欲地荡来荡去。如果你在家里分娩，你可以把吊床系在顶梁的钩子上。

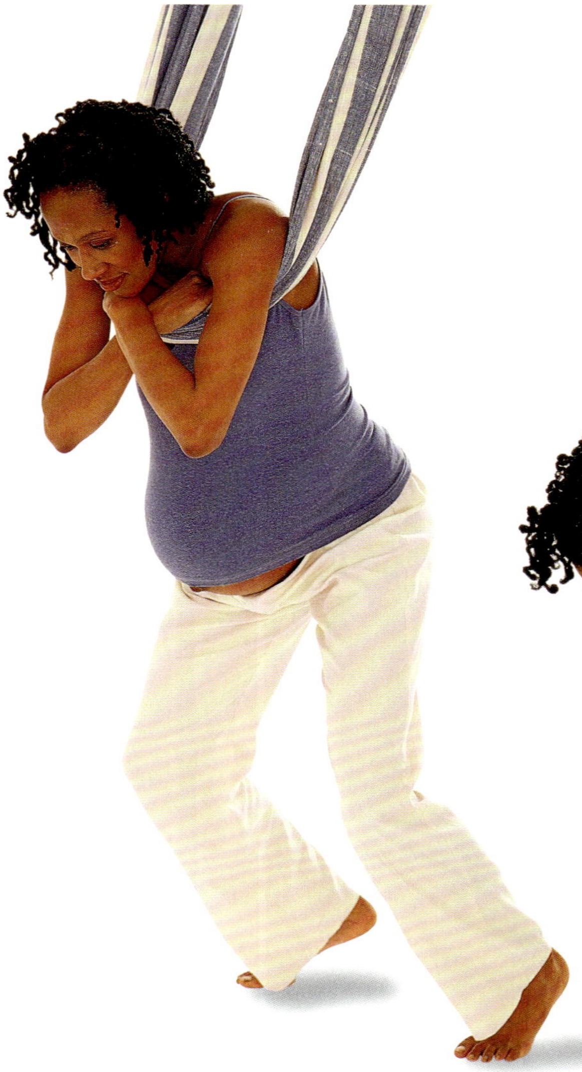

**站立，**身体靠向吊床，膝微曲，让吊床承载你的体重。这时，寻找你感觉舒适的活动方式。你可以轻轻地前后摆动，也可以摇晃和转动你的髋部。

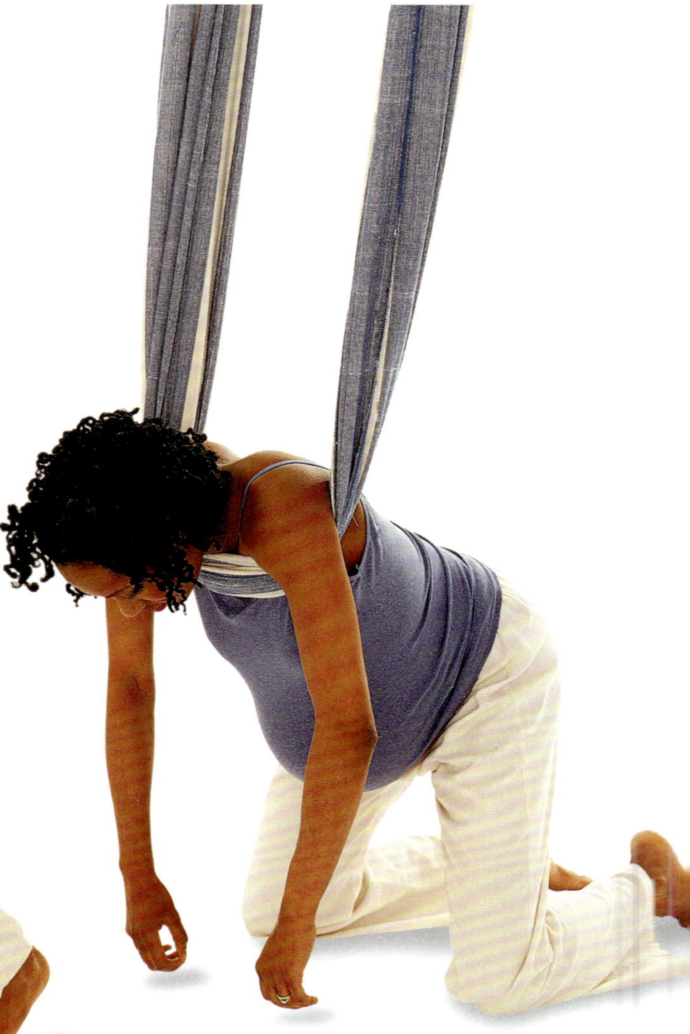

**将吊床挂得低一些，**两膝跪地，身体靠向吊床，胳膊和腹部自然下垂。让身体来回摆动，体会和享受半失重的身体感觉。

分娩的精髓在于身体的活动。你需要寻找能够使你摇晃、转动和倾斜骨盆的各种活动方式。你可以尝试跪着的姿势，也可以尝试将身体向后靠，把重心放在脚跟上，或者把身体向前靠在枕头上的姿势，枕头可以放置在椅子、床或者床头上；你还可以尝试用两膝和胸部支撑身体，两膝分开于身体两侧，样子就像一只青蛙；你也可以四肢撑地，或者采取下蹲的姿势，同时让后背有所倚靠。部分身体活动详见第214～218页。

将两膝分开，让子宫向前倾斜靠向腹壁，远离脊柱，这样做的目的都是为了在骨盆中腾出尽可能大的空间。在这种姿势下，子宫就像一只鸡蛋的形状，而当你平躺时，这种自然的形状就会受到扭曲。当你直立身体的时候，你也可以利用重力来帮助胎儿下降。在所有这些姿势当中，你都要注意，除了支撑身体所必需的肌肉收缩之外，其他肌肉都要尽量保持放松。此外，你还要尽可能多地使用枕头、家具，或者找同伴来帮助你。

现在，有的分娩中心装备了吊床，它是一圈长条形的结实的布，通过绳子挂在天花板上。在分娩当中，你站着将身体靠在吊床上，让它来承载你的体重，而你则充分享受旋转、摆动髋部的自由。如果你在家分娩，就可以在天花板上挂一只吊床，跟分娩中心里的一样。

“仰面躺着很难受，我巴不得要坐起身来。当使用吊床以后，我就能控制我的分娩了，当然，也能控制疼痛。”

在分娩当中，当你把腹部向前倾斜，让胎儿的身体离开骶骨时，你腰部的疼痛就能得到缓解，尤其是在胎儿处于枕后位（详见第270页）时，这样做的效果更加明显。只要你觉得舒服，你可以选择轻轻地将你的腰部隆起然后放下，或者旋转你的髋部。这个姿势也很方便后背的按摩，而且由于此时子宫的纵轴将朝向产道的方向，这个姿势也有助于胎儿转向正确的胎位——枕前位。如果胎儿处于枕后位，你就很可能会在产道尚未完全打开的时候体会到向下用力挤压胎儿的感觉。当你将腹部向前倾斜，从而减轻直肠处的压力时，你对上述感觉的控制也会得到加强。

作用于脐带的压力会影响母体对胎儿的血供，从而导致宫缩持续期间胎儿心率的下降，如果你有实时的胎儿监测（详见第340～343页），这一点就会被仪器记录下来。为了防止胎儿在宫内窒息，医生有可能会针对胎儿心率下降的情况使用产钳或实施剖宫产。如果你采取腹部向前倾斜的姿势，比如说四肢撑地，胎儿和脐带就会双双远离脊柱，脐带所受到的压力也有可能会减轻。

# 分娩时的姿势

你可以找你的同伴，或者将来分娩时会为你做帮手的人一起来实验各种分娩姿势，这样，你们每一个人都可以对将来的情况作出一些判断。你可以用布娃娃、皮球，甚至一只大柚子来代替小宝宝。

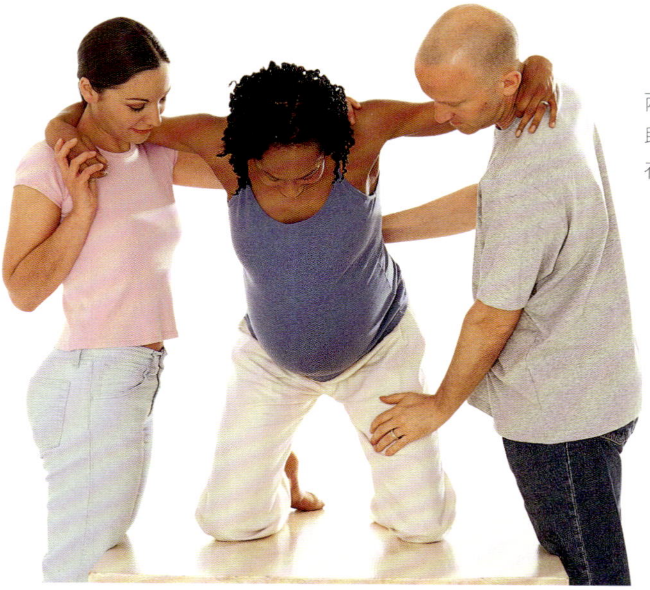

两膝跪地，使阴部充分展开，然后旋转、晃动髋部，帮助胎儿下降。活动身体的时候，如果有两位助手一人站在一边支撑住你，你会觉得更加安全。

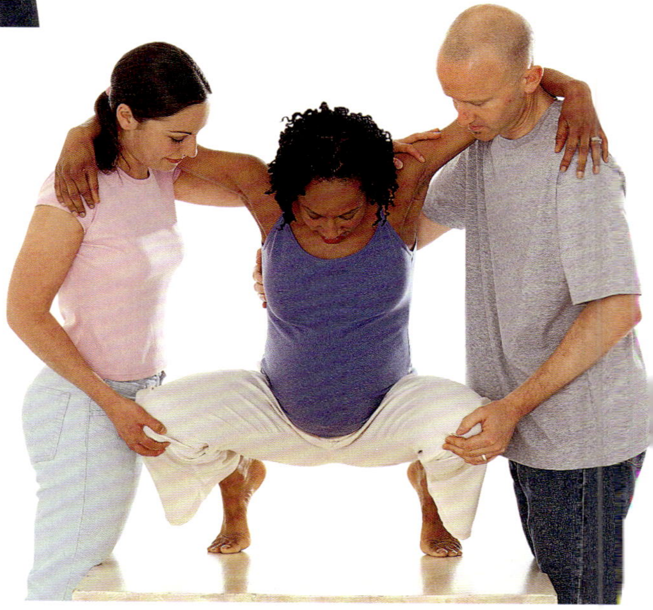

下蹲的姿势也比较舒服。同样，还是有两位助手来帮忙，在你摆动髋部的时候扶住你，在你用力向下挤压胎儿的时候扶住你的膝盖。如果胎儿的头部很大，你阴部的组织会受到剧烈的挤压，这时它就不再是一个很好的分娩姿势了。

如果你打算自己将胎儿取出，那么半蹲半跪就是最容易的姿势。后腿跪地，前腿弯曲，脚放平。这个姿势比单纯的蹲、跪更稳当，你可以自己把孩子取出来。

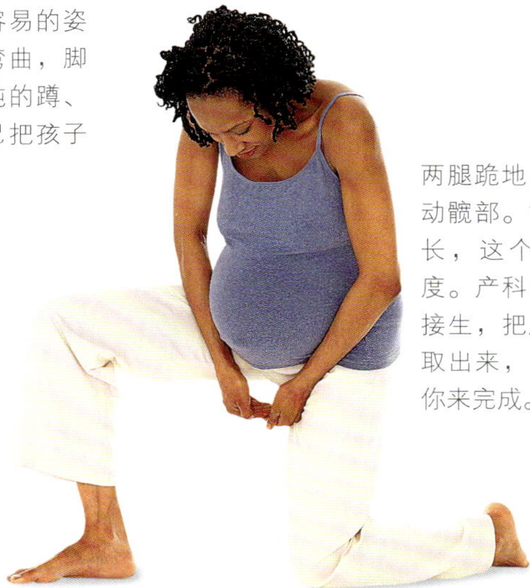

两腿跪地，上身直立，同时摆动髋部。如果第二产程比较漫长，这个姿势就可以加快进度。产科医生可以在你的背后接生，把胎儿从你的两腿之间取出来，或者这一步也可以由你来完成。

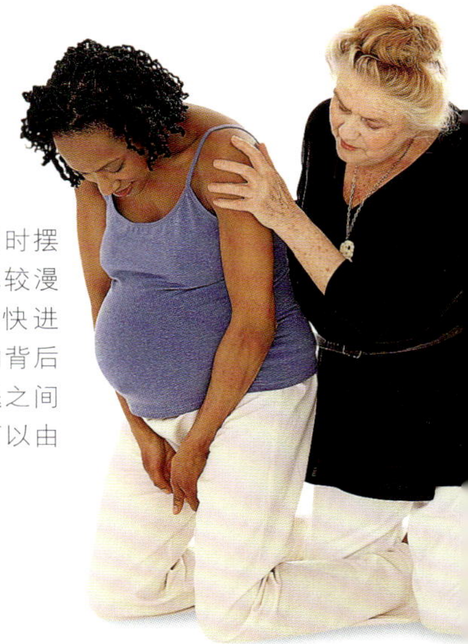

四肢撑地，头放低，臀部抬高。如果第二产程进展得比较迅速，这个姿势就可以使进程减慢。除了能够让你阴部的组织有时间软化、拉伸，从而降低胎儿分娩时发生撕裂的概率之外，它还有助于你更好地控制身体。在第一产程，这个姿势可以被用来帮助调整枕后位胎儿的体位，通过减小向下用力的欲望来促使宫颈口张大，同时应对胎儿头部较大的情况。如果胎儿的肩部卡住了（肩部难产），这个姿势也能让产科医生有更大的空间进行操作。

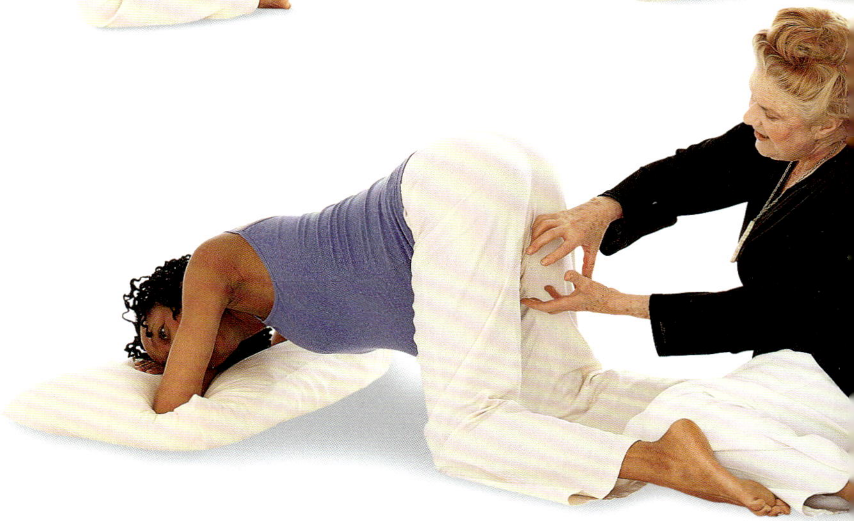

如果第二产程的进展很迅速，那么向前趴就是一个很好的姿势，因为它可以让第二产程的进展减缓一些，也能更好地应对胎儿头部较大的情况。在这种姿势下，产科医生可以顺利地将胎儿引出，然后你可以回过身来把宝贝抱在怀里。

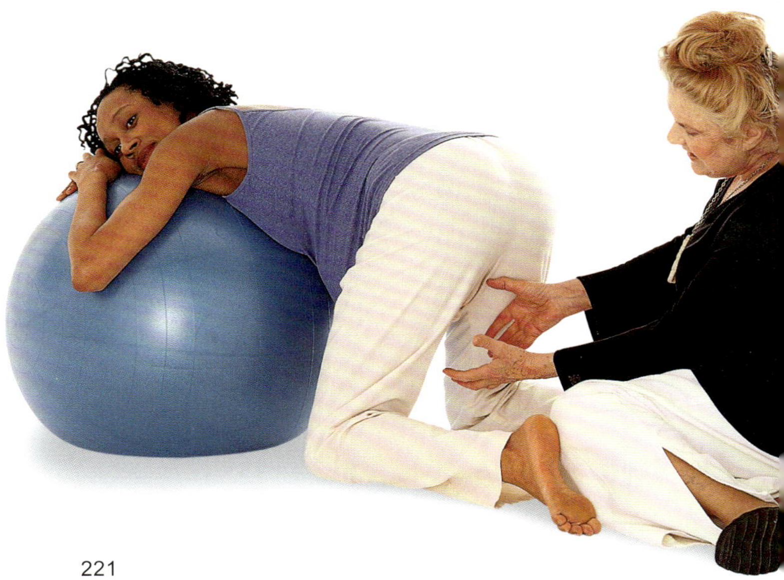

有时，宫缩从一开始就没有什么力量，后面的反应也不强烈，或者前面的反应还可以，然而后面的宫缩就越来越弱了。遇到以上情况当中的任何一种时，你都需要采取最有利于子宫形成球体的姿势。你可以面对墙站立，两腿分开，然后让身体前倾，把双手托在墙上。

# 模拟宫缩

在你有孩子之前，分娩的体验是非常难以想象的。宫缩带来的疼痛是无法忍受的吗？还是基本上没有感觉？你可以把宫缩看做是你将要越过的一座高过一座的小山，每一座都有山顶，直到第一产程结束，那时你将遇到连绵的山脉。

## 子宫的活动

与身体当中的肌肉一样，子宫在收缩的时候也会绷紧。当你攥紧一只拳头，同时弯曲前臂时，你上臂的肱二头肌就会绷紧，你可以换另一只手来体会一下。你会发现，在你屈臂的时候，你的肱二头肌变硬，并且从胳膊上突了出来。如果换一位男性来做同样的动作，那么他的胳膊可能会突出得更厉害，因为他的肱二头肌很可能比你的更大。在收缩时，肱二头肌不仅变硬了，而且从身体上突了出来，这是肌纤维在收缩的同时变短、变粗造成的。同样的，在分娩当中，子宫的收缩也会有同样的效果，只是表现更加明显。在强烈的宫缩来临时，你的子宫会从腹部向前突出，就像你突起的肱二头肌一样。在帮助胎儿分娩的各种手段当中，强烈宫缩的效果最佳。

将手掌放在下腹部阴毛际处，这里就是子宫颈的位置。当子宫颈张开的时候，这里很可能会出现规律性的剧烈牵拉，特别是在宫缩（详见第254页）最强烈的时候。

宫缩感觉起来像是一种不受自己控制的强力压迫。练习的时候，你要与同伴一起，让他（她）来模拟宫缩，同时计算好宫缩什么时候开始，到多大强度，以及持续多长时间。随着每一次“宫缩”的到来，你都用呼气来“迎接”它，然后在宫缩的持续过程中保持规律性的呼吸，最后再用长长的深呼气来放松身体。

做上面的练习时，你的同伴要坐在你身边，这样你们的目光就能彼此接触了。让他仅仅捏住你大腿内侧的皮肉，以此来制造宫缩的感觉。捏过几次后，他会发现，最有效的做法是捏住一小撮肉，而不是一捏一大片。

如果你有静脉曲张的话，他的动作就要特别小心，他得把捏住的那块肉提起来，而不是压下去，并且要避免捏静脉曲张周围的皮肉。模拟宫缩时，他先要轻轻地捏，然后再加力并保持15秒钟，随后再慢慢地放松手指，让整个“宫缩”过程持续大约45秒钟。这项练习能够帮助他了解你的感受以及你对类似的挤压作何反应，这样，他就能在心理上给予你恰到好处的支持和鼓励。不过，如果你不需要他做这件事，你就可以忽略这一练习了，毕竟，他不一定是既敏感又体贴的。

在两次“宫缩”的间隙，你可以和同伴一起聊聊刚才发生的事情。你可以与他讨论每一次宫缩的感受，或者商量他怎样模拟才更像，以及你自己如何反馈效果才更好。

在将来的分娩当中，你应当利用这个间隙来为下一次宫缩的到来作准备，而不要花时间去讨论已经结束的宫缩。你也可以跟你的同伴互换一下位置，由你来为同伴模拟宫缩，这样他就能体会受到挤压的感觉，同时学会如何对此作出反馈。对即将陪你分娩、并且要在你宫缩最强烈的时候帮你调整呼吸的同伴，这一点是非常重要的。

## 为更强烈的宫缩作准备

把角色换回来，然后想象你正在经历更加剧烈的分娩过程，每一次宫缩都持续更久，反应也更为强烈，在每次宫缩的中间时段就达到高点。不过，你要记住的是，不同人的分娩过程各具特点，如果你的宫缩与上面写的不一样，就不要用“教条式的分娩”来要求自己，这没什么好处。对有些人来说，宫缩早在一次宫缩进行到三分之一的时点就已经达到高潮，有些人甚至在一次宫缩当中出现两个高点。重要的事情在于，宫缩的时候，你要像交响乐团成员服从乐团指挥一样来服从你的子宫。你必须“听懂”子宫的号令，然后才能作出正确的反应，最后达到彼此协调一致的结果。在模拟这些更强烈的宫缩时，你的同伴需要把你大腿内侧的皮肉捏上一分钟或者更久一些。

> “我的同伴很体贴，对我的要求从来都不会太苛刻，在我为比较强烈的宫缩作准备时，这一点帮了大忙。”

对这种持续更久的“宫缩”，你可以在需要的时候让呼吸变得更浅、更快（详见第209页）。在这同时，你要确保放松自己的肩膀和脚趾，然后在每次宫缩逐渐消退的时候将呼吸变得更深、更长。

## 向下用力

人们通常把分娩时的“用力”描述成一项特殊的身体运动，似乎你可以像学习一项有氧运动那样练习如何用力。其实，分娩时的用力是一个能量涌现的自发过程，随着正确的用力和阴道的打开，这种能量也会到达顶点。在这个过程当中，你也会变得越来越兴奋。好像你站在峡谷边缘，生命最原初的力量就从下面涌上来，直到每一根神经、每一个毛孔都被向下用力的强烈冲动所充溢。这时，你不需要用力的指令，也不需要询问是否可以用力了，因为你身体里的力量已经非常强大，非常难以控制。

## 练习向下用力

将膀胱排空，两手放在下腹部，轻吸一口气，然后屏住气息。头向前弯，让突出的下腹部向前下方运动，把上面的两只手顶起来。这时，你可能会发现你的阴部也向前下方运动了一些。继续做这个动作，直到阴部的组织充分展开，然后休息。在这个过程当中，你有那种有东西往前移动了一些的感觉吗？在胎儿即将娩出的时候，这种向前的移动可以帮助胎儿的头部进一步深入产道。当孕妈妈已经完全准备好向下用力（详见第260页），并且没有旁人干涉的时候，她就会在生理和心理上自发地做这个动作。这时，你可以试试第214～218页所提到的分娩姿势。

“在第二产程向下用力的时候，我的感觉非常好。现在我理解‘分娩欲望’的含义了。”

因为我们常常会在排便的时候放松盆底肌，所以你可以坐在马桶上练习向下用力，这样盆底肌就不至于绷得过紧，所以这是一个很好的方法。如果你有便秘的症状，就像很多孕妈妈在怀孕晚期都有的那样（详见第136页），这样做也可以让你的排便更加轻松。

随着练习次数的增多，你会越来越喜欢直立的体位，这对分娩也是有利的，因为你可以更好地控制身体，打开产道也更容易，而且还能看到分娩的过程。由于重力的作用，你向下用力的时间会缩短，疼痛也减轻，实施外阴切开术和剖宫产的概率也更低。因为子宫与阴道大约成直角（详见第261页），所以如果你采取平躺或接近于平躺的姿势，你就得把胎儿向上推，这种上坡运动更加费力。采取直立体位的时候，你的身体可以把子宫压在下面，将胎儿向下挤压。

当你自己练习过几次之后，你就可以和同伴一起练习了。开始的时候，你可能更喜欢坐着练习。让同伴坐在你身旁，用前臂端住一个枕头，为你的头和肩提供一个宽阔的支持面。当同伴也把两手放在你的下腹部时，你们就能同时感受里面发生的情况了。为了防止咽部肌肉发紧而发出呻吟声，你可以将头向前弯向胸部。身体前倾，腹部轻轻地、慢慢地向下用力，然后放松，休息。同伴把手紧紧地按在你的下腹部，让你的肚子能够顶到东西。当胎儿进入产道即将娩出的时候，你会发觉这时用力会更容易，因为你的肚子能够顶到胎儿。练习的时候，先让你的盆底肌能够从身体表面鼓出来，然后再提起盆底肌。通过这样的练习，你的盆底肌就会训练有素，而不是松松垮垮（详见第118页）。

## 验其他姿势

孕妈妈仍然倾向于“选择”众人所设想的姿势。在电视连续剧当中，我们看到的孕妈妈都是仰面朝天躺在产床上，两脚分开蹬在脚蹬上。不过，当你能够在完全放松盆底肌的情况下向下用力时，你就可以进一步尝试其他觉得舒服的姿势。为此，你可以实验每一种能够让身体打开的姿势，或者在地上，或者在床上，或者倚着家具，或者靠着垫子。你也可以使用其他能够起到支持作用的东西，或者让同伴抱着你。总之，这种姿势应当能够让你把子宫的力量自如地释放出来。你会发现，一个几乎不可能的姿势就是在仰面平躺的同时把两腿分开伸向空中，它一度是医院分娩在第二产程的标准姿势。现如今，许多医院都会鼓励孕妈妈采取自我感觉舒适的姿势和活动方式，如果孕妈妈愿意，她还可以在地上的席子或毯子上生产。

医院的产椅看起来很高级，可是它会限制骨盆的活动，尤其在你对骨盆的活动控制不好的时候。这时，向下用力有可能会造成你阴部的静脉充血，因为周围的组织都过于僵硬了。如果你坐在椅子或者凳子上，你应当能把臀部抬起，并且自由地转动它。

# 子宫内部的情形

当你去看产科医生（详见第48～51页）的时候，除去常规的尿检和测血压，你还可能需要接受其他的检查。这些检查是否需要做，多久做一次，不但取决于具体的原因，还与你所在的地区、你所接受诊疗的医院和诊所有关，而且还要征得你的同意。总之，决定权在你手里。

教学医院的高科技设备异常丰富，那里还有许多研究课题。所以，假如你在市里的大医院作产前检查，他们可能就会在你怀孕期间为你作2～3次的超声检查（详见第229页）。当然，是否接受这些检查还是由你来决定。

## 畸胎筛查

畸胎筛查的目的在于估计畸形胎的出现概率。如果你已经超过35岁，那么很显然就属于风险人群。大多数存在畸胎可能的孕妈妈仍然会产下正常的婴儿。畸胎筛查结束后，后面还可能有诊断性的检查，后者的结果要精准得多。你有权不接受这些检查。由于某些道德或宗教方面的原因，或者仅仅是不喜欢，你都可能拒绝接受这些检查，但你并不需要说明拒绝的原因。所有子宫内的有创检查都会给胎儿带来危险，你的医生应当把这些检查的名称告诉你。

但是，对每一项畸胎筛查或诊断性的检查来说，单单血糖、血压或体重检查都可能对孕妈妈的情绪造成影响，造成有关胎儿的心理上的矛盾和冲突。一边是你倍加呵护的小生命，一边是胎儿受到伤害或被流产的可能。如果某项检查的结果有可能需要你终止妊娠，那么它一定会让你焦虑不已。就算后来的检查结果是阴性的，让你的焦虑有所减轻，但它依然无法消除，有时你甚至觉得自己的宝贝肯定有什么毛病。你可能会觉得，早先在畸胎筛查中发现的阳性结果一定意味着有些不好的情况已经发生了，或者觉得自己没有被告知真相。所以，所有的畸胎筛查和诊断性的检查都有副作用，尽管这种副作用难以估测，并且常常是心理上的，而不是生理上的。

# 母体血清筛查

通过检查母体血清来筛查畸胎的做法比较简便，只需检测血液中的一种或几种物质［α胎儿蛋白、人绒毛膜促性腺激素（HCG）和雌三醇，不同的医院会测试不同的组合］，然后与正常水平对比就可以得出结论。这些结果与孕周的不同也有关系。根据以上结果，医生就可以对发生某种类型畸胎的风险作出推断。

首先要测试的指标是α胎儿蛋白（AFP），这种物质由怀孕早期的卵黄囊分泌，后来再由胎儿的肝脏分泌。如果α胎儿蛋白异常增高，胎儿就可能患有神经管缺陷，如脊柱裂（椎管闭合不全）和无脑畸形（脑组织部分缺损）。

如果α胎儿蛋白水平低得反常，一个可能的原因就是唐氏综合征。在怀孕第4～6月之间，α胎儿蛋白水平每隔5周就会翻上一番，在这之前，它的值都是很低的。测试α胎儿蛋白水平的最佳时机是第15～17孕周。此外，血清检查结果应当在几天内就可以出来。

> “我听说我的α胎儿蛋白水平低得反常，这让我非常担心。不过后来却发现，原来是我的怀孕日期搞错了。”

今天，几乎所有的医院都提供双重筛查（一项是α胎儿蛋白，另一项通常是人绒毛膜促性腺激素），也有许多医院提供三重筛查（α胎儿蛋白、人绒毛膜促性腺激素和雌三醇），甚至检测更多的指标组合。有些医院会在怀孕早期（第12周以前）为孕妈妈做超声扫描以确定怀孕日期，如果在这之后血清检查结果出现异常，医生就会与你详细讨论。不过，如果你没有做这样的超声扫描，那么血清检查结果出现异常后，首先要怀疑的就是你对怀孕日期的推算是错误的（可能比你预想的早或晚几个星期）。

如果检查结果显示，胎儿有可能罹患神经管缺陷，你就需要接受高分辨率的超声扫描来检查胎儿大脑和脊髓的发育状况。如果扫描结果显示为高风险（如患有唐氏综合征的概率为1/250或更高），你就可以选择接受进一步的检查，比如胎膜穿刺，或者绒毛膜取样（详见第234页），这两项检查都有1/100的导致流产的危险。与所有的干预性检查一样，这样做是为了在几种风险之间取得微妙的平衡，没有别的简单的办法。

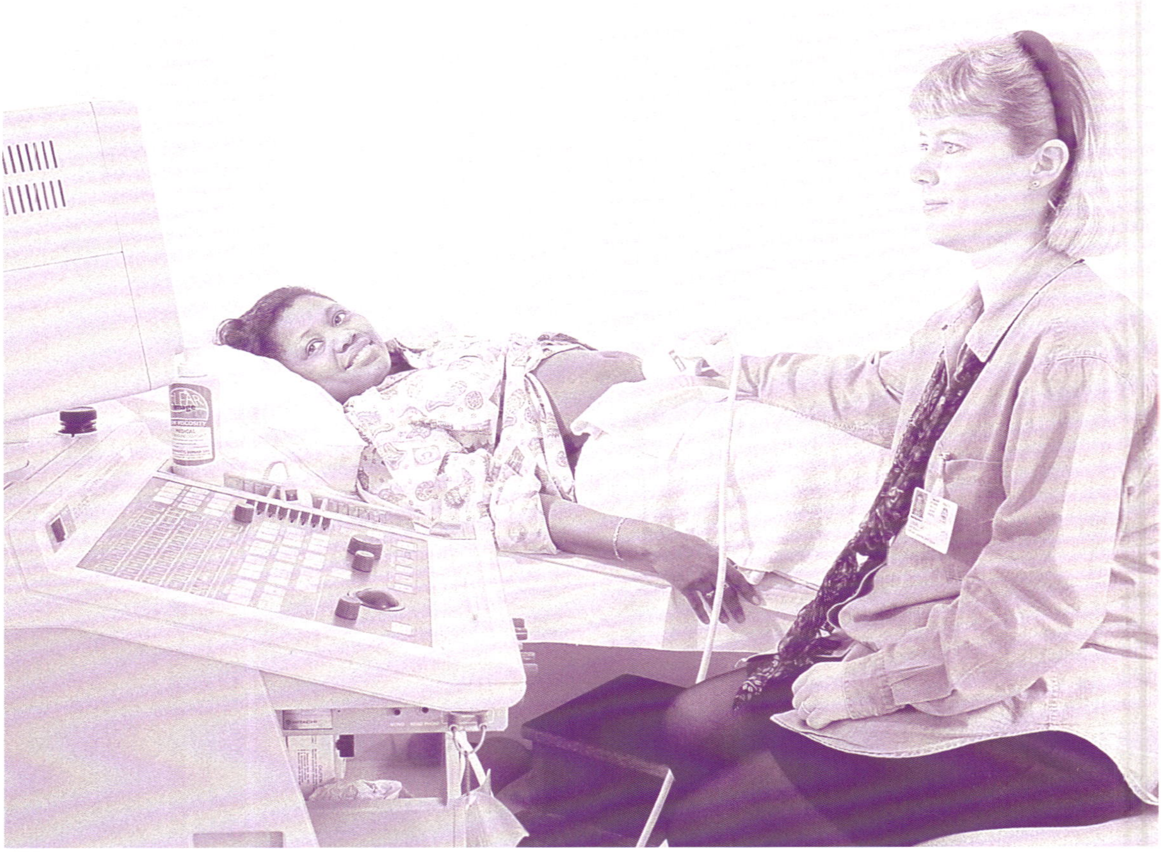

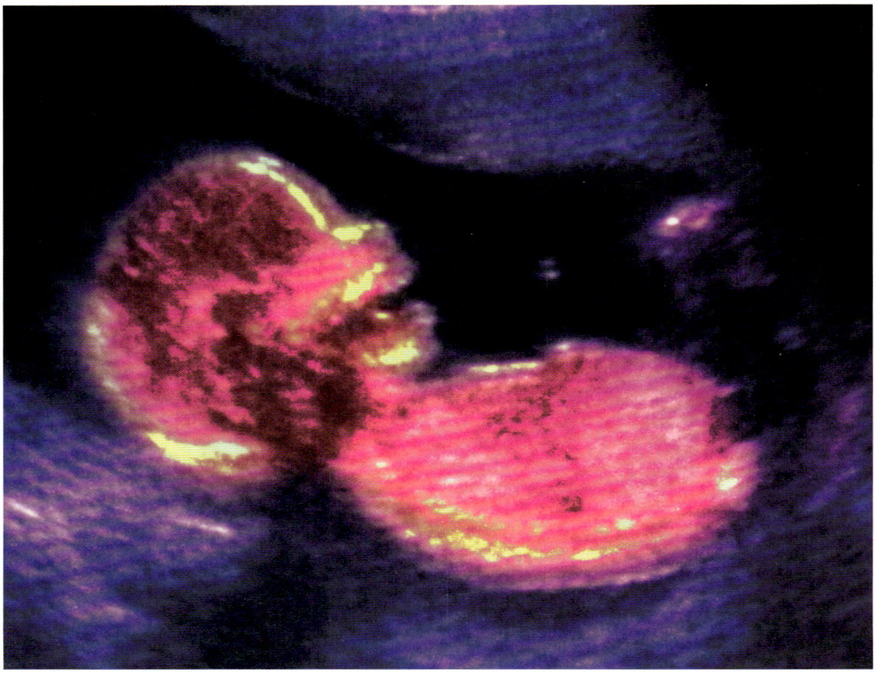

在孕期当中，医生可能会每隔几个星期就为你做一次以上、甚至更多次的超声扫描。

这张扫描图清晰地显示了胎儿的轮廓，但是要辨别胎儿的不同部位却不大容易，它们可能会受到胎儿器官的遮挡。

# 超声扫描

超声扫描的工作原理是将高频率声波（远远超过人类听力极限）发射进入人体，然后根据所遇介质的不同形成回声，再转为电信号，并进一步形成二维图像。这种方法已经被人们使用了很多年。战时，海军就是用这种方法来定位敌方潜艇的，渔船也用同样的方法来定位深海的鱼群。快艇上配备的回声探测器也是一样的原理。

## 超声扫描的用途

在怀孕期间，医生用超声扫描来获得子宫中胎儿的动态画面。从怀孕即将满两个月的时候开始，我们就可能通过超声扫描看到小小的胚胎做出踢腿的动作。到28周之后，我们还能看到胎儿呼吸的样子。进行超声检查有许多种原因。

**确认怀孕**　与其他检查手段相比，超声扫描可以抢先一步对早期怀孕作出确认。它可以探查到子宫内部的变化，而身体检查对此是力所不能及的。早在第8孕周，超声扫描就可以探查到胚胎心脏的波动，还能判断是不是双胞胎。

**确定预产期**　在今天的许多医院里，超声扫描已经是常规的检查项目，在整个孕期当中至少要做两次。即便在规模小一些的医院里，整个怀孕期间一次扫描都不做也是少见的。

在第12孕周左右，医生会建议你做一次超声扫描来确定预产期。同时，胎龄的估计也可以精确到7天之内（如果以后再做扫描，这种精确度就难以达到了，因为胎儿的发育速度各有不同）。此外，医生还可能会建议你在怀孕中期和邻近分娩的时候各做一次超声扫描，或者每隔几个星期就做一次，这种系列的检查叫作定期评估，并不代表出现了异常的情况。只有这样做，超声扫描才能为胎儿的发育情况提供可资采信的证据。

**筛查畸胎**　超声扫描可以用来筛查某些畸形和病变，包括先天性心脏缺损、胃肠道和肾脏畸形以及脊柱裂。用作畸胎筛查的超声扫描一般在第18～20孕周进行。如果超声传感器不是放在下腹部，而是伸进阴道（阴道内扫描），这个日期还可以更早。大多数具有染色体异常的胎儿都会在颈部后方存在大量的液体，这叫作颈褶增厚，这种现象从第12孕周就开始明显起来。所以，根据孕妈妈的年龄以及颈褶的厚度，医生就可以确定出现畸胎的统计学概率。注意，筛查不同于诊断，它仅仅显示出现畸胎的概率。

**估计胎重**　超声扫描并不擅长估计胎重。研究表明，对胎儿的体重，孕妈妈的估计更为准确。

**确定胎位**　如果确定胎位对你来说非常重要（例如头朝上还是头朝下），并且医生无法通过触诊而准确得知，超声扫描就可以给你一个可靠的结果。胎位是一个重要的信息，它可以决定许多事项，例如你是否可以在家里生产。

如果胎位比较理想，你就可以放心地实施在家里生产的计划了。否则，你还是去医院比较明智。无论在哪里分娩，超声扫描的结果都可能影响你和医生的决定。不过，超声扫描并不是你选择在家里分娩的先决条件，只要你愿意，这项检查就可以不做。

**评估胎盘的位置和状况**　当怀孕晚期有出血的状况出现时，你就可以借助超声扫描来确定胎盘的位置，查看是否存在胎盘阻挡产道的危险情况（胎盘前置，详见第139页）。实际上，在怀孕早期进行的超声扫描常常会给人留下胎盘位置低的印象，不过随着孕期的进展，子宫逐渐膨胀，子宫壁不断拉伸，胎盘往往还是会进入正确的位置。有的孕妈妈得知胎盘位置较低，于是在怀孕的后半程惴惴不安，这时可以通过进一步的超声扫描来作出诊断。也有的时候，孕妈妈在怀孕晚期出血，显示产前的宫缩可能造成了胎盘早剥。此时如果不加处理，胎儿的营养物质和氧气供应就会被切断。这时，超声扫描往往能够把真实情况清晰地反映出来，然后选择剖宫产来抢救胎儿。在以上的应用方面，超声扫描（或同时进行胎膜穿刺，详见第232页）具有不言而喻的优势。

> “我在第16周和第30周的扫描都做得非常好，医生对图像的解释非常清楚，特别好懂。”

## 超声扫描的步骤

换上医院提供的衣服后，你仰面躺在超声设备旁边。这时，医生会把导电膏涂在你的肚子上，然后用传感器缓慢地在你的肚子上游走，同时不断地变换方向和角度。这只传感器同时收集了你和胎儿的器官的回声，并

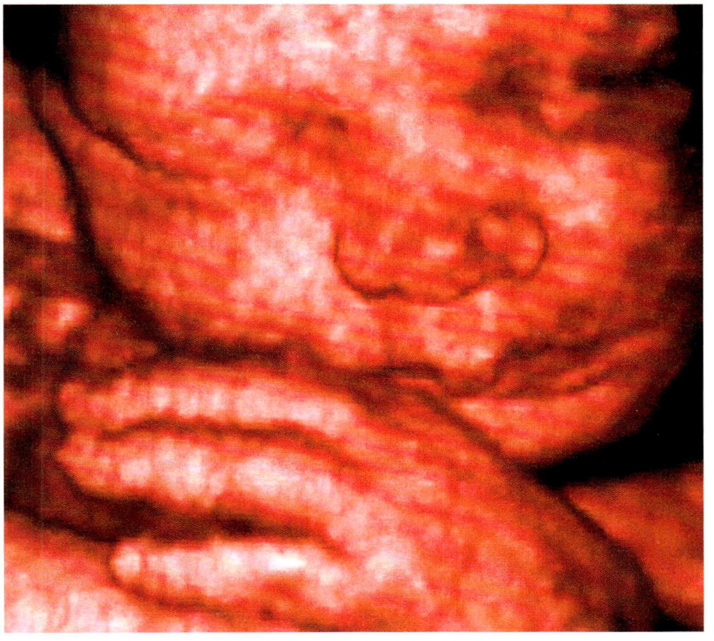

这是一张第18～20孕周胎儿的立体超声扫描图像，胎儿的脸和手都异常清晰。

且把它们转换为图像呈现在一块像电视机那样的屏幕上。

在怀孕的头几个月做超声扫描时，如果你的膀胱能够被尿液充满，图像就会更为清晰。所以，医生常常会要求你在扫描前一小时左右喝很多水，然后憋住不要上厕所。扫描开始后，不要期望立刻见到一张胎儿的图像，即便是在怀孕晚期。扫描得来的图像常常很不清晰，与其说是胎儿，倒不如说是一张月球表面图，你甚至连胎儿身体的不同部位都分不清，所以，你要让医生为你作出解释。

在怀孕早期或者有特殊需要的时候，医生还会使用一种经过特殊设计的在阴道内使用的超声传感器。如果你接受的是阴道内的超声扫描，你就要首先把膀胱排空。

## 超声扫描安全吗

至少在我看来，超声扫描是安全的。当然，它比X射线（详见第110页）要安全得多。在超声扫描之前，X射线是“看到”子宫里的胎儿的唯一方式。另一方面，现在已经得知，在长时间的刺激下，高频率的声波会损害成人的听力。于是，超声是否会影响胎儿听力的问题就被提出来了。尽管胎儿接受的超声波刺激很短暂，但还是可能在胎儿未来的某个阶段对它造成伤害。在子宫内受到超声波刺激的胎儿尽管出生时不聋，但是谁也不知道这种伤害是否会在他们当中的某个人身上延迟显现。

超声波对身体还有其他影响，对此我们尚未完全知晓。超声波会让身体组织产生热量，使组织内的小水泡在超声波的刺激下发生震动。但这并不是说，对孕妈妈使用的特定强度的超声波就是有害的。不过，我们确实需要给超声波对胎儿的长期影响打上一个问号。在孕期的前12周，胚胎的主要器官正在形成当中，所以是极其容易受到伤害的，这时的超声扫描有可能对胚胎造成潜在的不良影响。

尽管我们成人听不到超声波的尖厉鸣叫，但是胎儿可以听到，它们或许会觉得这声音难以忍受。用英国首席医疗官的话来说，就是“使用超声波应当是可以的，但要使用在诊断目的下的最小用量。超声扫描最大的危险在于对图像所进行的不准确的解读，而不在超声波有可能造成的物理伤害”。

如果你不存在什么特别的风险，超声扫描就不会使你的怀孕和分娩更安全，也不会对胎儿有什么好处。所以，尽管人们都认为你至少得接受一次超声扫描，否则就是不负责任，你还是可以拒绝这样做。

### 安全事项

对超声扫描，明智的做法是，只有在诊疗需要（没有就不行）或者其结果决定看护措施的情况下，你才有必要做这项检查。根据这样的标准来看，你就不需要在第16孕周时做例行的超声检查（在许多国家，这是一个通行的做法），也不需要仅仅因为想“见”宝贝一面就使用超声波。不过，许多产科医生仍然热衷于对孕妈妈使用超声扫描，他们认为，例行的超声检查有助于确保胎儿受到完美的呵护。不过，他们没有意识到，还有更多更好、更亲密的办法来体会和呵护腹中的宝宝（详见第238页）。

胎儿接受超声扫描的时间要尽可能的短。当你和医生讨论屏幕上的图像时，你应当让医生将画面定格。当超声扫描仪连接着录像机时，检查的过程就可以在稍后回放，那时你们再详细讨论不迟。总之，胎儿接受的超声波刺激越少越好。

## 胎膜穿刺

胎膜穿刺的目的在于探查胎儿的染色体畸变（最常见的是唐氏综合征，也有其他遗传畸变）。胎膜穿刺也可以决定胎儿的性别，这对畸胎筛查有重要价值，因为有些遗传疾病与性别有关，它们只发生于男性或者女性中。

## 胎膜穿刺的步骤

在局部麻醉的情况下，医生将一个空心针头穿过腹壁后插入子宫，然后抽取约14毫升羊水（胎儿漂浮于其中，也被其吞下，或者经由口和膀胱排出）。羊水中含有丰富的细胞，它们来自胎儿的皮肤等器官。对这些细胞进行分析后，医生就能得到有关胎儿染色体的信息。在分析之前，这些细胞先被离心机从羊水当中分离出来，然后进行增殖。分析结果可以在2～4周内获得。

> “感觉起来，胎膜穿刺确实是对身体的侵犯。尽管医生一再让我放心，身体受到侵害的感觉还是无法改变。”

胎膜穿刺术诞生于20世纪50年代，那时的人们有时会犯错误，比如针头穿过胎盘，并由此造成胎儿流产。不过，今天的人们已经开始用超声扫描来确定胎盘的位置了，所以针头扎破胎盘的风险就很小了。尽管如此，胎膜穿刺导致流产的危险仍然是存在的，虽然可能性很小。所以，除非产下畸胎的概率高于平均水平，否则做胎膜穿刺是没有意义的。胎膜穿刺之后，如果发现异常，你就要仔细考虑下一步的选择，看是否需要终止妊娠。在一些地区，所有超过一定年龄（35岁、37岁或者39岁）的孕妈妈都

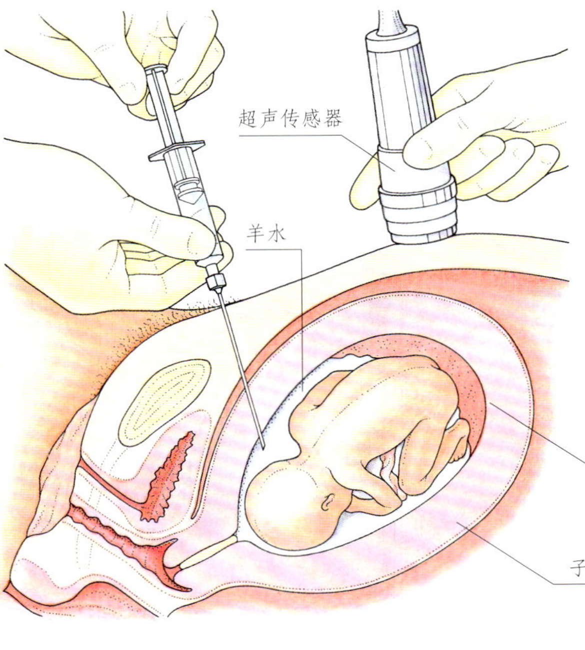


**胎膜穿刺**

在超声扫描的引导下实施胎膜穿刺，可以降低针头接触或伤害胎儿的风险。

要接受胎膜穿刺，因为某些胎儿异常的发生率伴随年龄的增长而增高。在接受有创检查之前，你需要详细咨询有关的情况，这有助于你决定是否接受检查。如果你选择接受检查，并且查出了异常，你和准爸爸就必须立即咨询和了解详细的情况。

第16孕周之后的胎膜穿刺会带来1%的流产风险。也有早在第9孕周所做的胎膜穿刺实验，这时的流产率在3%～7%之间，根据实验者的技术差异而有所不同。而且，由于这个阶段的羊水很少，实验人员在高达21%的情况下无法做细胞培养，因此只能再次进行胎膜穿刺。

在第16～18孕周之间，许多孕妈妈都会感觉到最初的胎动，如果此时进行胎膜穿刺，那么作出终止妊娠的选择将是一件非常令人痛苦的事，而且这时终止妊娠也比之前终止风险更大。孕妈妈需要同伴和家庭在情感上大力支持自己。有时，孕妈妈需要在预产期到来之前先行分娩，这时，医生就可能会为怀孕晚期的孕妈妈做胎膜穿刺，因为羊水能够为胎儿肺脏的发育状况提供非常关键的信息，如果肺脏发育完全，胎儿就能在分娩后正常呼吸。在这种情况下，如果胎膜穿刺后发现胎儿的肺脏尚未发育完全，你就得承担推迟分娩的风险；如果不做穿刺而提前分娩，你就得承担婴儿无法正常呼吸的风险。你要在这两种风险之间仔细权衡。在胎儿肺脏尚未发育完全的情况下，如果你觉得推迟分娩更安全，医生就可能会使用皮质类固醇来加速胎儿肺脏的发育。通过胎膜穿刺来检查胎儿肺脏的发育情况时，你可以立即得到检查结果。

## 绒毛膜绒毛取样

绒毛膜绒毛取样（CVS）是从胚胎的外膜（将来会发育成为胎盘）上取一小块组织样本，用于诊断畸胎（但不能诊断脊柱裂）。绒毛膜绒毛取样可以在第12孕周，甚至早在第10孕周之前进行，所以与胎膜穿刺相比，其在发现畸胎后可以更早地终止妊娠。

“我既不打算做胎膜穿刺，也不打算做绒毛取样，这些检查本身也有风险，所以不值得做。另外，胎儿不是给别人查来查去的东西，不管怎么说，那是我的孩子。”

不过，对许多孕妈妈来说，绒毛膜绒毛取样的风险要大过它所带来的好处。实施绒毛取样后，孕妈妈感染、出血、流产的风险很高，还可能造成胎儿四肢缺陷。对肢体异常，它并不是医学研究的发现，而是由一位妈妈发现的。曾经进行过绒毛取样的她产下了四肢缺陷的婴儿，而她又遇到了存在相似缺陷的孩子的母亲，得知那一位母亲也在同一家医院做过绒毛取样。她把这个情况告诉了

**绒毛膜绒毛取样**

与胎膜穿刺相比，绒毛取样可以在更早的时间进行，所以被誉为医学的突破。不过，绒毛取样也会增加流产的风险。

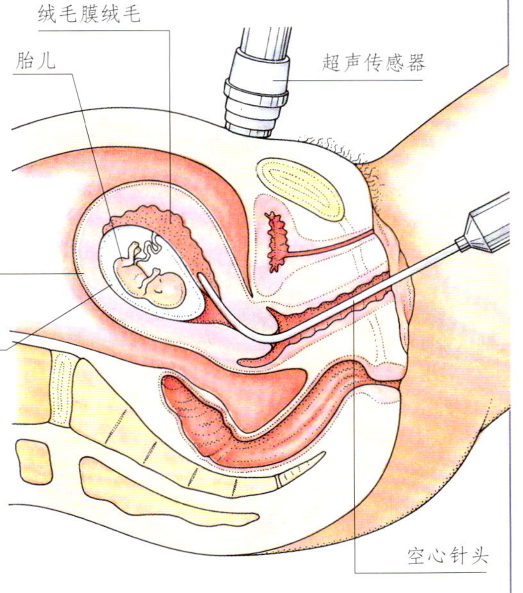


一位遗传专家，结果被告知二者之间没有联系。她于是继续进行咨询，直到一项研究为此而展开。而研究结果也证实，二者之间确实存在联系，而且绒毛取样实施得越早，胎儿四肢出现缺陷的概率也越高，原因可能是绒毛取样干扰了胎儿四肢的血液供应。与绒毛取样相比，在怀孕中期所做的胎膜穿刺安全性更高。但是，对有些孕妈妈来说，在第12孕周之前就发现异常胎儿并堕胎是非常重要的，即使冒一些风险也要这样做，尤其是在胎儿发生遗传缺陷的概率很高的时候（比如1/4或者1/2）。

## 脐静脉穿刺

在20世纪70年代末，医生检查胎儿的最新技术是胎儿镜，这是一种深入子宫观察胎儿的技术。遗憾的是，这种技术导致流产的概率高达5%～10%。正是因为这个原因，它现在已经被脐静脉穿刺（脐穿刺）的新技术所取代。

在脐静脉穿刺当中，医生会用一支非常细的针头穿过孕妈妈的腹壁和子宫壁，然后进入脐带里的静脉当中，抽一点儿血出来，之后再送去检验，以确定是否有异常发生。同样的方法也可以用来为胎儿输血，或者直接给胎儿注射药物。不过，由于怀孕早期的胎儿静脉非常脆弱，这种方法只能在第18孕周后使用。

有的医院把脐静脉穿刺作为胎膜穿刺和超声扫描的补充检查。此外，脐静脉穿刺也用来检查代谢异常和感染（如弓形体病和风疹），或者诊断与Rh因子有关的疾患（如血友病）。

据英国伦敦国王学院医院的基保诗·尼古拉德斯（kypros Nicolaides）医生估计，当由经验丰富的医生操作时，脐穿刺导致流产的概率只有1%～2%，与这家医院进行胎膜穿刺和绒毛取样所引发流产的概率相当。他向我强调道："孕期，任何操作的首要风险往往是操作者的技术和经验。"对脐静脉穿刺来讲，它通常只能由经验丰富的医生实施。

## 道德困境

产前诊断技术的日新月异也同时让人们陷入道德困境。在许多国家，这些技术的使用都不够规范，有的国家甚至不提供相关的咨询，除这些国家之外，你可以通过电话进行咨询。一些企业为某些病症提供自助检查，如囊性纤维病，这是一种发生于肺脏和消化系统的疾患。到底要不要做筛查？如果要做，那么筛查哪些项目？这些问题都变得日益复杂。你肚子里的孩子或你自己，或者其他家人是否容易在中年患上心脏病？是否容易在某一时间段患上乳腺癌？是否容易在晚年患上老年痴呆症？你是否愿意知道这些信息？如果你想知道，那么参加遗传检测的风险有多大？你作出终止妊娠决定的概率有多大？检查的准确度有多高？假如你对你或者孩子已经发生的疾病没有任何办法，你还想知道患病的结果吗？如果检查结果有可能影响到将来的就业前景和保险（检查结果有可能提示在某些方面有更大风险），你还要做这些检查吗？

接受筛查则意味着有可能作出结束妊娠的决定，对某些筛查，现在你已经可以选择参加，比如有关唐氏综合征和神经管缺陷的筛查。如果胎儿发生异常的概率很高，你也许就确定地知道接下来要做什么了。可是目前的筛查手段只能筛查那些不会产生严重后果的异常，它们不威胁生命，或者只可能在青春期或青春期之后出现。对这些检测的利弊，你该如何权衡？你可能愿意就此与你的伴侣、好友或者医生详细讨论，他们或许能够为你找到提供遗传病咨询的专业人员。

提供遗传病咨询的专业人员可以帮助你确定需要优先考虑的事项。他会向你介绍相关的知识，并且与你一起讨论接下来的选择。他不会建议你终止妊娠，但如果那是你的决定，他也会支持你的想法。他不会说服你继续把孩子怀下去，但如果你是这么想的，他也会赞同你的决定。总之，一切都由你来决定。你很难想象，如果检查结果是阳性的，你会作何反应。就算你确信自己不会选择终止妊娠，你或许还是愿意对孩子不会十全十美的现状有一个预先的了解，这样你才能事先作出一些计划和安排。或许，你也会选择不作筛查，走一步看一步。

# 分娩前夕

你的宝贝就要降生了。此时，它的身体已经进入了像杯子一样的骨盆当中。由于最后一层脂肪正在形成，胎儿的小胳膊、小腿也变得更加丰满，这些脂肪能够帮助胎儿的体温控制系统在降生后更好地发挥作用。在这一阶段，有的胎儿一周就可以增重多达226克。

## 身体的感觉

你可能会感觉到，胎儿幅度较大的身体活动减少了，但是它却在左侧或右侧肋下踢个不停。如果你的腹壁比较薄，你甚至可以握住它的小脚。你还可能感觉到其他的奇奇怪怪的活动，比如一阵急促的敲击，断断续续地持续半小时或更久。你可能会觉得这种情况太过异常，于是担心宝贝是不是患了癫痫。当然，这种担心是多余的。不过，胎儿有可能会打嗝儿，比如它又一次吞了羊水的时候。或者，它可能找不到自己的大拇指了，不能再心满意足地吮吸它了，于是着急地把头转来转去到处找，它出生后也是这样找乳头的。在你的感觉当中，它的脑袋就像是一只香瓜，或者一个椰子，压在你鼓鼓的阴部附近。

在少数情况下，你的阴道当中也会有异样的感觉，麻酥酥的，并且有微弱的震动，像是有温和的电流通过，或者是有东西碰到它一样。胎儿可能会把头抬起来顶住你的盆底肌，这是他（她）在出生后自然就会做的另一个动作，只要你把他（她）头朝下放倒，他（她）就会警觉地把头抬起来。有时它也会昏昏欲睡，而其他时间又比较活跃，比如晚上你要睡着的时候，它往往就来了精神。

当你怀孕怀得很闷，或者想尽快把宝贝抱在怀里的时候，你可能会受不了引产的诱惑。但是，如果没有合理的医学上的原因，你就一定不要走这条路。这样做会给你带来许多不确定因素，让你筋疲力尽。

如果你有消化不良的症状，就在吃饭的时候少吃一点儿，同时避免在夜里吃东西。你的睡眠也可能不踏实，要是这样的话，你就要想办法在白天多补充睡眠。你也可以找一些时间散散心，你可以去购物（为自己买些东西，而不是为孩子），也可以去乡村或者海边待一

随着预产期的临近，你的心情可能会一天天紧张起来，这还是很自然的现象。我对自己的期望是不是太高了？我能忍得住疼吗？

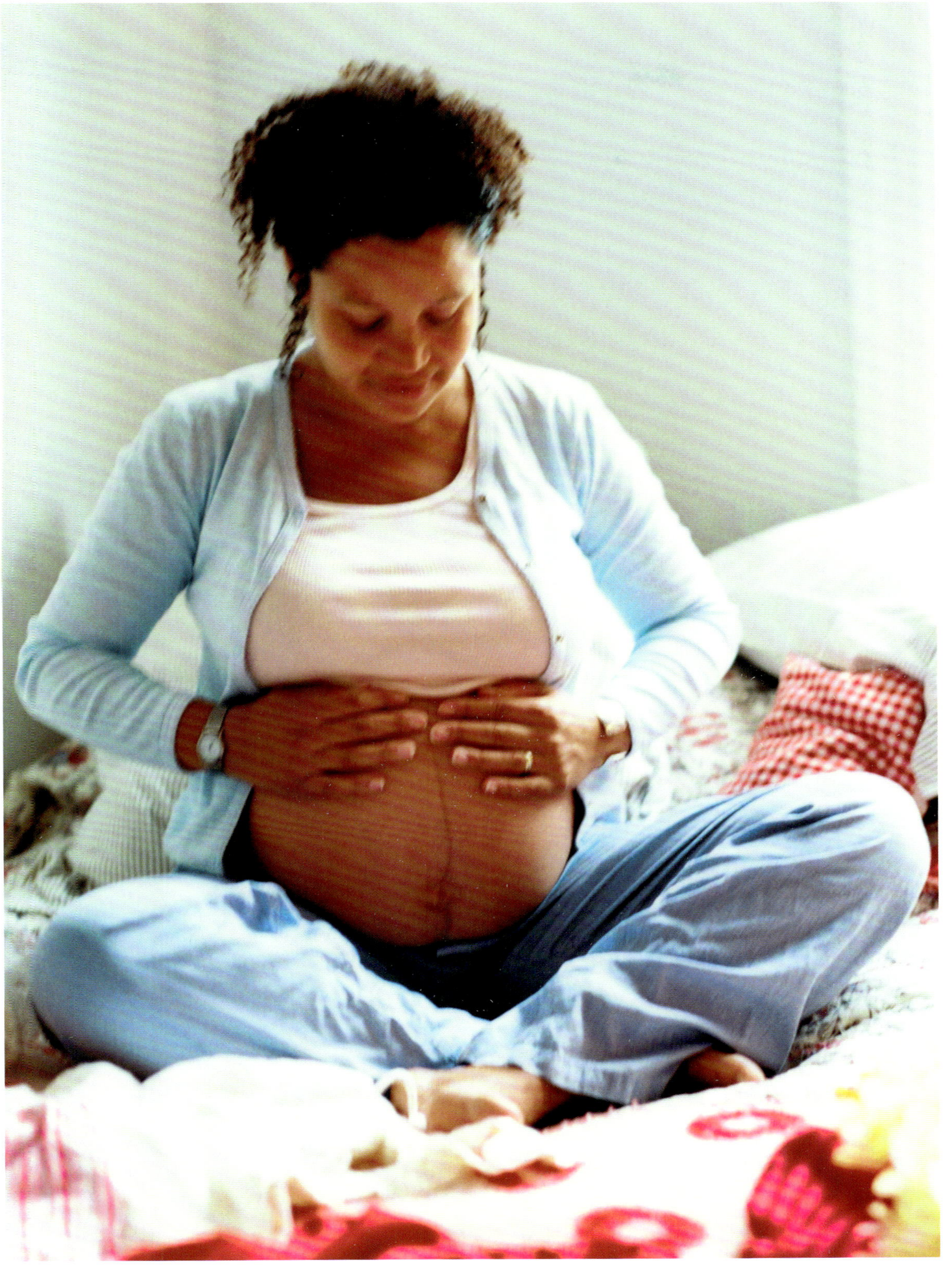

天，或者做一个芳香按摩，也可以去看望朋友，和他们一起吃饭，再看上场电影（包里准备一片卫生巾，以防羊水漏出来）。

### 心情复杂

在最后的这几周当中，孕妈妈的心情常常是非常复杂的。一方面，怀孕怀了这么久，你可能已经不耐烦了。可是另一方面，目前的这个阶段还是你所熟悉和了解的，而不久后的分娩却是一个未知的挑战。所以，有时候你希望宝贝尽快出来，于是盼望分娩那一天的到来，有时又觉得现在的你更加安全，而不远的将来却令人恐慌。有的孕妈妈说，随着预产期的临近，她们对怀孕的日子越来越感到不耐烦，于是就有了盼望分娩的心理。也有这样的孕妈妈，她们在最后这几周过得相当愉快。

### 情绪低落

在怀孕的最后6周当中，孕妈妈情绪低落是很常见的现象。如果你曾经有过自然的分娩，你就可能经历过这种分娩前的紧张，觉得到了分娩的时候，自己一定会手忙脚乱，该怎么做已经忘得一干二净了。在这段时间，你也可能会觉得身体很疲乏，觉得有个“负担”在身上，身子沉甸甸的。

如果你感觉情绪低落，你就需要每天做一些身体活动来让自己的心情好起来。你还需要更多的休息。中午的时候，你可以找一个光线比较暗的屋子躺下来休息。晚上的时候，你要早点儿睡觉。平时就让自己的活动尽可能地和缓和轻柔一些。情绪低落时，你还可以找产前培训课的老师聊聊，她自己很可能也是一位母亲，所以她会理解你的感受。

## 分娩前的准备

在怀孕的最后几周当中，你的心里很可能充满了对分娩的想象，分娩时的情况会是怎样的呢？有一件事你现在就可以考虑，那就是胎儿的体位（胎位），你可以在产前检查的时候向医生询问。理想的胎位（也是最常见的胎位）是头朝下，背向前（枕前位），它能让你顺利生产。有的孕妈妈胎位有异常，比如胎儿的背向后（枕后位），或者头朝上（臀位）。在这样的胎位下（详见第270～285页），你可能无法顺利生产。

## 枕后位以及胎位的矫正

如果胎儿头朝下，背向后抵着你的脊柱，四肢朝向前方，那么就很可能属于以下两种情况之一。要么是胎儿较小，要么就是你的骨盆很宽大，这两种情况都可以使胎儿在里面自如地活动。有的孕妈妈觉得自己要生了，但实际上还需要等待两周左右，她们的宝宝就容易在里面动来动去，身体时而朝前，时而朝后。分娩前或分娩刚开始时的宫缩常常能在几小时之内将胎儿转为枕前位。如果你的宝宝是枕后位，你可能会发现，你可以在它醒的时候，通过手部的压力来将它诱导至枕前位。枕后位的胎儿常常将后脑勺朝向右侧，于是你要将它的身体向左旋转，就像在沙发上翻转一只熟睡的小猫一样。翻转时，用你的手稳稳地托住胎儿的躯干，然后用力，一点一点地把它翻向左边。然后，你把另一只手的手指放在肚脐上。如果你的翻转成功了，肚脐那里的凹陷（胎儿前方上、下肢之间的空间）就会变成（或者暂时变成）一个硬硬的突出的圆弧面（胎儿的背部），这时，你会发现前后的变化，因为你的肚脐凸出来了。在翻转的过程当中，你要同宝贝说话，因为这不只是一种医学上的操作，还是伟大母性的体现。

当胎儿将子宫完全占满时，它与子宫就紧紧地贴在了一起，你就很可能无法再让它翻转了。这时，你就要耐心等待分娩的到来，看第一产程中的宫缩能否帮助你翻转胎儿的身体，你也可以在分娩中尝试不同的体位和身体活动，以此来矫正胎位。

**臀位的矫正**　你可以通过采用头朝下、臀部朝上的身体姿势来使胎儿从骨盆当中移出来，这样的姿势每天要做3次，每次15分钟，而且要在饭前做。有的胎儿一旦从骨盆里出来就会翻一个跟头，即使孕妈妈已经怀孕超过37周了。为了将胎儿从骨盆当中移出来，你可以采用跪着撅起臀部的姿势，可以向前趴在结实的支持物上，然后将头探向地面，同时尽量抬高臀部，也可以把烫衣板架在床和墙（或者结实的家具）之间，形成一个陡峭的斜面，然后头朝下躺上去（用垫子把身体垫好）。必须要承认的是，对这个阶段的孕妈妈来说，上面所有的姿势都不会很舒服。但是，如果你能成功地翻转胎儿，那就很可能是阴道生产和剖宫产的分别！

## 臀位

当怀孕进行到第7～8个月时，大多数胎儿都是头朝下的（头先露）。如果怀孕36周后，胎儿还是处于头朝上的胎位，你就要询问医生，问他们

## 去医院之前要准备哪些东西

现在，我们来一起讨论在分娩当中和过后，你都需要哪些有用的东西。从下表当中选择几件你觉得用处最大的东西，然后找一只轻便的箱子把它们装起来。

| 分娩中可能有用的东西 | 分娩后可能有用的东西 |
|---|---|
| · 棉质的睡衣上装或者宽松的T恤<br>· 面巾<br>· 两小块海绵，可以在宫缩的时候蘸冰水敷脸，湿润嘴唇或者用来吮吸<br>· 润唇膏或凡士林，嘴唇干的时候用<br>· 薰衣草等植物精油<br>· 爽身粉或按摩油<br>· 放音设备<br>· 蜡烛、火柴<br>· 泳衣，如果愿意，可以与同伴一起冲澡<br>· 照相机、摄像机<br>· 小喷壶，用来湿润脸部<br>· 婴儿热水瓶或野餐加热包，可以在腰部或两腿间热敷<br>· 裹着布的擀面杖，防治腰痛<br>· 蜂蜜，在分娩早期为你提供能量<br>· 纸袋，过度换气时罩住嘴呼吸<br>· 好看的物品，在你需要的时候盯着看，比如一幅画、一张照片或一座雕塑<br>· 有营养的零食，这是为你的同伴准备的<br>· 记事簿，记录有关事项<br>· 梳子、丝带、绑带，用来扎头发<br>· 书、杂志、纸牌、象棋、拼字游戏、纵横字谜<br>· 药茶、葡萄糖饮品<br>· 可弯曲的吸管 | · 金盏花和金丝桃霜（顺势疗法药物），缓解阴部肿痛<br>· 金缕梅润肤液，可用卫生棉垫蘸取敷伤口<br>· 大号卫生棉垫、束带<br>· 棉质睡衣、T恤或睡袍<br>· 哺乳用乳罩<br>· 盥洗包、化妆品<br>· 耳塞<br>· 信纸、信封<br>· 电话号码簿<br>· 手机、电话卡<br>· 除味剂（产后几天，你会出很多汗）<br>· 婴儿的衣服<br>· 出院时穿的衣服<br>· 可以放在车里的婴儿座位 |

是否会帮你翻转胎儿的体位，这叫外转胎位术。提早做外转胎位意义不大，因为胎儿还会转回去。

**外转胎位术如何操作**　首先将膀胱排空，然后仰面躺下，膝弯曲。这时，医生通常会用超声扫描来确定胎儿的体位，并且在翻转前后测定胎儿的心率。在翻转之前，医生很可能会要求你头朝下躺在倾斜的检查桌上，保持大约15分钟，以帮助胎儿从骨盆当中移出。在这段时间里，你要努力放松身体。你可以用腹部按摩来帮助放松腹肌，也可以在同时用呼吸来放松身体。当医生的手按上来时，子宫通常会发生收缩，这会让翻转胎儿的过程变得更加困难。

当你感觉到医生的手放在了你的肚子上时，放松身体，任由它随着医生的手掌而运动。缓慢地长呼一口气，在呼气的同时让下腹部隆起。如果外转胎位成功，胎儿的体位颠倒过来，你就走上一两个小时，让胎儿的体位固定在头朝下的位置。不过，有些胎儿会在随后重新回复到臀位。对37～39孕周的孕妈妈来说，外转胎位的成功率大约在七成。如果胎儿重新回到臀位，你就得明白，它更喜欢这个体位。接下来，你就要与医生一起讨论选择何种分娩方式（详见第275页）。

## 如果胎儿较大，是否进行引产

如果你有糖尿病，并且控制得不好，那么你比较容易产下较大的胎儿。但是，除此之外，没有任何“胎儿看起来很大”的理由能够证明引产是最好的选择。即使借助超声扫描的帮助，医生对胎儿体重的估计也常常是非常不准确的。实施引产几乎没什么好处，反而容易让分娩变得更痛苦，各种各样的干预措施也用得更多，而且这些措施一旦失败，接下来就得进行剖宫产。怀疑胎儿比较大的时候，最好的办法就是耐心等待，或者计划超过预产期两周后再进行引产。在大多数情况下，到那时之前，你都会自然分娩的。

# 妊娠超期

如果怀孕已超预产期，那么你就属于“妊娠超期”的孕妈妈了。这时，你很可能会担心自己的身体出了问题。

## 预产期

在怀孕初期确定的胎儿分娩日期（预产期）只是一个估计值。研究显示，只有5%的孩子在预产期当天分娩。再看看剩下的95%的没有在“正确”日期分娩的孩子，你会发现其中三成的孩子是在预产期之前分娩，而另外七成的孩子是在预产期之后分娩。造成以上结果的部分原因是女性月经周期的长短各不相同，而其中的排卵（受孕）时间也不同。尽管存在这些原因，你还是可能在临近分娩的时候把预产期作为自己的目标。如果预产期过了，却什么都没有发生，你就很可能焦虑紧张，度日如年。在这个时候，除非你给自己安排一些活动，找点儿乐子，否则你的情绪会很快地跌到谷底。这时，你要记得提醒自己，尽管有一些孩子是在预产期当天分娩的，但是10个孩子里有9个都是在预产期前后10天内分娩的。如果分娩“迟到”9天，这也不属于异常。然而，许多孕妈妈仅仅超过预产期一个星期，就有“非引产不可”的感觉了。有的产科医生仅仅超出几天就实施引产，根本没有作详细了解。如果你身体很好，整个孕期当中也一切正常，那么“迟到”10天也不足以成为实施引产的理由。

是否需要实施引产（详见第334～339页），这完全取决于胎儿在临近分娩时的健康状况，而这一点又与胎盘的情况有关。

## 胎盘老化

在临近分娩的时候，胎盘的样子就像是一片新鲜的肝脏，大小好比一只餐盘，有小拇指那么厚。就像所有的人体器官一样，胎盘也有年轻和衰老之分。对一只衰老的胎盘来讲，它的工作效率会有所下降。如果胎儿不能及时分娩（指预产期前、后两周，在极个别情况下，也指更晚的阶段），子宫里的胎儿就可能失去胎盘的支持，从而失去营养供应。

正是这个原因，当怀孕期限大大超出预产期时，人们才会特别担心。不过，有时超出预产期很久才分娩的胎儿仍然是非常正常的。评估胎儿身体状况的方法有很多种，你所接受的各项检查就是这其中的一些。不过，也许最有效的评估方法还是下面所介绍的自我评估法。

## 电子胎儿监护与超声扫描

超声扫描可能会用于脐带血管血流的检测（多普勒血流研究），或者羊水量的测量。而电子胎儿监护（一种无应激检查法）则可以显示胎儿在活跃和安静的状态下心率是否正常。如果胎儿的心率有异常，那么引产就可能会招致危险。不过，就算胎儿的心率是正常的，像电子胎儿监护这样的方法也无法可靠地预知胎儿在未来48小时内的身体情况。

## 观察胎动

有一种方法可以让你非常准确地了解胎儿的身体状况，而且这件事你自己就可以做，这就是观察胎儿在肚子里的活动（胎动）。在怀孕进入最后几周、胎儿入盆之前，胎儿通常都会扭动身体，伸手踢腿，冲来撞去，或者像海豚一样从一边荡到另一边，隔着衣服就能看到。胎儿入盆以后，活动通常会减弱一些，因为它的脑袋已经被牢牢地卡住了。不过，对十分活跃的胎儿来说，此时的胎动依然频繁，只是这种活动只剩下了伸膝和蹬腿。在胎儿转动头部的时候，你的感觉就像是阴部（或耻骨后方）夹了一只会动的椰子，随后，它的脑袋又顶向盆底肌，给你一种麻酥酥的震动的感觉（详见第238页）。

当你有事情忙的时候，胎儿的这些活动你可能大都感觉不到。不过，一旦你坐下来休息，或者躺下来睡觉的时候，这种活动就非常明显了。这些活动是一个好现象，说明胎儿是健康的。有关胎动的研究显示，腹中胎儿休息、活动的规律各不相同，而且到怀孕晚期，你对它的活动规律可能已经非常了解了。在你醒着的时候，有时你会期待肚子里的小家伙踢一下腿，如果它没踢，你的心里就可能稍有不安。这时候，也许它正在呼呼大睡呢。如果你喝了酒，或者吃了促进睡眠的药，你肚子里的宝贝也会受到影响。

孕妈妈感受胎动的能力也各有不同。有时这与羊水多少有关，因为羊水可以对胎儿的活动起到缓冲的作用。如果你正在专心致志地考虑一件事，你对胎动的感觉也可能会迟钝一些。如果你在外工作，或者在家里忙着什么，你就可能会因为要关心的事太多而忘记了胎动这回事。如果胎儿发育良好，孕妈妈对胎动的感觉就常常是比较稳定的。需要注意的是，当胎儿入盆以后，它的活动形式会发生变化。如果你怀疑胎儿发生了危险（通常，这种感觉来源于你发现自己的肚子不再长大，或者怀孕已经超出预产期），这时就好好利用你敏锐的观察力去了解它的身体状况吧。

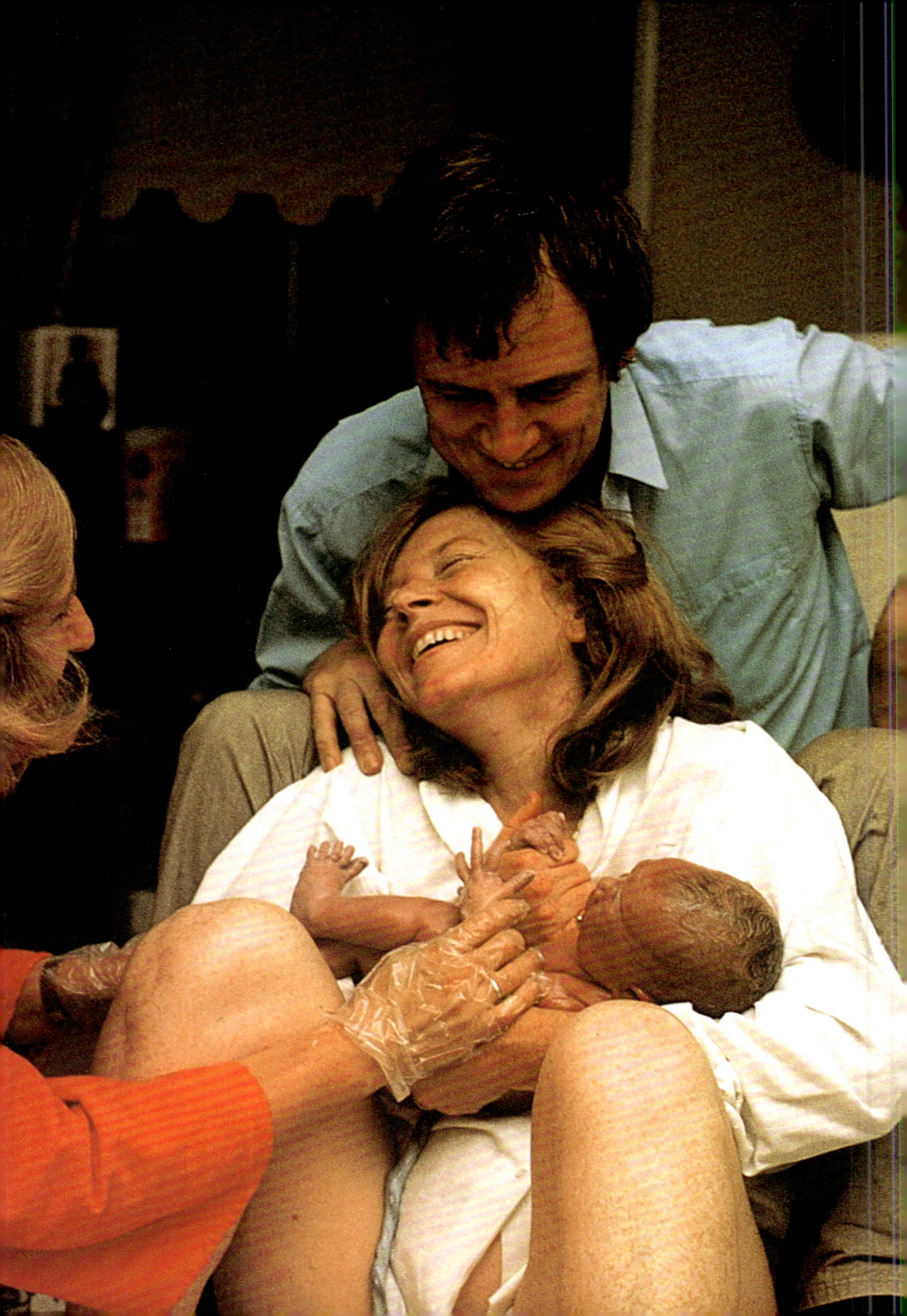

PREGNANCY

# 分娩时分

# 分娩时会发生什么

医学教科书常常把分娩划分为三个截然不同的阶段，然而很多孕妈妈并不这样看。对她们来说，分娩就是一段无比神奇而又刻骨铭心的经历，不能泾渭分明地划成几个部分。要想探知怀孕分娩有怎样的身心感受，我们就不能只靠医学术语，还要借助于怀孕分娩经历的个体叙述。

语言塑造了我们的思考方式，它从来都不是中性的，不含有道德评价的。当男性指称女性的身体（尤其是性器官）时，他们所运用的词汇常常是贬义的。在一些语言当中，对女性身体的某些部位的唯一指称也是有辱人格的。比如，在瑞典语、德语和荷兰语当中，乳头被称作“乳疣”；在波兰语和瑞典语当中，阴唇被称作“耻唇”，会阴部的骨联合被称作“耻骨”；在日本语当中，阴毛被称作“耻毛”。在这样的词汇体系下，女性很难对自己的身体产生正面的感受，尤其对与生殖有关的器官，因为它们与羞耻和肮脏紧密地联系在一起。

如今，有关怀孕分娩的语言已经被迫地带上了一种医学的色彩。当然，这并不是说你不应该了解医学术语，而是说，对你自己的怀孕和分娩经历，你还需要一套自己的话语去描述其中的苦辣酸甜。

一直以来，从事妇女分娩运动的女性都在试图建立一个有关分娩的话语体系。在这个体系当中，与医学有关的词汇和描述并不占据主导的位置。她们已经创造了一些新词，并且让某些词的意义发生了迁移。比如用“一阵感觉”来代指宫缩，或者用“视觉化”来代指为适应分娩的感觉所做的视觉想象（图像）。她们还分析了医护人员在描述分娩过程时所运用的不恰当的言辞，这些言辞往往不是冷冰冰的，就是消极负面的。

当从医学专业的角度来看待分娩时，产妇就好似一个一个的骨盆。如果这是她第一次分娩，那么就是“未经检验的”。在分娩当中，产妇成为一只“收缩的子宫”，分娩过程也充斥着“能力”、“骨盆”和“通过产道的东西”（胎儿被看作是经过产道的过客）这样的词汇。此外，医护人员也常常使用有关战争和冲突的词汇，比如“胎膜破裂的应急处理”、“催产素激惹实验”、“分娩的促发因素”，胎儿即将娩出时，它的头“抵住”盆底肌。在引导孕妈妈用力的时候，有的医生会说“对自己用力”，甚至“对胎儿用力”。如果孕妈妈用力的效果不理想，从医生的话语那里，她就可能会觉得是自己“犯了错”。孕妈妈的子宫颈也可能是

“能力不足的”、“软弱无力的”，或者“僵硬无比的”。如果分娩进展缓慢，那么一定是她的子宫“懒惰”，或者就是她的子宫底“无力”。尽管一些医学专业词汇已经很少使用，比如表示流产时所用到的“高龄初产”和“人工流产”，但是这一类的词语依然还有很多。

在这一章里，当我们一起讨论分娩的感觉以及如何适应它时，我只会在不得已的情况下使用专业词汇，除此之外，我会用尽量丰富的表达方式来描述分娩当中的每一处体验。

# 分娩过程的几个阶段

整个分娩过程可以划分为三个阶段。在第一阶段（第一产程），子宫颈开始缩进子宫体，并在此过程中逐渐张开。在第二阶段（第二产程），胎儿被向下压入产道，它是主观感受最为强烈的阶段。在第三阶段（第三产程），胎盘和胎膜从子宫壁剥离，然后随胎儿一起娩出。

说到这儿，我要作一个非常重要的补充，那就是，对许多孕妈妈来说，分娩是一种极其特别的情绪体验，你不可能坐在那里一段一段地去感受它。没有大喇叭告诉你，现在正处于第一阶段，或者第二阶段已经开始了。有的孕妈妈对身体反应的感觉比较清晰，比如破水和强烈的、不规则的宫缩突然袭来时，她就确定无疑地知道，分娩已经开始了。而第一产程结束时，她又分明地知道，现在到第二产程了，应当开始用力了。然而，对很多孕妈妈来说，分娩的不同阶段是交叉在一起的，它们很少像书上介绍的那样是截然分开的。甚至当你把孩子抱在怀里，感叹你们终于“见面”的时候，你很可能已经忘记了第三产程的存在了。

## 胎儿发出的分娩信号

邻近分娩时，胎儿向胎盘发出内分泌信号，促使其产生促进雌激素分泌的生物酶，分娩由此开始。这些内分泌信号包括各种儿茶酚胺类的激素（详见第359页）。同时，这些信号激素开始促进胎儿的主要器官发育成熟。如果分娩是人为引发的，子宫就难以有效地发挥作用，胎儿也难以为即将到来的独立生活作好准备。

## 分娩前夕

随着子宫下部的子宫颈逐渐软化、成熟，终于有一天，分娩就开始了。这一过程可能持续很多天，也可能在一夜之间完成，尤其是在你已经生过孩子的时候。当子宫颈变得柔软、有弹性时，宫缩（在怀孕晚期，宫缩经常发生）就会将它一点儿一点儿地拉向上方，于是，它就从阴道深处的一支细长的管子变成了子宫下部的一处凹陷。

在分娩到来之前，你的身体会发生如下变化。从医学的角度来说，除非你的身体已经开始规律性地宫缩（宫缩可以有效地促使子宫颈张开），否则分娩就没有开始。在子宫颈张大之前，宫缩只能不停地进行。通常，只有宫颈开口的直径到达3厘米时（详见第254页），宫缩才真正地开始了。许多孕妈妈在规律性的宫缩刚刚来临时，她们的子宫颈就已经有所张开了。

当身体为你的分娩作准备的时候，如果你还能购物、睡觉、吃东西，或者与朋友们在一起，那显然是很美的事情。所以，只要身体没有不舒服，你就可以继续你的日常生活。

## 分娩来临的信号

以下三种现象都是分娩已经或即将开始的证明。它们是见红、破水和宫缩开始。

**见红**　当子宫颈开始拉伸时，阴道会排出带血的黏性分泌物。在分娩之前，这种黏胶状的分泌物堵塞着宫颈口，起到密封子宫的作用。它的出现是一个好兆头，表明子宫颈一带已经有了明显的松动。不过，这种黏液不仅可以早在分娩真正开始之前2～3周出现，也可以在分娩进行当中，在你意识不到的情况下出现。所以，尽管这是一个好兆头，你还是不要立即往医院跑。接下来，你只需要继续你的日常生活。如果见红发生在半夜，你可以喝一杯热牛奶，然后继续睡觉。

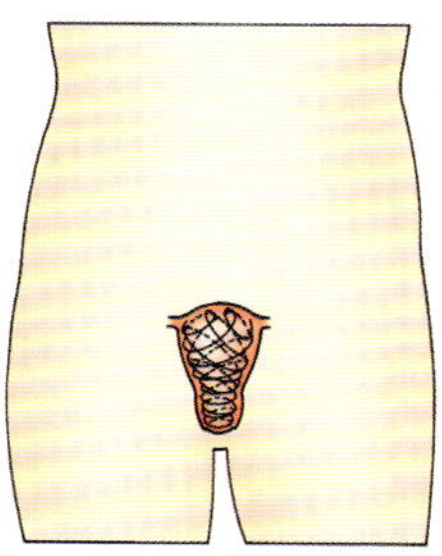
怀孕早期

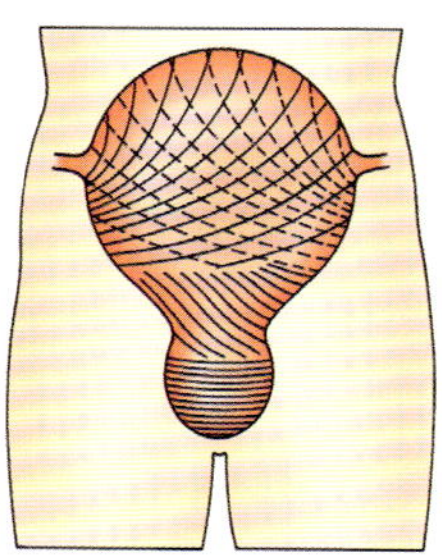
怀孕晚期

**肌肉囊**

子宫好比一只肌肉囊，它的肌纤维呈螺旋形排列，互相交叉呈网格状。从怀孕早期开始，它逐渐展开为一只开口的大袋子。到怀孕晚期的时候，肌纤维已经显著伸展，并且纵向拉长。

**破水** 在子宫内，胎儿的外面包裹着一层胎膜。当胎儿先露出的部位（通常是头部）不断挤压胎膜并导致后者破裂时，羊水就会从阴道流出。羊水流出来的时候，既可以是大量的突然涌出，也可以是慢慢地流出来，后者更为常见。你可能不确定胎膜到底有没有破，有没有弄湿裤子，没关系，不要去管它，继续你往常的生活就可以了，除非这时距离预产期还有好几周，要是这样的话，你就要给医生打电话。如果破水发生时已经是预产期之后三周了，你就最好到一个医疗设施完备的医院去分娩。

医生可能会告诉你，如果胎膜破裂后羊水在很短的时间内流出很多，你就要赶紧给医院或者医生打电话。这样做的原因是，如果分娩迟迟不开始（从胎膜破裂算起超过24小时），孕妈妈就有感染的危险。而如果分娩能够在胎膜破裂后24小时内开始，感染的概率就会小一些。

另一个要注意的情况是，如果胎儿的头部没有进入骨盆，羊水就可能把脐带冲入子宫颈（脐带脱出），造成胎儿的氧气供应中断。所以，如果分娩前你知道胎儿处于臀位，或者胎儿的头部仍然处于较高的位置，那么一旦发生破水，你就要作好去医院的准备。这种情况尽管比较罕见，但是非常严重。为了保住胎儿，医生会采取紧急措施，其中有可能包括剖宫产。

“水突然不住地涌出来，太让人兴奋了。当时我正在烤面包，后面还有一大堆的事情要忙，所以我得抓紧时间！”

胎膜破裂后，产科医生可能会对子宫施以刺激。如果胎儿的头部已经入盆，这时就可以激发一下自然的分娩过程。破水后，85%的孕妈妈会在未来的24小时内自然而然地发生宫缩， 在胎儿情况良好、你也强烈要求尽可能自然分娩的情况下，许多医生也会在破水超过24小时后继续等待自然宫缩的到来。这时，你可以做一些轻微的身体活动，或者美美地睡上一觉。另外，这时的你一定不要接受阴道检查，这样做会增加感染的风险。你也一定不要在24小时到来之前接受引产的建议。研究表明，引产会延长分娩的持续时间，增加镇痛药物的使用量；在阴道分娩时，引产会导致更多的人工干预；此外，引产也会导致更高的剖宫产率。

你不必因为破水而担心分娩时产道“干燥”，导致分娩困难，这种情况根本不可能发生。几乎每隔3小时，你的羊水就会更新一遍。实际上，你更可能遇到的是“湿漉漉”的分娩，那种感觉很不舒服，因为在分娩当中，羊水会不断地漏出来，感觉又凉又难受。破水后，你可以在下面垫上卫生巾，并且注意时常更换。要是你坐在澡盆或者分娩池里，你就察觉不到有任何的渗漏，那种感觉要舒服得多。

# 利用重力帮助分娩

在分娩当中，如果你能让上体直立多一些，同时还要不停地活动，重力就会有助于胎儿的娩出。这时，你的宫缩也会更有效果，疼痛也比躺着分娩更少。

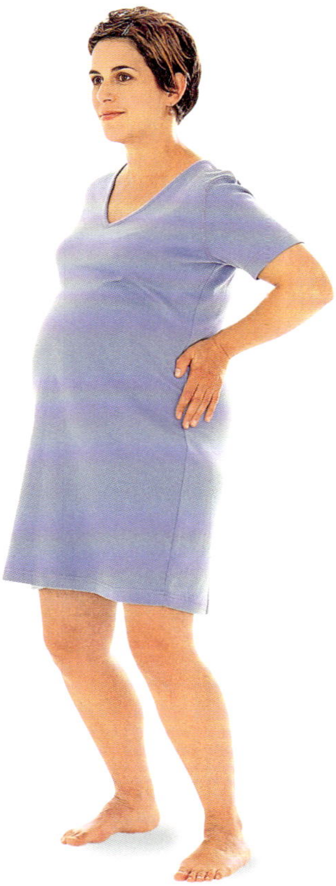

前后摆动骨盆，同时做缓慢的圆周运动，想象你正在跳舞。

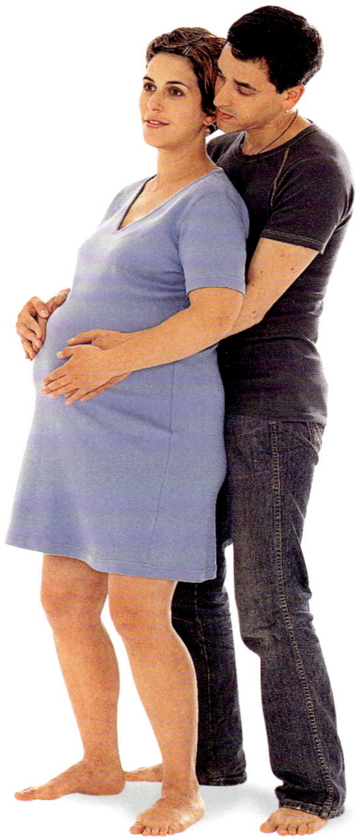

试着在同伴的支持下跳舞——站立，同伴在后面支撑住你，然后一起缓缓舞动。

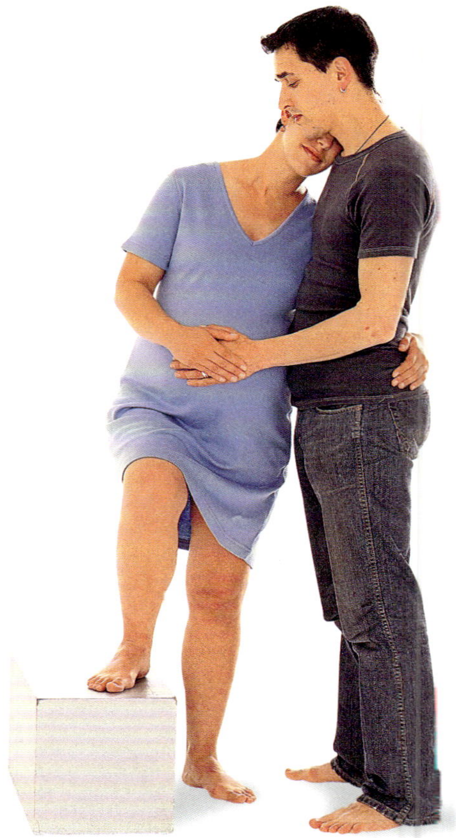

在同伴稳定的支持下，做弓箭步，一只脚踩在椅子、台子或者小桌子上。

在床、椅子或几个垫子的支持下，两膝着地做出趴卧的姿势，这也许比站着更舒服。

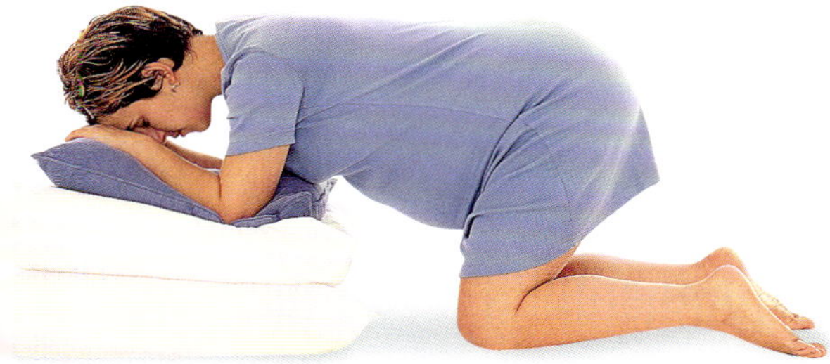

或者试着把身体倾向前方，靠在床上或者窗台上，在同伴用两手为你按腰的同时晃动骨盆。

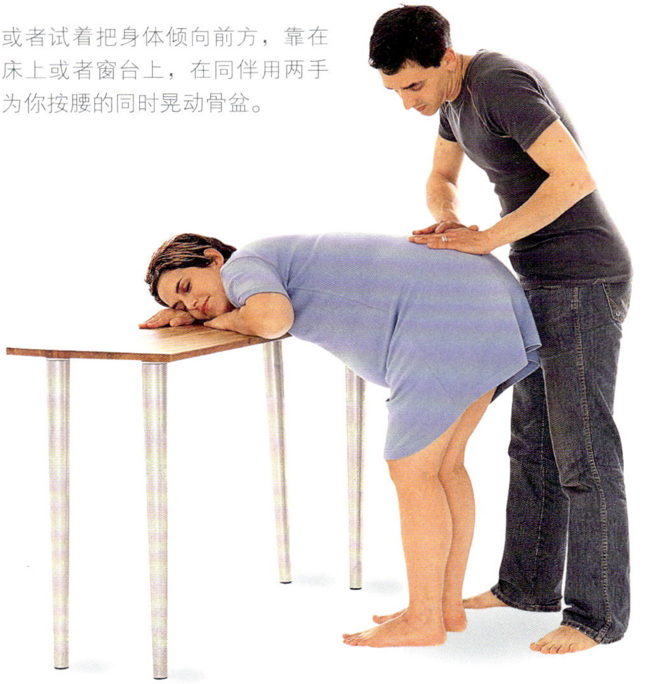

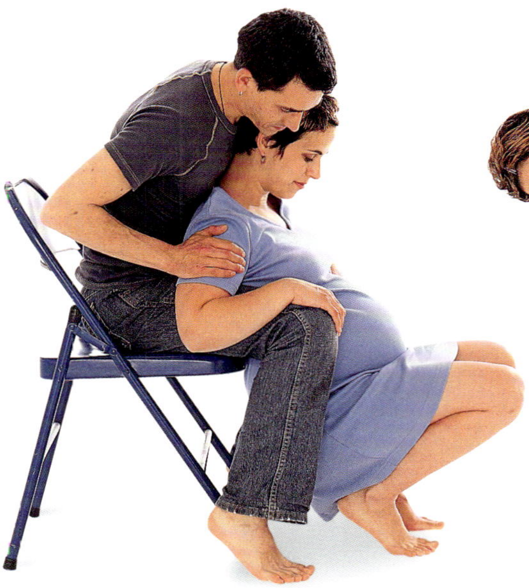

在你同伴的两腿之间蹲下来，向后靠在他身上，以他的膝盖为支撑。现在你可以轻松地摆动和转动骨盆了。

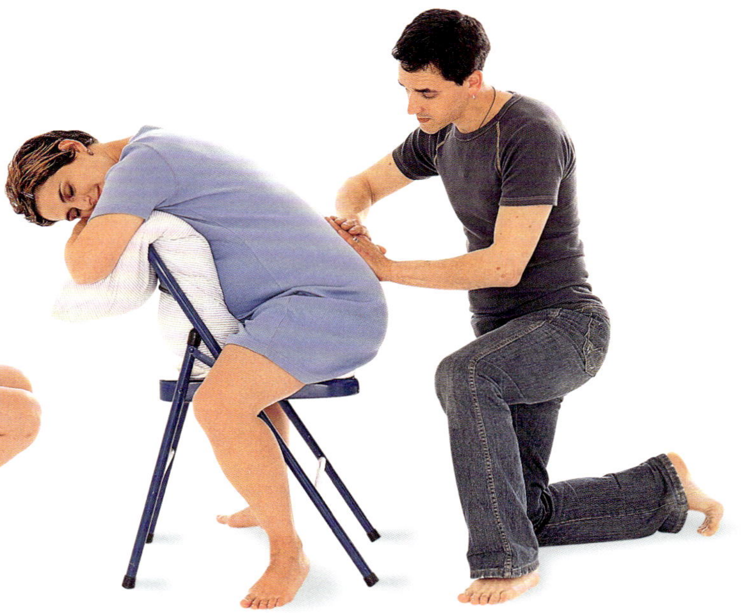

倒坐在椅子上，身体微向前倾，靠在椅背上，同伴在你身后，用两手用力地压在你的腰上。

**宫缩开始** 通常，宫缩的感觉就像是一条环绕腰部的皮带紧紧地勒在下腹部，宫缩发生时，这条皮带就勒得更紧一些，持续15～20秒，然后放松。这种感觉每隔10分钟来临一次，也可能更短。有时，这种宫缩是分娩前3周的假性宫缩，这也就是说，你以为分娩已经开始了，但实际上却不是。这种“预演”性质的宫缩是有意义的，它可以软化子宫颈，帮助它日后进一步张开。

为了确定分娩是否真的到来，你需要在30分钟到1小时的时间里为宫缩计时。注意相邻两次宫缩起始时间之间的间隔，以及每一次宫缩的持续时间。当宫缩的到来一阵紧似一阵，来得越来越快，而且持续时间越来越长（40秒甚至更多）时，你就可以确认，宫缩确实已经开始了。

在宫缩当中，子宫的肌纤维发生收缩，产生向中间和向下的推力，同时对子宫颈产生提拉。当宫缩的力量将胎儿的头部压向下方时，子宫颈附近的肌肉和纤维性组织就变得更为稀薄。在顺产当中，除了宫底附近有变硬和肿胀的感觉外，由宫缩所引起的大部分躯体感觉都集中在子宫颈和附近区域。

当宫缩进行得比较顺利时，它们就会规律性地发生，一次比一次更久，两次之间的间隔时间也越来越短。在宫缩的刺激下，你可能会感受到强烈的挤压，让你不由得喘起气来。宫缩好似一道炽烈的阳光穿透骨盆，也好比在海滩上冲浪。

## 第一产程

现在，在胎儿所引发的激素改变的刺激下，一个非同寻常的历程开始了。子宫不断地分泌前列腺素，使怀孕晚期常有的宫缩一次比一次强烈，一次比一次来得更快。分娩前期的宫缩与假性宫缩比较相像，但是，它要比假性宫缩更强烈，更有规律性。这种更为强力的宫缩不断地将胎儿先露

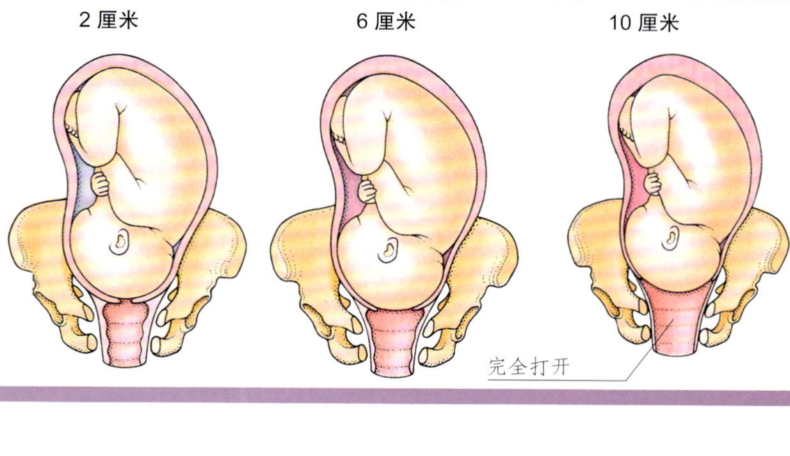


**子宫颈的张开**

在子宫将胎儿顶出产道之前，子宫颈的开口直径必须达到10厘米。子宫颈完全打开需要的时间人各不同。有的产妇一进入分娩，宫颈口就已经打开了3厘米，有的产妇需要等好几小时才能打开到5厘米。

出的身体部位压向子宫下部，然后抵住子宫颈。接着，子宫颈的肌纤维被提拉向上，使得子宫颈进一步伸展、变薄。随着子宫颈的拉伸，垂体后叶开始分泌催产素，进一步刺激子宫产生规律性的宫缩。现在，分娩已经在进行当中了！

## 分娩中来回走动

在第一产程当中，卧床或让身体静止不动都不是好的选择。这样做会使胎儿先露出的部位顶不到子宫颈，因而减缓分娩进程，阻碍分娩有效进行。当你保持上身直立，并且来回走动时，一切都会在重力的作用下被压向下方。

在欧洲，人们直到18世纪晚期才让孕妇躺下来生产。在那之前，产妇都要在分娩进行当中走来走去，或者坐在产凳、床上或椅子上。产凳是马蹄铁形的，开口朝向前方，矮矮地放在地上，正好让产妇蹲坐下来。这时，产妇就保持了生理角度的良好分娩姿势。

法国宫廷医生毛里修最先使用了仰面平躺的分娩姿势。随后，这一姿势就迅速流行开来，因为人们都争相效仿宫廷的做法。产钳发明以后，医生发现，在产妇躺着的时候，产钳使用起来会更加方便。后来，结石卧位（最先应用于膀胱结石手术）出现，孕妇仰面平躺，两腿高高地蹬在两边的脚蹬上。这种姿势很不舒服，因为子宫压迫了下腹部的大血管，影响血液循环，造成血压过低（低血压），同时泌尿增多。此外，它还会给胎儿造成痛苦。

对第一产程不同体姿的研究显示，大多数孕妈妈都喜欢站起来走动，而不是躺在床上。当上身直立时，宫缩会更为有力，分娩持续的时间也更短，子宫打开子宫颈的效率也提高了将近一倍。所以，在每两次宫缩的间隔期间，你都要不断地走动。在宫缩进行期间，只要你感觉舒服，你也可以试着摆动、转动骨盆，就像跳肚皮舞那样。如果宫颈口打开得很慢，你就可以把自己的身体浸泡在一大桶温水当中。

## 什么时间去医院

当分娩的信号来临时，除非你特别想去医院，或者医生曾经告诉过你，由于某种原因，这时你必须尽快赶到医院，否则你最好还是待在家里，继续你平日的生活。这样做的部分原因是，当你入院、准备分娩并且爬上产床时，去医院所造成的心理效应就开始显现了，它会让你在刚要开始分娩的时候完全没有了分娩的欲望。许多孕妈妈在两次宫缩的间隔尚未短于5分钟的情况下就匆匆地赶到医院，结果去了之后一点分娩的感觉都没有了，只能垂头丧气地等待，或者静脉滴注催产素，刺激子宫早点“进入状态”。

不要忘记吃饭喝水，分娩可能会持续很长的时间，你和陪伴你分娩的同伴都需要源源不断的体力。

当分娩刚开始时，两次宫缩间隔约两分钟，每次宫缩持续约一分钟或更久，认识到这一点后，你就能对自己的分娩进程有一个大致的判断。每5分钟一次的宫缩可能会非常累人，对这一阶段，有的孕妈妈会持续12小时或更久。这常常是由于胎儿的体位不好，肚子里的它不是面对孕妈妈的脊柱，而是面向孕妈妈的前方（详见第271页）。在两次宫缩的间隔尚不足够短的情况下，孩子是不可能出生的。所以，如果你更喜欢待在家里，你就哪也不要去。在家里的时候，注意随时记录你的身体情况和宫缩的起止时间，一旦发生破水，或者两次宫缩的间隔短于5分钟，你就要作好随时赶往医院的准备。此外，你还要记好，你家离医院的距离是多少，是否方便到达。如果你要坐自己家的车去医院，就最好事先开车在交通最拥挤的时候走一遍，看看用多少时间，并且无论大雾、大雪，你都要记住路怎么走，还要注意可以节省时间的近道。开车时，你的同伴要开得稳，不能太快，路口遇到红灯也不能急刹车。出门前要早早想好，路上要带哪些东西，坐前排还是坐后排。如果你要坐救护车去，就要事先了解呼叫救护车的程序。如果你只能打出租车去，你就要在电话旁多准备一些号码，以防司机临时有事。

## 入院程序

到达医院后，医生会把你带入一个房间，为接下来的分娩作准备工作。她会问你许多问题，比如分娩是怎么开始的？有没有破水？如果破了，那么是什么时候破的？宫缩多久发生一次？等等。接下来，他（她）会做一些你早已习惯的事情，比如取尿样、量血压、透过腹壁确定胎儿的位置、听胎心等。她还会把手伸进你的阴道和子宫颈，看宫颈口是否已经打开。如果宫颈口已经部分打开，他（她）就可能会为你进行人工破水（详见第327页）。在许多医院，当宫颈口打开到3～4厘米时（有时会更早），医生通常都会为孕妈妈进行人工破水。如果你想让胎膜自然破裂，就要在内诊之前告诉医生。

有时，医院可能会拒绝收治。如果分娩还没有开始，医院就不是你该待的地方。要是你觉得你在熟悉的、属于你自己的环境中会更自在，你可能会选择回家。也许过不了几小时，你又得赶回来。但是，这并不意味着之前回家的决定是错误的。

过去，孕妇在分娩之前常常需要刮去阴毛，一些医院要求，所有的女阴都必须光溜得像煮熟的鸡蛋一样。今天，一些医护人员依然喜欢把阴毛剪短。这种没有必要的、不舒服的、而且是有辱人格的操作，已经遭到了产妇的强烈反对。研究表明，这一操作对减少感染没有任何帮助，而且，不管操作如何谨慎，皮肤都难免受到损伤。

过去还有一个常见的操作，就是在分娩前进行灌肠，清洗接近肛门的肠道。不过，除非孕妈妈患有严重的便秘，否则这样做是没有意义的。在分娩开始前的几小时当中，大多数孕妈妈大便都比较通畅，肠道可以自然排空。

检查结束后，医护人员可能会要求你换上医院的衣服。通常，这种衣服是从后面系上的，不过，如果你想在孩子一出生时就把他（她）抱在怀里，你就最好让衣服的开口朝前。许多孕妈妈更喜欢穿她们自己的衣服，如果是这样，你就要挑选棉质的衣服，而不是合成材料的，因为医院里通常都比较热。衣服还要短小、宽松，以便你能自如地活动身体。医生可能会为你戴上一台外置的或内置的胎儿监护仪，以此来测量胎儿的心率、力量，以及它在宫缩时的反应。在一些医院，医护人员会在分娩早期监测胎儿的心率，持续20～30分钟。不过，研究显示，这一操作没有意义，所以，你可以不做这项检查。

今天，如果你进入产房，而你的伴侣却只能在门外等候，这种情况是很少见的。大多数医院的医护人员都会自然而然地认为，你和伴侣是喜欢待在一起的。即便短暂分开，那种感觉也非常漫长。如果在这之前，你的伴侣一直与你共同面对宫缩，此时也最好能让这种支持继续下去。这样做方便医生同时与你们进行交流，于是，呈现在医生面前的就不再是一个孤立的患者，而是两个关系亲密的人。如果你请了一名导乐，或者找朋友或亲戚来做你分娩时的同伴，他们应该也可以留在产房里。在分娩的过程当中，产房最好不要总有人进进出出。有理解你、能够源源不断地给予你情感支持的人在身边，你就能放松下来。

在分娩进行当中，医生可能会时不时地进来查看情况，或者与你讨论与分娩有关的事情。如果你有疑问，就抓住这样的机会来问他们。如果你不打算在分娩的过程当中服用任何药物，或者希望在分娩的时候随处走动，或者还有其他想法，你就要问医生，这些内容是不是已经记到你的病历里了，如果没有记，可不可以加进去。此外，有的胎儿监护仪是无线的，所以你可以戴着它自由地走动。

## 家中分娩前的准备工作

如果你打算在家里分娩，就一定要事先计划好。当你觉得自己快要分娩的时候，你就要为分娩作准备了。首先，在床上或地毯上铺一张塑料布（浴帘也不错）。如果床与墙之间的角度不合适，就把床挪动一下位置。把医生要求你准备的东西拿出来放在一个小桌子上（放在一辆推车上更好），下面垫一块干净的毛巾。东西摆放整齐后，上面再盖一块布。布置灯光，让它能够在你分娩的时候照射到你的阴部，这样其他灯就可以调暗，甚至关掉了。此外，把孩子要穿的和你要换的衣服拿出来，沏茶的开水也要准备好。

现在，想想未来的三天里，你打算吃些什么，喝些什么，也想想别人来到你家，你又给他们准备些什么。作为有智慧的主妇，你一定会事先把放食物的壁橱和冰箱塞得满满的。

给医生打电话，让她知道你可能会在随后的几天里需要她的帮助。另外，把所有重要的电话号码都放在电话附近以备查询。随后，医生也可能会打电话过来，询问你准备的情况，同时告诉你，你可以在需要她的任何时间联系她。

## 过渡阶段

当你的宫颈口打开到8～10厘米之间时，你就进入了第一产程和第二产程之间的过渡阶段。对大多数孕妈妈来说，第一产程的末段是宫缩中最强烈、个人感觉也最为困难的一段时期。这时的宫缩一阵紧接着一阵，中间几乎没有停歇，而且很不规律，它可能会在一瞬间变得极为剧烈，也可能在一次宫缩当中出现两次甚至更多高峰。这时的宫缩很可能突然加强或者反复加强，让你来不及和缓地进行呼吸。此刻，你必须针对它作出调整，把呼吸变得浅一些，快一些，这样才能驾驭“桀骜不驯”的宫缩。这时的宫缩持续时间很长，它需要你完全地集中注意力，同时鼓起勇气。这时的你可能非常需要情感上、心理上的支持和鼓励，也可能需要不被他人所打扰，以便集中注意力。

这时，你的身体还会产生其他的生理现象，可能会让你感到担心，不过你要记住，它们只是分娩获得进展的体现。当这些生理现象同时出现三项或者更多时，你的宫颈口很可能已经打开了8厘米，并且正在进入第二产程。如果你开始感觉到热，继而感觉到冷，然后又感觉到热，如果你的脸颊泛起红晕，眼睛闪闪发亮，那么就说明，你正在从第一产程过渡到第二产程。表明你正处于这个过渡阶段的现象还有：打嗝儿、恶心，甚至呕吐；腿脚冰凉，抖动且无法控制。更加确定无疑的征象是，你感觉到有一个大柚子正顶在你的肛门上，让你有想排便的感觉。此外，你还可能有咽喉被扼住的感觉，让你无法轻松、有规律地呼吸。你还可能不自觉地屏息，或者发出哼哼的声音。你也可能在突然间感觉到，分娩实在是太辛苦了，甚至恨不得把这件事抛到脑后。也或许，你的心情变得非常急躁，对所有人都不耐烦，连伴侣的帮助也成了你挑剔的对象。

并不是每一位孕妈妈都能表现出以上的生理反应，但是只要有其中的一部分出现，你就已经进入了过渡阶段。所以，让你的同伴记住这些反应是很有意义的，这样他（她）就能在恰当的时间告诉你说："我想你已经进入过渡阶段了。"这时，或许你已经忘记了你正在生小孩，只是集中精力对付每一阵到来的宫缩。你也很可能会有停滞不前的感觉，忘记了时间的流逝。你还可能急欲将孩子推出体外，在这种情况下，你要继续保持之前的呼吸方式，不要屏息，直到你不得不这样做的时候。

"我的宫颈口已经完全打开了，可是我没有特别想用力的感觉，这时医生对我说：'没关系，用不着总是用力，胎儿有足够的空间出来。'"

在宫颈口尚未完全打开的情况下，如果长时间地不断用力，宫颈口就会发生肿胀，导致宫颈口不是张大，反而缩小了。医生可能会要求你抑制住用力的冲动，直到你自己无法控制。这样做是明智的，因为到你自己无法控制的时候，你的身体已经作好准备就是确定无疑的了。面对宫缩所释放的一阵又一阵的巨大能量，只要你顺其自然，你就能享受它。而当你仅仅是在别人的命令下用力时，你就无法享受其中的快乐。

## 提前想用力怎么办

有时，孕妈妈的宫颈口仅仅张开7厘米左右，胎儿的头部就开始剧烈地挤压、刺激盆底肌。这时，孕妈妈屏住呼吸，嘴里开始发出哼哼的声音。她觉得直肠所承受的压力越来越大，随后就忍不住开始用力。这时，如果医生告诉她不要用力，她就会感觉到困惑、恼火，有时甚至会惊慌失措。当她开始控制用力的时候，她往往会进入过度换气的状态。当身体需要你用力的时候，你往往是控制不住的！在这种情况下，你可以把上体倾向前方，或者采取四肢着地的姿势，让直肠所受的压力减轻一些，然后保持住呼吸，只在需要的时候用力。

过渡阶段可以很短暂，仅仅是几次宫缩的时间，也可以很漫长，持续超过一小时。如果胎儿处于枕后位（详见第270页），过渡阶段常常会持续较长的时间。在用力将胎儿挤压出产道之前，宫颈口需要张开到10厘米。在宫颈口完全张开的情况下（直径10厘米，或者成年男性包括拇指关节在内的手掌宽度），胎儿的头部（胎儿身体最大的部分）就可以顺利地通过了。在胎儿的头骨之间，有一处叫作囟门的空间，它可以在胎儿通过产道的时候发生闭合，因而让胎儿的头部适应了产道的空间，大大减轻了分娩的痛苦，对比较大的胎儿来说也是如此。正是由于以上的原因，婴儿的脑袋在刚生下来的时候是变了形的，尤其是头胎的婴儿。这种形变可以在产后一周左右逐渐消失（详见第376页）。

## 第二产程

第二产程是最令人兴奋的一个阶段。在第一产程当中，子宫颈已经变薄，宫颈口也张开到了10厘米，使子宫和阴道连为一体，形成产道。这时，之前的宫缩也为胎儿头部的进一步下降打下了基础。在第二产程的高峰来临之前，通常会有一个相对平静的阶段，叫作分娩潜伏期。

### “休息和感恩”的阶段

有时，孕妈妈的宫颈口刚刚开全，就被错误地告知开始用力。这样做并不会使第二产程缩短。如果这是孕妈妈第一次分娩（初产妇），第二产程将有可能持续1～2小时。如果不是第一次（经产妇），第二产程也许只需要10分钟。进入第二产程后，如果孕妈妈没有用力挤压胎儿的强烈欲望，这通常是由于胎儿的头部尚未旋转到有利于分娩的最佳位置。如果她在这时用力，或者医生让她用力，这样做也许并没有顺应子宫的工作节奏。强制性的用力会过快地将胎儿的头部推向下方，造成持续性枕横位。也就是说，孩子卡住了。这种有害的用力方式浪费了孕妈妈的体力，当真正需要她用力的时候，她反而可能没劲了。有时，孕妈妈的用力和子宫的收缩未能同步，于是无法继续推动胎儿娩出，许多使用产钳和接受胎头吸引术的孕妈妈都属于这种情况。

集中注意力在打开宫颈口上。直到你无法控制自己用力，或者胎儿的头部出现在你的阴部时，你再开始主动用力。如果你在第二产程一开始有停顿的感觉，你还是要相信你的身体，同时享受这段“休息和感恩”的时间。

**用力** 接下来，你可以用力了，这是一个非常奇妙的时刻。人们通常把第二产程描述得非常辛苦，似乎纯粹是受罪，但是，你会喜欢这一阶段的。你很可能会有极其强烈的欲望向下挤压胎儿，将它推出产道。这一过程是紧张的、兴奋的，也是激动人心、常常令人无法抗拒的，对一些孕妈妈来说，这种体验与性高潮非常接近。用力不是你的理智所能决定的，它是一种涌遍全身的力量，在胎儿分娩的时刻达到顶点。所以，听从身体的指令吧。

一些孕妈妈没有太强烈的向下用力的感觉。比如，已经有过分娩经历的孕妈妈（经产妇）有时会感觉不到急欲用力的感觉，因为胎儿的娩出将非常顺利。

在每一次宫缩当中，孕妈妈会体会到3～5次急欲用力的感觉，而在我

## 穿越骨盆的历程

大约80%的女性盆腔内部都是宽阔的、圆形的空间，这样的骨盆对分娩是有利的。如果你的骨盆腔比较狭窄，分娩的时候就有可能遇到麻烦。比如男型骨盆，下缘呈三角形，胎儿不易通过。不过，尽管骨盆的形状不理想，在大部分情况下，只要时间充裕，子宫的收缩依然能够让胎儿顺利地通过骨盆。

胎儿可以看作是连在一起的两个球，直径最大的那个是胎儿的头部，另一个是胎儿的躯干连同弯曲的四肢。在分娩当中，子宫的收缩会让胎儿形成易于通过产道的形状。

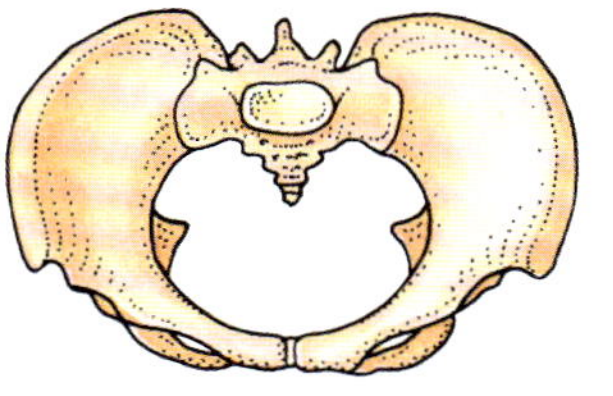

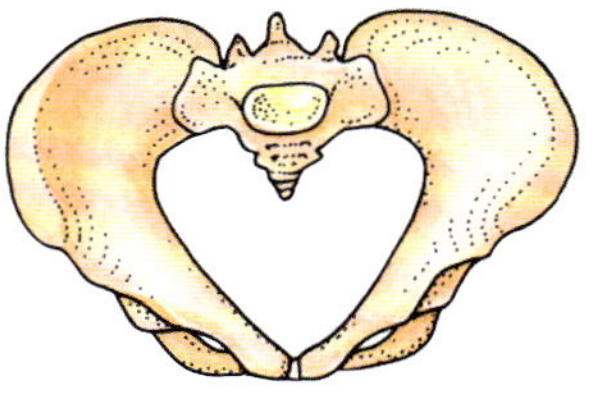

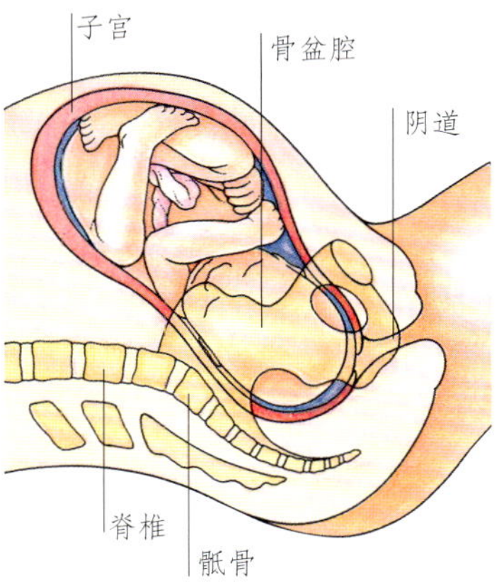


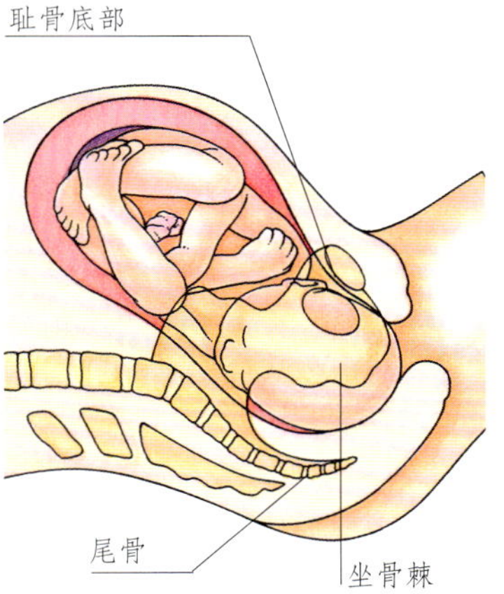


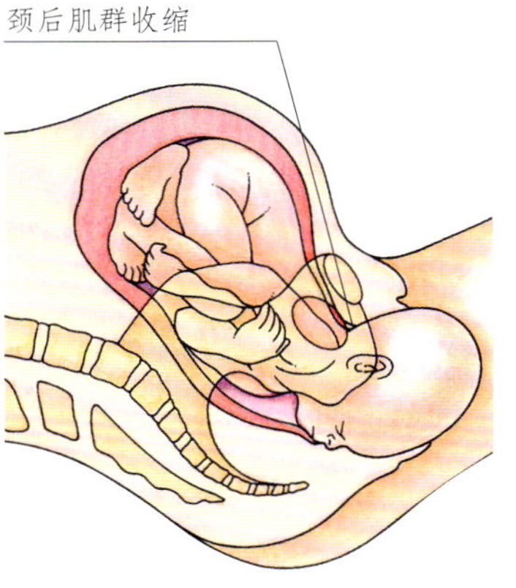


胎儿必须通过阴道和子宫之间的夹角（接近直角）。骶骨是可能阻碍胎儿娩出的骨骼之一，它是骨盆腔（小骨盆）上缘的组成部分。当胎儿的头部低于骨盆腔上缘时，胎头就进入骨盆腔了。

胎头通过骨盆腔上缘后，胎儿就到达了骨盆腔下口的位置。组成骨盆腔下缘的骨骼有前方的耻骨和位于两侧的坐骨棘，后侧的尾骨正好指着胎儿娩出的方向。

良好、有力的宫缩所产生的压力能够促使胎头下降。当胎头通过阴道起始处的急弯时，胎儿颈后部的肌群发生收缩。这就是胎儿出生时往往面部朝下的原因。

们平常的谈话当中，似乎整个宫缩期间孕妈妈都在用力。另外，异乎寻常地发力并不能把胎儿推出去多远，只是徒劳地挤压会阴部位，它的效果是负面的。一阵阵用力的欲望会随着每一次宫缩而到来，你不需要在宫缩开始的时候主动深吸气。让你的宫颈口随着用力的欲望打开吧，这欲望每隔5～6秒就来临一次，这时间并不长。

只有你才知道急欲用力的感觉何时到来。有人认为，只有孕妈妈不停地屏住呼吸用力才能代表她真正努力了。然而，根据外部指令用力、长时间屏息、持续挤压，这些不但会使孕妈妈筋疲力尽，而且会降低血氧含量，对胎儿造成危险。所以，你要相信身体的感觉，顺其自然地行事。

## 胎头娩出

当胎儿的头顶第一次在阴道口出现时，它看上去就像是一个皱皱巴巴的核桃，根本不像一个孩子。你的同伴很可能抢先见到这一景象，所以他（她）能告诉你胎儿的头发是什么颜色。在接下来的一段时间，胎儿头部最宽的部分通过产道口，在宫缩的间隙，胎头也不再缩回产道。这时，阴道口的牵拉感最为强烈。尽管此时你很想用力，但还是要暂停，因为继续用力有可能导致会阴组织撕裂。如果医生判断这种撕裂会发生（详见第331页），他们就可能会为你做会阴切开。如果你不想做，就告诉他们你不做，并且在胎儿的头顶露出之前就开始调整自己的呼吸，让胎儿随着气息娩出，而不是被你用力挤出（详见第208页）。此外，医生会查看是否有脐带缠绕胎儿颈部的现象。

> “整个分娩过程与我所期望的一模一样。他们让我按照身体的指令自然而然地行事。我感觉到它的小脑袋充盈在产道里，然后就滑了出去，整个过程自然又温馨。”

滑出耻骨联合后，胎头即背向伸展。胎头出现时，带着又湿又黏的液体，常常呈青紫色。你不要担心，只要胎儿呼吸了第一口空气，它的血氧含量就会迅速提高。

新生儿体表可能覆盖有胎儿皮脂，这是胎儿在子宫当中时覆盖体表的一种黏性物质，看上去就像身体被一层奶酪所包裹。新生儿的头部被产道所挤压，形成各种奇怪的形状，有尖的、凹凸不平的，也有不对称的。它的前额像是陷了进去，下巴也几乎看不出来。它的鼻子常常是扁扁的，在两眼中间和眼皮上还有好多小红点。

当胎儿的头部露出时，它的肩膀仍然侧立在产道当中。当胎头可以灵活转动时，它就会转向一侧，与肩部的朝向保持一致。这时，你可能需要再一次用力，以促使胎儿的肩部娩出。这时，医生可能会把胎儿的头部按下去，让靠前的那只肩膀先出来（如果你不希望他们这么做，就告诉他们），然后是另一侧的肩膀。最后，胎儿的整个身体都滑了出来，你的宝贝诞生了！

孩子的出生常常会伴有大量的羊水涌出，也开始呼吸且时常哭闹，四肢乱舞，脸上皱巴巴的，像是非常生气的样子。与婴儿的大脑袋相比，他（她）身体的下半段显得非常娇小，只有性器官看起来非常巨大。这些都是正常的现象。如果新生儿还未开始呼吸，护士就会为他（她）清洁呼吸道，或者头朝下抱着他（她），也可能给他（她）吸氧。如果分娩时你的上体是斜倚或直立的，那么当婴儿躺在你的大腿上、两腿之间或肚子上的时候，你就可以用手够到他（她），然后，你或许会希望把他（她）抱在怀里。

## 第三产程

婴儿出生以后，尽管你可能感觉不到，但宫缩仍然在继续，它使得胎盘从子宫内壁脱离，因为胎盘不能随着子宫的收缩而收缩。随着子宫缩小为一个硬硬的球体，胎盘也就自动脱落了。在子宫收缩当中，子宫壁上被胎盘血管插入的空腔也被关闭，并由此制止了子宫壁的出血。

胎盘剥离后，医生或护士可能会牵拉脐带（详见第333页）。为了方便这项操作，你要深吸一口气，然后屏住呼吸，同时用力向下挤压。你还可以向医生提出要求，让自己来完成这一操作。

胎盘滑出体外时，你会有一种吱吱嘎嘎的滑溜溜的感觉。随后，医生就会仔细检查，看胎盘是否完整。留在子宫内的胎盘碎片可能引起产后不必要的出血、疼痛和感染。胎盘看起来像是新鲜的肝脏，但它却是胎儿的生命之源。胎盘有粗糙的一面，也就是紧贴子宫壁的一面，也有面对胎儿的光滑的一面，就像一只柔滑的垫子。胎盘也有一个血管网，用于维持胎儿的生命。

如果你需要做会阴缝合，医生就会先为你做局部麻醉。会阴缝合可能持续较长时间，有时需要一小时之久，因为医生必须正确连接深部的肌肉组织。这时，你或许可以把宝宝抱在怀里，或者放在近处抚摸。

为了减轻会阴部的肿胀，护士会帮你进行冷敷。护士也会帮你垫上卫生棉垫，因为从现在直到随后的数天，你的阴道都会发生出血。对不同的个体而言，这种带血的子宫分泌物（恶露）的持续时间也有很大的不同。有的初产妇只出血几天，有的却会持续5～6周。

## 与宝贝团聚

在许多医院当中，医护人员这时候已经开始进行整理工作了。他们把婴儿擦干净，也帮你清洗身体，换衣服。他们剪断婴儿的脐带，然后再夹住止血。不过，医院的做法也在迅速地变化着，现在，只要分娩一结束，许多医护人员都会为婴儿和他（她）的父母留出一段安静的时间，只做基本的、必要的整理工作。这段时间大概有一小时，以便孩子的父母了解他们的宝贝。让他们与宝贝团聚，这应当是最为重要的一件事。

# 家中分娩一例

因为一系列的原因，波琳选择了在家里分娩。与新近成为父母的朋友们聊过之后，她发现，在入院分娩当中，好几位父亲都未能体验到充分参与分娩过程的感觉。对宝贝的分娩，波琳的丈夫克里夫顿非常希望能够参与进去，波琳也希望确保他能够实现自己的想法。

波琳知道她在自己熟悉的环境当中会更为放松，也更有信心，而且她还可以按照自己的意愿随处走动。同样重要的是，她觉得家里比较安静，很多事情自己能够掌控，所以孩子能够生在家里就是再好不过的事情了。

当波琳给医生尼基打电话的时候，她的宫颈口已经打开7厘米了。在怀孕的几个月当中，她已经和医生尼基成为了好朋友。

克里夫顿躺在波琳身边，不断地给她鼓励和情感支持。当波琳跪伏在床边时，尼基拿了一块保暖的垫子放在波琳的腰部，以此来缓解她的腰痛。

尼基对波琳说：“想喊叫的时候就尽管叫，只是声音不要太响。”波琳说这句话特别管用，“我觉得自始至终我都是主人，这是我的家，我觉得很安全。”

波琳把骨盆和膝盖放松，在家里走来走去，时而在床上，时而在床

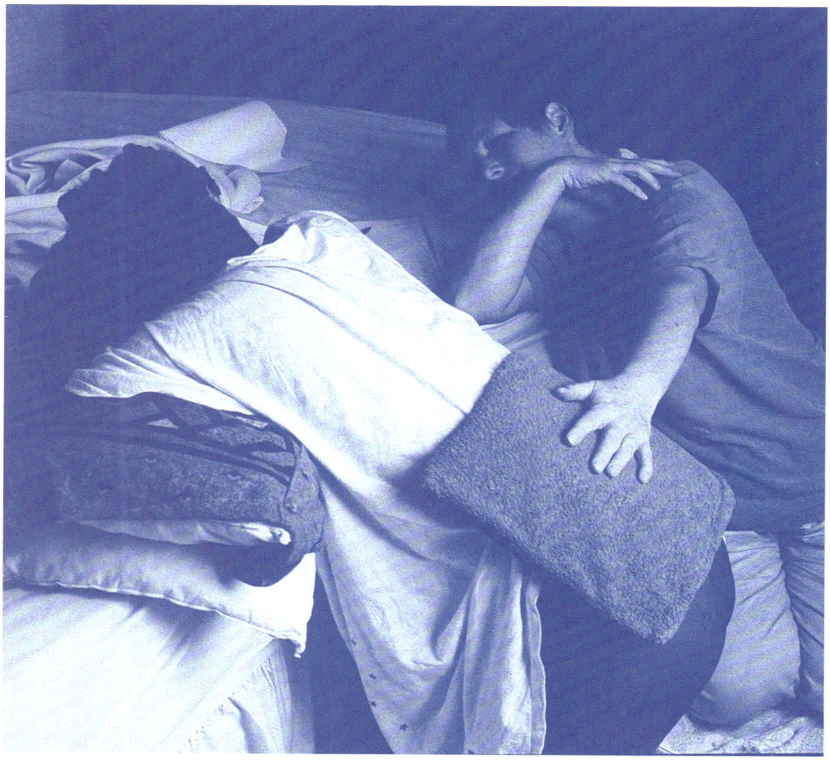

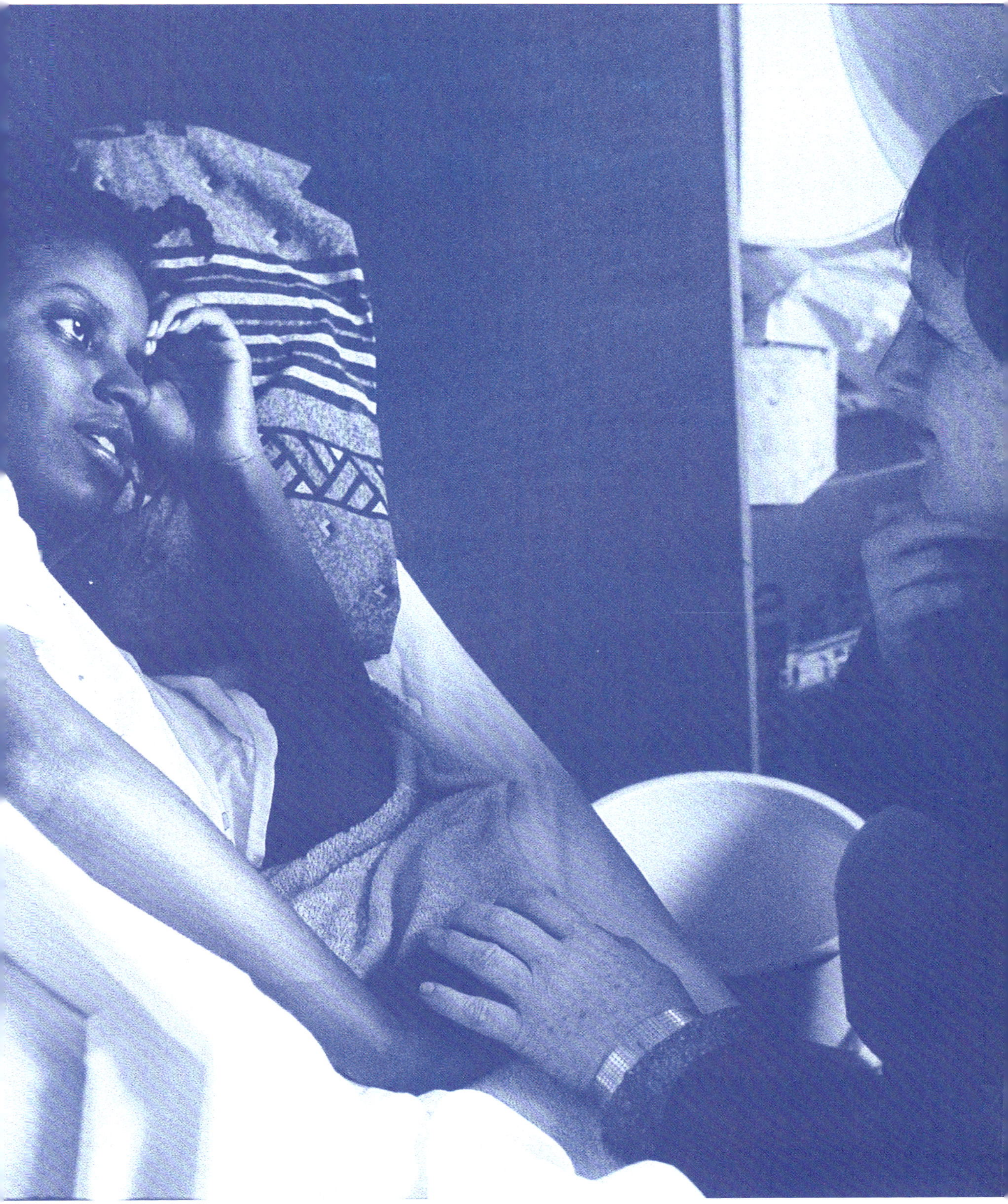

下，完全依从自己的感觉。她清楚地告诉克里夫顿，哪里需要按摩，或者哪里只需要用手紧紧按住。

这时，宫缩一阵紧似一阵地袭来，一次比一次剧烈，持续时间也越来越长，直到每隔两分钟就出现一次，每次持续约一分钟。在两次宫缩的短暂间隙，波琳把自己的身体完全放松，然后再迎接下一次强烈宫缩的到来。

突然，波琳觉得两次宫缩似乎连在了一起，因为在它们之间几乎没有停顿，这让她不自觉地屏住了呼吸。她已经无法平静地呼吸了。当她屏住气息的时候，她感受到一种无法抗拒的急欲用力的感觉。她已经进入第二产程了！

胎儿出生时，身体表面仍然包裹着胎膜。尼基说："波琳，你太棒了！你的注意力太集中了！"她对波琳说，"看见了。真可爱——好了！"随后，她让波琳在下一次宫缩的时候不要用力，以便让胎儿平缓地娩出。

随后，在一次宫缩当中，胎儿的头部露了出来，它仍然包裹在胎膜里。胎头从产道滑出，面向波琳的背部，然后转向一侧，与肩膀（仍然在产道当中）的朝向保持一致。这时，胎儿一侧的肩膀和一只手臂滑了出来，然后另一侧的肩膀也随之而出，随后整个身体都出来了。

婴儿被一只闪闪发亮的、透明的胎膜包裹着。尼基扶住婴儿的后背，让包裹在胎膜里的脑袋露了出来，进行她平生以来的第一次呼吸。尼基把婴儿放在波琳的两腿之间，波琳见到后兴奋地叫道："啊，一个女孩！"

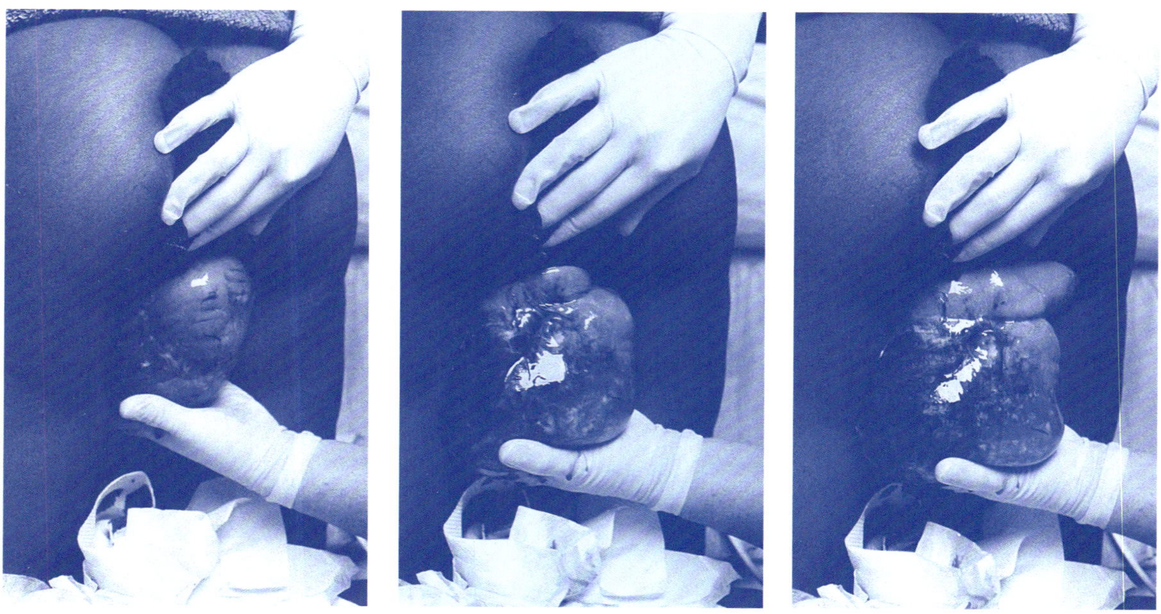

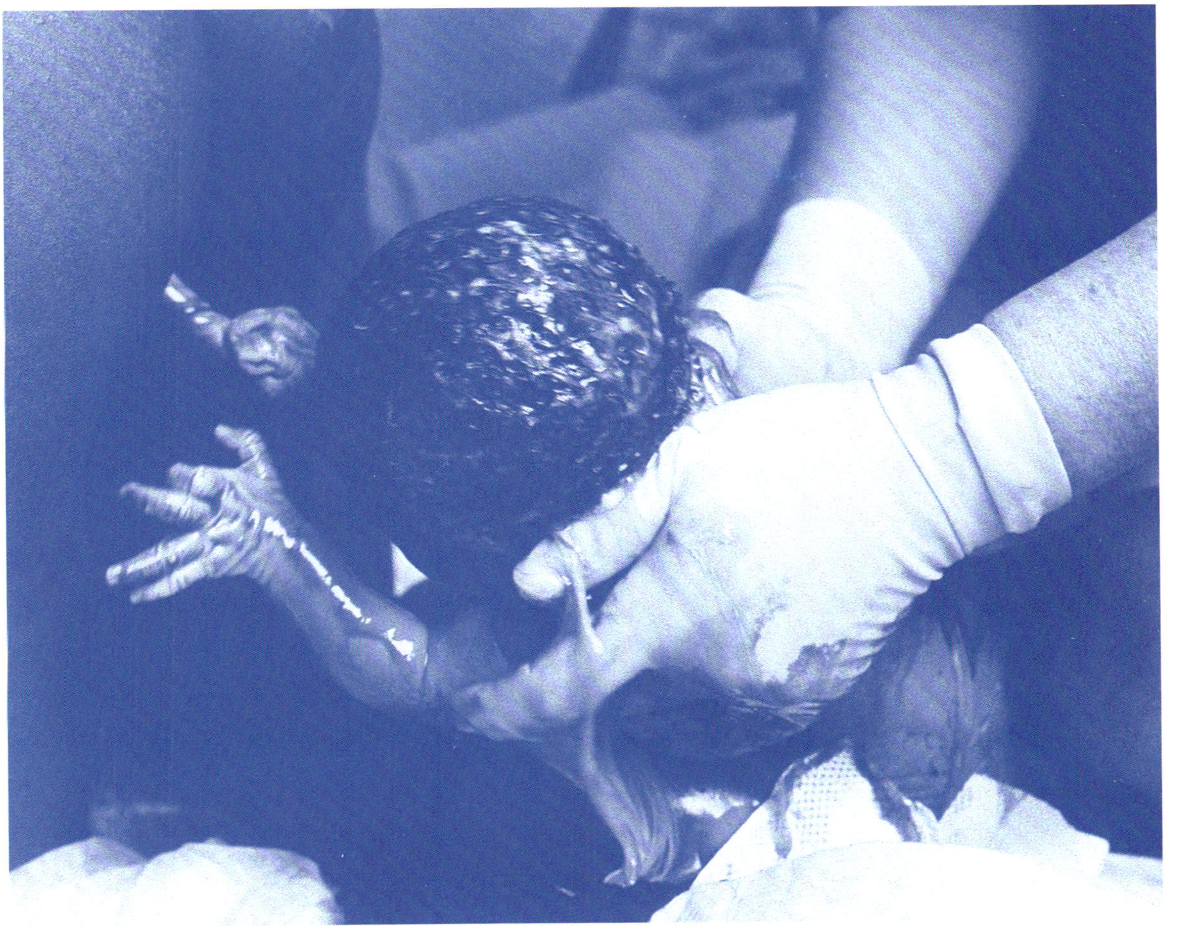

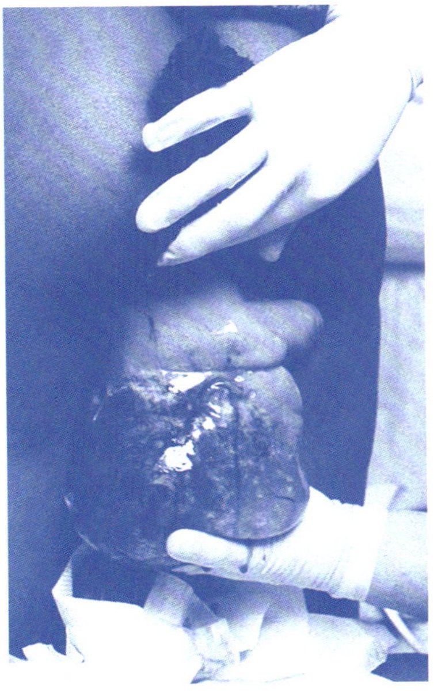

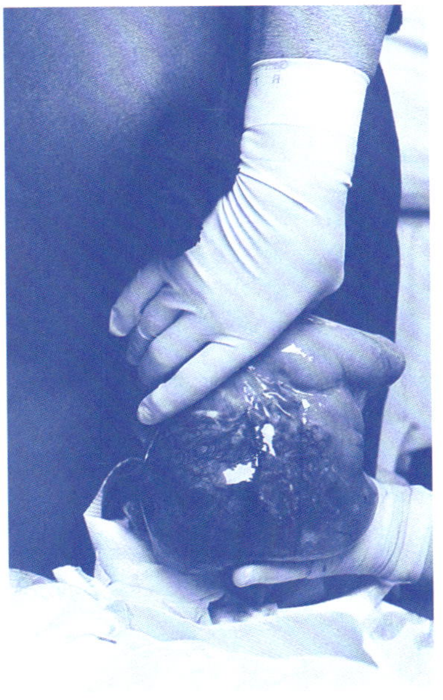

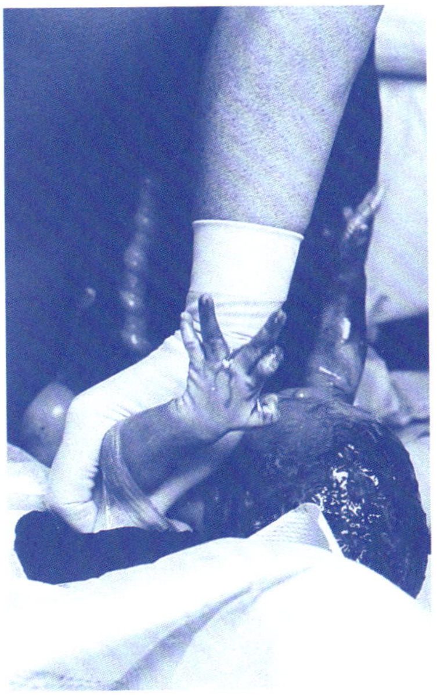

孩子哭着，身体呈现出一种很好看的颜色。波琳把孩子抱起来放在怀里，脐带还没有切断。为孩子的出生努力了许久之后，波琳的脸上绽开了笑容。

所有的人都高兴地笑着，不断称赞着这个漂亮的孩子。波琳的出血依然很多，所以尼基为她打了一针合成催产素，以刺激子宫收缩。接下来，尼基把脐带夹住，然后将它剪断了。

孩子的小嘴动来动去到处寻找，表明她已经作好了吃奶的准备，于是波琳把乳头放在孩子的嘴边。小家伙用鼻子轻轻地蹭了蹭它，又用嘴巴舔了几下，尝试过这种新体验之后，她一口咬住了它。在一片宁静和无限的美好当中，波琳和克里夫顿共同分享了分娩的神奇体验，这是他们永生难忘的时刻。

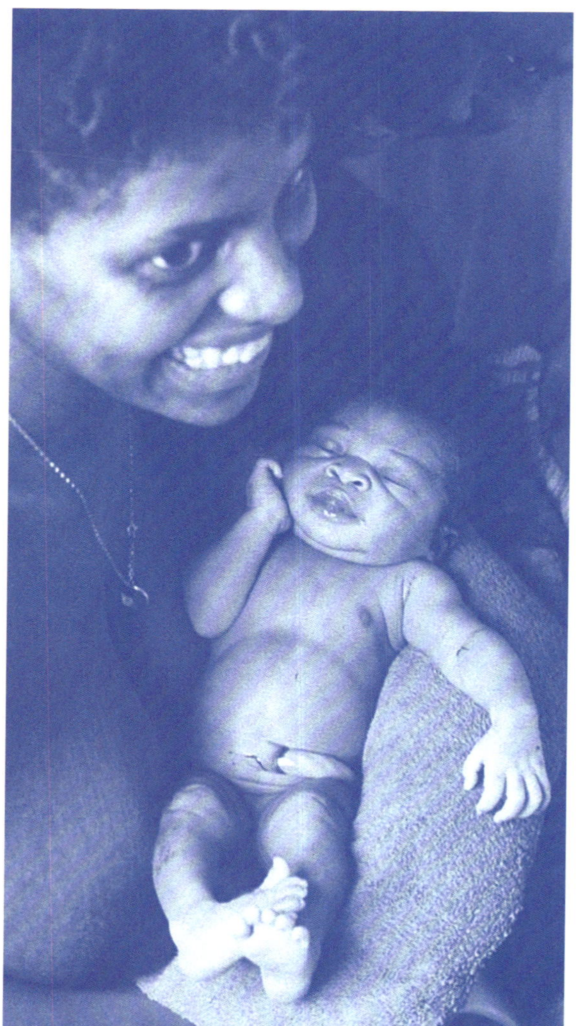

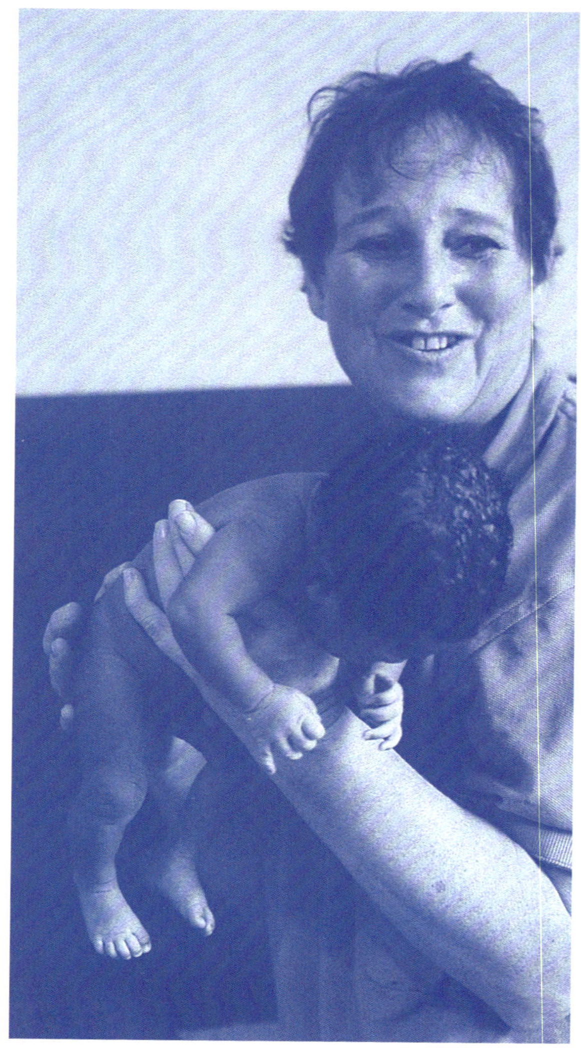

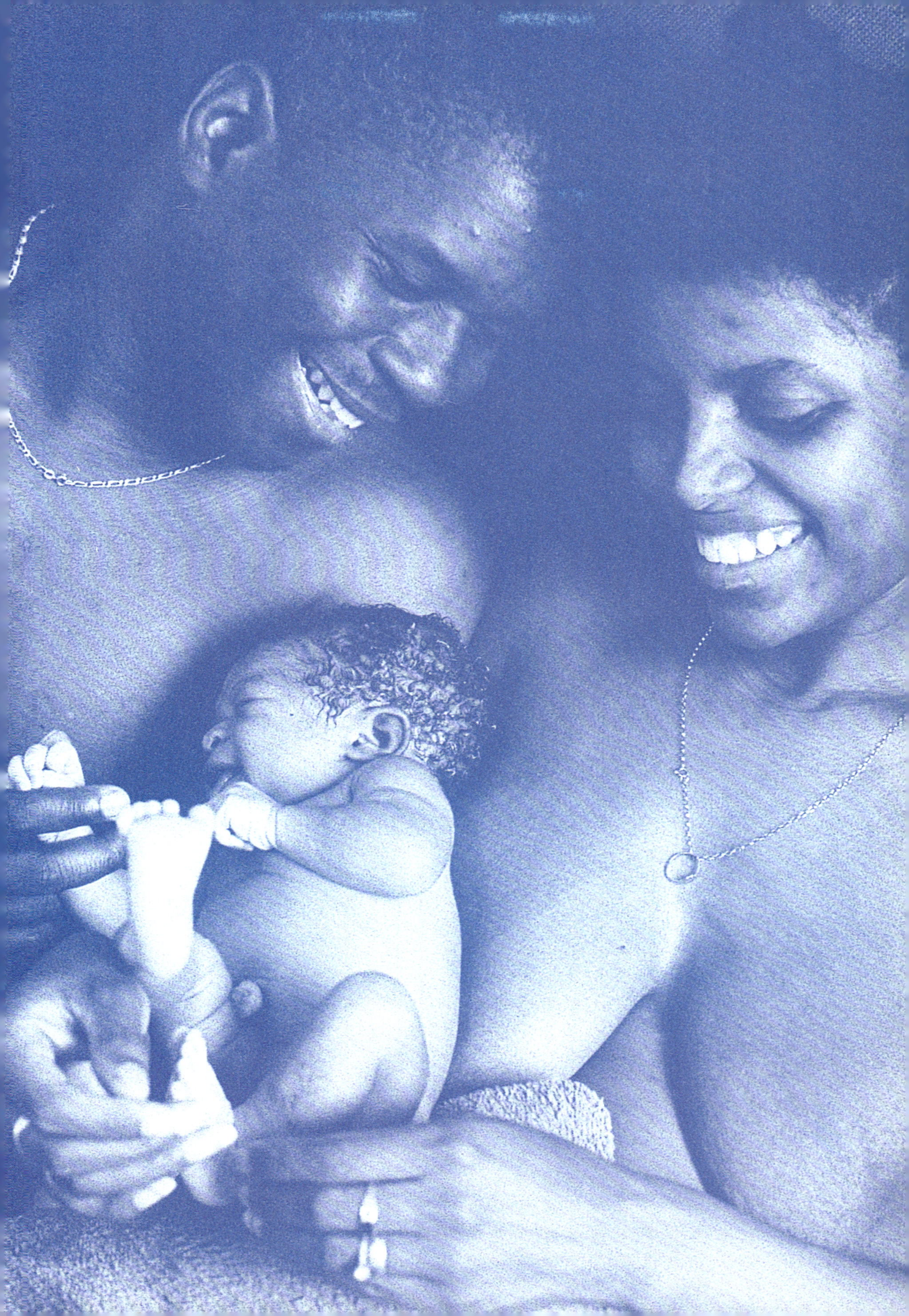

# 分娩的不同类型

尽管大多数人都会对你说，不要对分娩有任何预先的猜想，只要顺其自然，按部就班就可以了。但是，如果不作设想的话，预先作准备也就无从谈起了。

分娩不可能发生在你所想象的虚拟世界当中，它时常会给你带来意想不到的挑战。所以，尽管你应当熟知顺产当中各种正常的、有规律的、相协调的过程，你还应当了解，当某些主要的意外情况发生时，你将如何应对。否则，各种医学技术足以使你晕头转向，让你只要感觉到一丁点不适，就怀疑到底是哪里出了问题。在这一章，我们会介绍分娩的不同类型，你可能会觉得它们比较新奇，但是弄懂之后就不会了。分娩是一场冒险！

## 枕后位胎儿的分娩

当胎儿头部的背侧抵住骶骨时，它的体位就是枕后位。在分娩当中，大多数孕妈妈都会有一些背痛的症状，而枕后位宝宝的孕妈妈则可能一直在背痛，极少有人例外。背痛是分娩当中非常折磨人的一件事情，尤其是（也常常是）在枕后位胎儿的情况下，不但在宫缩的时候会痛，在两次宫缩的间隙也会痛。

枕后位胎儿分娩的另一项特征是第一产程特别长，往往要持续好几天，而且宫缩的感觉是一阵强一阵弱。在漫长的第一产程阶段，你要计划着参加一些鼓舞信心的活动，不要急着去医院，你可以到公园或乡间去散散步。这时，你要多吃东西保持体力，也要多喝水，只是要注意经常排尿。在宫缩比较剧烈的时候，你的伴侣也需要足够的精力来给予你完全的关注，帮助你渡过难关。

如果胎儿处于枕后位，胎膜就不应被人工刺破。当胎儿可以在羊水中自由漂浮的时候，旋转它的身体要容易得多。如果胎膜被刺破，胎儿常常会以枕后位进入骨盆，就像软木塞塞进瓶口一样。

枕后位的胎儿很可能会在第一产程的末段或第二产程的开始阶段旋转至正确的胎位，其后的分娩就一帆风顺了。在枕后位的胎儿当中，约有5%无法旋转胎位，所以第二产程仍然会非常困难，可能需要产科医生来帮助

## 胎儿临产前的体位

当胎儿头朝下蜷曲成一个良好的球形时（枕前位），子宫通常能有效地将宫颈口打开，将胎儿压出产道。在分娩前夕，胎儿还有可能采取其他的体位，这些体位有时会对分娩造成阻碍。

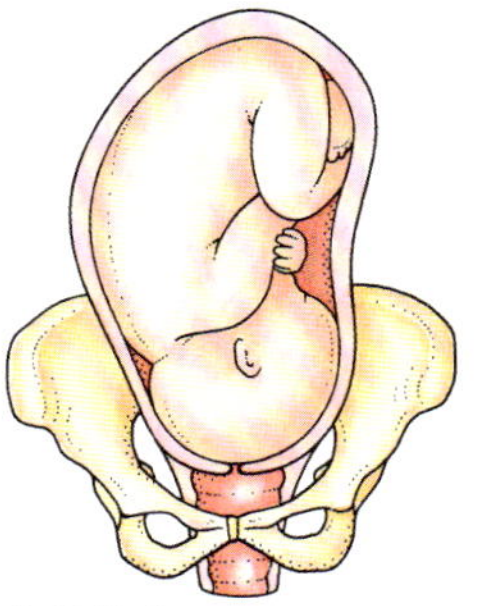

**右枕前位**

这是分娩前胎儿的常见体位。

| 常见缩写 | |
|---|---|
| 左枕前位=LOA<br>左枕后位=LOP | 右枕前位=ROA<br>右枕后位=ROP |

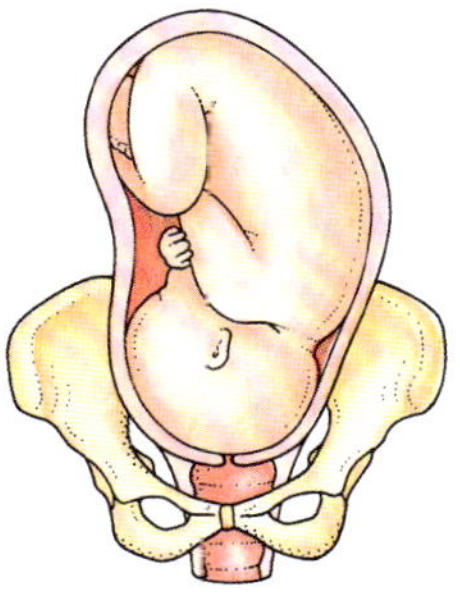

**左枕前位**

这是分娩前胎儿最常见的体位，胎儿的后脑朝向左方。

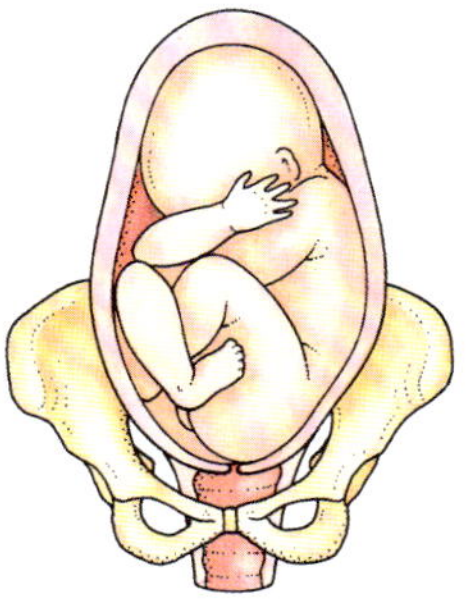

**复臀位**

胎儿的身体容易屈曲。

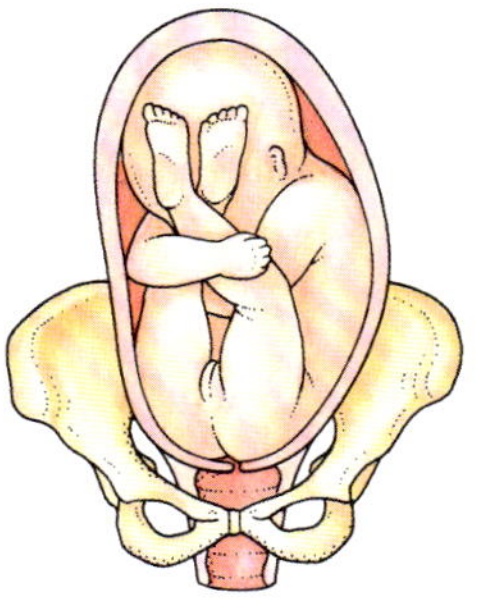

**单臀位**

胎儿的身体不容易屈曲。

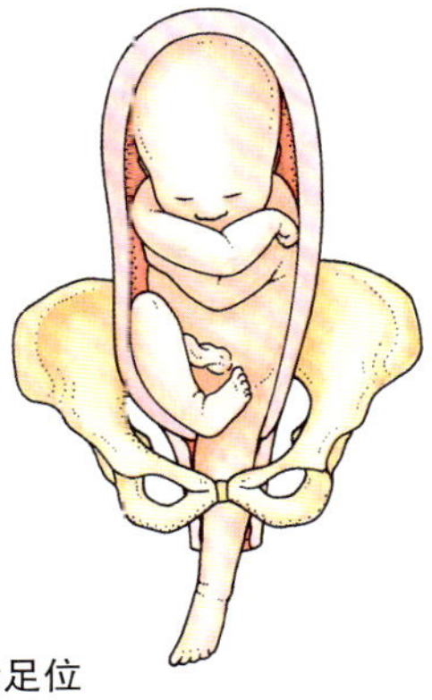

**不全足位**

胎儿的一条腿先出来。

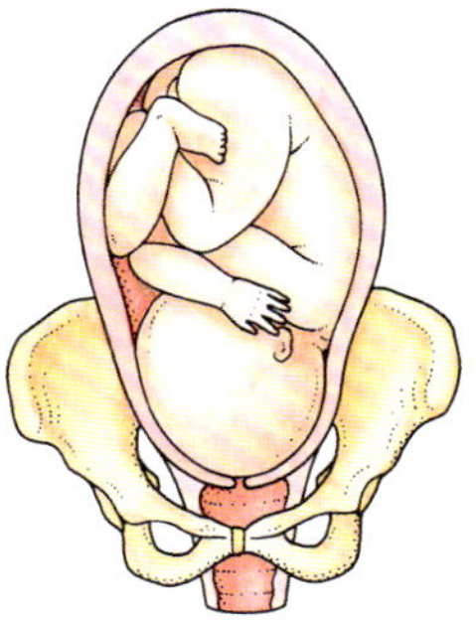

**左枕后位**

可导致分娩中腰痛。

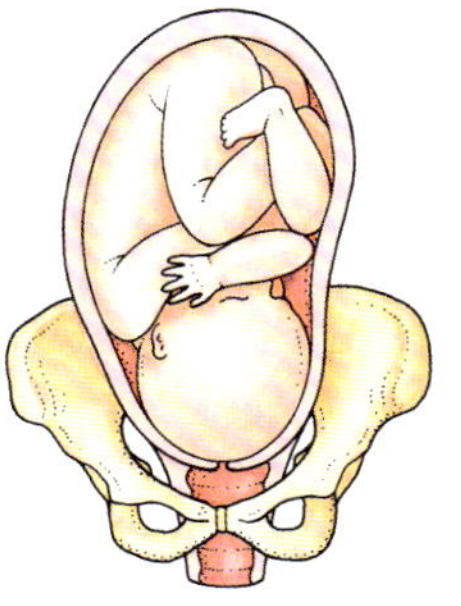

**右枕后位**

比左枕后位更常见，可导致分娩中腰痛。

进行分娩（详见第346～355页）。不过，胎儿自己会旋转身体的可能性更大，随后就可以轻松地娩出产道了。

## 腰痛的处理方式

如果在第一产程出现腰痛，下面几页的内容也许会对你有所帮助。

**热敷** 用一条毛巾裹住一个热水瓶，或者将一块面巾或小毛巾浸入发烫的热水后拧干，以上二者都可以用来对你感觉最为疼痛的地方进行热敷。你也可以洗一个热水澡，用喷头冲击腰部。

**冷敷** 从冰箱里取出一包冷冻食品，外面裹一层布，或者用一个袋子装上碎冰块，然后用它冷敷患处，起到镇痛和消除肌肉痉挛的作用。

**改变姿势** 保持身体直立，尽量随处走动。这样做的结果是，胎儿下坠进入骨盆和产道，而不是压在你的腰上。蹲伏，向前倾靠，跪坐，蹲坐，四肢撑地，拱背侧卧，向前趴卧，以上姿势都有助于腰部疼痛的缓解，还可能有促进胎头旋转的作用。研究表明，四肢着地的姿势能够帮助胎儿从枕后位旋转至枕前位。在改变身体姿势的同时，你还可以不断摆动髋部。当孕妈妈采取两手和两膝着地的姿势时，75%的枕后位胎儿旋转到了枕前位。当孕妈妈采取上身直立的坐姿时，枕后位胎儿不会旋转自己的胎位。

**活动身体** 如果你想把一只很紧的戒指从手指上摘下来，你不会只做拉戒指这一个动作。同样地，为了促使胎儿的头部发生旋转，你也可以前后左右摆动或转动骨盆，或者把一只脚踩在凳子或椅子上活动骨盆，或者上下楼梯，或者摇晃身体，将身体重心反复地从一只脚移到另一只脚，或者大步慢走，也或者在洗澡的时候舞动身体。感觉良好的、自然而然的身体活动不仅可以缓解腰部疼痛，还有助于胎头发生旋转。

**按压** 让同伴为你按压骨盆与脊柱连接的部位。如果疼痛的部位比较偏，手掌的位置就再往左边或右边挪动一下。按压时要用一只手的手掌根，同时把另一只手放在第一只手的手背上，然后再将身体的重量通过手臂传导到需要按压的部位。或许，你更喜欢同伴用指节按压的感觉。

# 缓解腰痛

在分娩期间，腰痛是一件特别影响心情的事情。腰痛的时候，你可以和同伴一起来做下面的练习。这些练习能够帮助你缓解腰痛，让你有精力面对分娩的挑战。

### 按压

按压臀部上方或两侧可以有效地缓解腰部的酸痛。按压时，注意两侧的用力要均等。

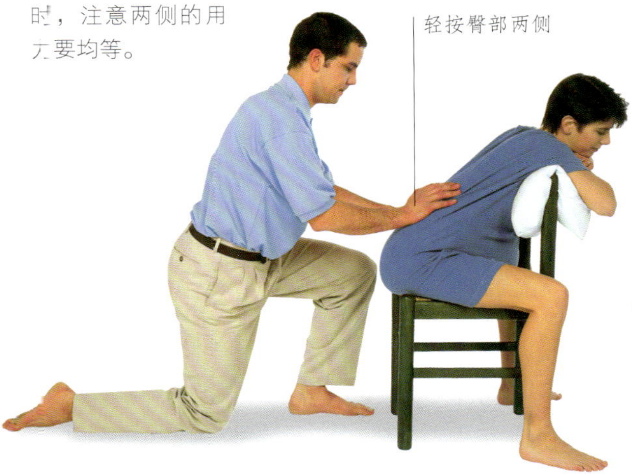


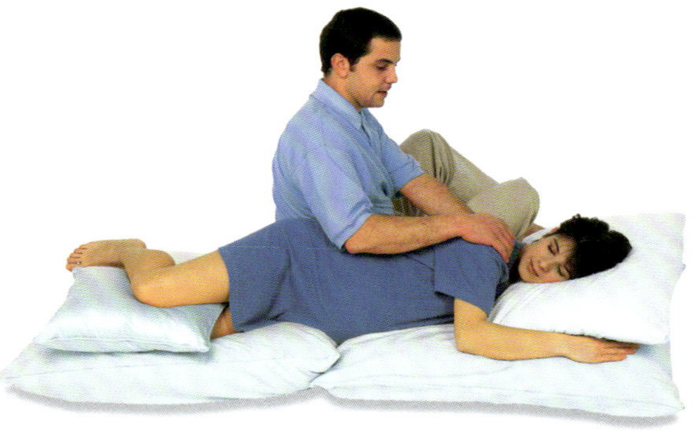

### 用胯部压

同伴用胯抵住你的腰部，在让你更舒服的同时，他自己也能休息一下。

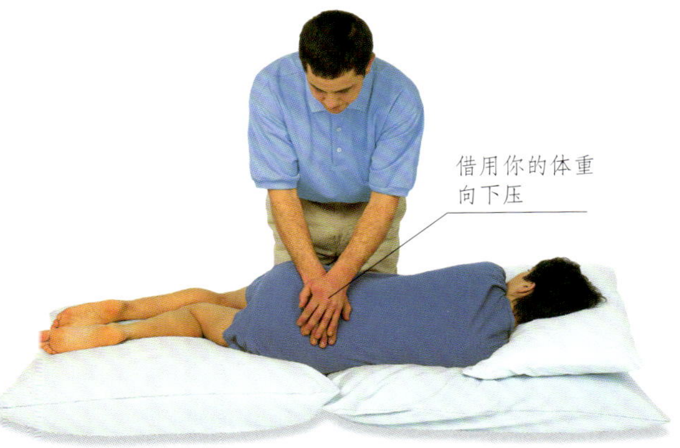


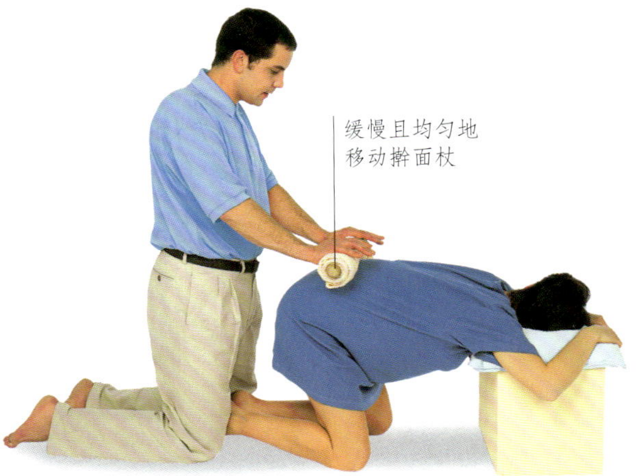


### 压骶骨

同伴前倾站立，双手按压骶骨，借用体重向下用力。

### 用擀面杖滚

用暖和的毛巾裹住擀面杖，然后缓慢且均匀地在腰部滚动。

按压所产生的刺激可以帮助你有效地缓解疼痛。在臀沟两侧各向外一掌处的位置进行按压（用大拇指或其他手指向皮下深处按压）非常舒服，你很可能会喜欢。按压时注意寻找合适的按压点，正确的部位有酸痛的感觉，但是按上去非常舒服。如果你让身体保持前倾的姿势，同伴就能在你臀部两侧的按压点同时施加压力。

如果你侧身面对同伴，他就只能按压到一个点，不过这样也是有作用的。

**按压点**　有的部位距离疼痛区域很远，但是对其施加强烈的刺激也可以产生神奇的止痛效果，这就是人们常说的指压按摩法。这种手法可以在分娩当中用于孕妈妈的脚部，效果非常理想。它的按压点之一位于脚心上方的凹陷部，另一个位于大脚趾和二脚趾下方的肉垫中间。按压时，同伴先将你的一只脚握紧，然后再用大拇指或其他手指对准按压点用力按下去。

“我分娩的时候，同伴为我按压脚底，让我的疼痛减轻了很多。疼痛不见了，取而代之的是喜悦和兴奋。在宫缩的时候，我竟然很享受，这真是难以想象。”

在臀部也有好的按压点。跪立，身体倾向前方的椅子，趴在座位上，或者侧身躺倒，下部朝向斜下方，方便同伴在臀部寻找你感觉比较舒服的按压点，然后再进行用力的、持久的按压。你也可以试着按压臀部下方，或者耻骨联合的两侧。此外，还有一处较好的按压点位于手腕内侧的肌腱中间。按压时要小心，只能用大拇指或其他指头的指腹按，不能用指甲。

在按压位置正确时，你很难想象大拇指或其他手指会产生怎样大的压迫力。对这些按压点进行持续的按压将会产生酸痛、酥麻的感受。在一次按压当中，首先持续按10秒钟，然后停顿一下，接着再按10秒钟，再停顿。这样一直做下去，可以显著地缓解强烈宫缩所引起的疼痛，不管是前

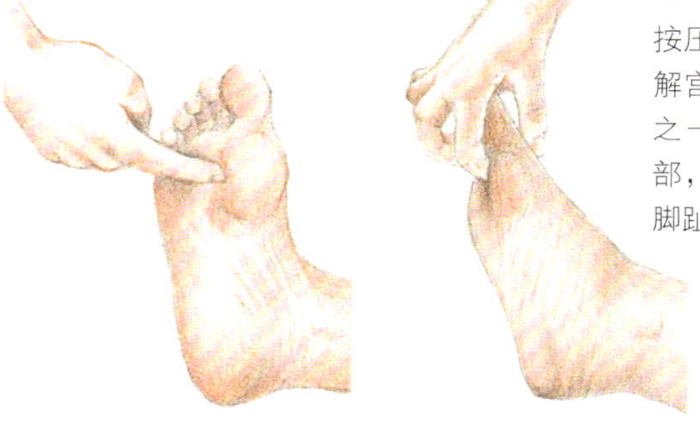

**按压脚部**

按压脚部的适当位置可以缓解宫缩引起的疼痛。按压点之一位于脚心上方的凹陷部，另一个位于大脚趾和二脚趾下方的肉垫中间。

面疼还是后面疼，或者一个区域疼还是一个点疼。

**按摩** 按摩也许比按压更舒服，也可以和按压一起交替使用。对大多数孕妈妈来说，理想的按摩方式是缓慢、深透、持久、有力的按压，要带动深部的组织和肌肉一起运动。在按摩当中，你可以使用一些爽身粉、粟粉或者按摩油来避免对皮肤产生过多的刺激。如果要按摩比较长的时间，你的同伴就应该抹一些润手霜。

另一种有效的按摩方式是使用擀面杖。在擀面杖上裹几层布或几层毛巾，这样擀面杖就不会滑了。还有一种按摩方式，按摩时同伴坐在床边，用胯部抵住你的腰，或者靠在你身上。这样做可以让一直忙着为你减轻腰痛的同伴美美地休息一下，要不然，下一个腰痛的就会是他！

**温水浸泡** 分娩池和较深的浴桶对分娩中的腰痛非常有帮助，甚至可以让疼痛完全消失。你不是必须在水里背身向后躺着，你还可以试着采用手、膝着地，或者蹲着的姿势。在温水当中，你不仅可以感到舒适和放松，而且还能轻松自如地活动身体。如果你放松头部，你就可以毫不费力地频繁改换姿势。在你和缓地活动身体时，你简直就是在水中优雅地舞蹈。

## 臀位胎儿的分娩

对于有着臀位胎儿的孕妈妈来说，剖宫产在一定程度上比阴道分娩更加安全。有证据证明，在怀孕的最后几周当中，如果胎儿处于臀位，那么就需要你对之作出调整。可以人工实施外转胎位术（详见第241页），直到胎儿的头部处于下方。实施外转胎位术时，重要的是找到一位经验丰富的医生。不过，有的胎儿是无法旋转体位的，还有6%的胎儿即使旋转成功也会重新回到原来的体位。

在臀位胎儿的阴道分娩当中，首先发生的可能是破水。与卵圆形的胎头相比，胎儿的臀部与宫颈口的形状不够吻合，于是在阴道口和宫颈口之间就会出现一段包裹着羊水的胎膜。这时，你应当打电话给医生告知此事。此时的危险是脐带也有可能滑入产道，然后被挤在胎儿和宫颈内壁之间，导致胎儿的氧供减少。

在第一产程，如果破水没有发生，你就继续保持走动，直到胎膜自动发生破裂。在胎儿处于羊水的包裹当中时，脐带所受到的挤压要相对小一些。一旦胎膜发生破裂，羊水流出，此时最好的姿势就是四肢撑地或者侧身躺卧。这时，你的腰可能会痛，如果是这样，你就可以让同伴用指关节来按压你的腰部。

# 水中的分娩舞蹈

在水中，人活动起身体来非常容易，你可以自然而然地做到这一点。不过，你还是有必要与将来要在分娩当中陪伴你的同伴一起，事先对那时所要采取的不同身体姿势作一个了解。

### 跪姿滑动

跪卧，身体前倾，两手抓住盆沿，臂伸展。然后抬头，屈臂，让身体向前滑动。再伸臂，让身体向后滑动。如此回环往复。

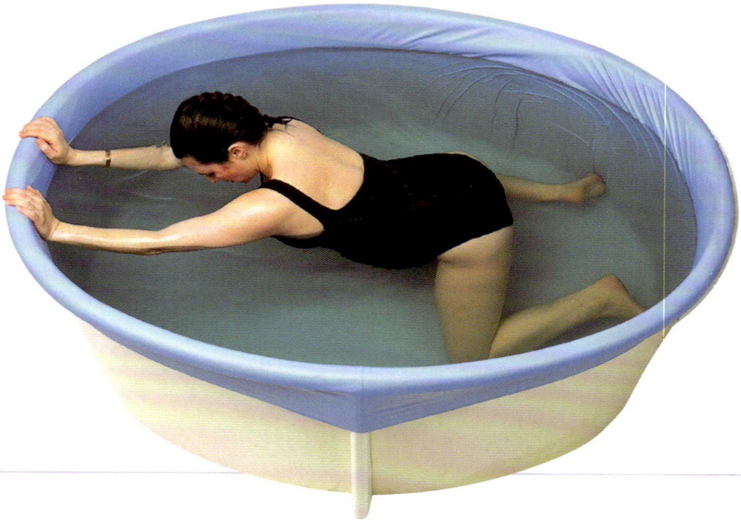

### 跪姿滑动

蹲在浴盆中，把肩膀和手臂靠在盆沿上，两脚分开，使骨盆底最大限度张开。腿伸展，让身体向下滑动，然后再回到原来的位置。

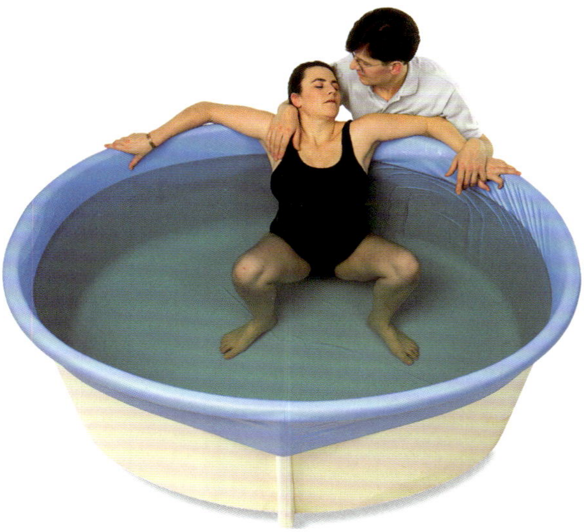

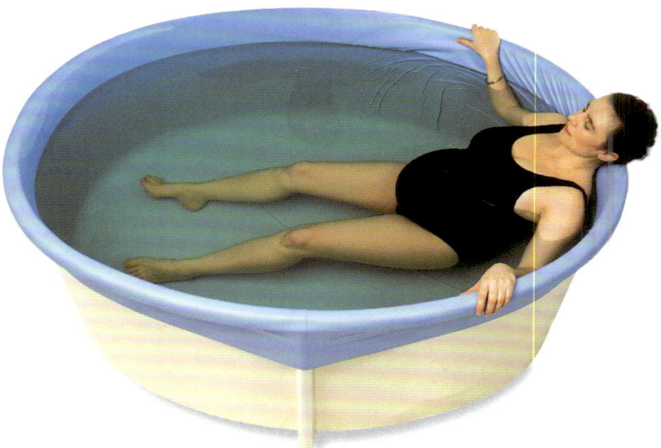

在宫缩最为剧烈的时候，你可以把头部浸入水中，同时保持呼吸。

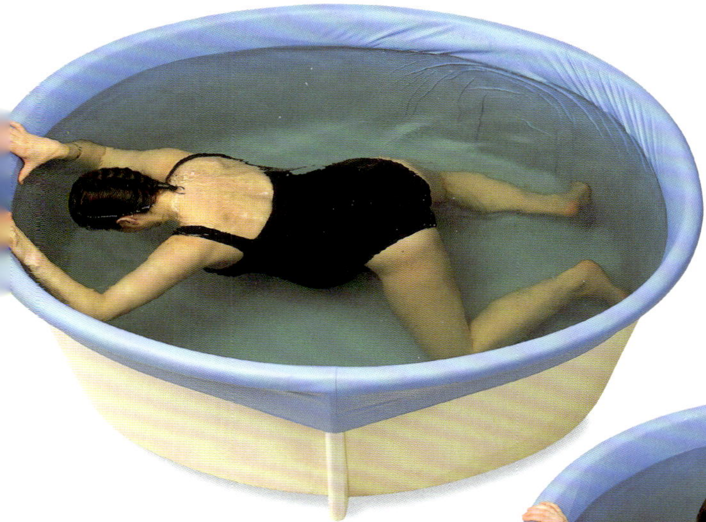

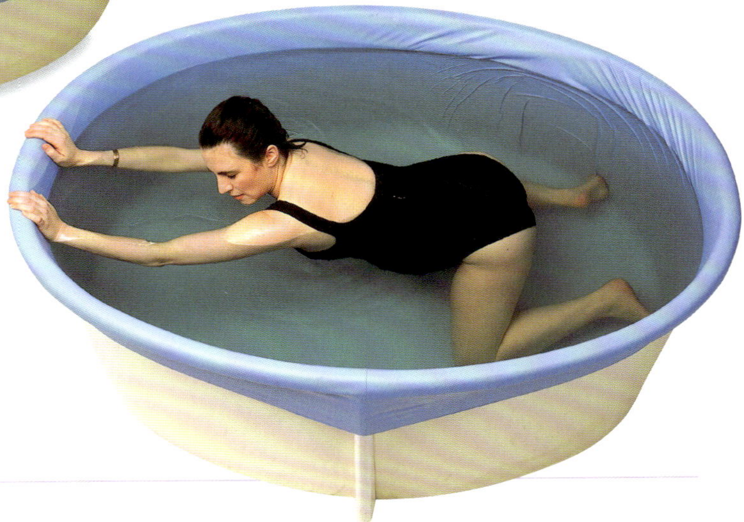

在将身体拉向前方的同时抬头，然后伸臂，让身体回到原位。

## 蹲姿后滑

蹲在浴盆中央，两膝向两侧分开，两臂伸展，抓住盆沿。将身体向前倾倒，同时两腿向后伸展。倾倒后抓住同伴的皮带，他也将你的上臂扶住。

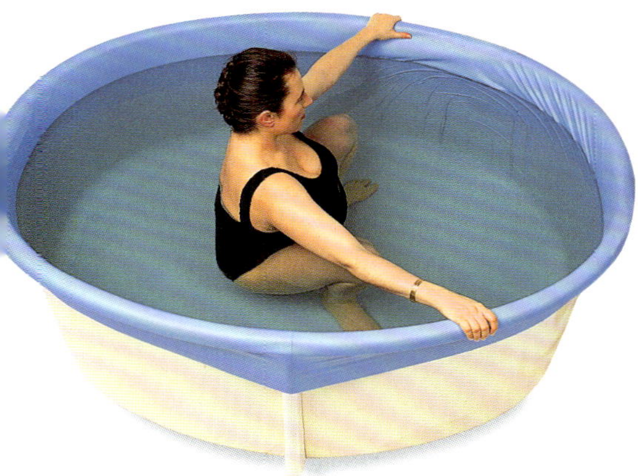

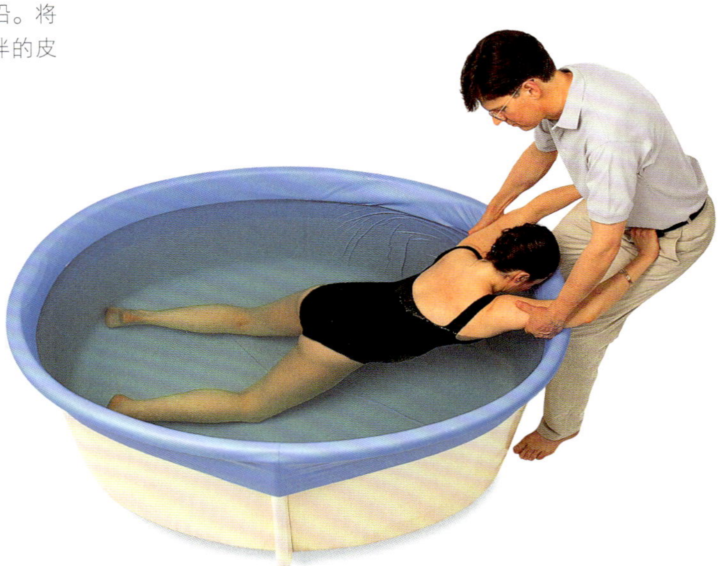

## 面部朝下的前后滑动

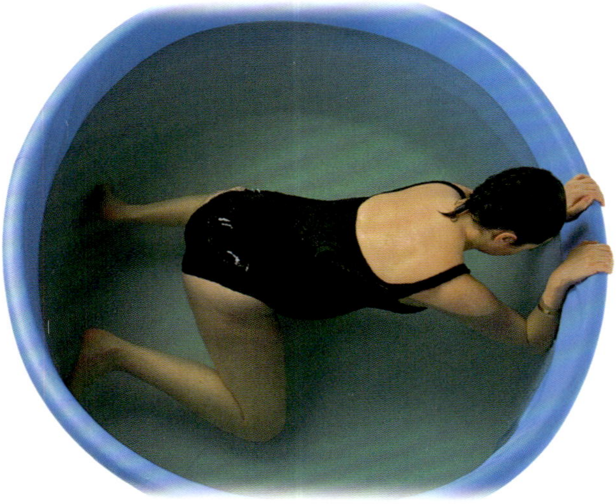

跪立于浴盆中，胳膊抓住盆沿，两膝分开，将骨盆底充分打开。

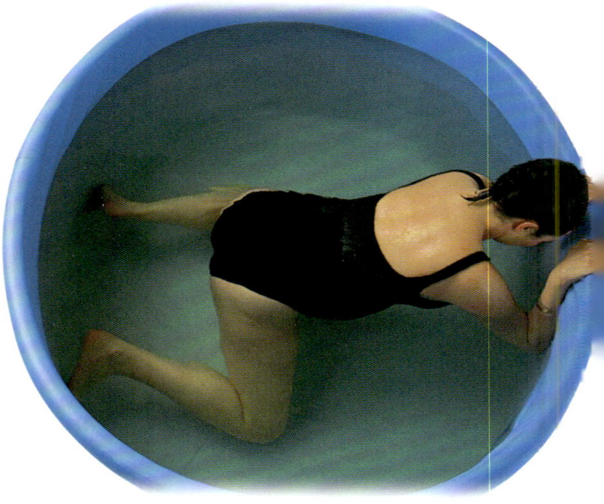

屈腿，让身体滑入水中。再蹬腿，让身体回到原来的姿势。

## 跪伏

跪立，身体前倾，两膝分开，两臂放在盆沿上。在此姿势下，骨盆是前倾的，这对处于第二产程的孕妈妈是非常有好处的。

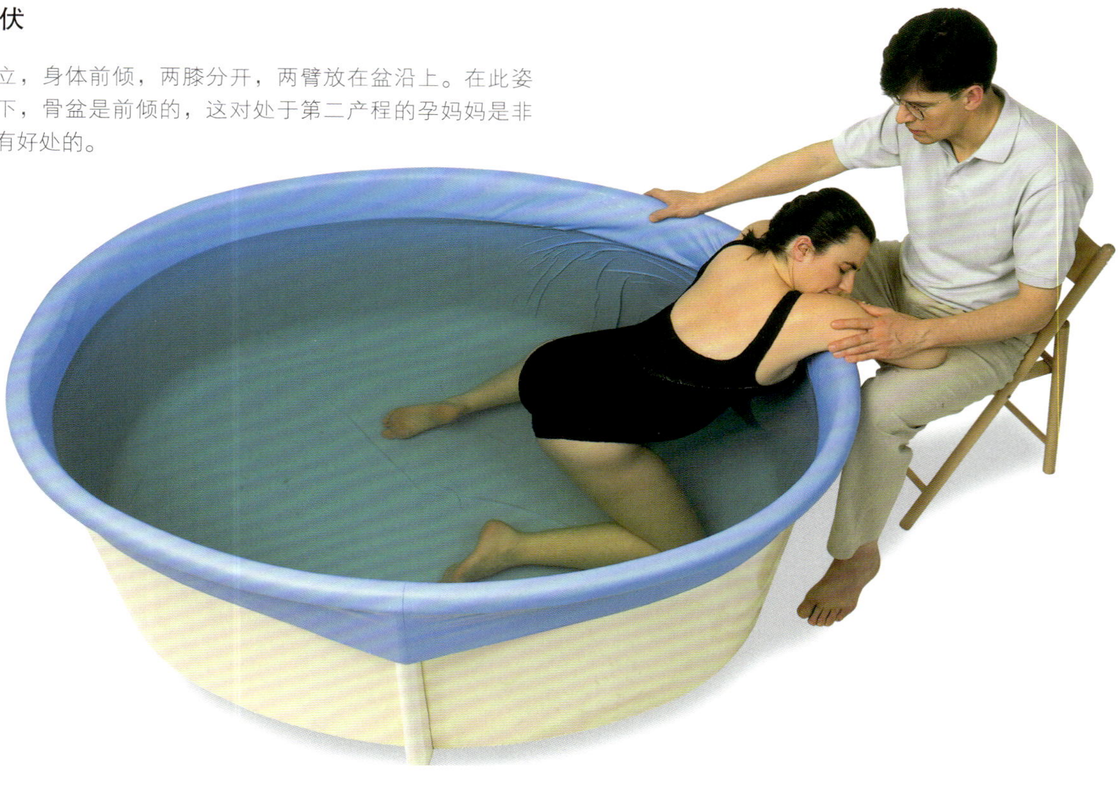

## 面部朝上的前后滑动

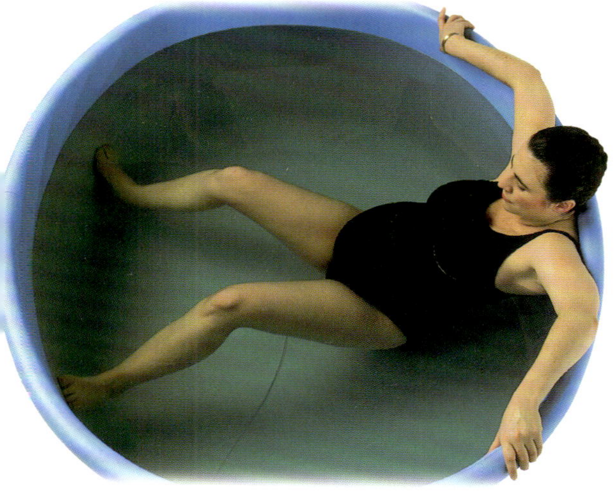

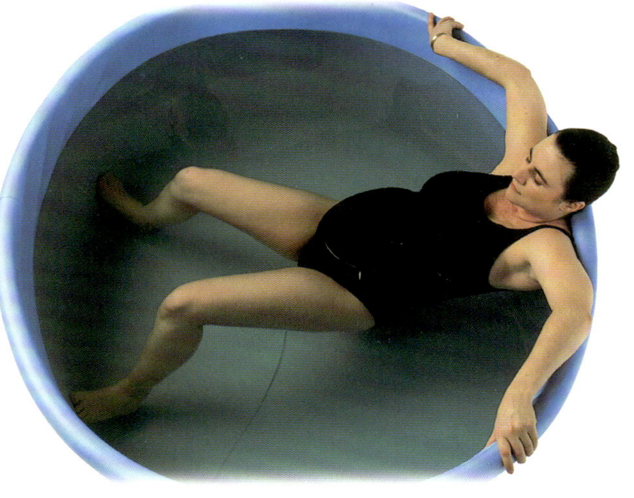

坐在浴盆中，两臂展开放在盆沿上，腿蹬住对侧的浴盆壁。

脚蹬浴盆壁，前后滑动。为了感觉更舒服，你可以在脖子后面垫一些东西。

## 扶住头部的身体漂浮

背身向后躺在浴盆中，让同伴用双手扶住你的头。同伴的手不能太紧，以随时可以自由活动头部为宜。

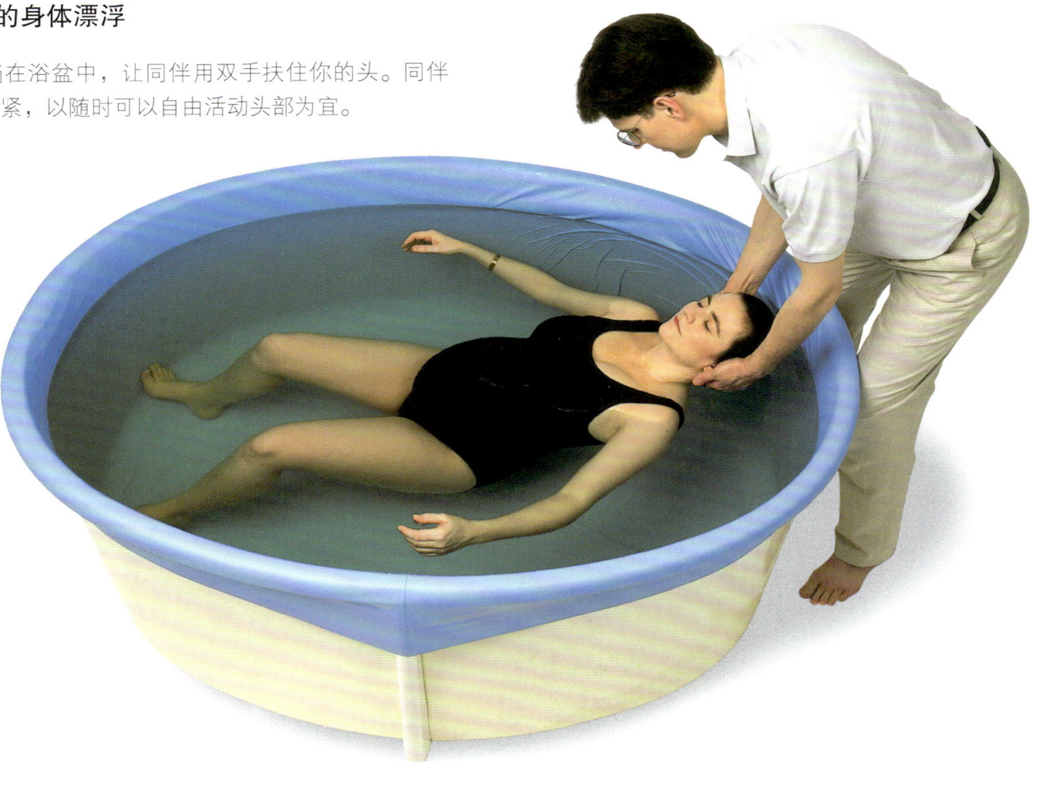

## 臀位胎儿分娩的第二产程

如果你需要施行紧急剖宫产手术，你就可能会在第二产程到来之前被送进手术室。如果你需要同伴在手术当中陪伴你，就要把这一点清楚地表达出来。

对臀位胎儿的分娩，许多医生喜欢孕妈妈采取结石卧位（详见第255页）的姿势，因为这样他们操作起来更为便利。不过，在宫缩袭来的时候，如果你采取下蹲、四肢撑地、上体悬吊、站立或站立时屈膝的姿势，你的感觉会更舒服一些。

进入第二产程后，你不要主动用力，直到胎儿的身体已经出来，而胎头也即将滑出的时候再用力。所以，胎儿的身体只能在一阵阵宫缩的推动下娩出（当你采取四肢撑地的姿势时，这一步最容易实现。）。集中注意力完全放松身体：只运用呼吸技巧，但不要用力，这样胎儿就出来了。如果胎儿的两脚位于胎头上方，医生就可能会将戴着橡胶手套的一只手伸进产道，把胎儿的一条腿拽出来，再将它调整到“不全足位”（详见第271页）。这一步完成以后，你要调整呼吸，放松身体。当一条腿出来后，胎儿的两条腿就不再与脊柱保持平行，因而胎儿也将更加顺利地通过产道。

在胎儿的头部娩出之前，如果你同意进行外阴切开手术（详见第331～333页），医生就会为你的会阴做局部麻醉，否则就会为你进行硬膜外麻醉（详见第319页）。麻醉的起效时间在1～2分钟。遇到臀位的胎儿，大多数医生都会在孕妈妈的会阴部位做一个大大的切口，这样胎头就能顺利地娩出。不过，如

### 臀位胎儿的标准分娩方式

只要产道的下口足够开阔，能够允许胎儿的头部通过，臀位的胎儿也可以经由阴道娩出。

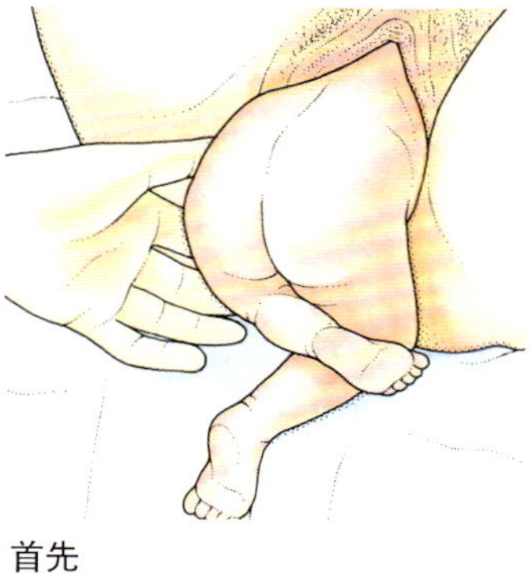

**首先**

最先出来的常常是胎儿的臀部，然后是它的两条腿。

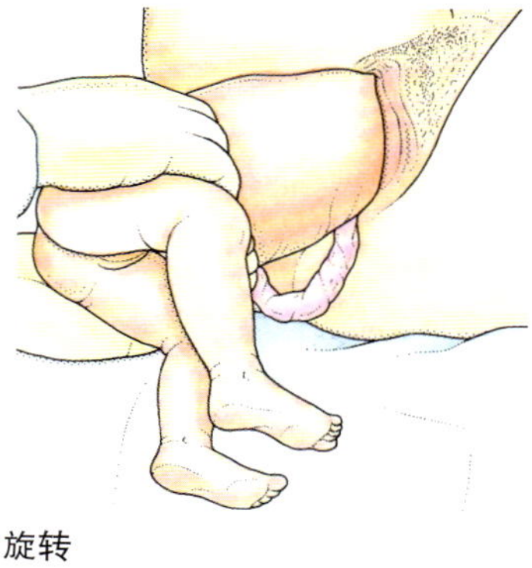

**旋转**

旋转胎儿的身体，这样它的肩部就能顺利娩出。

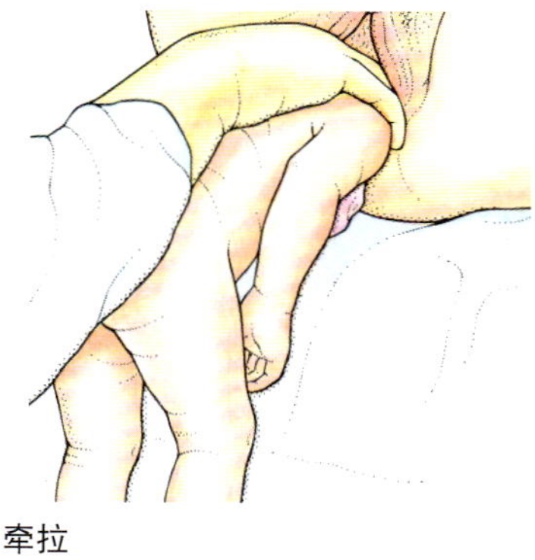

**牵拉**

胎儿的体重牵拉着它的头部，医生扶住胎儿的两腿，将胎头娩出。

## 臀位胎儿的下蹲位分娩

如果你在分娩一开始就注意或多或少地保持上体直立，同时不停地随处走动，重力就会帮助胎儿向下进入产道。在分娩当中，你可以选用任何你感觉起来最为舒服的姿势，比如用手和膝盖撑地，悬吊上体，站立，站立时屈膝，或者蹲下来，让同伴帮助支撑你的身体。这要比你躺着时的疼痛更少，宫缩的效果也更好。

在臀位胎儿的分娩当中，腰痛是很常见的现象。这时，按摩是最有效的办法。让你的同伴按压你的臀部上方及两侧，这样做可以有效地缓解腰部的酸痛。

在第二产程当中，下蹲位（由同伴帮助支撑身体）是一个不错的分娩姿势。在胎儿身体出现、胎头即将娩出之前，你不需要用力挤压胎儿。

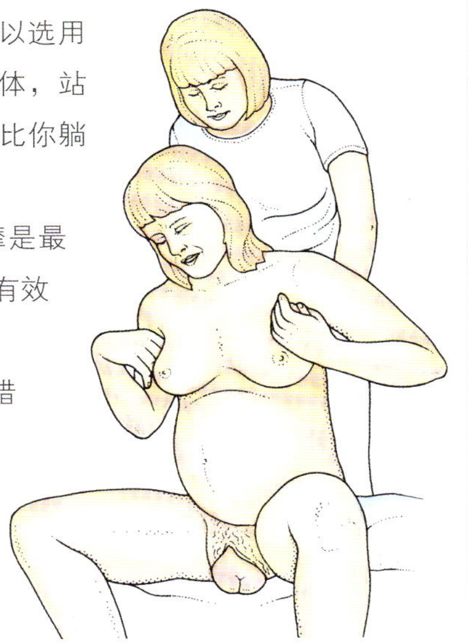

同伴从身后支撑住孕妈妈的身体。胎儿的臀部首先露了出来。

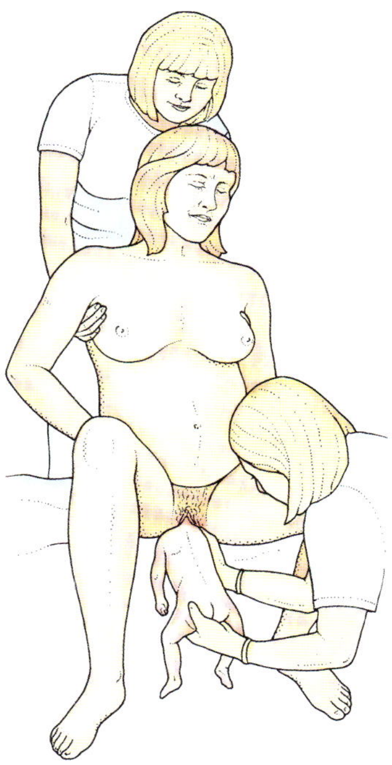

胎儿的臀部露出后，胎儿身体的其他部位，包括双腿也随即娩出，医生把已经娩出的肢体轻轻扶住。

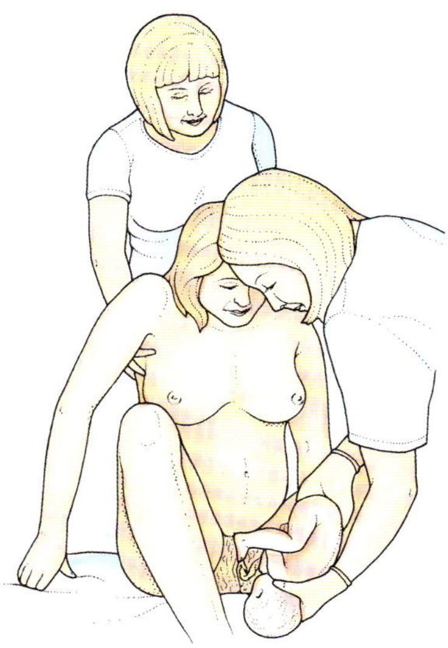

胎儿的身体展开，落入医生的手中。胎头娩出时，医生将胎儿的身体扶住。

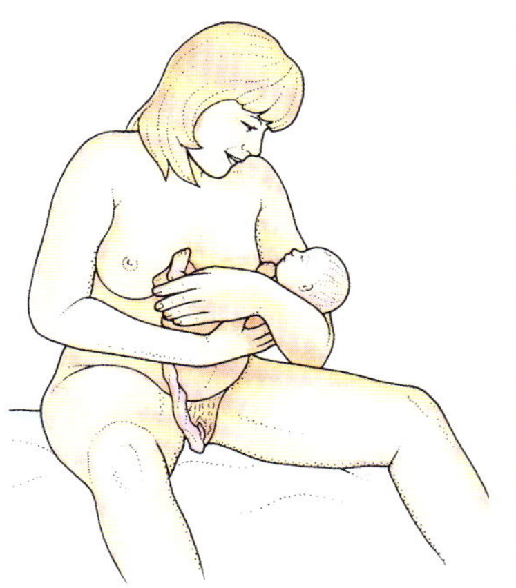

胎儿全部娩出后，母亲终于可以放松下来，把新生儿抱在怀里，和他（她）面对面。

果你能在分娩的时候调整好呼吸，而不是用力挤压胎儿，你会阴部位的组织就会顺利地翻出来，这样一来，外阴切开手术可能就不需要做了。在分娩的紧要关头，形势的变化总是非常迅速，所以你很可能找不到机会来与医生交流上述的看法，所以，你要早一点与医生商议这件事（在宫缩的间隙）。

当胎儿的头部即将娩出时，医生会用双手或产钳握住它。这时，医生可能会要求你用力向下挤压胎头。在整个分娩过程当中，这或许是你唯一需要用力的时刻。在臀位胎儿的分娩当中，有的孕妈妈会将身体前倾，然后用手捧住胎儿的两条腿来帮助分娩，这时医生就可以扶住胎儿的一只肩膀，专注于头部的娩出。当我第一次见到这种情况时，它完全是一个意外。当时有位初产妇，孩子的身体都出来了，头还在里面，这时医生让她把两只手伸到下面摸自己的孩子。这位妈妈很兴奋，她把孩子的两条腿抓住，然后捧了起来。就在这时，胎儿的头部从产道当中滑出来了。

在臀位胎儿的分娩当中，硬膜外麻醉（详见第319页）的使用非常普遍，已经在很大程度上取代了全身麻醉。这意味着，麻醉实施后，你的意识是清醒的，仍然可以觉察到宫缩的存在，如果新生儿的呼吸没有问题，你就能在第一时间把他（她）抱在怀里。此外，针对臀位胎儿的分娩，越来越多的产科医生开始把剖宫产（详见第348页）作为常规的处理方式。你可以与医生商议是否进行剖宫产。

在为自己的臀位宝宝寻找合适的分娩方式时，有一点你一定要记住，就是骨盆并非是一个坚硬且无法活动的结构。在分娩当中，组成骨盆的骨连接会发生松弛，骨骼之间也比平常有更大的活动余地，实际上，骨盆的内部空间已经扩大了，胎儿也有了更大的空间。而且，从躺卧位转换为下蹲位后，28%的孕妈妈的产道开口都有所增大。

在米歇尔·奥顿特医生[1]那里，大多数的臀位宝宝都是通过阴道分娩的。奥顿特医生主张孕妈妈在分娩时保持上体直立，他说：“我们对分娩过程的唯一干预就是坚决要求孕妈妈蹲着分娩，这是最符合人体结构的分娩姿势。它是缩短胎儿肚脐和头部分娩时间的最好的方式。我们从来不会冒险为选择躺卧位或半坐位的孕妈妈分娩。”如果第一产程进行得非常顺利，胎儿就很有可能从阴道娩出。不过，如果第一产程的宫缩既无效又痛苦，宫颈口又无法进一步打开，下一步就得进行剖宫产了。

## 短暂、迅速的分娩

有人认为，短暂、迅速的分娩对胎儿有害，有些书上也这样讲，但事实并非如此。在许多分娩过程明显比较短暂的病例当中，孕妈妈意识到分娩已经开始时，她的宫颈口早在几天前就已经开始微微地张开了（详见第

[1] 知名孕产专家，水中分娩的推广者。

254页）。对这种情况，有的孕妈妈感觉很好。但是，不管在生理上如何顺利，短暂、迅速的分娩对孕妈妈的心理还是很有挑战性的，它可能会让你觉得十分泄气，或者无比震惊。

如果你的分娩从开始到结束只有不到一两个小时，你就需要同伴主动提供心理和其他方面的支持和帮助。这种短暂、迅速的分娩过程就像是从第一产程末段直接开始一样。在这当中，你的同伴应当集中注意力关注你，你们可以同时看着对方的眼睛，并且保持相同的呼吸节律。当分娩的进展过于顺利时，一个由此而感到焦虑和兴奋的同伴就可能会气喘吁吁。所以，你们要互相提醒对方保持轻快的呼吸。

当你感觉胎儿像只大柚子似的顶在你的肛门附近时，你可以采用侧身屈腿躺卧或者四肢撑地的姿势，这样做或许能有效地抑制你向下用力的欲望。无论最终采取何种姿势，你只能在必须用力的时候用力，而且用力的持续时间要尽可能地短。这时，你应当把嘴张开，让下巴自然下垂，嘴唇放松，让气息自由地通过。同时集中注意力放松阴道周围的组织，让它们自如地外翻，展开。

在第二产程，如果胎儿娩出很快，你就很可能呼吸急促，大口喘气。一旦你觉得自己控制不住要用力，你就要像吹蜡烛那样呼气，这样做可以减弱用力的欲望（详见第212页）。不过，无论你做什么，子宫都是在那里强力收缩，所以你不可能让用力的感觉完全消失，你只能限制它，减弱它。分娩过程非常短暂的孕妈妈在分娩后表示，她们更愿意把孩子重新放回到肚子里去。她们希望这一切从头来过，因为一切都发生得太快了，根本来不及体会。有的孕妈妈甚至觉得“被骗了”。如果你就是这样，你就要与同伴详细讨论分娩当中的每一个细节，把所有零散的信息和体验拼成一个整体，在脑中重新体验分娩的全部过程，直到你对它有了一个整体的认识为止。

## 马拉松式的分娩

漫长的分娩过程对身心都是一种巨大的考验。这时，你需要了解你、包容你的人来为你提供持久、坚定的情感支持。然而，不幸的是，一场漫长的分娩常常会使同伴焦虑不安，让他搞不清自己的角色，他时常会想，他是否应该把这一切全权委托给医护人员。

一场漫长的分娩可能有两个原因：首先，你可能很难分清分娩准备期（分娩的潜伏期）和分娩活跃期之间的明确界限。其次，当分娩活跃期到来后，如果宫缩的力量不够大，单位时间内发生的次数不够多，或者宫缩未能使宫颈口完全打开，整个分娩过程就可能延长。

在漫长的分娩过程当中，你不仅应当得到同伴和医生的情感支持，还应获知准确的信息，得到休息的机会，这些都是至关重要的事情。尽管有的宫缩看上去不怎么剧烈，子宫颈在打开4厘米之前也进展得非常缓慢，但是这一情形却可以在突然之间急转直下，使得胎儿迅速分娩。当孕妈妈有一个漫长的分娩准备期时，如果不加干预，她们正常分娩的概率仍然超过九成。所以，在分娩准备期已经持续好几天的情况下，你不要以为即将来临的分娩也仍然是如此缓慢。当这种情况发生时，你应当洗一个热水澡放松一下，然后尽可能换一张床来休息和睡觉，这样你就能让周围的环境改变一下，自己也能变换一下身体姿势。你可以用一个长沙发、一把舒服的椅子、一块地毯（可以躺上去）来替代床的作用。此外，不要急着去医院，除非你觉得去了心情会更好。你的第一产程也许很漫长，但你的第二产程仍然可以是完全正常的。

我们通过子宫颈打开的速度来评价分娩的进程（详见第254～256页）。无论分娩进程缓慢如何地令你痛苦，只要胎儿的心率等情况没有发生异常，分娩早期的子宫颈开口缓慢就不会对胎儿造成伤害。这种情况有别于分娩活跃期开始后所发生的长达数小时的完全停滞（当子宫颈开口超过3厘米之后）。

需要记住的是，子宫颈开口的大小是不容易精确记录的。可能第一位医生检查后说宫开5厘米，而一小时后第二位医生的检查结果却是4厘米，或仍然是5厘米。这时，假如是第一位医生为你作检查，他（她）得出的结果恐怕会是6厘米。

## 马拉松式分娩的应对方法

在医院当中，来回走动或者用各种身体活动来替代休息的时间常常是不容易做到的一件事。不过，如果你真的做到了，那么它们就是帮助加强宫缩的最自然、最有效的方式。

一定要注意多喝水，因为你可能会忘记喝，然后造成身体脱水。医生可能会为你静脉滴注葡萄糖溶液来保持体力，补充体液。如果是这样，你最好事先就采用上体直立的姿势，这样你就不会因为躺着打吊瓶而一动也不能动了。如果你必须待在床上，你就可以采用跪立或下蹲的姿势，以使子宫的长径与产道的方向保持一致。这是你所能采取的最有效的无创措施之一。在接受镇痛药物（详见第317～318页）、硬膜外麻醉（详见第319页）和为加速分娩所进行的激素注射（详见第339页）之前，你应当采取这项措施。

有时，恐惧和焦虑会阻碍子宫正常机能的发挥。如果身体方面的困难已经被排除，你就要与同伴一起来面对你脑中所可能具有的各种担心。你与同伴应当把注意力集中在即将分娩的胎儿身上，集中在子宫颈正在不断打开的视觉想象上，这样你们就能制造一种积极的情绪和心理氛围。在新几内亚，当分娩遭遇阻碍时，孕妈妈都会被要求吐露心里所潜藏的愤怒感。因为当地人认为，一旦孕妈妈把她所积存的负面情绪排遣干净，她的分娩就会变得更加顺利和轻松。

对马拉松式的分娩，孕产科学当中有一个术语叫作“进展失败”，很不幸，它正是孕妈妈接受剖宫产的主要原因之一。有两名产科医生这样说道："在很多情况下，进展失败实际上只是人们不愿意去等待。"除非宫颈口变得柔软，而且完全张开，否则不管宫缩有多么强烈，子宫都无法将胎儿推出产道，这仅仅是一个常识。在大多数的马拉松式分娩当中，子宫颈只是需要一些时间来进一步软化和张开。

## 多慢才叫慢

在美国，施行剖宫产的首要原因是难产，也就是马拉松式的分娩，它占到了所有剖宫产手术的38%。由于同样的原因，另有20%的分娩需要静脉滴注催产素。结果是，孕妈妈要遭受感染、出血的风险，也要在医院停留更久。而且许多孕妈妈都有这样的感觉——她们的身体太不争气了。

两项覆盖4 000名孕妈妈被测试的研究显示，长时间的分娩并不必然意味着孕妈妈的身体出了问题，这只是她们身体的工作方式而已。这些孕妈妈有医生的照料，有家人的支持，始终积极主动，在宫缩进行当中保持呼吸节奏，在需要的时候补充食物和水，采取按摩、淋浴或盆浴的措施，间断使用（非连续使用）胎儿监护仪，不使用镇痛药物。如果是第一胎，她们第一产程的分娩活跃期（当子宫颈开口超过4厘米之后至宫口开全）将近8小时。对经产妇，这一时间为5.5小时。她们的第二产程分别持续54分钟和18分钟。这些时间是美国医院标准分娩时间的两倍。

这两项研究的执笔人莉亚·阿尔伯斯教授等人认为，如果长时间的分娩出了问题，那么这常常是由于孕妈妈受到了医学措施的全面干预，包括各种阴道检查、催产素滴注、硬膜外麻醉以及各种分娩手术。他们得出结论说，尽管有的孕妈妈宫颈口每小时只张开0.3～0.5厘米，但是这样的速度仍然是正常的。如果每个人都足够耐心，都对孕妈妈的身体充满信心，孕妈妈就更容易在适合她的最佳时间顺利分娩。

## 异常的分娩

导致分娩中途停滞的原因之一是子宫运动的不协调。有时，尽管宫缩非常剧烈，但是子宫的上半段却不能有效地提拉下半段，使宫颈口打开，好比上下两部分子宫在对着干一样。遇到这种情况，你可以把身体浸入分娩池或者比较深的浴盆当中，在里面漂浮或者蹲伏，同时把室内的光线调暗，这样做或许可以有助于你的分娩。

如果仍然没有进展，接下来就可以实施硬膜外麻醉或者静脉滴注催产素。产科医生通常会选择后者，因为硬膜外麻醉的效应之一就是让产程更加延长。如果你选择进行硬膜外麻醉，你就可以有时间休息一下。随后，如果你愿意，你还可以等待麻醉剂的作用消退一些，这样你就能主动用力挤压胎儿了。

# 陪产

今天，胎儿的父亲出现在产房当中已经被广为接受，人们觉得，夫妻二人通常都希望待在一起。不过，许多医院尽管会欢迎孩子的父亲，但是对女性同伴或多名同伴就不再那么欢迎了。对生命当中如此重要的时刻，你应当能够在选择分娩同伴这件事上作出自己的选择。

如果胎儿的父亲无法在你分娩的时候陪伴你，或者你觉得他不是能够提供帮助的合适人选，你就可能会找别人来陪伴自己。比如提供有偿服务的导乐，她们与产科医生协同工作，在分娩中为你提供一对一的支持，集中注意力关注你的需要。你也可能会找女性朋友或亲戚来替代丈夫，或者与丈夫一起来照顾自己。在许多文化当中，丈夫是不可以出现在分娩现场的。而在其他文化当中，孕妈妈却喜欢丈夫待在身边，因为她们可以有所依靠，在得到关爱的同时，也可以获取力量。过去，孕妈妈总是在其他女性的陪伴下分娩。当做丈夫的不能提供孕妈妈所需的支持时，当孕妈妈不希望丈夫出现在身边时，当丈夫现身于产房是宗教和文化的禁忌时，孕妈妈应当享有得到他人陪伴的权利。

研究表明，有经验丰富的导乐和其他女性在分娩现场陪伴可以减少镇痛药物的使用量，缩短分娩时间，让分娩体验更加轻松愉快，也可以降低剖宫产手术的实施率，降低重症监护胎儿的发生率。

无论你选择谁在分娩的时候陪伴你，你都要事先明确地知道，怎样的帮助才是最有效的。在这一方面，产前培训课程或许能够提供一些有用的信息。它能够指导你如何在身心两方面对孕妈妈进行支持，帮助你了解与分娩有关的情绪和心理，理解同伴在分娩中所承受的心理压力。班上还教授按摩、呼吸方法以及供夫妻所使用的各种实用操作（详见第180～183、189～200页），所有这一切都可能是非常有用的。不过，这一切也可能是毫无用处的。妻子也许并不需要丈夫做些什么，只要他能安静地鼓励妻子就好。妻子也许并不希望他在一旁扶住你，只要他不要碰到妻子就好。有些丈夫，尤其是那些比较焦虑的，他们焦急地忙来忙去，却没有意识到他们的妻子需要自己的空间。他们常常会成为一种干扰，阻碍分娩的顺利进行。

## 分娩中的准爸爸

2000年，英国有96%的丈夫出现在了分娩现场。在分娩当中，与那些什么都不懂、仅仅是被要求进入产房的丈夫相比，那些懂得如何帮忙的丈夫能够起到更大的作用。帮助分娩并不仅仅是握住孕妈妈的手（这样做可以在心理方面提供支持），你还要有能力判断孕妈妈在何时何地需要你的引导和鼓励，在这当中，你的心情还要保持放松。你还要学会用浅而快的呼吸来驾驭子宫的收缩，这样，当孕妈妈需要你的支持时，你就能够与她一起呼吸。此外，你还要知道如何在宫颈口不断张开的期间为她按摩后背和下腹部，以及对她的肩膀、双臂和双腿进行按压。

> “我们走进产房的时候，觉得那里有些家的感觉。护士都在门外，等我们叫她们。有事必须敲门，没有人随便进出。”

不过，在产前培训班上学习如何帮助分娩是一回事，把学到的东西在一座巨大的、冷冰冰的医院进行应用又是另一回事。在陌生的医疗场所，面对着同样陌生的穿着白大褂或绿大褂的医护人员，孕妈妈的丈夫们常常会感到手足无措，信心全无。

所以，同孕妈妈一样，丈夫们也最好事先去医院熟悉一下情况，尤其是产房的情况。有的孕妈妈说，那些陌生的仪器让她们感到紧张，如果她们对这些仪器的外形和原理早有所了解，她们就不会感到紧张了。而且，有的丈夫本来一直做得都不错，但是一碰到这些仪器，有的就开始打退堂鼓了，因为他们觉得分娩是由仪器所控制的，自己帮不上什么忙。

这种想法是完全可以理解的，因为床边挂着吊瓶，或者摆着胎儿监护仪，丈夫们很难与孕妈妈亲近。而且孕妈妈的肚子上绑着监测器，可能无法按摩。这一切都让丈夫们觉得，剩下的事情要交给医护人员和医疗器械了。

## 作为同伴，你能帮哪些忙

在漫长的第一产程当中，你所能提供的最大的帮助就是保持你自己的放松。在紧张的分娩气氛当中，这一点很不容易做到，因为你的每一点紧张都会立即传达到孕妈妈那里。当她沉浸在分娩的强烈体验中，对外界一无所知时，作为同伴，如果你所设想的分娩与现实情形不相符合，你就可能比孕妈妈还要担心。引起你担心的可能是医生的语气，可能是医护人员之间的某一句话，也可能是出现在宫缩期间的带血的黏液（这种现象很常见）。当这种情况发生时，你要及时向医生询问，因为但凡你有什么疑问，早解决总比晚解决要好。说话时，注意语气要和缓，不要太大声。走动时也要谨慎小心。触碰孕妈妈的时候，你的动作要轻柔。当你把手放在她身上时，你的手要放松，拿开时也要缓慢。如果你为她按摩，你的动作也一定要非常轻柔。

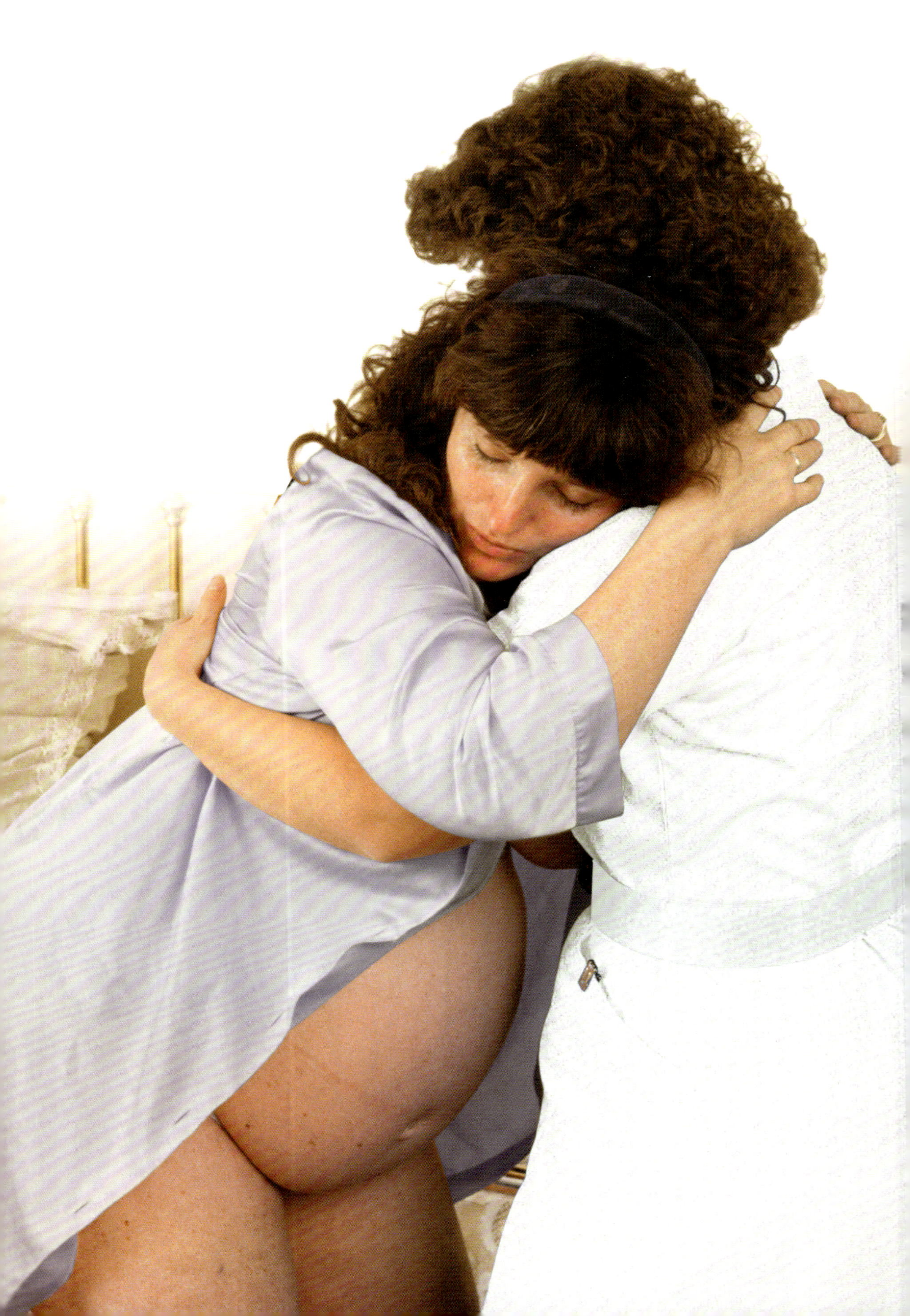

## 不要分心

在你帮助孕妈妈集中注意力体会身体在宫缩时的感受时，你不要与周围的任何人讲话，也不要只盯着仪器看，或者让别的什么事情吸引了你的眼球，否则你就会分散孕妈妈的注意力。现代医疗器械不止会使分娩中的孕妈妈产生紧张和害怕的情绪，还经常会吸引你的注意力，比如你可能会专心致志地盯着屏幕看，这样一来，孕妈妈的重要性就降到了第二位，让她觉得你不再那么地关心她了。不要忘记，无论仪器多么复杂精妙，生孩子的还是孕妈妈本人。在临近分娩的时候，你的注意力必须完全集中在孕妈妈身上。每一次宫缩来临，你都要用语言、抚摸和眼神来鼓励她。

另一方面，医护人员也容易分散孕妈妈的注意力。医护人员常常会把实施引产、催产和胎儿监护的分娩视作一次特别的医学训练。在分娩进行当中，医生、护士、实习学生都可能进来观看，有时产房就是课堂。当医护人员讨论与仪器有关的问题时，孕妈妈也许正忙着应对宫缩的来袭，此时的她更希望周围安静一些，这样才能更好地集中注意力。宫缩来临时，尽管你无法要求每一个人都保持安静，但你还是可以用自己的沉默和对妻子的关注（关注妻子，别人就不能与你讲话了）来礼貌地表达这一点，你还可以鼓励妻子更加专注于你和即将分娩的宝宝，以此来远离干扰。

有时，仪器发生故障，技术人员就来修理，这对分娩中的孕妈妈影响很大。不过幸运的是，孕妈妈并非一定要有监护仪等仪器才能分娩。

## 宫缩时对妻子的帮助

在分娩当中，你要把注意力全部放在妻子身上，全神贯注地关注她。不要俯视你的妻子，你的视线应当与她的眼睛保持在同一高度。在分娩当中，你应当注视妻子的眼睛，以此来表达你对她的关心和支持。如果妻子的情况良好，她或许会闭着眼睛应对宫缩，什么人都不看。如果情况比较困难，她会睁开眼睛，然后你陪着她一起度过。这是宫颈口打开6厘米之后、直至第一产程结束之前你所能提供的非常特别的帮助。

在产房当中，你说的每一句话都必须是积极的。你不能说“你在这里不够放松”，或者“你的肩膀发紧”，而要说“你的两脚特别放松，你的手也跟脚学学”。你也可以正面地提醒她，比如“把肩膀放下来，放松”。当她做得很好的时候，表扬她，这在宫缩最为剧烈的时候特别有用。当宫缩非常强烈时，你可以扶住妻子的肩部，这样做或许能有所帮助。如果她练习过随着你的触碰而运动的放松操（详见第189～200页），这样做就能放松她的肩

> 第一产程临近结束时，宫缩像旋风一样一阵一阵的，每两分钟一次。

部，避免出现过度换气。在宫缩的间隙，你可以询问妻子扶在哪里比较舒服。当子宫发生收缩的时候，你可以将身体正在发生的变化告诉她，以此来帮助她应对宫缩。你可以这样讲："你的产道正在一点一点地张开，你的子宫颈也在不断地上提，宫颈口越开越大，里面是宝贝的脑袋，正在不断地往下顶。" 美国资深产科医生鲁斯·威尔夫表示，如果孕妈妈不再关注自己的身体，同伴就要在两次宫缩的间隙同她静静地讨论她脑中所可能具有的消极想法。所以，在下一次宫缩来临时，你就可以有针对性地作出调整。告诉妻子，下一次宫缩将是怎样的一番景象——胎儿不断地向下顶，宫颈口越开越大。为了集中注意力，孕妈妈也可以要求你做（或不做）某些事情。

## 了解分娩过程

孕妈妈有权了解医护人员所要采取的任何措施。分娩容易给人一种前不着村、后不着店的迷茫感觉，这种对未知世界的恐惧是导致孕妈妈惊惶恐惧的主要原因。有的孕妈妈会要求使用镇痛药，而这往往只是一种寻求安慰的办法。分娩的过程可能是痛苦的，因为孕妈妈不了解胎儿的分娩已经到了哪一个阶段。从分娩开始以来，她不知道究竟过去了多久。而每一次宫缩又把她的全部精力占用掉，使她无法看清自己的分娩过程。在尚未破水的情况下，如果宫缩达到每两分钟一次，那么接下来发生破水的可能性就相当大。如果孕妈妈不希望人工刺破胎膜（详见第327页），你就一定要把这一点讲清楚。如果她同意实施人工破膜，那么在破膜完成后，你就要帮助孕妈妈为下一次的宫缩重新积蓄力量。进入第二产程后，你要提醒孕妈妈，当她感觉到发热、发颤和难以抑制的激动时，这就意味着宝贝即将降临人世，很快就可以把他（她）抱在怀里了。

"没有他陪伴是万万不行的。我非常需要他给我力量，尤其是我的分娩时间比较长。"

适时地闭上嘴巴。只在需要的时候讲话，在她需要其他形式的身体和心理方面的帮助时，你一定要保持安静。除语言之外，表情、手势、抚摸和按摩也同样重要。当宫缩袭来时，你可以一只手放在她的肩膀上，一只手握住她的手腕，这是一种很好的帮助方式。如果她感到腰痛，你就可以按压或者按摩她的骶骨或骶骨两侧，她喜欢你这样做。

## 如何帮助调整呼吸

在宫缩比较剧烈的时候，你应当与孕妈妈一起保持相同的呼吸节奏。不要等到宫缩非常剧烈、令她无法呼吸时，你才做这件事。开始的时候，你们可以一起放松地呼气。在宫缩刚刚来临的时候，你就要与孕妈妈保持一致的呼吸频率，这样才能让彼此很好地配合起来。不要把深度和频率完全不同的呼吸方式强加给孕妈妈，这会导致彼此之间的“争斗”和不协调。这时，你应当让孕妈妈保持自己的呼吸方式。

在宫缩的间隙，你应当帮助孕妈妈享受完全的放松。这在不顺畅的分娩当中尤其重要，因为如果不是这样，孕妈妈就会把一次宫缩当中的紧张带到下一次宫缩当中，这种效果是累积性的。当孕妈妈放松的时候，你们就可以一起讨论如何面对下一次宫缩。当你提到子宫或子宫颈的时候，记住要这样讲，这是“你的”子宫，“你的”子宫颈，类似地，孩子也是“你的”，或者是“我们的”。在宫缩当中，你的用语要简明、有节奏感，同时也要反复提示。

## 如何缓解疼痛

在分娩当中，到底该不该提“疼痛”这个词呢？作为陪伴孕妈妈分娩的同伴，你很可能拿不准。对有的分娩同伴来说，“疼痛”是一个不能提及的字眼。然而，只要疼痛存在，那么承认它（而不是装作它不存在）就是非常重要的一件事。如果不是这样，你就是在否认孕妈妈自己的感觉，你实际上是在说：“你的感觉不是真的，如果你真的疼，那么一定是哪里出了问题。”正确的做法是，如果她说疼，你就要表示赞同，同时说“我理解”或者“是的，我知道”。也可以适时地加上一句，“你的子宫正在用力呢”，或者“孩子正在用力向下顶呢”。你还可以帮助她认识分娩已经到了哪个阶段。如果宫颈口已经打开超过6～7厘米，这就是分娩中最困难的一段时间了。这时，你要把宫颈口打开的宽度比划给她看，也要帮她调整姿势，为她洗脸（起到清爽的作用）、梳头、按摩。你要全神贯注地关注她，这种情感和心理支持常常可以替代镇痛药物的使用。

“本来没打算让他进产房，可是医生认为丈夫在产房陪伴是天经地义的事情。他听到以后高兴极了，嘴里总是念叨个不停！”

你所能起到的最坏的作用就是让孕妈妈产生可怜自己的感觉。如果一位同伴对孕妈妈说“你这么疼，我真是不忍心”等类似的话，孕妈妈实际上就失去了心理上的支持。不仅是语言，同伴的表情也会表达出类似的感受，而且有时效果会更显著。如果有人落水了，而船上的人却对水里的人喊“太恐怖了，浪太大了，可怜的人，你可能要淹死了，你需要帮忙吗？”，这实在很难想象。不过，与分娩中给予同情或“拿药来止痛”的帮助相比，它们的效果是等同的。对分娩有所准备的孕妈妈更希望你陪伴她度过一阵阵强烈的宫缩，而不要一个昏昏沉沉、毫无知觉的分娩过程。如果她需要止疼药，或者麻醉剂、硬膜外麻醉，这也应当完全是她的自由意志下的决定，而不是说服或恐吓的结果。

## 陪伴

如果你觉得有些头晕，或者有事要出去一下，你就对孕妈妈说，你要出去走走，一会儿就回来。不过在孕妈妈接受身体检查、注射镇痛剂和其他治疗的时候，她都特别需要有人陪伴，如果这时你要出去，那将是非常不合适的。孕妈妈也可以表达自己的需求，她可能会说，“我非常希望同伴能够留下来，不想让他出去，我非常需要他”，或者“要是我的朋友出去了，我就没有办法放松了”，她还可能加上一句，“她学过有关分娩的知识，懂得很多，她是一个非常好的帮手！”

## 分娩中的停顿

有些孕妈妈的分娩会停顿一段时间，比如在子宫颈开口4厘米或更多的时候停顿几小时。这种情况的出现意味着孕妈妈需要改换姿势。无论从孕妈妈还是从胎儿的角度来看，仰面平躺都不是一个有利于分娩的姿势。当孕妈妈左侧卧或保持上体直立时，她的血液能够无碍地到达胎盘，可以为胎儿提供比仰面平躺更为丰富的氧气和营养物质，而且腰痛的症状也会有所减轻。

对分娩来说，长时间一动不动地躺着是非常不利的。你可以建议孕妈妈偶尔翻个身，或者干脆坐起来。当她坐起来的时候，你要用四五个枕头支撑住她的后背，这个姿势可以增加胎盘的血供。如果孕妈妈想蹲着、跪着、站着，或者采取其他在分娩中自然而然就会选择的姿势（详见第214～218页），那也很不错。不过，如果孕妈妈正在接受静脉滴注，或者她的身体连着仪器，那么可供她选择的姿势就会少很多。

如果分娩迟迟没有进展，你就要鼓励孕妈妈起来随处走走。如果她已经在走动，你就建议她泡个澡，冲个淋浴，或者让你按摩一下她的腰，然后再上床休息，同时用装着热水的瓶子在疼痛的部位热敷。在牙买加，当分娩发生停滞时，产科医生就会用海绵擦洗孕妈妈的身体，然后把她包裹在热的浴巾里，再给她喝热的百里香饮料或混合香料饮品。对这种做法，我们可以有所借鉴。

憋尿会造成不必要的痛苦。过去人们常常认为，憋尿会阻碍分娩，不过，没有任何证据支持这一看法。但是为了孕妈妈的舒适，你还是要提醒她每隔一个半小时就排一次尿，如果她有需要，排尿还可以更频繁一些。如果分娩进展缓慢，你就要帮助她体会，自然的节奏就是最好的节奏。分娩不是为了比谁生得快，每一场分娩都是独特的。尤其在分娩过程非常漫长的时候，你一定要对孕妈妈身体的天然节律表示充分的信任。在子宫颈开口处于8～10厘米之间时，孕妈妈可能会迷失在一阵紧接着一阵的宫缩当中。在每一次宫缩来临时，你都要看着孕妈妈的眼睛，同时与她保持相同的呼吸频率。你要让孕妈妈知道，你相信她身体的天然节律，在这个紧要关头，这一点怎么强调都不过分。这时，孕妈妈的脚可能会发冷、颤抖，你可以通过按摩她的大腿内侧来缓解这些症状。

## 分娩中的缓和期

当孕妈妈的子宫颈完全张开时，分娩常常会出现一个比较明显的缓和期。这时，孕妈妈没有向下用力的欲望，也感觉不到宫缩的来临，而医护人员却在紧张地等待着第二产程的到来。他们期待着孕妈妈用力，然而什么都没有发生。有的医生害怕子宫“罢工”，于是尽管孕妈妈不想用力，他们还是让她这样做，把她弄得筋疲力尽。此外，医生还可能通过注射催产素来刺激子宫收缩。

> “陪产不是因为她的原因，而是因为你自己。如果你不在场，你都无法知道你失去了什么。”

当缓和期到来时，如果孕妈妈的眼神中透着不安，表现得很心急，她就正处于焦虑和紧张的状态。这时，你应当在一旁安慰她，告诉她时间还很充裕。缓和期是整个分娩进程中的一个非常正常的阶段。这时，胎儿的头部尚未深入产道，却也可能是分娩当中最有挑战性，也最让人感到疲惫的阶段。这时，如果孕妈妈能够休息一下，稍作调整，胎儿的头部就会自然而然地下降。

这时，你可以帮助孕妈妈站起来，让她冲一个澡，或者在澡盆里用海绵擦擦身体，并且放一段音乐。她也可以随处走走，边走边轻轻地摇动或转动她的髋部，做轻柔的肚皮舞的动作。你也可以和孕妈妈面对面站立，互相抱住对方的身体（扶住对方的肩膀、手肘或者手腕），然后一起慢慢摇动。这样经过大约一小时（通常一小时多一点）之后，宫缩就会重新开始，孕妈妈的身心能量也得到恢复，然后进入下一个阶段——娩出期。

## 在第二产程中提供帮助

当孕妈妈开始用力将胎儿向外挤压时，她应当保持自己觉得最舒服的姿势。这种姿势也许是你用胳膊或身体紧紧地抱住或支撑住她，也许是要有某些牢固的东西来供她抓握和倚靠。在宫缩当中，她需要自如地弯曲后背，将双肩拱向前方，让下巴靠近胸部。你可以在她需要的时候帮助他保持良好的身体姿势，比如，当孕妈妈用力的欲望特别强烈时，你可以提醒她保持头部前倾的姿势（但不要强迫她这样做）。此外，你还应当时不时地让她用吸管喝一点水或者果汁，也可以拿冰块给她含着。

不要对孕妈妈说“用力”，而要说“打开”。不适当的用力只会消耗体力，阻碍胎儿的顺利娩出。如果你建议孕妈妈完全不要用力（除非她真的需要），她就能够在适当的时间作正确的努力。

不要看表，否则它的破坏性有如你一边看表一边做爱一样。一位分娩当中的孕妈妈需要有安心的感觉，她需要处在完全自在的环境当中，用心聆听身体给予自己的指示，而没有任何有关时间和他人评价的限制。如果孕妈妈用力的欲望非常强烈，难以遏制，似乎一切都来得太快了，你就可以帮助她侧身躺下或者用四肢支撑住身体，这样做可以让急欲用力的欲望得到缓解。你还可以鼓励孕妈妈把两手放到下面去，即使胎儿的脑袋还没有出现的迹象。如果你看到胎头正在向外滑动，而孕妈妈还是屏着呼吸，你就要赶紧对她说“呼气”，这时，孕妈妈应当张开下巴自由呼吸。

### 共同经历分娩

许多孕妈妈都会担心产道的开口不够大。这时，你要告诉孕妈妈产道已经张开很多了，而且只要她想象产道是灵活的，并且正在张开，那么实际的情况也会是那样，这样孕妈妈就能放心了。你的建议对孕妈妈非常有用，你说的每一个字、每一句话，都可以帮助她的身体更好地进行分娩。

当你与分娩中的孕妈妈在一起时，你们是在共同经历一个未知的旅程。作为同伴，你就像是深夜里航船上的瞭望者，目不转睛地凝望着海岸线，帮助孕妈妈掌握航行的方向。作为孕妈妈，她需要你一刻不停地守在身边，对她来讲，一个人面对分娩是最为可怕的一件事。陪产需要警觉、技能、耐心，需要了解孕妈妈的身体节律、她对压力的反应、她的想法以及她每时每刻的感受，也需要对这件事情尽职尽责。这是一项需要耐力和勇气的任务，也是一件不容易也不轻松的事情。不过，在宝贝诞生的一刹那，你也一样能体会那份兴奋、喜悦和巨大的满足。

## 如何应对突然来临的分娩

如果有孕妈妈突然要分娩，而身边只有你一人时，你最重要的事情就是要保持镇定，同时安静地、不慌不忙地给予她帮助。把肩膀放下来，放松！告诉她，她做得很好。用双臂揽住她，让她感到安心。

### 保证孕妈妈舒适

如果房间比较冷，你要想办法让它暖和一些，因为胎儿在产后需要一个温暖的环境。如果有可能，在孕妈妈的身体下方垫一些报纸或一块塑料布（或桌布）。 对孕妈妈来说，她或许会喜欢坐在或跪在一个硬硬的垫子或豆袋椅上。情况允许的话，在坐上去之前先铺一块床单在上面。找一张毛毯或一些大号的毛巾等保温的物品来包裹胎儿。如果孕妈妈的嘴唇有一点干，就找一些水来给她喝。为了让孕妈妈舒服地坐着，跪着或蹲着，你可以用几个枕头或其他硬一点的东西在后面支撑住她的腰背部和头部，也可以让她趴在上面，除非她更喜欢其他的姿势。毕竟，怎么样舒服最终还要看她的感觉。如果她的肛门附近有粪便，你就用棉布或厕纸从阴道口向下擦拭，把肛门擦干净，然后再彻底清洗手和指甲。

如果孕妈妈在用力，你就轻轻地提醒她，要把注意力放在“打开”宫颈口上，不要屏息，不要主动用力。在胎儿的头顶露出之前，告诉孕妈妈要张开嘴轻而快地呼吸，让胎儿通过调整呼吸娩出，而不是通过用力挤压。如果胎儿娩出缓慢，孕妈妈可以在宫缩的间隙适当地用一些力。

当胎儿的头部滑出产道的时候，如果有脐带缠在了胎儿的脖子上，你就用一只手指把它勾起来，然后小心地从婴儿的头上拿开。为了避免将胎盘拉离子宫壁，注意不要拉拽婴儿或者脐带。如果有胎膜蒙在婴儿脸上，就把它揭起来。这时，你或者孕妈妈就可以把孩子抱在手里了。把婴儿抱在孕妈妈的大腿或者肚子上，让他（她）的脑袋稍微低一些，这样黏液就可以安全地从婴儿的嘴里排出去了。

## 产后

拿衣服或毯子把妈妈和婴儿盖上，天鹅绒毯子又轻又暖和，如果有会更好。拿一个小盆放在妈妈的两腿中间，胎盘娩出后可以放在里面。先不要急着切断脐带，你们可以一起端详一下新出世的小宝宝，同时等待胎盘娩出。想办法让宝宝的妈妈舒服一点，她的身体可能还在抖动，如果有一杯热水或一杯茶，她或许会很喜欢。让婴儿挨近妈妈的乳房，当他（她）准备开始吮吸的时候，再把他（她）抱得更近些，把整个乳头都含在嘴里。

如果附近没有方便的设施，此时就不必对胎盘和脐带作出处理。不过，如果你有一个塑料袋或一些报纸，你就可以用它把胎盘包起来，然后放在与婴儿相同的高度。

如果你在家中，你就可以用开水把鞋带或软的细绳以及一把剪刀煮一下，鞋带或细绳用来扎住脐带，剪刀用来把脐带剪断。胎儿娩出后，如果又过了约20分钟胎盘还是没有娩出，你就让婴儿的妈妈跪下来，同时缓慢地、长长地深呼气，这样胎盘就可以从体内滑出来了。在这个过程当中，一定注意不要牵拉脐带。你可以拿一个小盆放在妈妈的臀部下方，然后把热水浇在她的大腿内侧。这时，婴儿的妈妈可以用手用力地按摩子宫，同时让婴儿贴近乳房，让宫缩继续，以减少胎盘和子宫内壁相接部位的失血。

用带子分别把脐带上距离婴儿10厘米和15厘米的部位扎起来，然后用消过毒的剪刀或一个崭新的刀片从中间把脐带剪断或割断。检查扎着带子的脐带末端是否有血流出，如果有，就在脐带上比10厘米更近的位置再扎上一根带子。

对刚出生的婴儿来说，他（她）容易损失体温的部位就是脑袋，所以你要找东西把他（她）的脑袋盖起来。你可以让妈妈和宝宝抱在一起，然后把他们两个一起盖上。突然来临的分娩并非意味着哪里出了问题，相反，这正是自然发挥最大效力的时候。

# 水中分娩一例

珍的第三个孩子是在水中分娩的。分娩前，她决定把分娩的地点选在家中，然后找一位熟知水中分娩的医生来帮助自己，另外再租一个浴盆。分娩时，她把身体浸入水中，疼痛就立即缓解了许多。

分娩进行得非常顺利，珍通过调整呼吸，只靠自己就让宝宝的脑袋露了出来。在这当中，医生所做的只是一边观察，一边等待。孩子出来的时候，脐带松松垮垮地绕在脖子上。医生把手伸进水中，拿开脐带，然后把孩子抱了出来。他们一起等待脐带停止搏动，然后医生将它剪断。过后，珍蹲在浴盆当中，胎盘也成功地娩出了体外。医生说："非常好，非常顺利。"

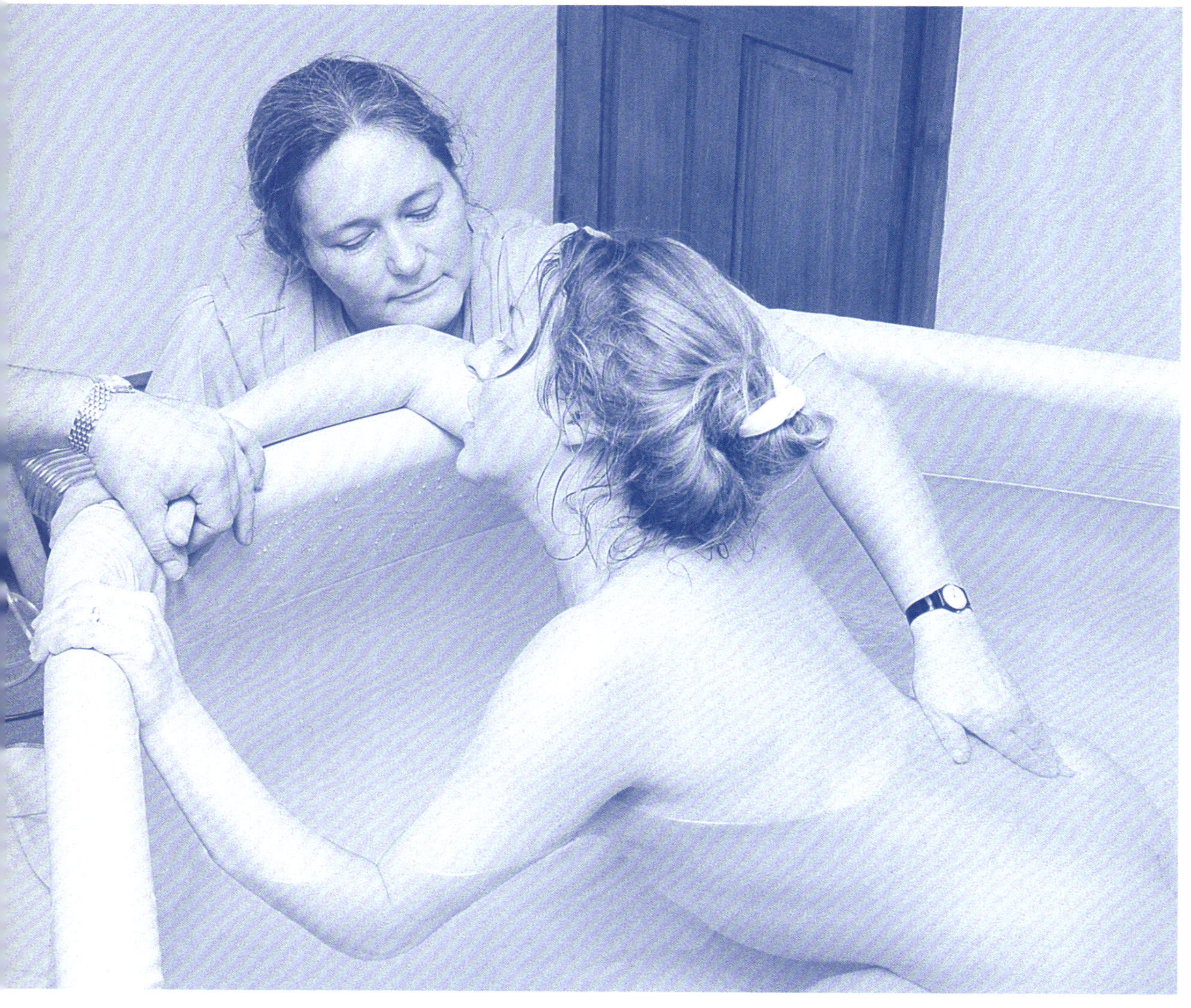

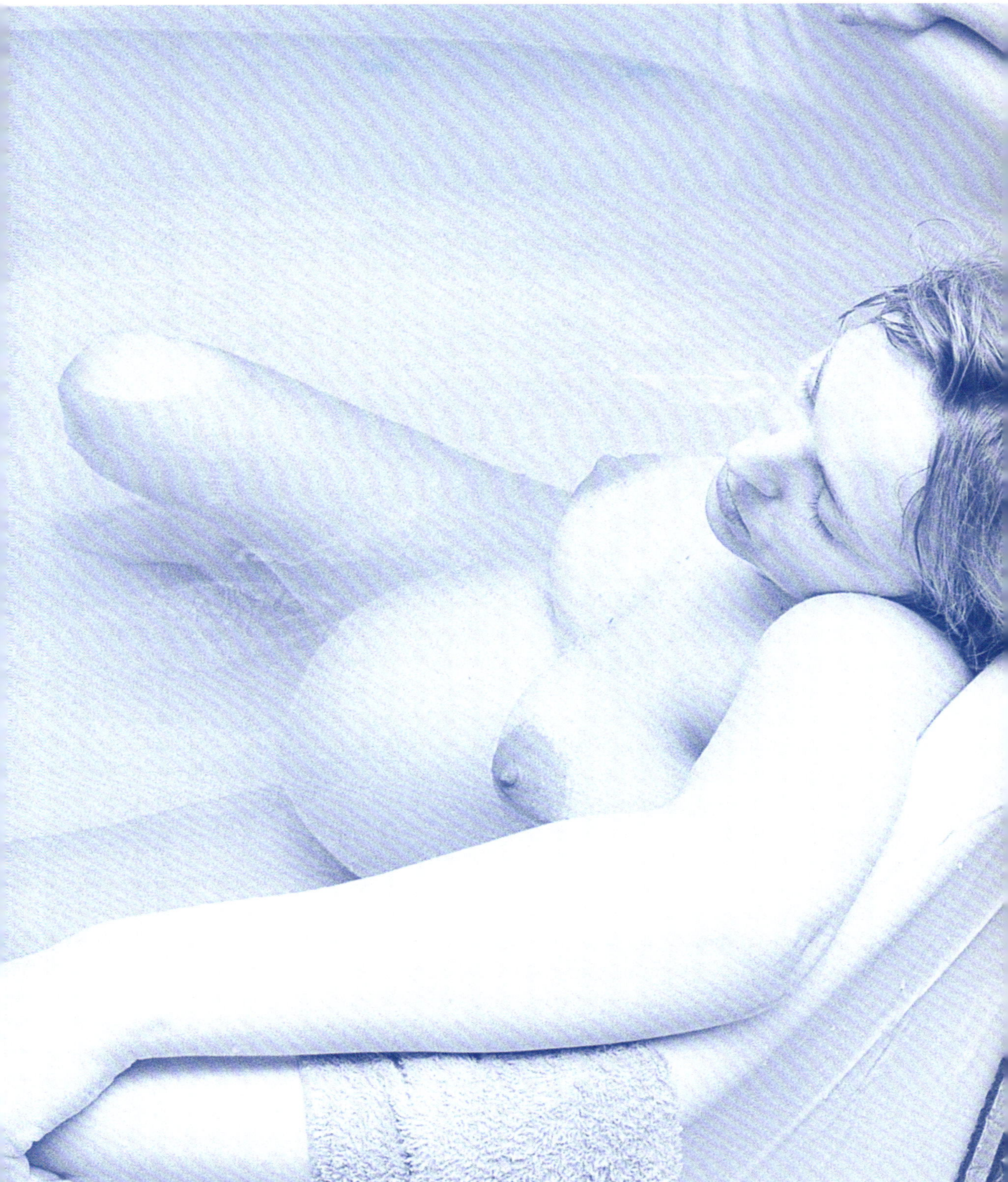

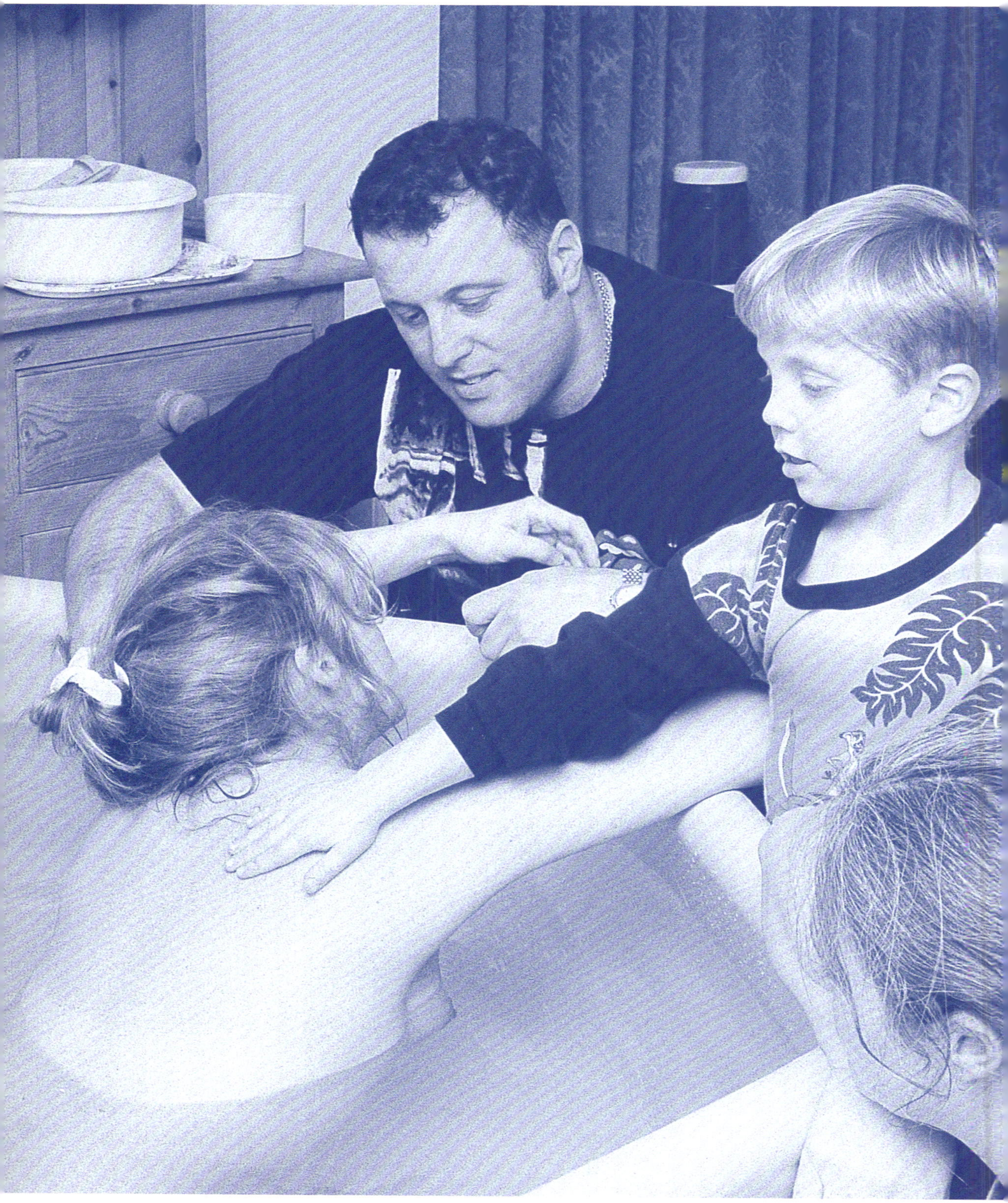

当孕妈妈在水中分娩，而周围的环境又非常安静时，其他家庭成员会自然而然地融入其中。孕妈妈其他的孩子也能帮一些忙，比如用湿毛巾给孕妈妈敷额头，轻抚她的肩膀，或者仅仅是给她一个拥抱。

对所有人来说，孩子在场会为已经比较顺利的分娩进一步锦上添花。在平静的、充满爱意的环境当中，参与分娩体验的孩子能够认识到，分娩是家庭生活的重要转向。这些孩子能够在创造的过程中见证母体的力量，同时也迎接弟弟或妹妹的到来。

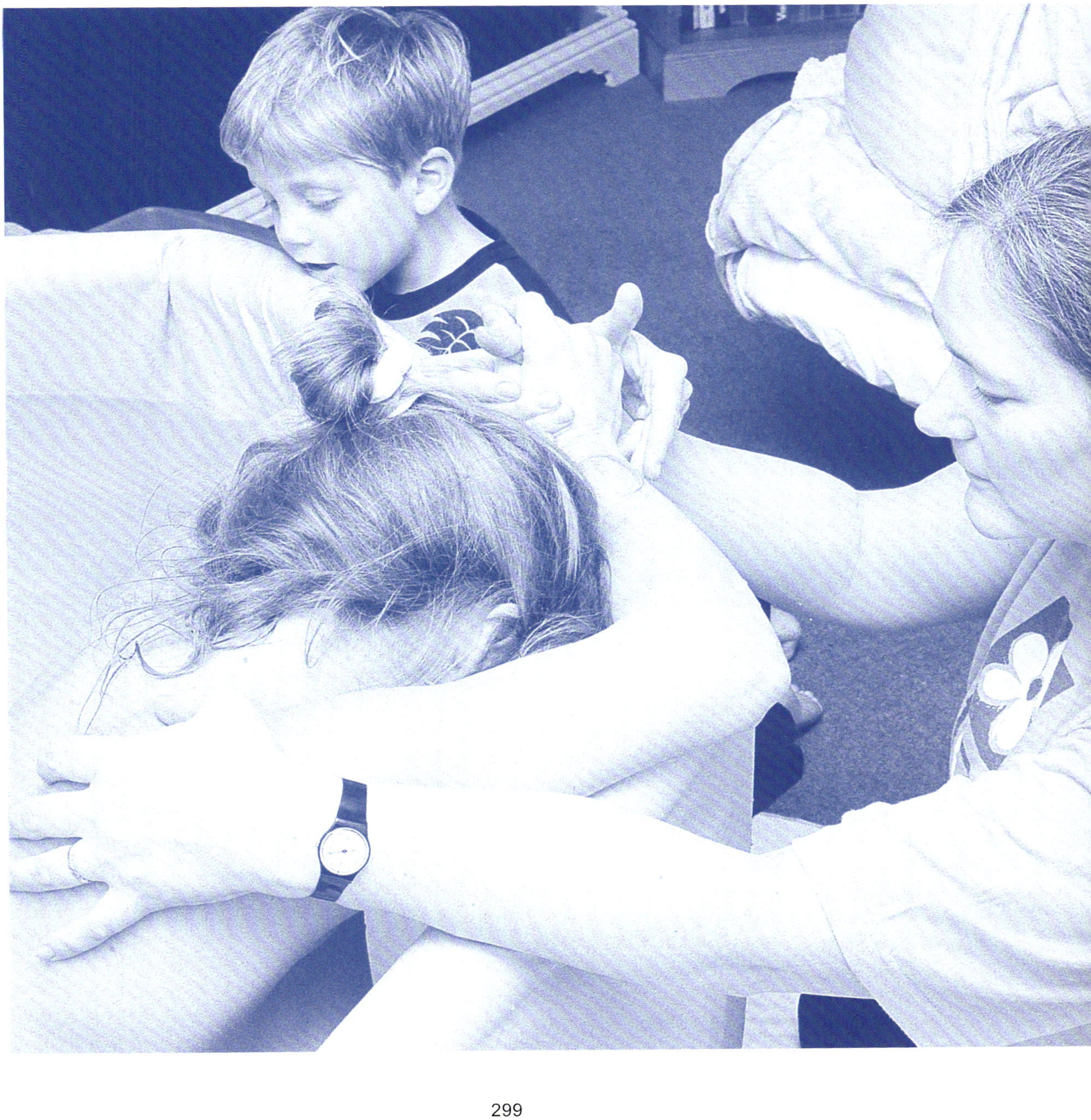

在浴盆当中，孕妈妈可以轻易地移动身体。她的身体时而前倾，时而后仰，随心所欲，非常自如。这样的身体活动有利于胎头的旋转和下降。

当孕妈妈用力向下挤压胎儿的时候，她或许会喜欢背靠浴盆壁蹲在水中的姿势，此时同伴在后面扶住她的肩膀下方。当孕妈妈采用这个姿势时，同伴要注意不要压迫她胳膊下面的神经，也不要抓得太紧，以免引起不适。此外，孕妈妈的两膝要向两侧分开，以保证骨盆底能够向外敞开。当胎儿通过阴道的时候，孕妈妈能够感觉到盆底肌和会阴部位的组织向外展开。然后，胎儿的头顶出现在了阴道口。

这时，孕妈妈急欲用力的感觉再次袭来，同时胎儿的头部也开始向外滑出来。此时，医生在一旁观察着，等待胎儿自然而然地舒展身体，然后在出来的一刹那用双手稳稳地接住它的身体。在这当中，孕妈妈通过断断续续的轻柔用力和对呼吸的调整促进了胎头的娩出。胎头娩出后，孕妈妈再一次用力，胎儿的肩膀也就出来了。随后，它的整个身体都滑出了体外。

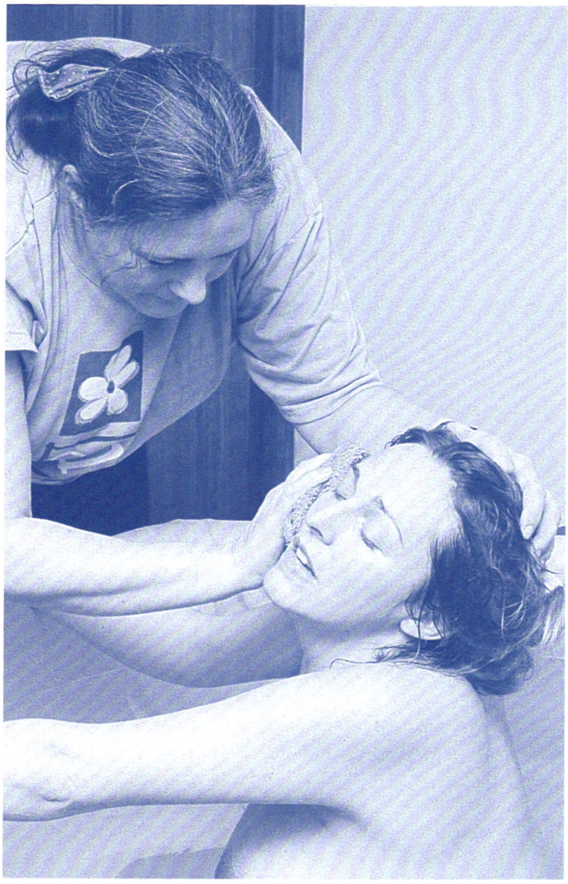

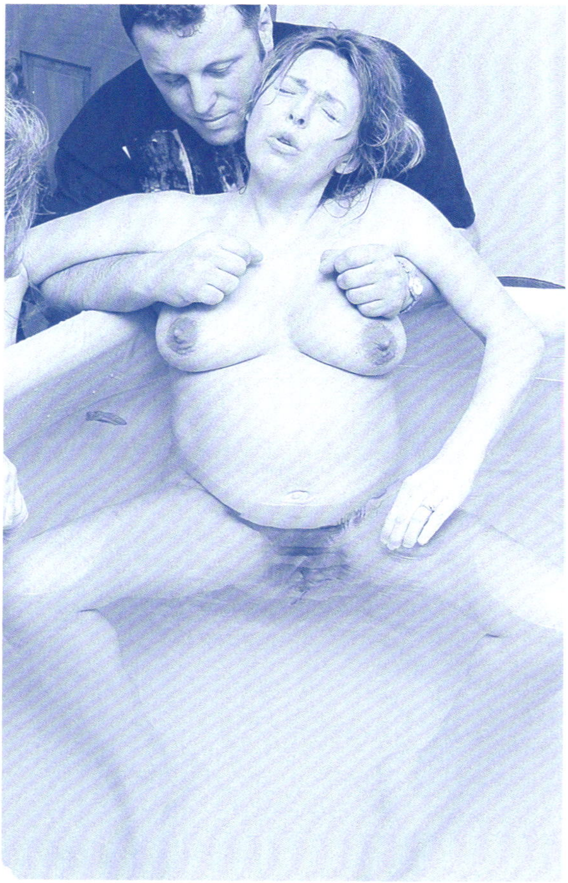

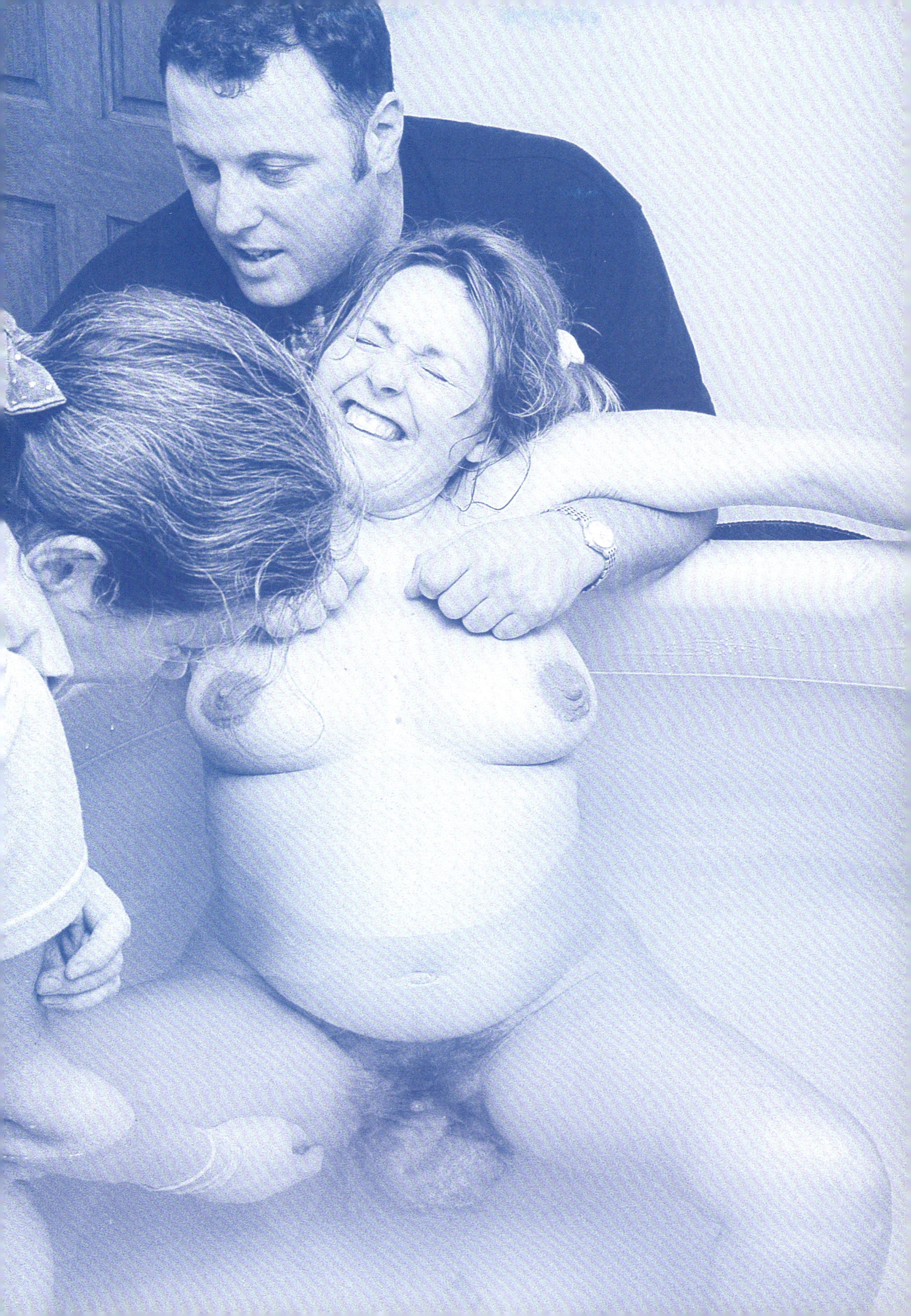

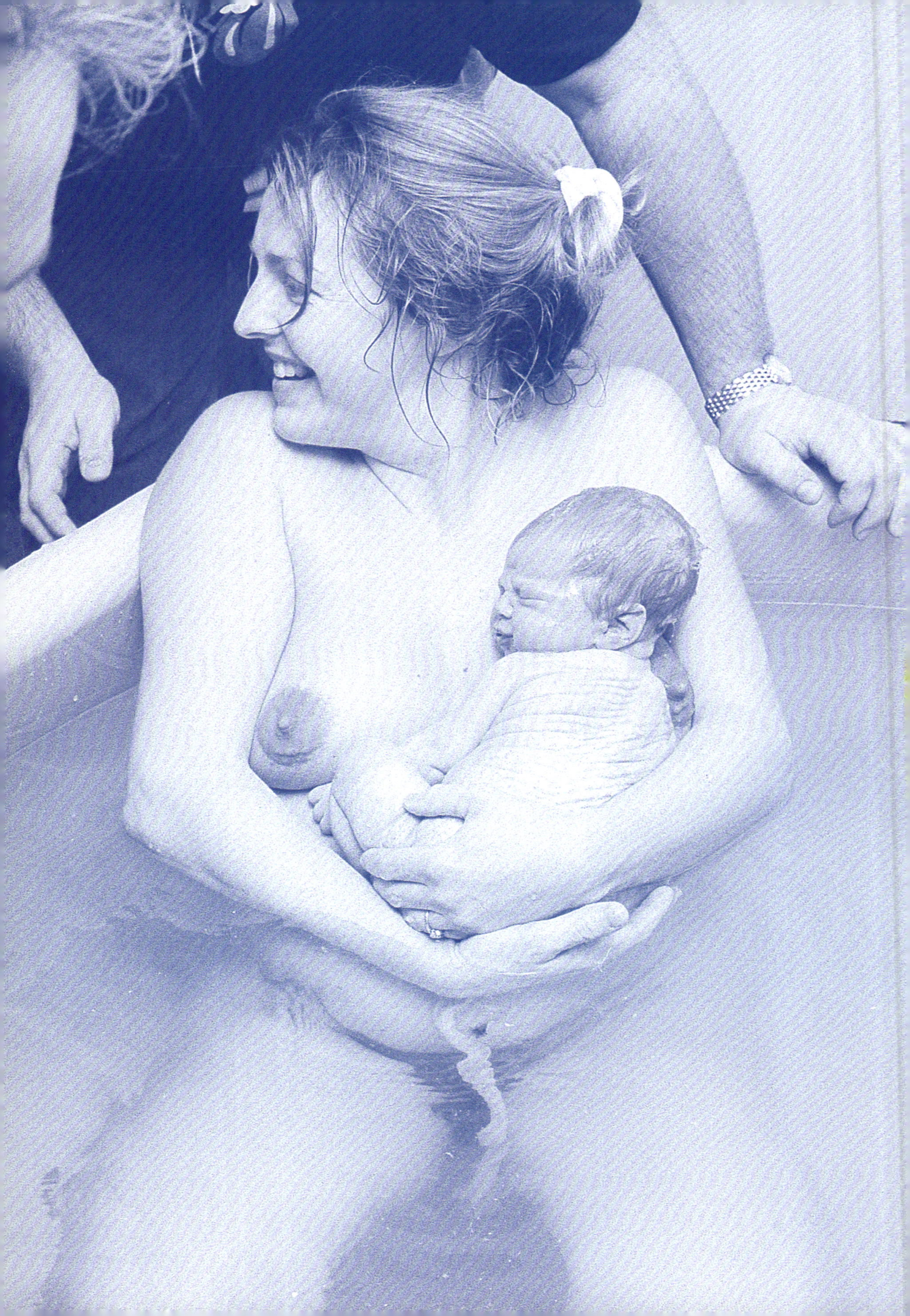

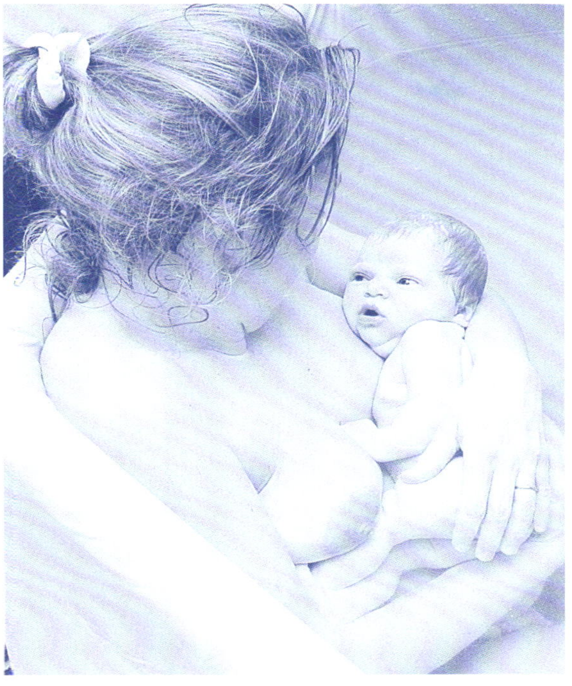

这时，医生或妈妈自己把新生儿从水里轻轻地抱出来，然后马上放入妈妈的怀抱。脐带在停止搏动之前是不能扎上或剪断的，这样做的目的是让胎盘当中的一部分血液回流到新生儿体内。

房间很暖和，所以不必急着找东西来盖住婴儿，于是珍可以抱着她，并且在她的嘴巴拱来拱去找东西吃的时候把她的脑袋靠在乳房上。由于灯光很暗，婴儿睁开眼睛，向上望去，然后被妈妈的脸庞迷住了。

她的两个哥哥兴高采烈地来“迎接”小妹妹的到来，小宝宝睁大了眼睛盯着他们，显得既安静又警觉（这是新生儿分娩后常见的模样）。当妈妈把小宝宝抱在怀里的时候，两个哥哥一起开始了与小妹妹的第一次“对话”。他们手舞足蹈地与小妹妹交流，这成为她日后融入社会的最初的基础。

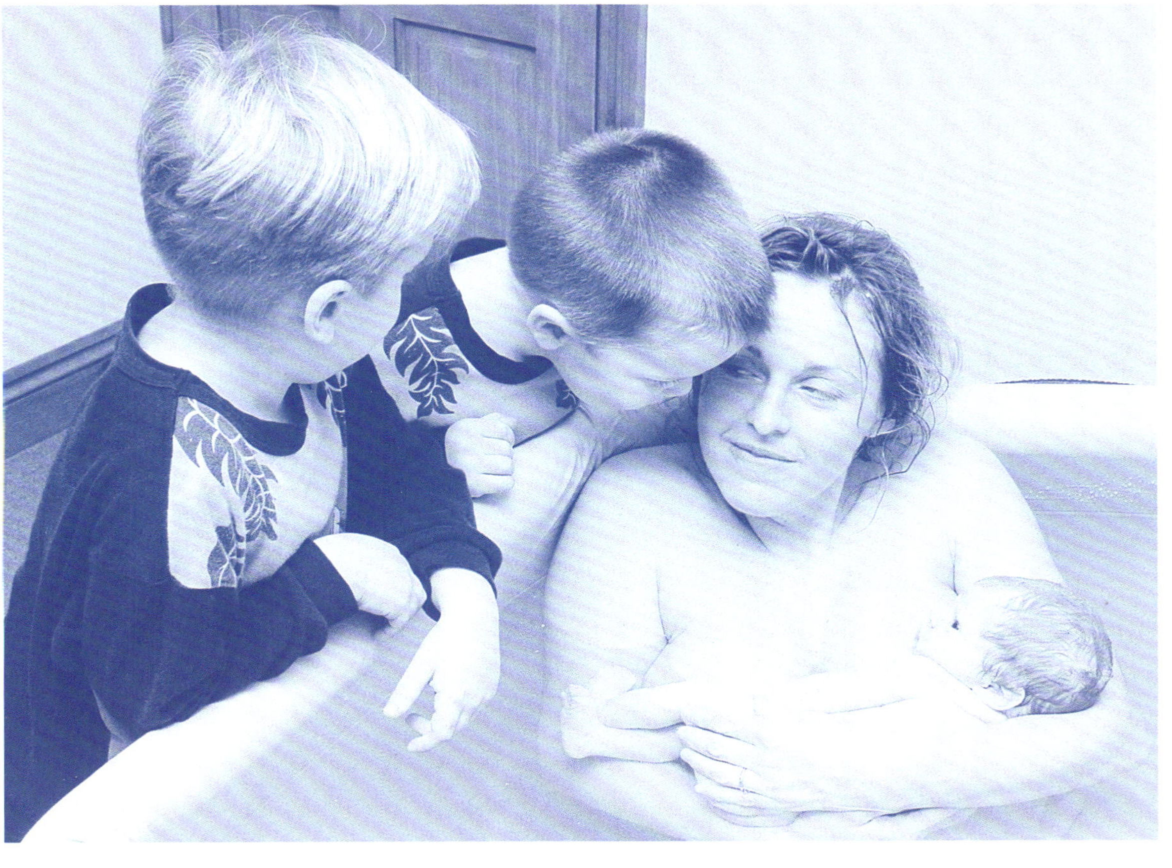

# 缓解疼痛

对分娩，许多初次怀孕的孕妈妈都会担心将遭遇无法忍受的疼痛。或许，她们从来都没有经历过挑战自身极限的疼痛，并且对即将面对的疼痛一无所知。

以下的三段话表达了许多初次怀孕的孕妈妈的感受：

“我特别怕疼，看牙都受不了，所以我无法想象分娩会疼成什么样子！”

“对分娩，疼痛是我非常担忧的一点，因为我从来没有经历过剧烈的疼痛，像那样一疼好几小时，我实在无法想象。”

“我想知道分娩时的疼痛是怎样的。是像胳膊断了或者剧烈头痛那样的疼痛吗？还是一阵一阵的或者像消化不良那样的疼痛？还是其他的？如果我能知道那种疼痛是什么感觉，我就能更好地面对它。”

## 以情境的视角看疼痛

对许多人来说，疼痛不过是能不能忍住的问题。不过，很少有孕妈妈认为自己忍受疼痛的能力很高，疼一点没关系。这种看法把忍受疼痛的能力比作一堵墙，有的人墙高，有的人墙矮。不过，这种看法实际上是完全站不住脚的。

我们已经知道，所有人对疼痛的忍耐能力都是一样的。在美国所进行的一项研究当中，实验的参与者受到从轻到重的不同强度的电击。这些参与者有意大利人、犹太人、爱尔兰人以及其他族裔。然而，他们开始感觉到疼痛都发生在完全相同的电击强度下。不过很明显的是，我们对疼痛的反应并不相同，因为这取决于我们头脑当中的想法。对同样的疼痛，有时我们可以轻松应对，有时却难以忍受。比如牙痛，在你忙得不可开交的时候，痛疼似乎不很严重，然而一旦你躺下即将入睡的时候，它就会铺天盖地地向你袭来。所以，你无法只通过观察人在实验室当中对疼痛的反应来判断疼痛的程度。

人们可能会把引起疼痛的刺激看作对他们忍耐疼痛能力的考验，所以不大愿意承认疼痛的事实。比如在苏丹，不能忍受疼痛的年轻男子会失去社会的尊重，也不容易找到配偶。在许多文化当中，对疼痛的坚忍都被视作一种美德。

每一个社会都存在源自文化的压力点和压力情境，它们给人带来威胁，让人产生疼痛的感觉。当我们了解了产生压力的原因时，我们就能理解这些压力点。在许多社会当中，某些疼痛刺激可能与快乐相关，这就使疼痛的情形变得更加复杂。比如在做爱当中，轻微的疼痛刺激可能会带来性快感。所以，快乐和疼痛的界限也许并不那么清晰。

疼痛发生时的情境也是一个非常重要的因素。在一项实验当中，被试人员分别在放松愉悦和焦虑紧张的情形下被施以电击，结果在前一种情况下，被试人员所感受到的痛苦要远远小于后一种情况。在另一项研究当中，被试人员服用了安慰剂，这是一种没有镇痛作用的“镇痛药”，结果却使多达35%的被试的疼痛明显减轻。此外，研究人员也发现，与人对疼痛的忍耐能力相关的并非是疼痛所达到的强烈程度，而是疼痛的增加速度。当同样强度的疼痛增加至一定强度时，如果这个过程用时较短，那么人所感受到的疼痛就要大于用时较长时的疼痛。所以，有时间来适应疼痛将有利于疼痛的缓解。

这一点对异常迅速的分娩过程非常重要，尤其是在实施引产（详见第334页）、分娩的进程超出了孕妈妈所能控制的范围时。谈到分娩的话题时，我们常常把漫长的分娩过程描述成痛苦的，而把短暂的分娩过程描述成轻松的。然而，仅仅从时间上是无法判断孕妈妈的分娩体验的。

对疼痛的感知不仅是大脑对引发疼痛的刺激的记忆，而且是对刺激发生于其间的周遭情境的一种判断。分娩中的疼痛体验在很大程度上取决于孕妈妈成长于其中的社会的价值观念，取决于她自小以来所接触到的所有有关分娩的信息。

所以，分娩当中所感受到的疼痛在一定程度上是孕妈妈本人和社会对分娩的看法的产物。我们吃饭、睡觉、排便、做爱、生育和死亡的方式使这些行为超出了简单的生物学过程的范畴。它们都是善与恶、美与丑、纯洁与卑污、健康与病态、正常与异常的体现与表达。

## 引起分娩疼痛的部分生理原因

随着第一产程的进展，子宫不断地强烈收缩，使感受疼痛的神经纤维受到刺激。同样地，如果你把胳膊或腿上的肌肉用力绷紧，然后保持一分钟左右，这也会刺激到感受疼痛的神经。子宫是你身体里最大的一块肌肉，所以当它用力收缩的时候，疼痛就是不可避免的。这种疼痛的出现意味着你的身体正在进行良好的、有力的宫缩。

当子宫发生收缩的时候，其内部富氧血流入和低氧血流出的速度都会下降，直到宫缩结束，所以在这当中会有暂时的代谢产物的堆积。在宫缩的间隙，这些累积的代谢产物才会从子宫当中排出。所以，只要宫缩一结束，你就要放松下来调整呼吸，这样做可以为你辛勤工作的子宫肌送去新鲜的氧气，以保证它继续有效地工作。

为了胎儿顺利通过产道，子宫颈不断张开。这时，孕妈妈可以在子宫颈张开的地方感觉到小范围的疼痛。它来自腹部的最下方，在顺产当中十分常见，它意味着你的宫颈口正在张开。

当骨性骨盆向两侧打开、胎头下降的时候，骨盆的关节和韧带受到牵拉，于是贯穿于其中的神经纤维在牵拉的刺激下引发疼痛。这种来自韧带的疼痛虽然很难缓解，却是你的身体正常运转的标志。

胎儿通常头部朝下，蜷曲身体，颔首呈圆球状。如果不是这样，胎儿就要花费更多的时间通过子宫颈和产道，而且其头部背侧紧紧地压在孕妈妈的腰上，或者其后仰的头部顶在了孕妈妈的软组织上面，这都会引起疼痛。这种疼痛有时也发生在胎儿的身体非常大的情况下。随着宫缩的频率越来越高，强度越来越强，胎儿更容易被蜷曲为球状，然后下降到更好的胎位。于是，一旦产道打通，这类疼痛就可能完全消失，然后你就可以用力了。为了更好地调整胎位，你可以采用上身直立或四肢撑地的姿势。前者比如站、跪、蹲，这样的姿势可以利用重力来帮助胎儿下降。而当你四肢撑地时，胎儿就不再压迫你的脊柱，而是落在了你充满弹性的腹壁上，这时它更容易转动身体。

“腰痛很难受，但我一直在想着你说过的话，‘宝贝正在开大门’。突然，它的脑袋转了一下，从那往后就很轻松了。”

## 缓解疼痛的他山之石

对传统社会的分娩方式，人们有两种错误的认知。一是认为那种分娩总是充满了危险，但是由于表现出痛苦是文化的禁忌，所以孕妈妈不会哭出来，因为哭意味着痛苦。二是认为那里的孕妈妈都可以完全无痛地分娩，她们往地上一蹲，生完孩子还可以接着干活。实际情形往往处在这两个极端之间。在许多传统社会当中，健康的孕妈妈倾向于顺产，而营养不良的孕妈妈则要受不少苦。

大多数社会都有办法来缓解分娩当中的疼痛，所以这种疼痛明显是存在的。但是，在缓解疼痛、让分娩更加舒适的各种努力当中，崇尚技术的西方国家的做法又是根本不同的。我们可以用局部麻醉来完全解除疼痛，甚至让腰部以下完全失去知觉，使用硬膜外麻醉（详见第319页）就可以做到这一点。我们也有措施来部分地缓解疼痛或消除疼痛的记忆，因为我们有药物。在传统社会当中，人们使用的是药草。有些药草有催眠的功能，有些也可以让人兴奋，就像现代的药物一样，只不过不同药草之间的正确配比很难掌握。在这些传统的社会当中，还有其他比较流行的缓解疼痛的方法，过去西方社会也有所采用。这些做法包括宗教、巫术、反向刺激（一种分散注意力的方式）、按摩、热敷或冷敷、改变体位，以及陪产（提供心理支持）。参加陪产的同伴可以帮助支撑孕妈妈的身体，抚摩她，帮她前后晃动身体，共同应对分娩的挑战。

在西方以外的其他文化，许多缓解疼痛的做法既简单又实用，非常值得借鉴，因为它们源自世代相传的实际经验。而且，这些做法还通过对产妇施加积极正面的影响来帮助胎儿娩出，大有身心疗法的派头。在我们现代化的医院当中，这些实用的做法已经被遗忘或曲解。然而，这些非药物的处理方法确实存在优势，因为所有疗效显著的药物都有副作用，它们都会通过母体的血液进入胎儿体内。

## 事先设想分娩过程

你最好事先设想一下，分娩时同伴怎样做才能让你觉得舒服，你怎样用意识帮助自己放松身体，如何集中注意力，以及如何借用想象中的图景来让自己的想法与子宫的运动和谐一致。或许你会发现，在你生育第一个孩子之前，这些都是非常难以想象的。

> “我的头脑中充满了大海的景象，我就像一个小岛一样，海浪翻卷着，不断地拍打着我的身体，让产道打开，迎接分娩的到来。”

实际上，努力控制自己的身体或逃避分娩的感觉都可以引发疼痛，因为这时的你身体紧张，而且会分泌影响全身代谢的化学物质，并且立即进入血液。这会导致皮肤和肌肉张力发生改变，使血压和心率出现变化，并且影响消化功能。此外，精神心理因素也会以我们所尚未完全知晓的方式对子宫的活动造成影响。紧张焦虑的孕妈妈产程一般较长，因为她们的子宫不是不能有效地工作，就是一直处于收缩状态。

## 分娩的感觉

与由骨折或外伤所引发的疼痛相比，人在正常分娩当中所感受到的疼痛是完全不同的。由子宫剧烈收缩所引发的躯体感觉非常强烈，应对起来有一定难度。这种感觉是由许多具体的感受组成的，有剧烈挤压的感觉，有受到牵拉的感觉，也有胎儿的硬脑袋向下顶的感觉。在电影当中，你有时会见到这样的景象，一位孕妈妈突然弯下身子，两手叠着放在腹部上方，然后分娩就开始了。在实际当中，分娩完全不是这个样子。在分娩开始之前，孕妈妈首先体会到的是肚子里（下腹部或腰部）有东西被攥住的感觉，而且这种感觉不是突然之间来临的。在这之后，分娩的所有感觉都会集中在胯部的高度。一次宫缩的发展过程呈波浪形，首先不断增强直至顶点，随后逐渐下降，消失，然后再迎来下一次宫缩。在两次宫缩之间有一个休息期，通常持续一分钟或更久一些，即便在宫缩十分剧烈的第一产程末段也是如此。随着宫缩的强度、持续时间和频率不断增加，你感觉到的被攥住的部位也不断扩大，一直弥散到整个髋部。这种感觉就像是你的髋部被又宽又厚的塑料布裹着，先是不断收紧，保持一段时间，然后再慢慢放松下来。在宫缩当中，你或许能体会到宫颈口张开的感觉，以及子宫下部收缩、向下挤压胎儿时，子宫上部伸展、提升并前倾的感觉。

## 有利于分娩的疼痛

分娩或许痛苦，但这种痛苦是有意义的，它与外伤所造成的痛苦是不同的。宫缩本身并不痛苦，实际上，在怀孕的后半程，子宫都会不时地、规律性地强烈收缩，而且一般都不会产生任何疼痛。只有当宫缩达到极点后（这时子宫肌收缩最为剧烈），疼痛的感觉才会袭来，然后持续多则30秒钟，少则15秒钟。

分娩当中的疼痛与其他类型的疼痛有着本质的不同，而尚未体验过分娩的孕妈妈们很难理解这一点。不过，单纯的身体运动（比如跑步或爬山）也可以制造出这种“功能性”的疼痛，它是肌肉努力工作后所产生的疼痛。如果一个运动员不是想着去赢得比赛，而是想着肌肉的酸痛，她就不会完成比赛。如果一位登山者把肌肉酸痛想象成为严重的身体伤害，而不是大运动量之后产生的自然现象，她就会忘记自己的目标，即便成功登顶，她也会失去胜利的喜悦。

分娩当中的疼痛是身体机能的副产品。宫缩不是疼痛。宫缩只是身体有被攥紧的感觉，它有可能会疼，这尤其发生在宫缩最为剧烈的时候。当每一次宫缩来临时，你可以用以下的想象来面对它们，“好样的！又来一个”，随后在第一产程末尾、宫缩最为强烈的时候，你可以在心里说，“嗯，这一个确实很有劲！”

在宫缩最为剧烈的时刻，你的整个身心都完全投入其中。这时，你基本上已经顾不上考虑其他的事情了，也顾不得控制自己的身体了。如果孕妈妈准备不充分，不知道分娩时将会发生什么，或者她只是机械性地练习分娩时所要做的动作（就像学习驾驶技术那样），那么分娩的力量对她们来讲就可能是非常可怕的。所以，只练习如何应对宫缩是远远不够的，你还要在精神和心理上为分娩时的强烈感觉作足准备。

## 活动身体

缓解疼痛的最佳方式是活动身体。你可以随处走走，然后在宫缩来临的时候倚靠在同伴身上或家具上，然后随着宫缩的力量摇动和转动你的髋部。

你的同伴也可以与你一起来做轻柔的身体活动。你主导，她跟随。你可以把双手交叉挽在同伴的脖子后面，然后把头靠在她的胸部或肩膀上。也可以放松身体，让两臂自然下垂。还可以让同伴面对面抱住你，然后用双手按压你的腰部。

你可以跪着做上面的动作，或者把一只脚踩到一把椅子上去，让身体前倾。当你用手和膝盖支撑身体的时候，你可以轻易地摇动你的骨盆，这种四肢撑地的姿势通常都能有效地缓解疼痛。你还可以尝试其他的姿势（详见第214～218页）。

## 调整呼吸

在我们感受疼痛的时候，呼吸通常都会发生改变。我们或者屏住呼吸，或者深吸气，或者气喘吁吁，造成换气不足或者换气过度，这样经过一段时间后，血液中的气体平衡就会发生改变，导致疼痛进一步加剧。

分娩当中的疼痛呈波浪形，先是不断增强，然后达到顶点，之后再不断减弱，最后消失。在大多数分娩当中，这种疼痛要持续好几小时，而且中间有规律性的间隔。

在恐慌的心态下气喘吁吁会造成疼痛的恶性循环。对疼痛的反应进一步引发更为剧烈的疼痛。而且随着孕妈妈变得越来越紧张，越来越劳累，疼痛也将进一步加剧。她的这种恐慌性的呼吸也会感染到身边的人，让他们也产生焦虑的情绪。随后，孕妈妈又在周围人的脸上读到这种情绪，于是变得更加焦躁不安。到了这一步，不用说，能够终止这种恶性循环的唯一办法就是进行硬膜外麻醉了。

腰痛在分娩当中也非常常见，只是不是规律性地发生。腰痛一般都是持续不断的，在宫缩的高点会有所加重。在腰痛的刺激下，孕妈妈的呼吸可能会受限，或者变得很急促，这都会让疼痛进一步加剧。

平稳的、规律性的呼吸是缓解疼痛的方式之一。把注意力集中在呼气的过程当中，同时避免大口吸气。在宫缩当中，你可以使用宫缩来临时的呼吸方式和宫缩间隙的呼吸方式（详见第208页）。当疼痛的感觉到达顶点的时候，呼气，或者也伴随一声深长的叹息。将音调放低，就像声音下降进入骨盆一样。为了缓解疼痛，你可以预先练习书中所列出的呼吸方式（详见第208～209页）。

## 催眠

有的孕妈妈发现，催眠是缓解分娩中疼痛的一个好办法。与药物镇痛法相比，催眠的最大优势在于不减少胎儿的血氧供应，也不会让孕妈妈显得睡意蒙眬。实际上，大约四分之一的在分娩中接受了催眠疗法的孕妈妈说她们没有感觉到疼痛。不过，相关研究的研究结果不尽相同，而且大多数接受了催眠疗法的被测试者也同时选用了镇痛药物。

不少人都认为，催眠术包含着某种魔法的技巧，可以令接受催眠的人做催眠师想让他（她）做的任何事情，这种看法是非常离谱的。由于催眠是一种深度放松和专注的状态，所以被催眠的人只是更容易受到暗示而已。

实施催眠后，有的孕妈妈不再感受到疼痛，所以可以在不实施局部麻醉的情况下使用产钳分娩，或者在实施外阴切开手术后缝针。2%的孕妈妈能够进入深度催眠的状态，甚至在接受剖宫产的情况下都感觉不到有任何的疼痛。

如果你打算在分娩中接受催眠，那么催眠师一般都会先让你逐渐进入放松状态以消除焦虑，他（她）还会帮助你积极地看待分娩。催眠师也会教给你自我催眠的方法，使你能自由地让自己入睡和醒来。胎儿分娩后，医生可能会向你建议，日后你只接受以治疗为目的催眠，这样你就不必担心有人故意或怀着玩笑的心态来催眠你了。

可以说，所有好的产前培训课程都教授自我催眠。这样，你就可以在分娩之前进入深度放松的状态，并且用积极的眼光来看待分娩，这与催眠师对你进行催眠的效果是一样的。不过，无论你是否使用催眠，你都可以用自我暗示和对分娩的美好想象来作好分娩前的准备，这是一种万无一失的做法。

## 针灸

另一种缓解分娩中疼痛的方法是针灸，它来自一套与西方医学完全不同的对人体的看法。在针灸当中，针灸师用非常纤细的针刺激穿行于皮下的12条能量脉络——经络，起到加速血液循环、暖体和增强抵抗力的功效。针灸在怀孕期间使用，比如用来解除恶心和呕吐、治疗便秘、促进臀位胎儿调整胎位以及触发分娩。针灸师有时会使用艾灸（在身体的某个部位燃烧一个艾蒿做的小球）来调整胎位。在分娩当中，医生可能会用电子针灸刺激孕妈妈的耳朵，以此来达到镇痛的效果，而且孕妈妈可以亲手控制刺激的强度。在今天的北京，98%的剖宫产手术都更加倾向于使用针灸，而不是硬膜外麻醉。针灸有时也与少量药物合并使用。

针灸的优势在于，它是一项无创的技术，使用简便（由受过训练的人实施），可即刻去除，新生儿状况良好（与使用镇痛药的病例相比）。一些研究显示，针灸可以使初产妇的第一产程缩短。孕妈妈说，与使用镇痛药相比，针灸给人更多的掌控感。

## 电击止痛法

电击止痛法在医院用得越来越多。在使用当中，不同强度的脉冲波通过固定在皮肤表面的电极传导至人体，以刺激人体产生天然的镇痛物质（内啡肽和脑啡肽）。当宫缩逐渐袭来时，你将控制器的开关按下或者旋动两个旋钮，你就会感觉到刺痛感。仪器的电极通常是贴在后腰上的，但也可以用在腹部或阴部。电击止痛法的缺陷是无法在水中使用。

## 反射疗法

反射疗法是指压法的一种，它通过用手按压足部、手部和面部的反射点来刺激皮下的神经末梢。据说，这样做可以令大脑释放出能够缓解疼痛的天然内啡肽和其他化学物质。分娩当中的反射疗法包括脚部的按摩和轻柔按压。

## 芳香疗法

简单说，芳香疗法就是闻到好闻的气味，然后让你感觉舒服。它能为你制造出一个温馨的分娩环境。芳香疗法可以用在你去医院分娩的时候，它可以消除医院里的难闻的气味。医护人员闻了也会放松下来，心情也会好。芳香疗法中所用的精油是高浓缩、分子型的，它能穿透皮肤进入血液，甚至有可能到达胎儿。由于我们要对所有的药物实行严格的检测（毕竟，它们当中的大多数都是提取自植物的），所以我们也要研究芳香疗法对身体的影响，这很重要。植物精油可以刺激鼻子的感受细胞，后者把刺激信息通过化学物质传达到大脑的边缘，大脑再命令身体产生神经化学物质，然后释放进入血液。有的精油能让人精神焕发（想想橘子、柠檬、桉树油和迷迭香的味道），有的能让人放松身心（想想薰衣草、天竺葵和玫瑰的味道）。精油还可以刺激内啡肽的产生，内啡肽是身体的天然镇痛剂，与吗啡相似，这样镇痛药就可以少用一些了。

你可以滴一些精油在枕头上、手绢上或者又湿又热的小毛巾上，然后把它们放在身边。也可以把精油与蔬菜油或坚果油（大豆油、荷荷巴油、杏仁油、麦芽油、葵花子油等都不错）混合起来，然后用它来按摩皮肤。还可以把精油直接滴在浴盆里，或者先与溶解剂或牛奶混合，然后再滴在浴盆里，这样你就能处在香气的包裹当中了。精油还可以在热水泡脚的时候使用，或者用蒸发器来熏蒸。

> “产科医生一进来就问：‘这是什么香气？嗯，我喜欢！’我的芳香疗法让产房里的气氛轻松下来，每一个人都非常舒服。”

闻着精油的味道，你的脸会变得更柔软，你的呼吸也会更平静、更顺畅，好好地体会这一点。人在恐惧、焦虑下的呼吸是急促不安的。一旦你放松下来，心态平稳，你的呼吸就会变得既均匀又彻底，而且在呼与吸的转换间隙，你都会短暂地停顿一下。在怀孕期间，你可以用不同种类的精油试验一番，看哪一种的效果最好，最有助于驱散压力，让你呼吸轻松，神清气爽。

薰衣草精油可以直接在皮肤上使用，也可以与另外一两种精油混合起来使用，比如春黄菊、天竺葵、雪松、乳香、没药、茉莉、紫檀、迷迭香（如果你正在使用顺势疗法，就别再用迷迭香了）、蜜蜂花和柑橘。有的精油味道特别重，多滴一两滴闻起来就受不了，所以你要在调配精油之前先把瓶子闻一下，这样配置出来精油才不会刺鼻。有一些比较好的精油配比，都有很好的放松作用，它们是：薰衣草与柑橘，柠檬草与柑橘，天竺葵与柑橘，依兰、檀香与茉莉。另外，你还可以将玫瑰精油、橙花油（非常昂贵）、檀香油和荷荷巴油混合起来涂抹在额头上、脸上和脖子上。

在怀孕期间，你要避免使用快乐鼠尾草，因为它有刺激子宫收缩的作用。不过也正是因为这一点，当分娩中子宫口张开缓慢时，当分娩的初始阶段持续过久时，当你超过孕产期两周，想要给子宫来一些刺激时，快乐鼠尾草都能派上用场。有一些关于芳香疗法的书介绍了购买精油的可靠地点，也提出了关于使用的注意事项，你可以在这本书的后面查到这些书（详见第426页）。

## 顺势疗法

与传统的医疗方法不同，顺势疗法关注的是人的整体，包括对身体健康有负面影响的精神心理因素。顺势疗法的药方超过2 500种，其中许多种都提取自植物，其他来源包括金属（金、银），动物制品（牛奶、蛇毒），过敏原（花粉、屋尘）和毒品提取物（阿司匹林）。顺势疗法背后的原理是，如果患者的症状和某一药物在健康人体实验所产生的症状相似时，这种药物就可以用来治疗这一患者的疾病，但是要控制药物的使用量，用量越少，效果越好。

在使用顺势疗法的分娩当中，你可以使用下列药方，每种7克：

- 山金车（浓度30C），可减少出血，防止撕裂伤。
- 金丝桃，可促进伤口愈合，也可与山金车一同使用。进入分娩后开始使用，须连续使用至少5天。
- 翠雀子，10毫升（2茶匙），可治疗尿道损伤和产后抑郁。
- 金丝桃与金盏草混合成为10毫升（2茶匙）的药液，可滋润皮肤，促进伤口愈合。也可取此药液10滴与20毫升凉白开混合，然后抹在有酸痛感觉的部位。

当你去看顺势疗法的医生时，询问病历需要大约一小时。在这当中，你需要认真聆听，也许它正是顺势疗法成功与否的关键之处。另外，顺势疗法也用于兽医行业，所以它的疗效就不能用安慰剂来解释。在使用顺势疗法的医生当中，一部分已经得到了行医许可，另一部分也在与全科医生紧密协作，只要有需要，他们都会使用顺势疗法。英国国民保健服务也提供有关顺势疗法的服务，你可以找你的全科医生来帮忙联系。

## 巴哈花精疗法

巴哈花精疗法是顺势疗法当中的一种，它不针对躯体方面的症状，只治疗心理上的不适。巴哈花精疗法能够帮助孕妈妈缓解压力和恐惧，增强自信，在怀孕和分娩期间都可以使用。巴哈花精油可以在顺势疗法的系列药液中找到，它们被保存在白兰地当中。巴哈花精疗法有38个药方，分别针对不同的精神心理状况，比如抑郁、受惊吓、焦虑和烦躁。由于精神心理状况往往比较复杂，所以各种药方也常常组合使用。如果孕妈妈受到了惊吓，她可以使用常用的“急救花精”。

## 温水浴

你已经知道，无论腰痛、肌肉酸痛还是痛经，把自己浸泡在温水当中都可以让疼痛得到缓解，这对分娩也是一样的。当分娩中的你躺在温水当中时，你的静脉就受到了水的压力，从而帮助血液回流心脏。这样做还能提高心脏机能，降低心率。当你在温水当中完全放松时，你的子宫就能更加自如地收缩，而且好处还不止于此。温水浴还能部分地抵消重力对身体的作用，减轻腰臀所承受的压力，还能让来自身体内部的压力得到缓解。所以温水浴还有镇痛的功效。

当孕妈妈在水中完全放松身体时，有时这种镇痛的功效十分显著，宫颈口也迅速张开，以至于婴儿都滑出来了，她还在享受她的温水浴。这种情况是安全的，因为只有当你把新生儿托出水面时，他（她）才会开始平生的第一次呼吸。而且在出生后的几分钟里，血液仍然通过脐带不断地搏入婴儿体内，为他（她）供氧。宝宝娩出后，医生会把一根手指放在脐带上，这样就能感觉到血液在其中的搏动。你也可以试试。

## 水中分娩

如果你希望胎儿在水中分娩，你就要事前与医生商量。有的医院鼓励孕妈妈在水中度过分娩的阵痛期，却不愿意让胎儿在水中娩出。一些医生担心水中分娩会引起交叉感染，尤其是艾滋病感染。不过，认为水中分娩比平常的分娩方式更容易导致交叉感染是没有理由的。英国卫生部艾滋病专家顾问组声明，在任何情况下都不能以艾滋病筛查来作为水中分娩的条件。在一些医院当中，高血压、胎膜早破、双胞胎、臀位胎儿的孕妈妈不可以在水中分娩。不过，当这种情况发生时，你还是可以站在喷头下，用水流冲击腰部。然而，如果你使用了镇痛药，你就要避免在水里分娩了，因为镇痛药可能会对新生儿的呼吸造成影响。

今天，无论在医院分娩，还是在家中分娩，浴盆的使用都非常普遍。在人们眼中，水中分娩已经不再是“替补队员”，它已经成为孕妈妈的首选方案。对在水中度过阵痛期的孕妈妈来说，她们当中的半数会继续在浴盆中分娩。她们喜欢在水中自如地活动身体，喜欢一阵阵的疼痛被水溶解，喜欢浴盆给自己带来的这份宁静，此时医生和同伴在外面注视着、关心着自己，没有丝毫打扰。她们往往认为，孩子已经在羊水里泡了九个多月，所以水可以帮助宝贝适应外面的环境。

新生儿在水中娩出时，他（她）不能在水里待太久，医生要立即把他（她）放入妈妈的怀抱。你一定记得，洗澡后出去的感觉是多么寒冷，同样，新生儿也会觉得外面冷飕飕的。所以，分娩的环境应当温暖一些，而且孩子一生出来，你和宝贝都要立即裹上又大又暖和的浴巾。

如果你很早就决定一定要在水中分娩，这也是不明智的。因为即使你在水中舒舒服服地待到第一产程结束，但是当第二产程开始的时候，你可能还是希望从水中出来，让两只脚扎扎实实地踩在地上。总之，根据实际情况做你想做的就可以了。

## 水中分娩的安全性

在一项重大的儿科医学研究当中，研究者研究了水中分娩的4 000新生儿，结果显示，水中分娩并不危险。一个健康的婴儿是不会在水中呼吸的。胎儿在子宫当中也有呼吸运动，只不过进出肺脏的不是空气，而是羊水。然而，在分娩开始之前，胎儿的这种呼吸运动就停止了，这或许是前列腺素$E_2$等激素发生了改变的结果。在胎儿分娩之后，脐带扎上之前，这种由激素导致的呼吸抑制会继续持续下去，因为含有前列腺素的血液仍然会不断地经由脐带进入新生儿体内，这种情况会持续好几分钟。

羊水是温暖的，婴儿的体温也略高于母体。但是，如果浴盆当中的水太热，经由脐带进入新生儿体内的氧气就会减少，所以水温要控制在体温附近。如果一个健康的新生儿诞生在与母体血液温度大致相等的温水当中，他（她）就不会把水吸入肺脏当中。

分娩当中的不断用力会使胎儿的血氧含量有所下降，这是分娩当中非常正常的现象，所以新生儿不会把浴盆当中的水吸进去。只有非常低的血氧含量才会刺激新生儿进行呼吸。

当你将身体浸泡在水中时，你更容易度过一阵又一阵的强烈宫缩。

婴儿喉部的入口处有一个功能强大的化学感应器，它可以

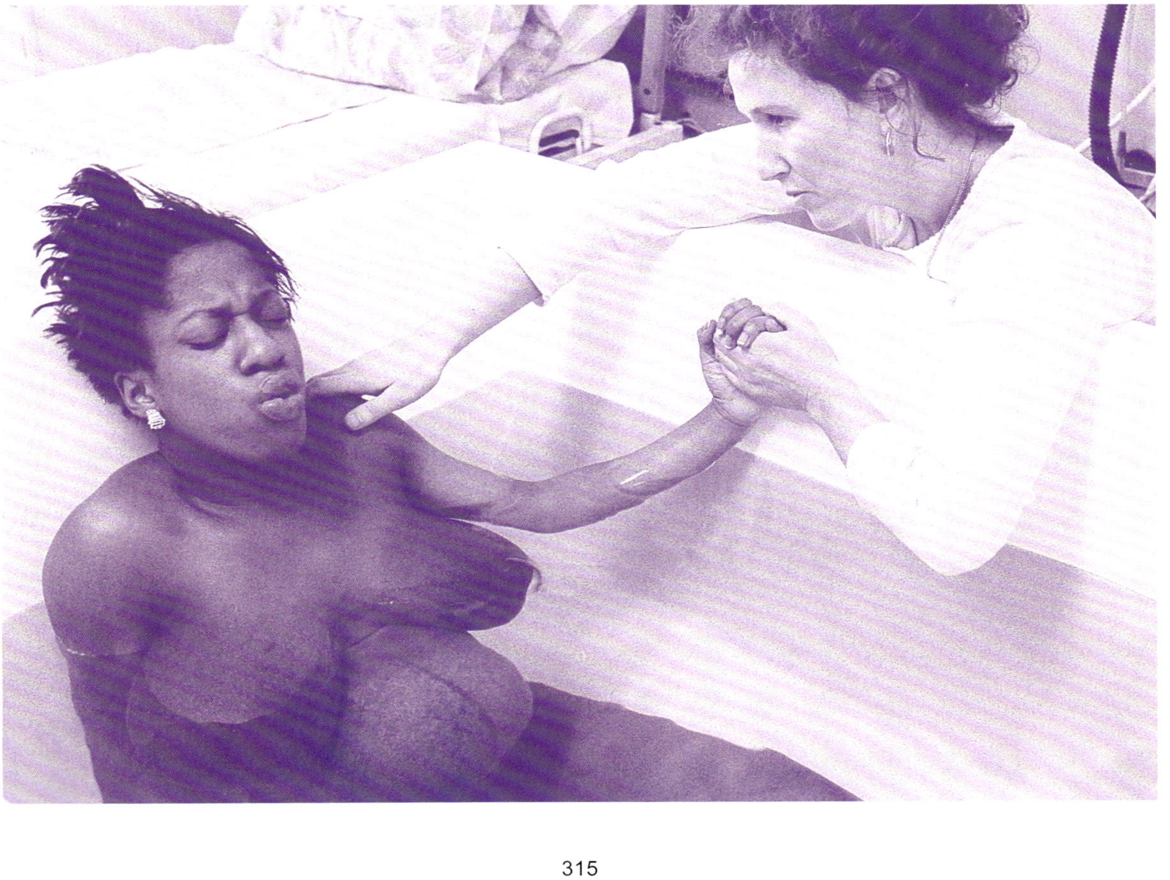

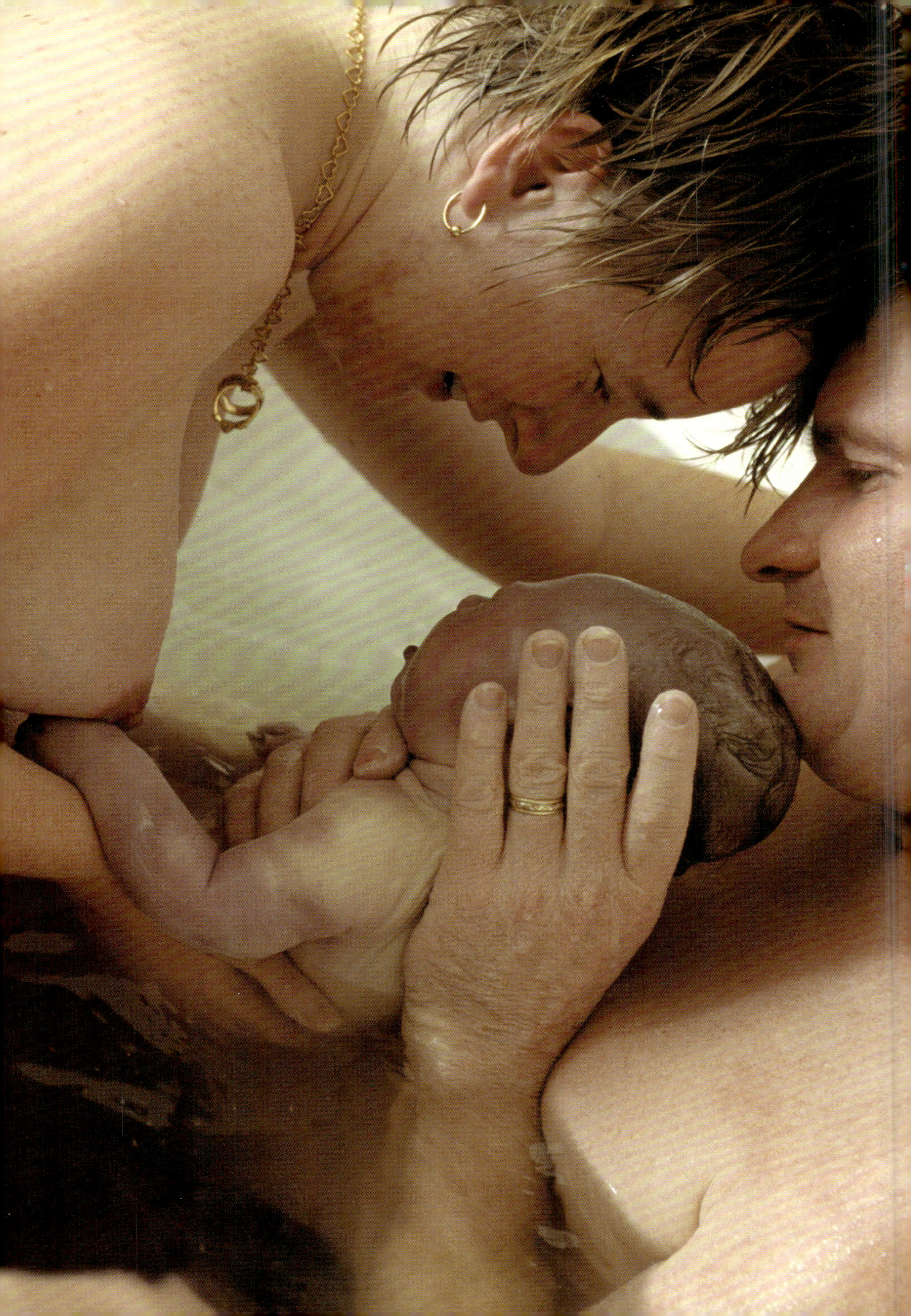

分辨哪些东西是要吞下去的，而哪些东西是要吸进肺脏的。所以，水中分娩的新生儿只会把水吞下去，而极少把它吸进去。另一方面，如果浴盆当中的水是盐水，那么新生儿吞水的概率会增大，因为盐水与羊水比较相似。现在还不清楚这种现象到底是有害还是有益，这需要研究来证实。

新生儿的头部不可以离开水面后再浸进去。这种情况容易发生在浴盆里的水不够多（无法覆盖髋部），或者你用手抓住浴盆的边，然后把身体撑起来的时候。如果你在水中分娩，你就要保证水面能够没过你的小腹，同时放松肩膀和上臂，这样你的会阴就不至于露在外面了。

# 药物镇痛

在分娩当中，可以选用的镇痛药有很多种。其中，不同种类的镇痛药适用于不同的孕妈妈。你需要了解哪些药可以使用，每种药的阵痛机理是什么，这很重要，这样你才能决定是否使用镇痛药，如果要使用，那么用哪种。在分娩当中，镇痛药用什么、用多少，这些全部由你来决定。就如一位产科麻醉师所说，“对疼痛，最终的发言权只能掌握在，也应该掌握在孕妈妈的手中。那种千篇一律的镇痛药方不适合应对不同的个体情况。”

所有的镇痛药都会通过母体的血液进入胎儿体内，它们都对胎儿有影响，只是有的影响多一些，有的影响少一些。这些药物对胎儿没有任何好处。当你考虑是否使用镇痛药的时候，你一定要记住，有些麻醉镇痛药会干扰胎儿的娩出。

## 镇痛药

**类鸦片镇痛药**　在分娩当中，应用最广泛的镇痛药是类鸦片药物，比如哌替啶。这一类镇痛药通常经由肌肉注射进入体内，2～15分钟起效，阵痛效果可以保持2～4小时。这种镇痛药受到了一些孕妈妈的欢迎，她们说注射后感觉就放松多了，还有种微醉的感觉。另一些孕妈妈不喜欢类鸦片镇痛药，说这类药“让人昏昏沉沉”，用过之后头晕眼花，脑子也糊里糊涂的，有的孕妈妈甚至产生了幻觉。这一类的镇痛药可以使血压迅速下降，导致身体发麻，眩晕，辨不清方向。

在充满爱意的氛围里，新生儿被轻轻地抱到水面之上。

类鸦片镇痛药的常见副作用是恶心。注射哌替啶后，每10位孕妈妈当中就会有1～2位出现呕吐的症状。为了减轻恶心的感觉，这种药里面常含有抗组胺剂，而这种成分又会使嗜睡的症状进一步加深。类鸦片镇痛药有时会抑制呼吸，如果你的宝宝早产，你最好避免使用。

哌替啶对胎儿也有影响，有可能使胎儿在出生的时候懒洋洋的。如果哌替啶在胎儿分娩前5小时内注射，胎儿体内就会出现大量的哌替啶。如果在分娩前3小时内注射，胎儿体内的哌替啶会更多。而这时正是宫缩最强烈，你也最需要镇痛药的时候。不过，如果哌替啶能够在分娩前45分钟内注射，那么胎儿体内的哌替啶含量就来不及上升到比较高的水平。可问题是，你可能不愿在第二产程注射哌替啶，因为你正在用力把胎儿挤出体外。有的医院使用电脑注射器让患者控制镇痛药的使用量，你可以在需要的时候注射一些进去。与护士注射的剂量相比，孕妈妈自己控制注射的剂量要小一些。

一些研究显示，在分娩中使用鸦片制剂和巴比土酸盐一类的镇痛药有可能在胎儿体内留下印记，使他们在长大之后更容易对其成瘾。例如，医院里经常把二乙酰吗啡（海洛因）用作镇痛药，这种有成瘾性质的药物会通过母体的血液进入胎儿体内。对此，瑞典研究者建议，分娩中应尽可能使用不会大量穿越胎盘进入胎儿的镇痛药。

**美普他酚（消痛定）** 这种药有时被用来替代哌替啶，而且据说可以更有效地镇痛。美普他酚的用量为100毫克，它与哌替啶的副作用相似，一样能导致嗜睡、恶心、头重、眩晕、发抖、困倦和出汗。美普他酚对胎儿也有影响。

**异丙嗪（普鲁米近、非那根）** 这种药与哌替啶同时使用，起到减少哌替啶使用、减轻恶心感的作用。

一氧化二氮与氧气的混合气体（安桃乐） 这种混合气体由50%的一氧化二氮与50%的氧气所组成，你可以从一部机器当中自由地呼吸它们。如果你只在一次宫缩的前半段吸入安桃乐，那么它就会在宫缩最剧烈的时候起到镇痛的作用。随着新生儿降生后呼吸第一口空气，这种混合气体就能从婴儿体内排出去了。

安桃乐在使用后15～30秒钟内起效，镇痛效果持续近一分钟（对有的孕妈妈来说，安桃乐的镇痛效果不够好）。在安桃乐的使用当中，孕妈妈对时间的把握非常重要。一位孕妈妈这样讲：“我一感觉到宫缩开始，就张着嘴满满地呼吸了三大口。我还记得吸气的时候不能太快，所以就非常缓慢地吸气……然后宫缩越来越强烈，我就扔掉氧气罩，改用快速地呼吸。那种感觉非常棒……”

## 局部麻醉和区域麻醉

局部麻醉药也能通过胎盘。不过，如果只是注射在阴道和会阴周围，它们对胎儿的影响就会非常小。在会阴切开手术（详见第331页）和产钳生产手术（详见第346页）当中，如果不使用其他麻醉镇痛药，医生就常常会使用局部麻醉药。如果局部麻醉药被用来麻醉更大的区域，它们就成为区域麻醉药了。

**会阴神经阻断术** 会阴神经阻断术是在会阴部位注射麻醉剂，可以在宫颈口开全后的任何时间使用，经常用在外阴切开、产钳分娩和真空吸引手术之前。

**硬膜外麻醉术** 硬膜外麻醉术是在硬脊膜（脊髓外膜）中注射麻醉剂。注射的时候，医生或者通过注射，或者通过静脉滴注来使麻醉剂经由一条细细的塑料管子进入硬脊膜。使用静脉滴注时，麻醉师可以把药剂的浓度调得非常低，这样就可以减轻药物的副作用。实施硬膜外麻醉时，孕妈妈可以坐着，身体前倾，也可以团身左侧卧（这个姿势在宫缩非常强烈的时候不容易做出）。这个过程大约持续半小时。

硬膜外麻醉能够完全解除疼痛，经常在剖宫产前使用。它可以让腰部或肚脐以下完全失去知觉。如果医生希望你保持清醒，就调整用量，让以上部位部分地失去知觉。如果分娩的过程痛苦又漫长，实施硬膜外麻醉就

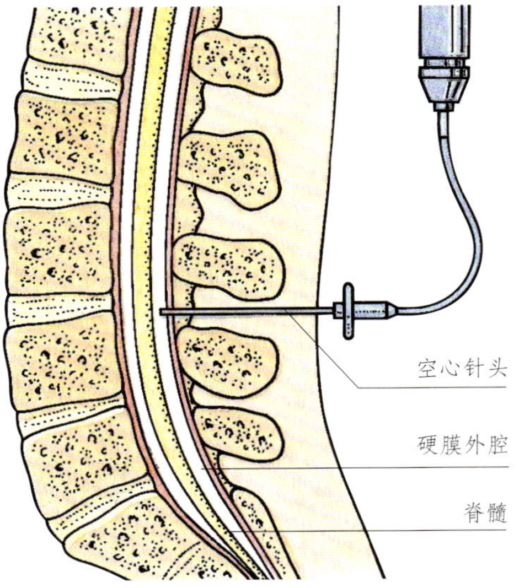


**硬膜外麻醉**

硬膜外麻醉是最有效的药物镇痛法。在实施当中，针头不进入脊髓，只是停留在硬膜外腔。

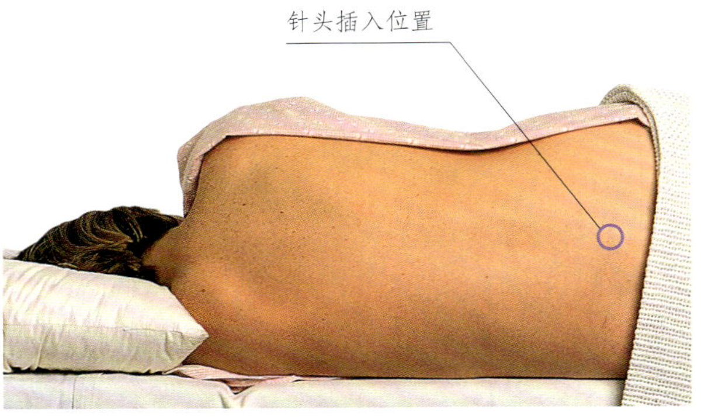

是一个相当好的处理方案。许多孕妈妈都对硬膜外麻醉的神奇疗效表示惊叹。不过，需要记住的是，这是你自己的决定，谁也不能强迫你这样做。

如果你的血压比较低，或者正在服用像华法林这样的抗凝血剂，或者下针的部位有皮肤感染，或者患有严重的先兆子痫，你都不适合接受硬膜外麻醉。实施硬膜外麻醉后，分娩的时间可能会拖长，所以常常有必要用静脉滴注催产素的方式来刺激子宫收缩。而且，你还要记住，硬膜外麻醉并不是永远都能够起作用。因为找对注射的位置不是一件容易的事情，而且麻醉剂有可能只对身体的一侧起作用，这样你就只能体会到身体的一半有宫缩的感觉，这是非常让人担心的。不过，麻醉师可以通过调整注射的位置来最终达到缓解疼痛的效果。

> “我只能通过看仪器来知道宫缩什么时候到来……我真的想知道胎儿是怎么滑出去的，无法体会这种感觉，我太失望了。”

硬膜外麻醉当中所使用的麻醉剂与牙医使用的那种非常相近，使用后，你的感觉就像是液体的冰把你的小腹、臀部和腿给冰麻了。尽管硬膜外麻醉并不是全身麻醉，但是仍然要由经验丰富的麻醉师来操作，并且要严格执行操作规程。因为针头一旦刺破硬脊膜，你的脊柱就不再完整。这时，你受到的麻醉要严重得多，而且还有一个常见的副作用——头痛，它会在产后持续一周或更久。

## 你需要接受硬膜外麻醉吗

硬膜外麻醉能够使血压下降，有时下降得非常厉害，所以，实施硬膜外麻醉之后，你可能需要使用其他药物来升高血压。发生这种情况的概率约为12.5%，即使血压只是稍有些下降。由于以上的原因，有时硬膜外麻醉也被用在血压较高的孕妈妈身上，即使她分娩的时候并不怎么疼。如果你的血压下降很快，你会觉得头晕、恶心，甚至会呕吐。血压的这种突然下降也会影响到胎儿，因为这样一来，胎盘中富氧血所受到的推力就减弱了，流速也随之变慢。当这种情况导致胎儿窘迫发生时，医生就会为你戴上氧气罩，以便让胎儿获得更多的氧气。

在不同国家当中，实施硬膜外麻醉的技术和药物用量都有所差异。在许多国家，为了防止副作用的发生，常用的办法是持续性的滴注，而且布比卡因的用量也很低。不过，由于医生经常混合使用布比卡因之外的其他药物，所以也会引发其他的副作用。

为了避免血压急剧下降，医生会在实施硬膜外麻醉前为你进行快速的静脉滴注，这样做可以增加你的总血容量。不过，过多地输入液体也会导致水中毒，也就是说，体液太多了。

实施硬膜外麻醉或许会给你带来一系列你不愿意看到的结果。原因在于，硬膜外麻醉会使产程延长，你可能需要注射催产素来加快分娩的进度，而且你还要不间断地接受胎儿监护。此外，硬膜外麻醉也会使剖宫产的实施概率提高，尤其在麻醉时宫颈口张开尚不足5厘米的情况下，实施剖宫产的概率还会更高。实施硬膜外麻醉后，由于你的膀胱已经失去了知觉，你需要借助导尿管排尿。而且，由于你可能一点力也用不上，所以医生就需要用产钳或手来旋转胎儿的头部。

在分娩当中，实施硬膜外麻醉会增加医生使用器械的概率，所以当第一产程结束时，你可能会让医生停止补充麻醉剂的用量，以使麻醉剂的药效逐渐减退。不过，如果你没有体会到第一产程中的宫缩，那么就要在宫口全开的时候面对极其剧烈的宫缩，那种感觉是非常强烈的。

不要因为宫口全开就开始用力。在如潮般的阵阵宫缩当中，你要把呼吸频率保持好，直到胎儿的头部顶到会阴部位。如果你只是在感觉应该用力的时候用力，那么由于高浓度的麻醉剂让盆底肌失去了自然收缩的能力，这就很容易导致持续性枕横位。当胎儿抵住盆底肌的时候，盆底肌可以帮助其头部发生旋转。如果发生了持续性枕横位，医生就需要用产钳或真空吸引器来为你分娩。

使用硬膜外麻醉后，枕后位或枕横位（详见第270页）胎儿被卡住的概率会有所增加。解决这个问题时，医生常常会为你静脉滴注催产素，加强子宫的收缩，以尽可能地使你自然分娩。你也可以等到胎儿的头部出现在产道口之后再开始用力，这样做可以让持续性枕横位的发生概率降低一半左右。为了等待胎儿的头部露出来，你可能需要在宫口开全之后等待两小时或更久。

硬膜外麻醉的副作用之一是使体温升高，这会让你非常不舒服，也对胎儿有害。而且，如果孕妈妈分娩时发烧，医生就要为你作一些检查来确定你和孩子之一是否发生了感染。如果是的话，医生就可能使用抗生素来为你或新生儿进行治疗。过后，新生儿还需要特殊监护。

硬膜外麻醉还有可能给你造成持久的副作用。实施硬膜外麻醉后，少数孕妈妈会出现腰痛、偏头痛、颈痛、皮肤麻木、膀胱功能障碍和大便失禁等症状。

实施硬膜外麻醉后，麻醉剂可以在不到十分钟之内进入胎儿体内。目前仍然有许多研究在探讨麻醉剂对新生儿可能造成的副作用。一些研究表明，实施硬膜外麻醉后，胎儿会变得既紧张又兴奋，另一些研究却说胎儿会变得非常迟钝。根据麻醉剂的种类、用量、持续时间和麻醉前胎儿状况的不同，实验结果也会有所差异。如果你决定进行硬膜外麻醉，你就要记住，产后一周左右，你在照料宝贝方面会碰到一些问题，而且麻醉剂对新生儿也有影响。所以这不是你的能力的问题，而且这些问题会很快得到改观。

**蛛网膜下腔与硬膜外联合麻醉**　这种麻醉是可以由孕妈妈自己控制的，只在需要的时候使用。对这种麻醉形式，尚未有证据显示新生儿遭到麻醉剂的侵害。

**可行走式硬膜外麻醉**　为了能够让孕妈妈在接受硬膜外麻醉的同时仍然能够让双腿有感觉，并且能够缓慢挪动，麻醉剂的用量就要小一些，而且还要配合使用类鸦片药物。

1. 麻醉剂的首次用量要减半。通过一支非常细的脊椎穿刺针，药物被注入含有脑脊液的蛛网膜下腔，这样做可以减轻硬脊膜穿刺后的头痛。

2. 在蛛网膜下腔和硬膜外腔注入类鸦片镇痛药和局部麻醉药。当混合麻醉剂当中包含类鸦片镇痛药时，布比卡因的用量可以减少一多半。

3. 麻醉剂既可以在需要的时候补充注射，也可以持续注入。与后者相比，前者可以节约35%的用药量。

少量使用麻醉剂的好处在于，你可以在床上挪动，甚至可以下床走动。不过，可行走式硬膜外麻醉可以使你头晕，双腿麻木，以致无法行走。实施可行走式硬膜外麻醉后，你的膀胱不再需要插入导管，长时间的头痛也可以得到缓解，只是许多孕妈妈仍然需要使用产钳或真空吸引器来分娩。

**蛛网膜下腔阻滞**　这种麻醉方式用在剖宫产当中。使用时，局部麻醉药物被注入腰椎的脑脊液当中，使胸部以下麻醉。今天，麻醉师会使用超细针头来注射麻醉剂，使硬脊膜穿刺后的头痛大为减轻（过去，这是一个大问题）。这种麻醉方式麻醉效果好，起效也很快。

## 孕妈妈对硬膜外麻醉的看法

在我对硬膜外麻醉的研究当中，不同的孕妈妈对这种麻醉方式的看法非常不同。我有一项针对分娩体验的研究，其中的许多孕妈妈对硬膜外麻醉非常满意，说这种麻醉法“神了！”、“效果出奇地好！”但是，18%的孕妈妈却非常后悔做了硬膜外麻醉，她们说：“我再也不会做了！”

当以下情况发生时，孕妈妈会对硬膜外麻醉表示满意：这是孕妈妈自己的决定；在产房当中，孕妈妈觉得周围的人都是朋友；硬膜外麻醉的镇痛效果明显；医护人员的干预很少；成功地只靠自己用力产下胎儿。

> “硬膜外麻醉听起来既没有风险，也没有副作用。我做了，可是感觉很不好，如果当时的我知道这些，我就不会同意做了。”

当以下情况发生时，孕妈妈会对硬膜外麻醉表示不满：这不是孕妈妈自己的决定；产房当中的气氛不够友好，孕妈妈获得的心理支持较少；硬膜外麻醉的镇痛效果不佳；分娩时使用了产钳；引发副作用，比如头晕、恶心、头痛，以及产后的疼痛和麻木等症状，她们把产生这些症状的原因归结为使用了硬膜外麻醉。

## 分娩中有关药物使用的展望

医院应当提供可选择的就医条件和个人化的护理方式。在医院当中，孕妈妈应当能够按照自己的意愿自由决定是否使用镇痛药。如果要使用，那么在用药之前，医护人员应当向孕妈妈详细说明药物的疗效和对母亲和胎儿所可能具有的副作用，获得许可后再行使用。

即将分娩的孕妈妈本应获得充满关爱的心理支持、鼓励和个人化的护理，然而不幸的是，这些要素却往往被药物所取代。于是，恐惧、焦虑、孤独、无助的感觉弥漫身心，让分娩成为了一段痛苦的旅程。为了减轻痛苦，你需要对自己的身体和医护人员的操作有所了解，需要自如地活动身体，需要药物之外的镇痛方法，需要了解自己怎样做才能有助于分娩，需要有朋友般亲近的人和爱你的人在身边陪伴你。

镇痛药物通常都会不可避免地影响分娩的进程，经常使产程延长，或者使手术分娩的概率增加。不过，这样做有时也是值得的。是否使用镇痛药，这要由你来决定，不能由其他的任何人来代替。当只在必要的情况下使用时，现代的产科麻醉药物对新生儿是相当安全的。但是，它们对此后孩子的成长是否有短期或长期的副作用仍然很不清楚。一位麻醉专家警告说：“有关麻醉药对母婴的影响和对孩子将来成长的影响，许多问题仍然在等待回答。”他强调说，这需要做许多长期的研究，以精确地评估镇痛药物的使用风险。目前来看，这还是一片处女地，远未开垦。

# 分娩的医学控制

在分娩前后和分娩当中，你有权决定对你的身体所采取的一切措施。对你所面对的各种医学程序和检查，你不是一定要赞同，这不犯法，也不代表不礼貌。未经你同意就采取某项措施是对你的人身侵犯。

在分娩的时候，你要记住一点，当医生提前告诉你所要采取的措施时，如果你沉默不语，这就表示你赞同医生所采取的措施。此外，你有权详细了解医生对你和宝宝所采取的任何措施，你还可以提问，然后得到忠实的回答。而且，你需要时间来考虑你所要选择的事项，不可以匆匆忙忙地同意任何医生所提出的建议。如果你不问问题，医生就会认为你不想作进一步的了解了，他（她）甚至会觉得，再说你就要烦了。

在分娩当中，如果你想让正面的感受多一些，很重要的一点就是要对你所接受的治疗措施心知肚明。当你做到这一点后，你就能放松身体自如应对了。在分娩当中，你要做的不是对抗或者控制子宫的收缩。有时，人们会埋怨孕妈妈对分娩的期待过于乐观，但是分娩后的心理分析研究却显示，如果孕妈妈产后有失望和受骗的感觉，那么这并不是由于残酷的现实破坏了美好的想象，而是因为她根本就没有什么想象。分娩过后，你对分娩的感觉也与你与周围人的关系有关。如果你能从他们那里获知你所希望得到的各种信息，能够充分讨论并且共同决策所有的事项，你的分娩体验就会正面得多。

"医生让我仰面朝天地躺了好几小时，让我有一种人为刀俎，我为鱼肉的感觉，就好像身体不是我的一样。"

## 你的选择权

在所有的医疗过程当中，到底是实施干预还是"等等看"都是一个需要仔细权衡的问题。为了作出明智的决定，你也许会找经验丰富的专家咨询，但最终作决定的还是你自己。比如在哪里生产、用怎样的方式生产就是这样的问题。如果你的愿望是自然分娩，那么就全力以赴地去做吧。认真计划，用心准备，尽一切可能去创造你所需要的分娩环境。不过，有时你也需要灵活一些。如果你或宝宝的身体情况不是非常理想，需要运用某些现代医疗技术，你就不要错失这种机会，即使这意味着你的分娩不会太“自然”，因为现代医疗技术在某些方面的优势是毋庸置疑的。

正在分娩的孕妈妈不只有权利，她也有责任和义务，其中非常重要的一条就是尽一切可能为新生儿提供最好的起步点。有的产科医生认为，只要存在能够更好地控制分娩进程的仪器和医疗手段，它们就应当得到应用。另一种同样有力的观点认为，孕妈妈应当能够选择是否使用特定的医疗手段和技术，并且只在需要的时候使用。还要记住的是，分娩也是影响父、母、子女三方关系的一种情感经历，这种影响有可能持续很久。

## 最理想的分娩环境

最理想的分娩环境不仅包括良好的医疗条件，也包括良好的情绪和心理氛围。如果你需要某种医学方面的干预，这并不是说你就要在情绪和心理体验方面作出牺牲。医疗手段和技术不需要，也不应该让孕妈妈作出这种牺牲。当仪器取代温馨友好的分娩氛围时，技术就主导了一切。但是，当对技术的考虑排在情绪和心理方面的支持和鼓励之后时，你就可以自如地决定使用哪些医疗技术。这时，技术就成了情绪和心理氛围的有利补充，尤其是在胎儿的风险高于正常水平的情况下。

许多夫妇表示，在分娩当中，复杂精密的医疗仪器让他们感到更安心，它们的作用利大于弊。但是要做到这一点，就要对分娩的氛围有所要求，所有的医护人员必须倾力投入自己的情感，而不只是医疗技能。因为，只有良好的情绪和心理氛围才能孕育出信任、真诚和自信。

## 医疗技术的使用越来越普遍

产科医生正在探索控制和管理分娩进程（从前是天然发生的）的新方法。他们说：“为什么要站在一旁看着，直到出现了问题才去干预？”他们认为，分娩的整个过程都应当处在控制和管理之下。为了有效地做到这一点，他们就得实时监控子宫内部和胎儿的情况，然后随时作出干预和调整，以保证宫颈口的张开、宫缩的强度、孕妈妈和胎儿的生化状况都能达到一个预定的标准。这就是主动分娩疗法。

现在市面上有许多种医疗技术，盼望着降低围产期前后死亡率的产科医生们希望把它们买过来为自己的机构所用。有的孕妈妈认为分娩是一个自然而然的过程，所以很不愿意受到这些仪器和技术的干扰，觉得这样做没有多大好处。也有的孕妈妈觉得有仪器和医生在，她们会感到安全。她们希望了解分娩的确切日期，而且知道分娩最长不超过12小时也会减轻她们的顾虑。不过，一套适合所有孕妈妈的标准做法并不存在。

## 常规治疗方法

评估分娩进程的常规做法是阴道检查。在阴道检查当中，医生用戴着乳胶手套的两根手指深入阴道，直达宫颈口，然后判断宫颈口张开的程度。医生也可以通过这两根手指来判断宫颈口周边组织的柔软度、胎儿的胎位、头顶距离阴道口的距离，以及先露出的将是胎儿头部的哪个部位等。

阴道检查的缺点在于干扰宫缩，引发疼痛，让孕妈妈担心以及增加感染风险。不过，有的孕妈妈由于希望医生告诉自己宫口张开得很好，于是主动要求做阴道检查。特别是在未使用药物的情况下，一位一直陪伴在你身边的经验丰富的产科医生应当能够通过整体的观察来判断分娩的进程，这些观察包括你的面部表情、肢体动作、呼吸以及任何你所发出的声音，而不只是通过频繁的阴道检查来判断。

当你到达医院后，你可能需要做胎膜穿刺手术。实施穿刺的时候，医生会给你接一台胎儿监护仪，同时进行静脉滴注。在第二产程当中，为了

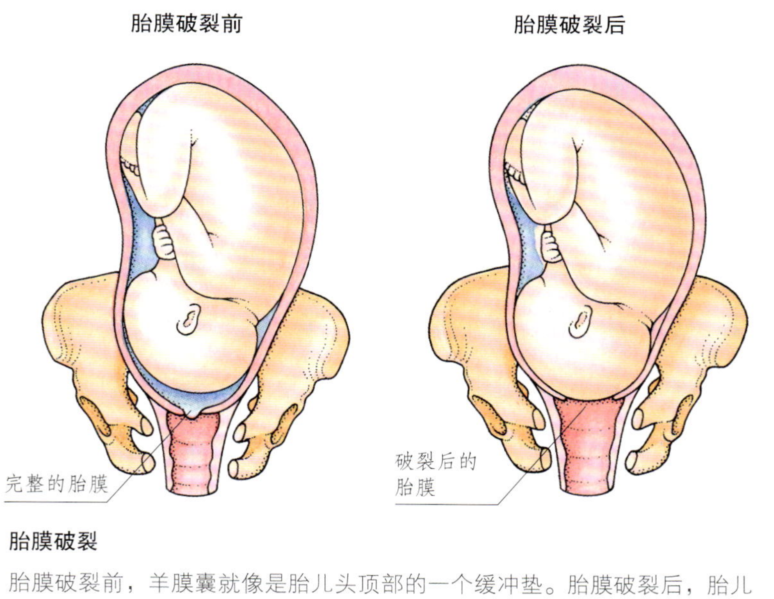


**胎膜破裂**

胎膜破裂前，羊膜囊就像是胎儿头顶部的一个缓冲垫。胎膜破裂后，胎儿的头部就顶在了宫颈口的上面。

加快分娩的进程，医生也可能会为你做外阴切开手术。在分娩当中，许多孕妈妈都要经历各种各样的医学干预，除非你坚定地拒绝它们，否则你多少还是要接受一些。

## 人工破膜

在许多医院，人工破膜已经成为一项惯常的操作，只要孕妈妈同意即可。如果你不希望医生为你破膜，你就要讲出来。实施人工破膜时，你要处于分娩的活跃期（宫颈口张开4厘米以上）。在操作当中，医生把一个像小钩子一样的小工具从打开的宫颈口伸进去，然后将包裹胎儿的胎膜刺破。

> "我宫颈口张开4厘米的时候，医生问我要不要人工破膜，我说不要。我还说只要我觉得还行，就不做外阴切开手术，也不打麻醉药。医生对我的决定挺支持的。"

如果等待胎膜自然而然地发生破裂，那一般要等到第一产程即将结束的时候。不过，12%的孕妈妈的胎膜直到胎儿娩出时仍然是完整的。有时，胎膜会在医生进行阴道检查的时候破裂。由于胎膜当中没有神经末梢，所以胎膜破裂一点都不疼，你只是感觉到有一股温暖的液体喷出来。胎膜破裂后，你要为接下来的宫缩加强作好准备。

如果到第一产程结束的时候胎膜仍然没有破裂，那么实施人工破膜会使分娩时间缩短30～45分钟。因为只有当胎儿头顶部的缓冲垫被去除之后，胎头才能更有力地挤压子宫颈，导致身体产生更多的催产素，促进子宫发生强烈的收缩。

## 为什么要人工破膜

人工刺破胎膜不只是引产的操作步骤之一，它也是医生借以评估羊水状况的手段。一个紧张的宝宝会把胎粪（胎儿肠道当中所含有的最初的物质）排入羊水当中，这在羊水流出后可以很清晰地看到。实施人工破膜后，医生可能会把一个电极插入胎儿头部的皮肤来记录胎儿的心率（详见第340～334页）。不过随着技术的进步，现在有了腹部胎心监测仪，所以上面提到的那种电极就很少使用了。

在有些国家，产科医生会用胎膜镜来检查羊水，这种检查不会对胎膜造成损伤。胎膜镜是一个锥形的器械，里面有光导纤维，使用时要穿过阴道和宫颈口。尽管检查时孕妈妈会很不舒服，但还是比人工破膜要安全一些。

## 例行人工破膜的危险

胎膜包裹着胎儿，使胎儿远离各种形式的感染，同时让它的头、身体和脐带在承受压力的时候得到缓冲。而例行的人工破膜会给胎儿带来风险。

**脐带所承受的压迫**　完整的胎膜能够保护胎儿的头部，其中的羊水可以分散子宫壁对胎儿头部的压力，而人工破膜却使得包裹胎儿身体的缓冲垫消失，让胎儿的头部直接面对宫缩时硬邦邦的子宫壁。此外，胎膜破裂也会导致脐带所承受的压力增大，这会妨碍其中的血液输送。脐带绕颈的胎儿并不罕见，如果没有羊水来提供缓冲，这些胎儿就很容易受到脐带所承受挤压的伤害。有人提出，一旦羊水流失，胎盘面向胎儿的一面就会受到压缩，这有可能减少胎儿与胎盘之间的血液交换。

**盆腔感染**　人工破膜会增加盆腔感染的危险。如果破水后分娩继续持续超过24小时，感染的概率就会上升。如果在这中间还进行了阴道检查，感染的危险性就会更大。所以，如果破水后24小时未能自然分娩，你就有必要接受人工分娩。

有时，胎膜破裂发生在强烈的宫缩到来之前，之后宫缩就变得软弱无力，甚至完全停止。如果破水后分娩进展缓慢，那么为了避免即将来临的感染，医生就会为你静脉滴注催产素来刺激子宫发生收缩。

**胎儿心率减缓**　一些研究显示，实施人工破膜后，胎儿更容易出现心率减缓的现象。这种情况发生在一次宫缩的起始阶段，进而在当次宫缩结束时恢复到正常心率。这种心率减缓并不明显，每分钟下降少于40次。不少产科医生认为，这种现象并无异常。因为人工破膜后出生的婴儿通常都比较健康，阿普加新生儿评分值较高（详见第370页）。有的医生据此认为，人工破膜并不会对胎儿造成特别的影响。

**胎头变形**　有的产科医生关心胎儿颅骨的变形和不对称。实施人工破膜后，这种情况有可能会加重，不过也存在不同看法。

人工破膜引发的许多问题尚无定论，所以你可能倾向于避免它。

## 医院产程图示例

下方的一系列图表记录了分娩中的主要事件，可以用来定位问题，记录分娩进展，有利于交接班的医护人员迅速了解情况。

### 胎儿心率

以每分钟的跳动次数为单位，正常值在120～160次/分钟之间（心率减缓时数值迅速下降）。这张表也记录胎膜的情况，I代表完整，C代表破裂。

### 宫颈开口/胎头下降

宫颈开口的程度用X表示，每3～4小时记录一次，然后用线条连接各数据点。如果子宫张开速度落后正常情况2小时，就应滴注催产素刺激宫缩。胎头在子宫内的下降用O表示，其值也标注在图上。

### 用药

所有使用的药品都要记录在产程图上。在此病例当中，安桃乐（一氧化二氮和氧气）用来镇痛，麦角新碱用来刺激胎盘娩出。

### 宫缩

宫缩的强度（用阴影表示）、频率和持续时间（单位：秒）标注在图上。

### 血压及脉搏

孕妈妈的血压和脉搏标注在图上。箭头的上下分别指收缩压和舒张压（详见第49～51页）。

### 体温

孕妈妈的体温标注在图上。

### 孕妈妈的详细信息

包括：最近一次月经日期、预产期、破水时间。

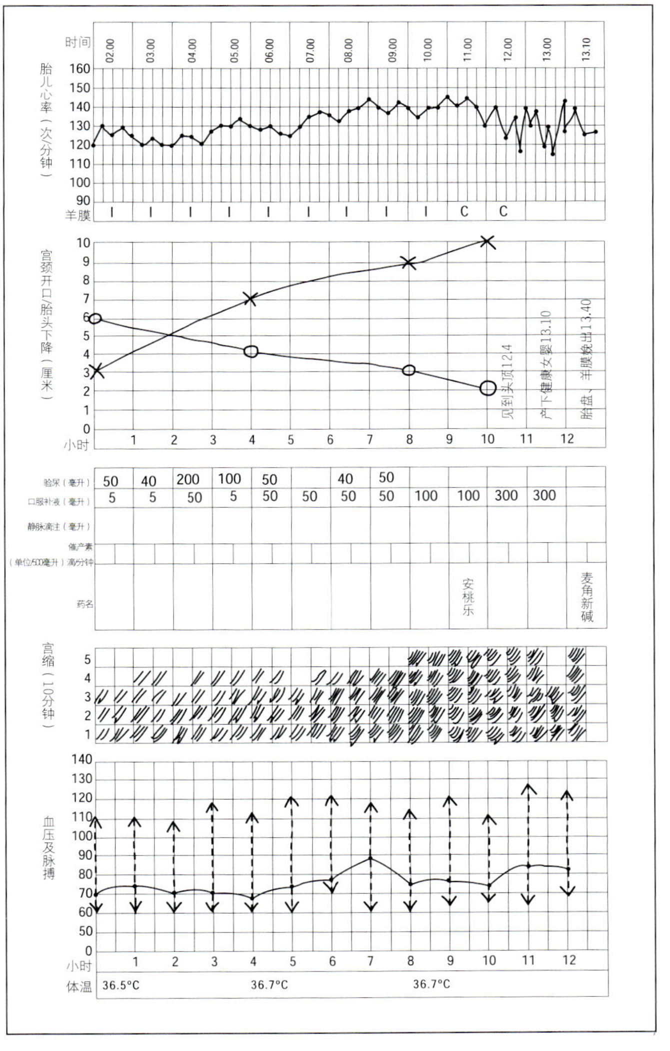


| 编号 EP8247 | 姓：佩里 | 名：卡米拉 |
|---|---|---|
| 经产状况 0产次0子女 | 年龄 25 | 日期2002-9-2 |
| 最近一次月经日期2001-11-22 | 预产期2002-8-29 | |
| 分娩持续时间12小时 | 破水至胎儿娩出时间2小时 | |

## 静脉滴注

在几乎所有的美国医院和许多英国医院当中，每一位分娩当中的孕妈妈都要接受静脉滴注。实施静脉滴注时，护士会将一根细细的针头（空心管）插入臂部或手部的静脉血管中，然后用胶带固定，这样药液就可以直接输入到你的循环系统当中了。实施静脉滴注的好处在于，它可以让药物迅速起效，而且不用吃东西照样可以保持体力，有时甚至可以什么都不喝。这意味着，如果你不得已要做剖宫产（详见第348～355页），需要全身麻醉，那么麻醉实施前你已经差不多空腹了（剖宫产需要空腹），不大可能出现呕吐或者误吸的情况。要想进一步降低呕吐和误吸的风险，你还可以服用一些抗酸剂来降低胃内容物的酸度。

不允许孕妈妈在整个分娩期间吃、喝东西是不正确的，这种完全依赖药物的做法实在没有必要。分娩是一项高强度的体力劳动。尤其在分娩刚开始的时候，你可能会觉得肚子饿，这时你完全可以吃一些自己喜欢吃的东西。而且随后你一定会口渴，没关系，渴了就喝东西。

在分娩当中，为了让你打起精神，医生可能会为你静脉滴注右旋糖溶液（一种葡萄糖溶液）或林格乳酸盐溶液（富含电解质）。由于这些物质不经过胃部，所以你不需要消化它们。在分娩持续很久而你又出现脱水的时候，或者在剧烈宫缩的过程中，你的身体当中累积了过多的乳酸，导致尿液中丙酮含量升高，这表明你的身体缺乏葡萄糖，这时，静脉滴注右旋糖溶液是非常有帮助的。不过，这也会使胎儿在产后出现低血糖的症状。

当你进行静脉滴注的时候，很重要的一点是一定要记得定时排尿，每小时一次都不过分。这是因为，这时的你泌尿很多，所以需要频繁地排尿，以免尿液在膀胱中累积。

实施静脉滴注的时候，医生可以在其中加入各种不同的药物，如果要这样做，医生就应当把有关这些药物的详细情况告诉你。除非经过你的同意，否则任何药物都不应当使用。在这些药物当中，催产素是最常见的一种。关于催产素，你可以到有关引产的章节详细了解（详见第334～339页）。通过静脉滴注进入体内的药物还有类鸦片镇痛剂等药物。不管医生给你用什么药，你都要确认这样做是有必要的，否则就不应同意用药。如果你的身体不舒服，那么你的分娩就会立刻受到影响。在大多数医院当中，孕妈妈接受静脉滴注都是一种十分平常的做法，似乎进入分娩的孕妈妈躺在床上是天经地义的事情。

# 外阴切开手术

外阴切开是一种扩大产道出口的外科手术。手术在胎儿即将娩出前进行，需要在局部麻醉的情况下用剪刀将外阴的下部剪开。外阴切开手术的切口既可以是直切（从阴道口下部指向肛门），也可以是斜切（从阴道口下部指向斜下方，避开肛门，或者切口先向下行，然后拐向一边，呈折线形）。英国的医生常常使用斜切，而北美的医生只使用直切。问题在于，直切更容易造成肛门括约肌的损伤。

由于切口穿过了皮肤层和肌肉层，所以分娩后需要对伤口进行细致的缝合。缝合时，先前的局部麻醉药通常仍足够有效，如果不管用，可以再注射一些。麻醉药注射后，要等待几分钟才能起效。所以医生要等到会阴部充分麻醉后再开始缝合。

医生会用一根曲形的缝针进行缝合。对斜切或撕裂的伤口，整个缝合过程可以持续一小时之久。直切的伤口通常缝合更快，因为直切的轨迹正好与两侧肌肉中间的天然分隔线相重合，所以缝起来要简单得多。如果使用的缝线可以自行溶解，针脚就可以留在伤口里面，不过你还是需要每隔几天用镜子观察一下，以确保这些针脚都消失了，因为有时候这些针脚没有消失，最后就嵌在了里面，让你觉得如坐针毡，当这种情况发生时，你最迟要在产后第十天让医生把线头拆出来。

**外阴切开**

外阴切开应当在看到胎儿头顶后进行。切开前需要进行局部麻醉（通常是硬膜外麻醉），然后在宫缩的间隙将患处剪开。

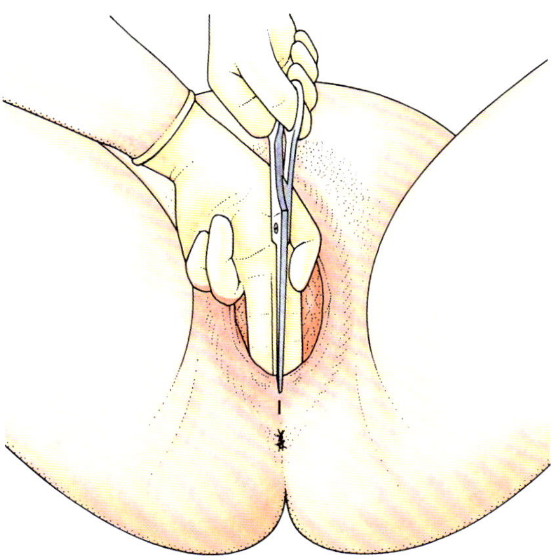

剪开

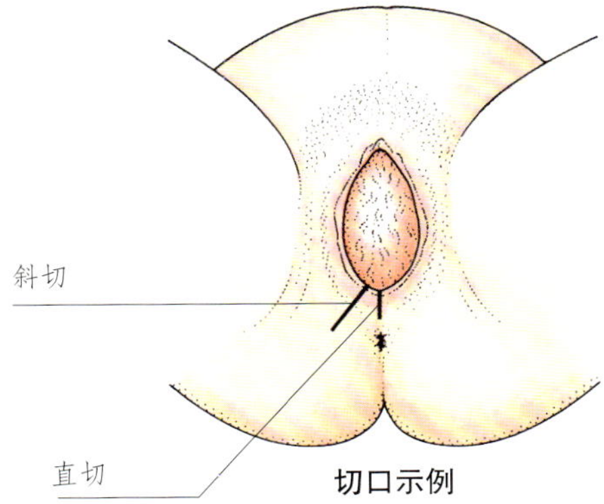


切口示例

做完外阴切开后，你的会阴部位会敏感、肿胀、疼痛好些天，有时会持续几个星期之久。你可以用局部麻醉喷剂喷涂患处，效果非常好。

## 实施外阴切开手术的原因

有的产科医生仍然认为，所有第一次生产的孕妈妈都需要做外阴切开手术，以减轻对会阴部组织的牵拉，同时让胎儿更快地娩出体外。当挤在产道内的胎儿出现缺氧的症状时，外阴切开手术可以加快分娩的进程，让胎儿更容易从产道中娩出。医生可能会对你说，与其会阴被撕裂，血肉模糊，不如干干净净地切一个笔直的口子，而且撕裂伤很难缝合。有时，当阴道内部出现深部撕裂的迹象时，医生也会通过外阴切开手术来防止损伤发生。

时至今日，欧洲大陆和北美的许多产科医生仍然把外阴切开手术作为一项常规的治疗手段，而英国的医院在实际当中已经不这样做了。在20世纪80年代，英国实施外阴切开手术的比例直线下降，这并非因为有研究证实其有害健康，而是因为妇女对此种做法的大力抨击。在20世纪70年代的英国，妇女差不多100%都要做外阴切开手术，而在今天，这一数字已经降到了14%。经过妇女的抗议，相关的研究也陆续展开。而且，一旦有相关研究在某家医院展开，那么来不及等到研究出结果，那里实施外阴切开手术的概率就会立即下降三分之一左右。

## 实施外阴切开手术的问题

在都柏林、蒙特利尔和阿根廷所做的研究显示，产后外阴完好或者只有轻微撕裂的孕妈妈，比接受外阴切开手术的孕妈妈所感受到的疼痛要少。实施外阴切开手术所造成的疼痛大致相当于二度撕裂伤（已经影响到深部组织）所引起的疼痛。而且，接受外阴切开手术的孕妈妈比不接受的更可能发生肛门部位的严重撕裂。在英国所做的另一项研究表明，如果只是一度或者二度的撕裂伤，实施外阴切开手术就没有优势，这与在蒙特利尔所做的研究结果相同。

许多妇女表示，在做过外阴切开手术的好几个月当中，她们和伴侣做爱时都感觉非常不舒服，而且她们重新开始性生活的日期也比那些没有做手术的妇女要晚。

接受外阴切开手术也会带来其他问题：如果手术进行得过早（会阴部位还没有变薄），就会造成不必要的出血；有时，手术的切口会比不做手术的撕裂伤口大得多；术后的伤口缝针常常会发生感染，于是要使用抗生素。

今天，有了经验丰富的产科医生的指导，同时采用温和的分娩方式（详见第356～367页），越来越多的孕妈妈都能在产下婴儿的同时不损伤会阴，这使得孕妈妈在产后数天，乃至数周里的感觉发生了巨大的改观。

## 第三产程的控制与管理

在胎盘娩出体外的第三产程当中，有一种干预措施是在胎儿肩裸露（靠前的那只肩膀）后给予催产素肌肉注射。当下一次宫缩进行完毕后，胎盘通常就会从子宫内壁上剥离开来，然后在5分钟之内娩出体外。

但是，如果胎盘的剥离不完全，它就有可能被压在强烈收缩的子宫里面。当这种情况发生时，医护人员就要在胎儿娩出后即刻夹住并剪断脐带，然后一边用一只手压在子宫上方，一边用另一只手牵拉脐带，直至将胎盘拉出体外。

胎盘的自行剥落需要约半小时或更久的时间。如果婴儿一出生就立刻夹住脐带，这会使胎盘滞留子宫的概率增大，而等脐带停止搏动后再将其夹住，胎盘滞留子宫的概率就会大幅度降低。这是因为，当脐带被夹住时，血液就无法从胎盘中流出，而只有当血液从胎盘流出后，胎盘才更容

**牵拉脐带**

胎儿娩出后，子宫继续强烈收缩以使胎盘娩出。胎盘从子宫内壁剥离后，医生把一只手放在你的下腹部，让你用力，然后用另一只手将脐带缓缓地向外牵拉。

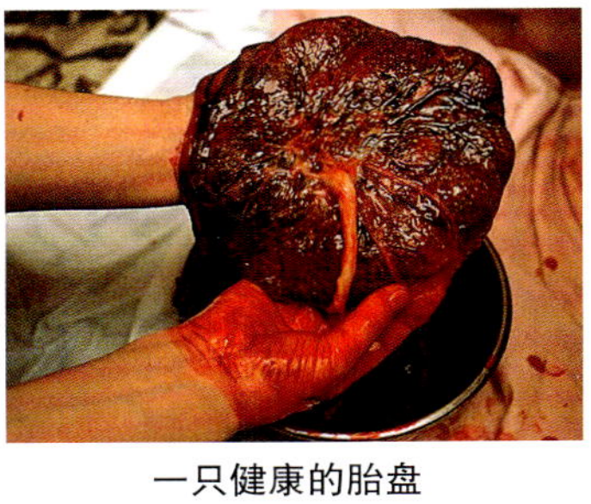

一只健康的胎盘

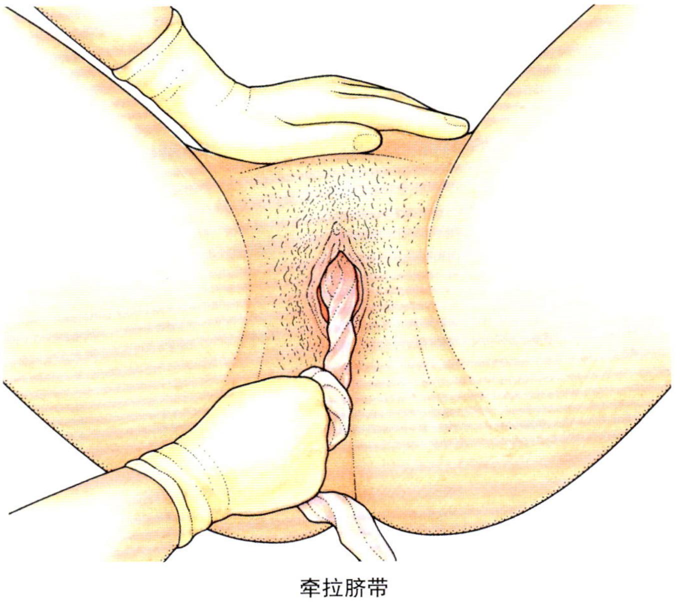

牵拉脐带

易从子宫壁剥离。一只充满血液的胎盘会牢牢地粘在子宫壁上，不大容易剥离。

当你的身体第一次接触到婴儿时，你在一瞬间产生的情感就会促发催产素的分泌。这种天然催产素的突然增加会让子宫继续保持紧缩的状态，而且还会进一步引发宫缩。一旦胎盘剥离，医生就会把一只手轻轻地平放在你的下腹部（耻骨上方），然后你对着医生的手开始用力，直到把胎盘和胎膜娩出体外。以上的做法通常都很有效，如果不行，你还可以蹲在一个小盆或小桶上方，然后利用重力来使胎盘娩出。

脐带有时会很短，如果不剪断，妈妈就没有办法把孩子抱在怀里。而且脐带可能缠绕在胎儿颈部，如果剪断它，胎儿就能更顺利地娩出。尽管如此，脐带最好还是不要在胎盘还没有娩出的情况下剪断。如果孕妈妈是Rh阴性血，而胎儿是Rh阳性血（详见第113页），这时脐带也不能早早剪断。如果脐带还有停止搏动就把它扎上，胎儿的血液就会停留在胎盘当中，当子宫收缩的时候，胎盘当中的血管就会破裂，导致Rh阳性血被更多地挤进妈妈体内。

# 引产

在怀孕晚期，当分娩自然发生时，子宫就对血液中的激素变得特别敏感。在引产当中，医生通过将大量激素注入人体来达到近似的效果。在实施当中，医生或者将合成激素源源不断地滴注到孕妈妈的静脉当中，或则将前列腺素栓剂插入孕妈妈的阴道。通常，这两种方法都会配合人工破膜一起使用。

## 引产的措施

需要记住的一点是，你有权利详细了解医生所要采取的措施，以及为什么医院要收治你，然后实施引产。了解清楚之后，你可以对这些治疗措施表示接受或者拒绝。你可以要一些有关引产的宣传页来了解情况。

**人工剥膜**　有的医生通过人工剥离胎膜来刺激分娩发生。操作时需要用手将胎膜推离子宫颈。人工剥膜非常不好受，却有可能引发分娩。

**人工破膜**　（详见第327页）如果你的子宫颈已经开始张开，人工破膜可能就是实施引产的唯一方式了。大多数产科医生都认为，一旦胎膜破裂，胎儿就应当在24小时内娩出。因为分娩持续超过24小时会有感染的风险，这通常是由阴道检查所引起的。所以，如果分娩由人工破膜所引发，而且进展缓慢，这时就可以使用激素来加快分娩的进程。

**前列腺素栓剂或药膏** 用前列腺素栓剂塞住子宫颈或者将前列腺素药膏涂抹在子宫颈上也可以起到引产的作用。前列腺素也许并不能引发分娩，但它可以促进子宫颈的软化和成熟，将坚硬、厚重的子宫颈变得柔软、轻薄，使宫颈口在催产素的刺激下更容易张开。当你前晚使用前列腺素栓剂或药膏时，第二天一早分娩就可能会开始。开始后，你不必进行人工破膜（详见第327页），也不必静脉滴注催产素。它的好处还在于，你可以在分娩期间自如地走动。

**静脉滴注催产素** 滴注开始之前，让医生将针头插入你不常用的手臂或手上。如果针头所连接的塑料管太短，让你无法自如地移动胳膊，改换姿势，你就让医生给你粘得牢一些，这样，翻身的时候就不会掉了。许多孕妈妈发现，只要在一侧躺久了腰就会痛，这与宫缩所引发的腰痛不同。滴注开始后，首先用的可能是葡萄糖溶液。当宫缩非常有力，宫颈口也已张开5厘米时，静脉滴注的速度就可以放缓甚至停止，你可以让医生来为你调节滴注的速度。不过，你手上连在静脉上的塑料管是不能拔掉的，你要一直戴着它直到第三产程结束，因为为了控制子宫出血，将来可能还要滴注药物来加强宫缩。

> “尽管身体连着静脉滴注器，但是站起来下床走动也是很容易做到的。”

**迷索前列醇** 这是一种极其强效的药物，可以让分娩变得剧痛无比，当孕妈妈做过剖宫产，在子宫上留有伤痕时，它还可能造成子宫破裂。这种药的美国制造商警告说：“若用来引产，则可能引发子宫破裂。”在美国，一些孕妈妈使用后出现了大出血，或者不得已进行子宫切除手术，甚至死亡，这使得有关的研究也被迫终止。2002年《考科蓝数据库》中的一篇评论说，这种药“不可以常规使用……需要进一步的研究以确认其安全。”最后还加上了非常重要的一句，“女性对此的看法显著缺乏”。

## 何时可以进行引产

当胎儿必须尽快出生时，引产就可以派上用场了。不少医生认为，大约有15%～25%的分娩得益于引产和催产。有的人认为这个数字太高了，而另一些人则认为，60%以上的分娩应当实施引产。实施引产的原因包括严重的先兆子痫（详见第141页）、高血压、蛋白尿、增重过速和浮肿，因为如果让孕妈妈继续怀孕，胎儿的营养就会受到影响。

**预产期前引产**　在怀孕晚期，有的胎儿会由于胎盘机能不全而停止生长（胎盘是向胎儿提供营养和氧气的器官）。这种情况可能发生在预产期之前，而且此时的孕妈妈也可能身体健康，感觉良好。这样的胎儿继续留在体内会有危险，实施引产后，它们的营养状况会更好。

**预产期后引产**　10%～12%的孕妈妈会在超过预产期两周或以上的时间内分娩，但是，只有1%的孩子成熟过度（皮肤干燥，脱皮，指甲长）。如果没有超声检查作参考，孕妈妈对预产期的估计可能不够准确。而且，由于生物学方面的变异（这是完全正常的），人的怀孕持续时间本来也是长短不一的。孩子长身体不同于工厂造机器。

说了这么多，可还是有越来越多的产科医生建议超过预产期（所谓的预产期）8～10天的孕妈妈接受引产。此时是否应当实施引产，产科医生们对此的看法分歧巨大，所以你也不必急着接受引产了。

如果你已经怀孕43周，那么胎盘就可能因为老化而发生机能退化。不过，在接受引产之前，你还要确定确实已经超过应当分娩的日期了。你可以用超声检查流入胎儿的血量（多普勒超声）和羊水量。尽管以上检查不是百分百地可靠，但至少能够让你心中有数。许多孕妈妈非常了解自己的身体和宝宝的状况，她们的直觉告诉自己，一切正常，不需要引产，而有智识的产科医生也会尊重她们的这种自我觉知。

## 引产的分娩时间

尽管你可能通过引产而迅速分娩，但迅速分娩这一点是无法保证的。有的产科医生希望分娩最多不超过10小时或者8个小时，甚至5小时，于是只要分娩超过这个预先设定的时限，他们就会使用产钳，甚至为孕妈妈做剖宫产。当一所医院把引产当作一种常规医疗措施时，那里使用产钳分娩和剖宫产分娩的孕妈妈就会迅速增多，而且有更大比例的婴儿获得了较低的阿普加新生儿评分（详见第370页），以上证据表明，无论对孕妈妈还是对宝宝来说，引产都是弊大于利的。不同的产科医生观点差异巨大，所以当你与医生讨论有关引产的可能性时，你最好问问他（她）的观点是怎样的，只要你的情况不紧急，这就有助于你决定是否实施引产。

作为一种干预措施，引产在必要的时候是有用的，但是风险也同样存在。在决定进行引产之前，你一定要综合考虑相关的风险，比如胎儿滞留子宫的危险和实施引产的危险。

“我怀孕42周的时候，医生建议我实施引产，我没有同意，而是作了一些检查。检查结果一切正常，结果第二天宝贝就出世了。”

**“未成熟”的子宫颈** 据说，“引产的成功与否取决于子宫颈的状况。”当子宫颈变得柔软、有弹性时，它就像你嘴巴放松时的嘴唇一样，这时的子宫颈就是“成熟”的，适于进行分娩的。不幸的是，引产通常发生在子宫颈尚未“成熟”的时候，于是子宫对激素的反应也不敏感。如果这时胎膜已经破裂，接下来的剖宫产很可能就无法避免了。当引产势在必行，而子宫颈却尚未“成熟”时，你就可以使用几天前列腺素栓剂，然后再使用催产素。

**疼痛** 当子宫在激素的作用下收缩得更剧烈时，那种感觉要比自然而然发生的宫缩更为强烈。每次宫缩通常有两个“极点”，每个“极点”持续一分钟或更久。从前生过孩子但不是通过引产而分娩的孕妈妈说，由引产所促发的宫缩一开始就特别强烈，这一类的宫缩很少有起始阶段，感觉像是突然的“爆炸”。两次宫缩之间的间隔期很短，时间只够呼出一口气，然后下一个宫缩又来了！这时，你应当直接使用你学过的针对宫颈口开到一半的呼吸方式（详见第205～213页）。

**不正常的血流** 极其强烈的宫缩会干扰子宫的血液输送。一项研究发现，受到催产素刺激的孕妈妈的孩子更容易发生缺氧的症状，这些孩子出生后获得的阿普加新生儿评分（详见第370页）也更低，其中需要接受婴儿重症监护的比例要比一般的新生儿高得多。

实施引产时，胎儿的心率需要有持续的监控。如果你的某一次宫缩持续超过90秒钟，你就要立刻告知医生。有时，即使是微量的催产素也可以引发长时间的宫缩，使得子宫将自身的血液循环阻断，同时也将胎儿的血液循环阻断。由于事先没有测试，子宫对催产素的敏感度未知，所以催产素最好要从微量开始使用，然后再逐步增加药量，直至达到理想的宫缩强度。使用催产素的目的应当是引发自然的分娩进程。

## 宫缩强度的测量

实施引产的潜在风险之一是宫缩的强度过大，这时孕妈妈和胎儿都要承受巨大的压力，甚至会造成缺氧。测量宫缩强度的方法之一是使用子宫内压力传感器。得知宫缩的强度后，如果滴注催产素使宫缩强度显著增加，这时就可以降低滴注的速度。测量宫缩强度是非常有意义的，这样你就可以避免子宫长时间地收缩。如果前列腺素导致宫缩强度过大，你就无法降低药量，只能注射松弛剂。

> “我当时觉得宫缩一刻都没有停，医生告诉我说子宫已经痉挛了，所以他们就把静脉滴注拿掉了。”

## 引产与硬膜外麻醉

在有些医院，医生可能会同时为你做引产与硬膜外麻醉（详见第319～323页）。实施引产后的你更需要进行硬膜外麻醉，不要害怕它。

与所有的静脉滴注相同，如果你的身体被注入了大量的液体，你就一定要记得规律性地排尿。如果你自己不能排（实施硬膜外麻醉后，你通常都无法自己排尿），医护人员就会用导尿管帮你排。

## 选择性引产

选择性引产也叫屈从于外部条件的引产，它不以任何医学指标为参照。选择性引产在20世纪70年代达到顶峰，然而不幸的是，今天仍然有医生认为，只有选择性引产才是有效护理分娩的正确途径。这种认识的理由在于，孕妈妈在产科医生、儿科医生、护士都在岗的时候分娩最好，医院了解每天会有多少产妇生产有助于它的运转，分娩最好避开夜间。如果孕妈妈在不方便的时间自然而然地开始了分娩，他们就会说，早点实施引产就不会这样了。

近年来，这种看法发生了转变。综合考虑了各项研究成果后，美国国家食品与药品管理局禁止了用催产素来进行选择性引产的做法，同时声明，选择性引产会将母婴双方暴露于不必要的危险当中。今天，支持无明确医学指标的选择性引产的产科医生越来越少了。

## 面对引产

不论你怎样看待引产与催产，也不论西方世界如何夸耀分娩的科技含量越来越高，当你的医生告诉你需要实施引产时，事情常常就会变一个样子。

许多妈妈接受过引产，而且处理得还不错。然而不幸的是，许多曾经被实施引产的妈妈都说，她们当时没有任何选择，而且医生所告知的信息也不充分。

面对引产，重要的是要把事情问清楚，不要坐在那里等待别人来告诉你。你要与医生详细讨论，用心了解可能发生的后果，然后与医生共同决策，而不是把自己全部交给医生来处置。当你了解了许多信息之后，你就要花时间来考虑它们，然后选择最佳的解决方案。同时，你也应当开放自己的思维，适应新出现的情况，然后优化自己的选择。记住，这是你的孩子，你的身体，医生只是在那里提供帮助，而不是主导一切。

## 催产

催产是分娩开始后通过静脉滴注催产素以促使分娩进程加速的过程。如果在滴注催产素的时候，你的子宫颈尚未明显张开，那么即便这时宫缩（或者假性宫缩）已经发生，这种做法也仍然是引产，而不是催产。催产用在子宫收缩无力或收缩不规则的情况下，这样的宫缩效果不佳（详见第283页）。在分娩当中，如果你饱受腰痛的折磨，你就可以用催产来应对，它可以促进子宫收缩，效果出奇地好。

如果你的情况看起来需要进行引产或催产，这时候，你也要试试前面介绍过的呼吸方法（详见第205～213页），看是否起作用。不要放弃努力，让自己落入医生手中，毕竟你才是分娩的主人。

## 主动分娩治疗

主动分娩治疗是控制和加速分娩的一套常规做法，它可以加速子宫的收缩，让其更有效地发挥作用。据说，这种疗法可以降低剖宫产的发生率。主动分娩疗法是由爱尔兰国家妇产医院（位于都柏林）的医生们发明的，在那里，40%的孕妈妈都要接受引产或催产的治疗，而且，这种疗法正在日益受到世界各地的产科医生们的青睐。他们先对孕妈妈讲，说分娩只能在12小时内完成，而且，如果宫颈口每小时张开不到1厘米，他们就要人为地对子宫施加刺激，以加快分娩的进程。

在都柏林，产科医生只能对初产妇实施子宫刺激。他们认为，这种治疗手段对经产妇有潜在的危险。并且，那里的主动分娩治疗秉承一对一看护的原则，每一位孕妈妈都有专门的产科医生陪伴，直至胎儿降生。

“分娩的时候争分夺秒，医生一定认为分娩越快越好，除此之外没有别的原因。”

然而不幸的是，在都柏林之外，产科医生们却经常不加分别地使用主动分娩疗法，不但把它用在初产妇身上，也把它用在经产妇身上。而且，他们似乎忽略或者忘记了，一对一的看护也是治疗的重要原则之一，因为这种疗法实施起来是非常复杂的。不过，有证据表明，降低剖宫产实施率的并不是主动分娩疗法，而是一对一的看护。在分娩当中有“过来人”陪伴，并且得到情绪和心理方面的支持，这是主动分娩疗法的唯一有效之处。所以，选择一位理想的分娩同伴是降低剖宫产率、实现正常分娩的最佳途径。

## 电子胎儿监护

电子胎儿监护可以跟踪胎儿的心率变化和孕妈妈的子宫压力改变。在电子胎儿监护当中，监护仪的传感器既可以装在孕妈妈腹部靠近胎儿心脏的地方（这是外部监护），也可以插入已经张开的子宫颈，然后固定在胎儿的头顶上（这是内部监护）。然后，胎儿心率与子宫活动的动态关系就会在热敏纸上打印出来。监护仪是一台方形的盒子，它可以把胎儿的心跳声放大至我们能听到的程度，并用图形的波峰来表示宫缩的高点。监护仪也可以用灯标的闪烁来显示胎儿的心跳和宫缩的强度，这项功能可以关闭。如果哪里出了问题，监护仪就会发出警报。不过，这种情况常常是由于机器和线路出了问题，而与孕妈妈无关。有时，医生只要用脚把机器踢一下，一切就正常如初了。

20世纪70年代，电子胎儿监护问世之初，人们认为它可以使分娩更加安全，因为它能够持续地监测胎儿的心率。然而，有一项研究分析了涉及多个国家的55 000名婴儿的12项随机控制实验，结果表明，它的这项功能并不存在。另外，在宫缩间歇用听诊器或者多普勒超声探头听胎儿的心跳既不会让分娩更安全，这种断断续续的监测也不会令新生儿的阿普加指数降低，或者有更大的概率进入重症监护病房。实际上，当用电子胎儿监护仪持续监护后，倒是有更多的新生儿患上了脑瘫。一项关于早产胎儿电子监护的研究发现，曾接受电子监护的胎儿罹患脑瘫的风险大大增加，而监护的正面效果却没有显现。

尽管有研究表明，电子胎儿监护确实能降低胎儿产后发生癫痫的概率，而这也仅限于足孕的胎儿。有人根据这一点就下判断说这种持续性的监测是有意义的。然而，新生儿的这种癫痫（只发生在母亲注射过催产素的情况下）与能够引发长期健康问题的癫痫并不是同一类型。

电子胎儿监护的一大缺点在于，它可以使剖宫产的发生率上升160%，并且对胎儿没有任何好处。如果在实施剖宫产前先抽取胎儿血液样本，这一数字仍然会上升30%，而且仍然对胎儿没有任何好处。此外，持续性的监护也会对孕妈妈的分娩造成巨大的干扰。进行电子胎儿监护时，孕妈妈不仅无法自由移动身体，而且更容易被其他人丢下不管，因为那些人觉得有机器在监护，自己就不用去了。当使用电子胎儿监护仪时，孕妈妈也无法使用分娩池分娩，也不能选择电击止痛法来缓解疼痛。对许多孕妈妈来说，电子胎儿监护无谓地让分娩过程复杂了许多。

电子胎儿监护能够先于你的感觉感知到宫缩的到来，这时，你可以根据监护仪提供的信息提前调整呼吸。

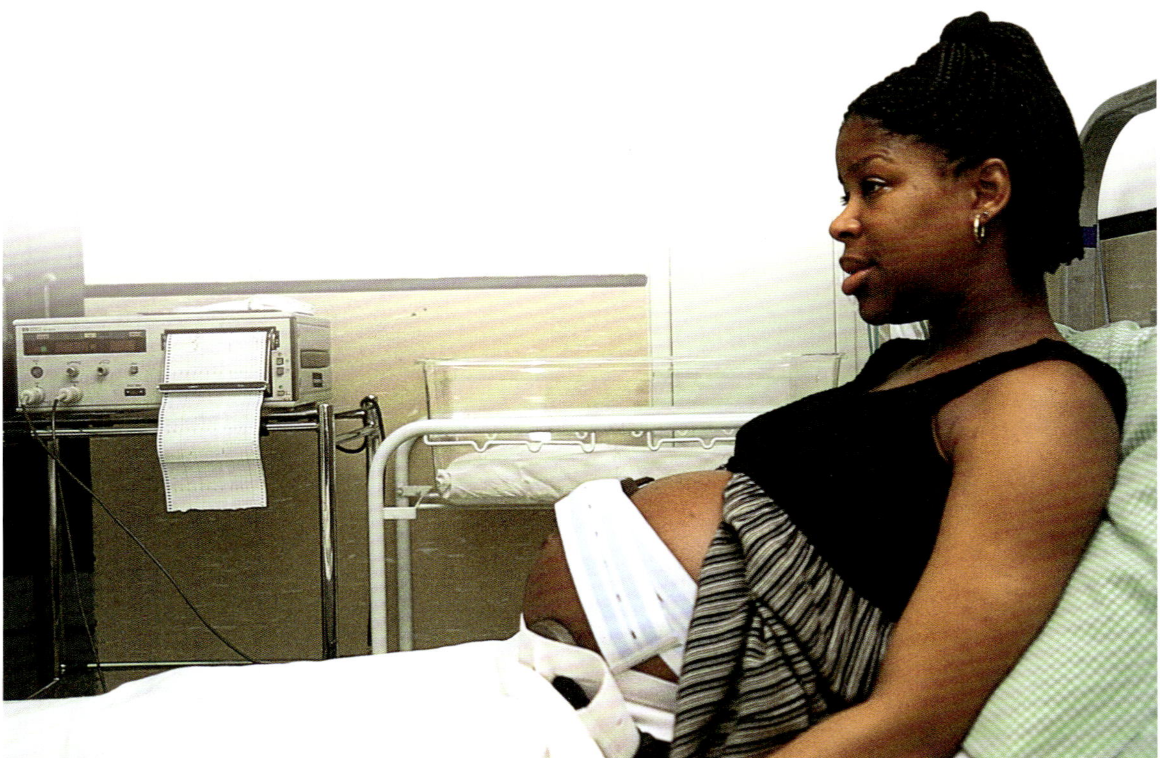

## 入院电子监护

由于电子胎儿监护存在大量的问题，所以英国的许多医院只在孕妈妈入院后为她做20～30分钟的电子监护，如果情况正常，监护即告停止。不过有研究显示，即使是这样，实施剖宫产的概率仍然会增加。所以，如果你比较健康，整个怀孕过程也比较顺利，你就可以对医生说："谢谢，不必做了。"

## 外部电子监护

外部电子胎儿监护仪装配有两条带子，监护时需要将它们系在腹部。这两条带子，一条连着子宫分娩力计，用来监测子宫收缩的强度，一条连着超声传感器，用来记录胎儿的心率。

## 内部电子监护

与外部电子胎儿监护仪相比，内部电子胎儿监护仪的记录结果更精确。它将超声传感器穿过阴道和子宫颈，然后固定在胎儿头顶部的皮肤上。超声传感器与监护仪之间有线路相连。子宫内分娩力计也要放置在子宫当中，如果是子宫外分娩力计，这时你就只系一条带子了。内部电子胎儿监护只能在胎膜破裂后才可以使用，而且宫颈口需要张开至少2厘米。

## 电子胎儿监护的优点

当用催产素实施催产或引产的时候，电子胎儿监护就有可能派上用场了。因为静脉滴注催产素会延长分娩的持续时间，增强宫缩的力量，增加宫缩的频率，产科医生应当密切关注以上因素对胎儿的影响，以免导致胎儿无法承受。时至今日，有的产科医生仍然在盲目地使用引产，其结果是引发极其剧烈的宫缩，有时甚至将胎儿的血液供应阻断。当使用电子胎儿监护后，这样的情况就会少很多，因为电子监护仪能够实时监测引产的实施过程。通过电子监护，我们就能知道，即使是少量的催产素，其效果也是非常明显的。

电子胎儿监护的另一个优点是可以预示宫缩的来临，所以你可以提前深呼吸，放松，以便用呼吸来驾驭宫缩。尽管做监护的时候你的身体无法离开产床，但你仍然可以舒服地坐着，同时保持上体直立，这有助于呼吸方法的运用。

## 电子胎儿监护的缺点

许多孕妈妈表示，外部电子监护仪的带子特别不舒服。有的孕妈妈甚至说，分娩中最疼的就是监护仪传感器压在肚子上。有时，内部电子监护仪的传感器会与胎儿的头部脱离，或者在使用外部电子监护仪时，胎儿一活动身体，它的心率就监测不到了。有的外部电子监护仪的传感器能够自动搜寻胎儿心脏的位置，所以不会发生上面的情况。如果你一边进行静脉滴注，一边接受外部电子监护，你就得保持一个姿势不能动弹，以免传感器脱落。这种对身体活动的限制会引起你的不适（详见第325页），胎儿也很可能会觉得不舒服。所以，监护仪有时会记录下胎儿心率减弱的情况。不要让电子监护仪的导线限制你的活动范围，你走动的时候可以让医护人员来帮你。

> “我不想让电子监护仪限制我活动，所以护士只能不停地检查，看监护仪的工作是否正常。”

接上监护仪后，有的孕妈妈发现监护仪什么都没有记录，因为仪器根本就没有工作。为了接一台消极怠工的机器而坐在那里一动不动，这确实让人非常恼火。然而尽管如此，当孕妈妈提出拿掉传感器，好让自己的分娩顺利进行时，有的医护人员却表现得非常惊诧，似乎对你的要求很不理解。如果这种事发生在你身上，你就要记住，这一要求完全是正当的。不过，如果仪器工作正常，医护人员就可能安慰你说，仪器正在记录宝宝的心跳，一次都不会漏。

## 无线电遥测

无线电遥测是电子胎儿监护的一大进步，由于没有导线，它可以在你下床走动的同时对胎儿进行持续的监护。仪器轻便，可置于距你一定距离的地方。与其他监护形式相比，无线电遥测可以让分娩更快地进行，新生儿的状态也更好，所以受到了孕妈妈们的青睐。在遥测当中，你可以保持上体直立，所以你感觉到的疼痛会少一些，子宫也得以更有效地工作。

不过，即使是无线电遥测，它也常常是有创的，因为有时需要用到内部电子监护。任何有创性的医疗技术（包括进入体内）都会增加感染的风险。如果怀疑胎儿有异常，这个风险就值得冒，要是情况一切顺利，这样做就没有必要了。

因为要穿透胎儿头顶部的皮肤，所以与胎儿头顶相连的电子传感器很可能会让胎儿感到疼痛。在分娩当中，传感器会一直固定在胎儿的头顶部，直到胎儿娩出体外，到时再轻轻地取下来，这个操作很讲究技术，决不能猛地拉下来。在固定过传感器的部位，85%的新生儿会发生皮疹，而20%的新生儿会发生小面积的脓肿。个别新生儿还会留下永久性的伤疤。

## 理解监护数据

据估计，电子胎儿监护仪能够挽救千分之一的实施监护的孩子的生命。然而尽管如此，处于首要位置的还是对监护数据的理解和分析，因为仪器本身是无法让分娩变得更安全的。有时，仪器会把正常的心率波动判断为病理现象（有时这是仪器设计方面的原因），有时明明出了问题，仪器却显示一切正常。医生的听诊技术（用超声传感器或听诊器来听诊）是非常有价值的，然而由于人们越来越相信电子监护仪，这些技术就遭到了忽视。

有时，对电子监护数据的分析和理解也会带来麻烦。在接受电子胎儿监护的孩子当中，半数的孩子都会在分娩当中出现某种形式的心率异常，通常这都是无关紧要的。我们不知道胎儿是怎样做到的，但在分娩当中，它确实是在睡觉。他们先从快速动眼期到做梦，再从做梦到深睡眠（可持续长达40分钟），然后循环往复。当胎儿的睡眠模式发生变化时，心率也随之出现改变。在深睡眠阶段，胎儿的心率曲线看上去比较平坦，如果不理解这是由深睡眠造成的，医护人员就会产生慌张的情绪。现在已经发现，要想让胎儿的心率有所上升，你只须让胎儿醒来一点点。这样做的方法之一是抚摸它的头顶。而孕妈妈们也有自己的独到的做法，比如改换姿势。这样一来，医生们或许就能安心了。

“由于胎儿的心率非常低，所以医生们非常关注。然而，这种关注并没有提高胎儿的心率，而是把我的心率给提高了。”

胎儿的心率通常为每分钟120～160次，超过为心动过速，不足为心动过缓。如果医生对胎儿心率在宫缩期间和宫缩间隙的正常变化范围认识不足，他（她）就会采取许多干预措施。在很多情况下，紧急剖宫产的施行都是因为误将胎儿的心率变化视为窒息的征兆。然而，手术后却发现，半数以上的新生儿情况都相当不错，所以这些剖宫产是不必要的。实际上，胎儿心率的一系列复杂变化是由于儿茶酚胺（一种与压力有关的激素）的正常上升所引起的，却被当成了胎儿窒息的信号。

在西班牙和德国，当电子监护仪显示胎儿心率出现异常时，产科医生就会通过注射或输液来让孕妈妈的子宫停止收缩。在所有的国家，使用电子胎儿监护后，那里的产钳分娩率和剖宫产分娩率都出现了上升的现象。

对任何一家医院来说，只要引进电子胎儿监护仪，那里进行人工分娩的比率就会直线上升。不过，近些年来，这种趋势已经开始有所下降，因为医护人员对胎儿心率的正常变化已经有了更多的了解。

“我不愿意让他们在孩子的头顶上固定传感器。不过，经过仪器检查，孩子的情况很好，所以我就能继续按照我的方式分娩了。”

美国妇产科学会（ACOG）、加拿大妇产科学会（SOGC）和英国皇家妇产科医学院（RCOG）支持产科医生用超声探头对低分娩风险的孕妈妈进行规律性地、频繁地听诊，它的重要性等同或者高于电子监护。尽管它们对电子监护的支持态度有所转变，但大多数产科医生都没有经过良好的听诊训练，于是只能继续依赖电子监护。

### 胎儿血液检查

如果电子监护仪显示胎儿呼吸困难，为了核实情况，医护人员应当为胎儿做血液检查。如果胎儿真的出了什么问题，那么它血液中的化学物质就会发生改变。然而，医生却很少做这项工作。测量胎儿血液酸度的生化检测能够减少不必要的剖宫产。有一种电极能够在记录胎儿心率的同时检测它的血液。

人们普遍认为，如果血液检查结果显示乳酸含量较高（胎儿在第二产程缺氧会造成乳酸在自身体内堆积），胎儿的大脑就会受到损害。但是，现在已经知道，即便确实存在缺氧现象，一个健康的胎儿也能转换至另一种代谢形式，使用它前几周积存在体内的能量。通过这种方式，它就能在缺氧的环境中存活下来，并且不会对身体产生不良的影响。实际上，分娩后血液呈酸性的新生儿常常会得到较高的阿普加评分（详见第370页）。而且，对产后由于缺氧而导致血液酸化的多位四岁幼童的神经病学研究证明，这种血液的酸化并无有害影响。然而，许多产科医生仍然认为，血液酸碱度是目前评估胎儿状况的最佳方法。

## 帮助胎儿娩出

今天，在英国的许多医院当中，大约有十分之一的孩子在产钳或真空吸引器的帮助下分娩。这一比率在个别医院会更高。

## 产钳分娩

产钳就像是两把金属质地的大勺子。它们能够密切吻合为一体，于是胎儿的头部就不会被夹得太厉害。如果孕妈妈尚未进行硬膜外麻醉，医生就要首先在产道里注射一针麻药，然后再使用产钳。使用时，两只产钳应当先后置入，分别夹在胎儿的两个太阳穴附近。产钳的形状各有不同，分别应对分娩中出现的各种情形。在大多数情况下，医生都是用产钳把胎儿的整个身体拖出产道。有时，医生仅仅是用产钳将胎儿的脑袋拉出来。如果胎儿处于枕横位或枕后位（详见第270页），医生就可能先用手或者弯形的基耶兰德氏产钳旋转胎头，使其转向枕前位。

## 真空吸引器分娩

在产钳分娩和真空吸引器分娩当中，人们越来越倾向于采取后者。有证据表明，真空吸引器分娩对孕妈妈和胎儿都有好处。当然，这也是一项需要经过培训才可以使用的技术。与真空吸尘器相似，真空吸引器的工作原理就是运用真空将胎儿的头部吸出来。使用时，胎儿的头顶部要固定一只真空杯，整个固定过程需要10～20分钟。在这当中，只要你想用力，你就可以用。真空杯装好后，如果你还能继续用力，你就能和真空吸引器一上一下、一推一拉地使胎儿娩出体外。

真空吸引器分娩

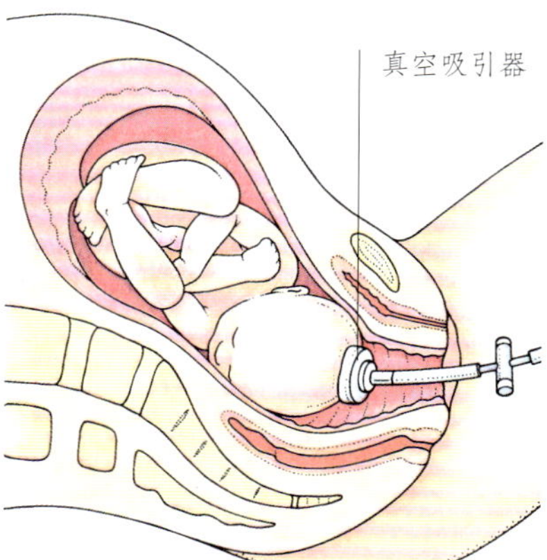


产钳分娩

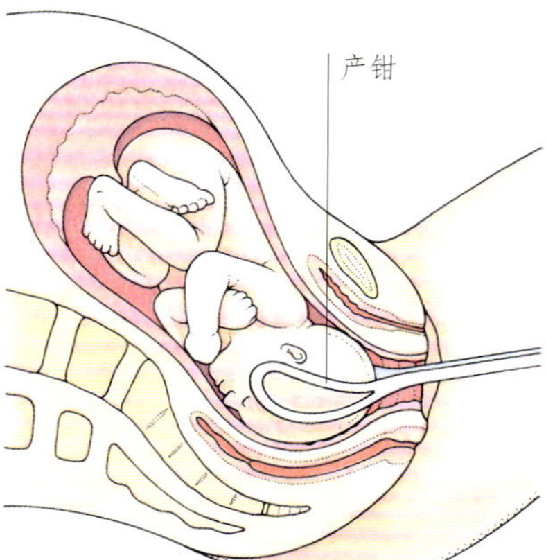


**帮助胎儿娩出**

使用产钳分娩有时非常困难，而真空吸引器则有可能避免上述的情况出现。而且，即使胎儿尚未进入产道，真空杯也可以被固定在胎儿的头顶部。图中所示的产钳仅用于将胎儿头部拉出的操作。

## 使用产钳或真空吸引器的原因

产钳或真空吸引器只能在第二产程需要加快分娩的时候使用。这时，由于你的血压显著上升，或者胎儿有窒息的征兆，或者胎位不好，导致胎儿娩出困难，所以才需要人为地加快分娩进程。由于用药或手术方面的原因，在某些情况下，医生会完全制止孕妈妈用力，这时就可以用产钳或真空吸引器来帮助分娩。

孩子是像瓶塞那样，只要坚定、持续地用力牵拉，它就终究会滑出体外，还是它根本就是死死地卡在里面，如果强行从阴道分娩，就可能对母亲和胎儿造成双重的伤害，到底属于哪一种情况，这要由产科医生根据自己的经验来作出判断。有时，剖宫产会在产钳分娩和真空吸引器分娩失败后进行。当你接受硬膜外麻醉（详见第319～323页）后，由于你可能无法继续使子宫发生收缩，这时也可以用产钳或真空吸引器来帮助分娩。

当第二产程特别漫长时，医生常常会建议孕妈妈使用产钳或真空吸引器来加速分娩。但是，到底怎样才叫漫长，不同的医生看法也不一样。有的医生认为，漫长就是超过半小时没有进展。不少医生会设定一个时限，然后让护士在看起来要超时的时候通知自己。还有的医生会通过定期的仔细查看来判断胎儿是否在不断地移向产道外，在他们眼里，这才是最重要的事情。

有的孕妈妈能够精力充沛地熬过漫长的第二产程，而有的孕妈妈很快就累了。如果你的第一产程已经非常漫长，而第二产程又进展缓慢，你对分娩的热情就很难再持续下去，这时，除非有来自外界的许多鼓励，否则你或许就会希望有人过来用这样或那样的方式帮你把孩子取出来。

当孕妈妈没有想要用力的感觉时，有时护士会长时间地鼓励或者说服她屏息、用力。这是因为她知道，如果没有在医生设定的时间内分娩成功，那么接下来就要用产钳或者真空吸引器了。于是她通过鼓励孕妈妈用力来加快胎儿娩出的进度，以竭力避免人为干预分娩的情况出现。

## 尽量避免使用产钳或真空吸引器

如果你一直在不停地用力向外挤压胎儿，而且由于第二产程已经持续很久，医生可能会建议你使用产钳或真空吸引器。这时的你已经筋疲力尽，胎儿的心率也比较缓慢，也正好可以感觉一下不用力的效果。或许你根本就不需要用力，因为不用力能够为你和胎儿提供休息的大好机会，而且随后到来的宫缩会为你带来急欲用力的感觉，难以抑制，这比仅仅是听从医护人员的口令要有效得多。你可以采取站立、下蹲和跪立的姿势，利用重力来帮助胎儿娩出。

# 剖宫产

实施剖宫产常常由分娩进展缓慢所造成。分娩进展缓慢的原因有胎位不正和头盆不称，也就是说，与产道口相比，宝宝的脑袋太大了。然而，手术后回头看去，却发现胎头往往是可以通过的。有的产科医生喜欢为所有臀位宝宝的孕妈妈实施剖宫产，或者为她们当中初产的孕妈妈实施剖宫产，他们认为这样做对孩子更安全。可是，这样做也要考虑胎儿与骨盆的相对大小。如果电子胎儿监护仪显示胎儿存在窒息的危险，医生就可能对你实施紧急剖宫产。但是，在决定之前，医生应首先对胎儿头顶部的血液作检测，以确认胎儿的处境确实有危险，这就需要在胎儿的头顶部抽取少量血液。

如果胎儿体重严重不足，或者孕妈妈患有活动性生殖器疱疹、肾病或严重的高血压等病症，医生也会为孕妈妈做剖宫产。研究证明，对多胎分娩和糖尿病的孕妈妈一律进行剖宫产并无益处。为所有的双胞胎孕妈妈实施剖宫产也无法使胎儿的存活率和健康状况得到提高。在一项研究当中，研究者对比了丹麦两个地区的分娩情况，结果显示，尽管其中一个地区的剖宫产实施率是另一个地区的两倍，但两个地区的围产期死亡率和发病率却未显示出差异。

## 剖宫产的发展趋势

许多不需要做剖宫产的孕妈妈做了剖宫产，而许多需要做的却没做。在英国，剖宫产在2005～2006年间的所有分娩病例当中占比达到23.5%。在其他国家和地区，这一数字分别为70%（一些拉美城市）、30%（匈牙利）、10%（荷兰）和2%（尼日利亚）。在不同国家内部，差异也是非常巨大的。如南非，这一数字在国立教学医院为14%～17%，在私立医院为33%。同许多国家一样，南非供职于私立医院的产科医生比国家卫生服务系统的医生更倾向于使用剖宫产。南非的产科医生自己报告说，在75%的情况下，他们实施剖宫产的目的都是更省事。在发达国家和地区，中国香港的剖宫产率是最高的。在那里的私立医院当中，剖宫产占据所有活产病例的50%左右，尽管这一数字在公立医院那里低得多。在公立医院和私立医院之间，剖宫产实施率的差异达到了惊人的64%之多。2006年，美国的剖宫产率为31.1%，但在个别医院也超过了50%。升高的剖宫产率并没有相应地带来胎儿成活率的提

> "听说要进行剖宫产，我感到非常吃惊，我之前还盼着自然分娩呢。我觉得自己受骗了，还怀疑是不是自己的身体出了问题。"

高。在增加不必要的疼痛和术后感染概率的同时，剖宫产也为孕妈妈增加了额外的风险。与剖宫产相比，阴道分娩的安全性更高。世界卫生组织建议，剖宫产率应当严格控制在12%以下。

过去，产科医生可以隔着腹壁实施胎位倒转术（详见第241页）。然而，今天的医生很少这样做了。他们不是首先尝试调整胎位，而是径直实施分娩手术，所以他们已经忘记怎样进行体外胎位倒转了。不过，今天的产科医生也在重新认识胎位倒转术的价值，并开始重新学习这一技术。在实施剖宫产之前，产科医生应当首先尝试调整胎位。

今天，越来越多的孕妈妈被归入了“高风险”一类。孕妈妈被视为高风险的年龄从40岁一路降低到35岁，再到30岁。如果你已经超过35岁，而且有迹象表明，你可能会在分娩当中出现一些问题，医生就可能建议你实施剖宫产。有的产科医生只是因为孩子看起来可能会比较大而为孕妈妈实施剖宫产，但是这样的理由是不充分的。在美国，产科医生也常常会对已经有过剖宫产的孕妈妈再次使用剖宫产，尽管上一次导致剖宫产的理由在这一次怀孕当中已经不复存在。用一句话概括，就是“一次剖宫产，终身剖宫产”。许多重复性的剖宫产是不必要的。然而，在曾经接受过剖宫产的孕妈妈当中，只有约25%会在下一次分娩时尝试通过阴道分娩。为了避免分娩中的疼痛，也为了能够方便地安排手术日期，有的孕妈妈会主动要求剖宫产。美国的产科医生认为，上一次剖宫产在子宫上留下的创口可能会在这一次的阴道分娩中发生破裂，但是英国的产科医生并不这样认为。一位产科专家说，创口破裂的概率“比文章当中经常引用的1%还要低得多”，而且就算创口已经被剧烈的宫缩拉开，“对孕妈妈和胎儿的密切监护也往往显示，对任何一方造成伤害的可能性都是微乎其微的”。

> “医生说我得在静脉滴注催产素和剖宫产当中选择一样，我非常惊讶，似乎一切都不在我的控制之下，身体好像也不是我的。”

## 不喜欢阴道分娩就使用剖宫产吗

有的孕妈妈非常害怕通过阴道分娩，所以选择了剖宫产，以为后者的痛苦要小一些。可是，剖宫产是一项大手术，术后恢复至少需要6个月。而且由于要将腹壁肌肉切穿，所以术后会使腹部出现下陷或突起。

也有的孕妈妈听说实施剖宫产可以让阴道保持紧致，盆底肌的功能也不会受到影响，因而选择进行剖宫产。然而遗憾的是，这种说法并不正确。因为只要怀孕就会对盆底肌造成压迫，尤其是在胎儿比较大的时候。你可以通过主动收缩肌肉来锻炼它们（相关锻炼方法详见第120～124页）。

剖宫产还可能造成长期的负面影响。《英国妇产科学》当中的一项研究揭示，在接受剖宫产手术的孕妈妈当中，有接近半数不会再行分娩。其中有三分之一是因为无法继续怀孕，五分之一是因为孕妈妈害怕再进行剖宫产。在产后无法继续怀孕的病例当中，通过剖宫产分娩的孕妈妈的人数是通过阴道分娩人数的3倍，而在遭受精神心理创伤影响的病例当中，这一比率达到了6倍。

该研究的研究者之一詹姆斯·沃克教授说，“当医生和孕妈妈对实施剖宫产的风险作出估计时，他们通常只是考虑剖宫产在当前的影响，而忽视了5年以后它所可能造成的影响”。不过，这并非是因为孕妈妈要忽视风险，而是医生并没有把风险告诉她们。选择进行剖宫产并非只是影响分娩，它还会影响你日后许多年的生活。

## 有准备的剖宫产

在通常情况下，剖宫产的进行需要提前数天或数周作出计划。一位孕妈妈如是说：“我拿出日记本，提前几个月计划了分娩的事情。”通常，当已知胎位不正，阴道分娩困难时，你就需要对剖宫产作出提前的计划。当胎儿头部较大或者产道出口较小时，产科医生也会建议你实施剖宫产，尽管胎头能否通过产道最终还要在分娩时才能看清。还有一种情况，一旦发生就必须使用剖宫产，这就是胎盘前置。在这种情况下，胎盘位于子宫下部，在挡住宫颈口的同时，也挡住了胎儿首先娩出的部分。为了确定是否有胎盘前置的现象，你需要在第32～34孕周作超声检查。如果胎盘的位置确实非常低，医生就会在第39孕周或者胎儿肺脏完全发育成熟的时候为你实施剖宫产手术。胎儿肺脏的发育情况可以通过胎膜穿刺来得知。

“我知道剖宫产在所难免，不过那是我需要的。是否做这个手术我心里斗争了很久，最后一切都安排好、定下来的时候，我就安心了。”

## 备用的剖宫产

当分娩已经持续很久，并且进展缓慢的时候，医生或许会决定使用剖宫产。这样做的原因是宫颈口张开缓慢。这时，很重要的一点是你要与医生共同决策。结果在很大程度上取决于你自己，如果有人在一旁鼓励你继续以自然的方式分娩，你的决定会有很大不同。

## 紧急的剖宫产

某些促使你为剖宫产作计划的情况（如头盆不称）有时也会导致紧急剖宫产的实施（在情况直到分娩时才比较明朗的情况下）。如果分娩过程漫长，而且胎儿出现缺氧，或者出现胎盘机能不全，胎盘早剥（导致出血），脐带脱垂，医生都可能采取紧急剖宫产。

## 剖宫产的镇痛

过去进行剖宫产的时候，孕妈妈往往是第一次接受全身麻醉。今天，医生更多使用硬膜外麻醉和脊椎麻醉了。虽然当情况特别紧急时，医生还要用到全身麻醉，但硬膜外麻醉和脊椎麻醉能够让孕妈妈保持清醒，了解分娩的进展情况，同时也能让孕妈妈在第一时间迎接宝贝的到来，把他（她）抱在怀里，所以相对而言，孕妈妈更喜欢硬膜外麻醉和脊椎麻醉。

**全身麻醉**　实施全身麻醉时，考虑到胎儿的存在，医生会尽量少地使用麻醉剂，你也可能暂时失去意识几分钟。手术的一切准备工作会在你完全清醒的时候就绪，在这期间，医生有时也会让你吸一些纯氧。还应当准备的是，如果孩子出生时比较健康，而你还昏睡不醒，这时就应当让孩子的爸爸来抱着他（她）。

**硬膜外麻醉**　进入手术室后，医生会为你实施硬膜外麻醉，如果之前已经做了硬膜外麻醉，这时就增加一些药量。当硬膜外麻醉单独用作手术中的麻醉剂时，它的用量要比平时更大。麻醉后，麻醉师会仔细检查药量是否足够施行手术之用，如果达不到应有的麻醉效果，就要准备进行全身麻醉。硬膜外麻醉后，你可能会在术后出现恶心和呕吐的症状，就像全身麻醉后经常出现的那样。与全身麻醉相比，硬膜外麻醉的安全性更高，因为不会有误吸胃内容物的危险，而且宝宝也不会被过多的麻醉剂弄晕。硬膜外麻醉的另一个优点是你可以在手术后立即把宝宝抱在怀里，放在乳房旁边。

**脊椎麻醉**　在决定实施剖宫产之前，如果你尚未注射麻醉剂，医生就可以为你进行脊椎麻醉。因为脊椎麻醉的操作更省时，而且能够用更简便的方法达到良好的麻醉效果，所以医生可能更倾向于使用脊椎麻醉。在英

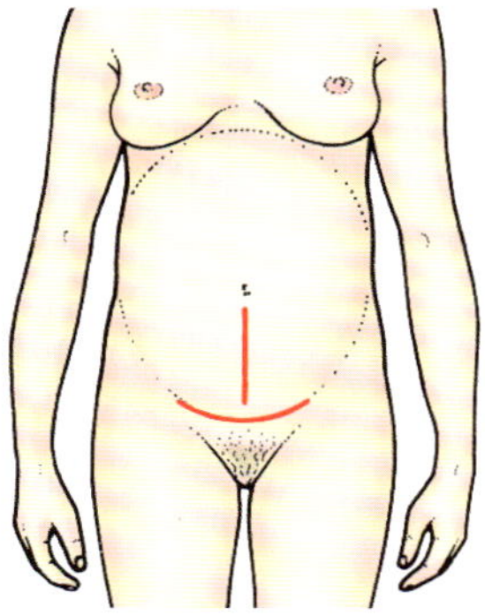

**剖宫产的切口**

过去，剖宫产的切口都是纵向的。由于横向切口可以降低下一次怀孕时发生子宫破裂的危险，所以在今天，尽管医生仍然会在情况紧急的时候使用纵向切口，但横向切口已经更为普遍了。纵向切口和横向切口如左图所示。

国，脊椎麻醉已经毋庸置疑地成为了使用最广泛的麻醉技术。

## 剖宫产的纵向切口和横向切口

在剖宫产当中，孕妈妈腹部的切口有纵向和横向两种形式。纵向切口是过去常用的切口形式，但今天已经很少使用了，除非情况非常紧急，或者子宫上有较大的纤维瘤。横向切口的主要优点在于刀口很低，接近于阴毛际，穿比基尼都可以遮挡住，而且它比纵向切口更不容易开裂。

## 剖宫产的过程

在剖宫产当中，医生会在胎儿分娩后为你注射抗生素，以帮你对抗术后常见的骨盆感染。在剖宫产实施之前，护士会将你的阴毛刮掉（两腿间的阴毛不刮），同时插一根掉尿管在你的膀胱当中，这样你的膀胱就能一直空着。接下来，医生会在你的肚子周围盖上消毒布帷。如果你仰面平躺，你将无法看到手术的进程，如果你愿意，你可以在胸部的位置吊一块帘子。接下来，医生会用消毒溶液为你清洗腹部。如果你有任何想问的事情，就尽管问。

这时，医生会为你实施硬膜外麻醉或脊椎麻醉，在极少数情况下，他（她）也会使用全身麻醉。当你的整个腹部麻木后，或者你完全失去意识后，医生会在你的腹壁下方一点一点地切出一个口子来，将子宫的下段暴露出来，同时用几叠外科纱布将其他器官塞在里面。这时，医生会在子宫壁上做一个横向的切口，切开子宫壁，随后胎膜顺势鼓出。接下来，医生将胎膜剪破，将羊水吸出。如果你做的是硬膜外麻醉或脊椎麻醉，你就能听到咕噜咕噜的羊水流动的声音。然后，为了帮助胎儿娩出，医生会把产钳或手垫在胎儿先露出的部位下面，然后用另一只手按压子宫的上段，使胎儿向切口移动。

在硬膜外麻醉和脊椎麻醉的情况下，你可以要求观看分娩的过程，甚至在手术师的引导下用双手将胎儿从切口当中取出来。当你在切口上方看到宝贝时，你不会有丝毫的恐惧和害怕。实际上，你只会盯着宝宝看，别的都顾不上了。孩子被抱出来之后，护士会用吸管把他（她）身上的黏液吸干净。这时，只要新生儿的呼吸没有问题，孩子就会交到你或同伴的手上。在情况紧急的时候，手术从开始到胎儿娩出只需4分钟左右。不过，这一过程有时也会持续15分钟。

胎儿娩出后，医生会为你注射催产素，以促进胎盘从子宫壁剥离。随后，医生会将胎盘从先前的切口当中取出。接下来，医生开始缝合子宫，然后一层一层地往外缝，用的是吸收性缝线（可被身体吸收的缝线）。腹壁在缝合之前，首先要用吸引器把里面的血液和羊水清理干净，然后再开始修补。比起刚才的分娩，这一过程要慢得多了，可以持续达一小时。修补过程包括对皮肤的缝合，这时要用到非吸收性缝线、金属钉和金属夹，它们将在第二天被去除。

## 伴侣的陪伴

在剖宫产进行当中，并不是所有的夫妻都喜欢待在一起。也许你会担心，剖宫产太复杂了，他肯定什么忙都帮不上，或者他自己也害怕剖宫产，担心会自顾不暇。在那些一心想待在一起的夫妻眼中，无论分娩以何种方式进行，它都是一种共同的经历和体验，假如妈妈无法在胎儿分娩后把宝宝抱在怀里，爸爸就要代替妈妈来做这件事。在产房当中，准爸爸应当坐在孕妈妈的脑袋旁边，然后给予她精神上的安慰和鼓励。准爸爸不需要观察手术过程，孕妈妈胸前的帘子也可以遮挡住他的视线。

## 剖宫产术后

剖宫产结束后，如果孩子不在你身边，你可以告诉医护人员，你想抱着他（她）。这时，如果有需要，医生就会给你输几小时的液，为你的身体补充大量水分。如果你接受的是全身麻醉，你就可能会在术后一两天之内感到恶

> “我一点都不想下床，但最后还是下去活动了。后来我重新回到床上才发现，实际上活动活动更舒服！”

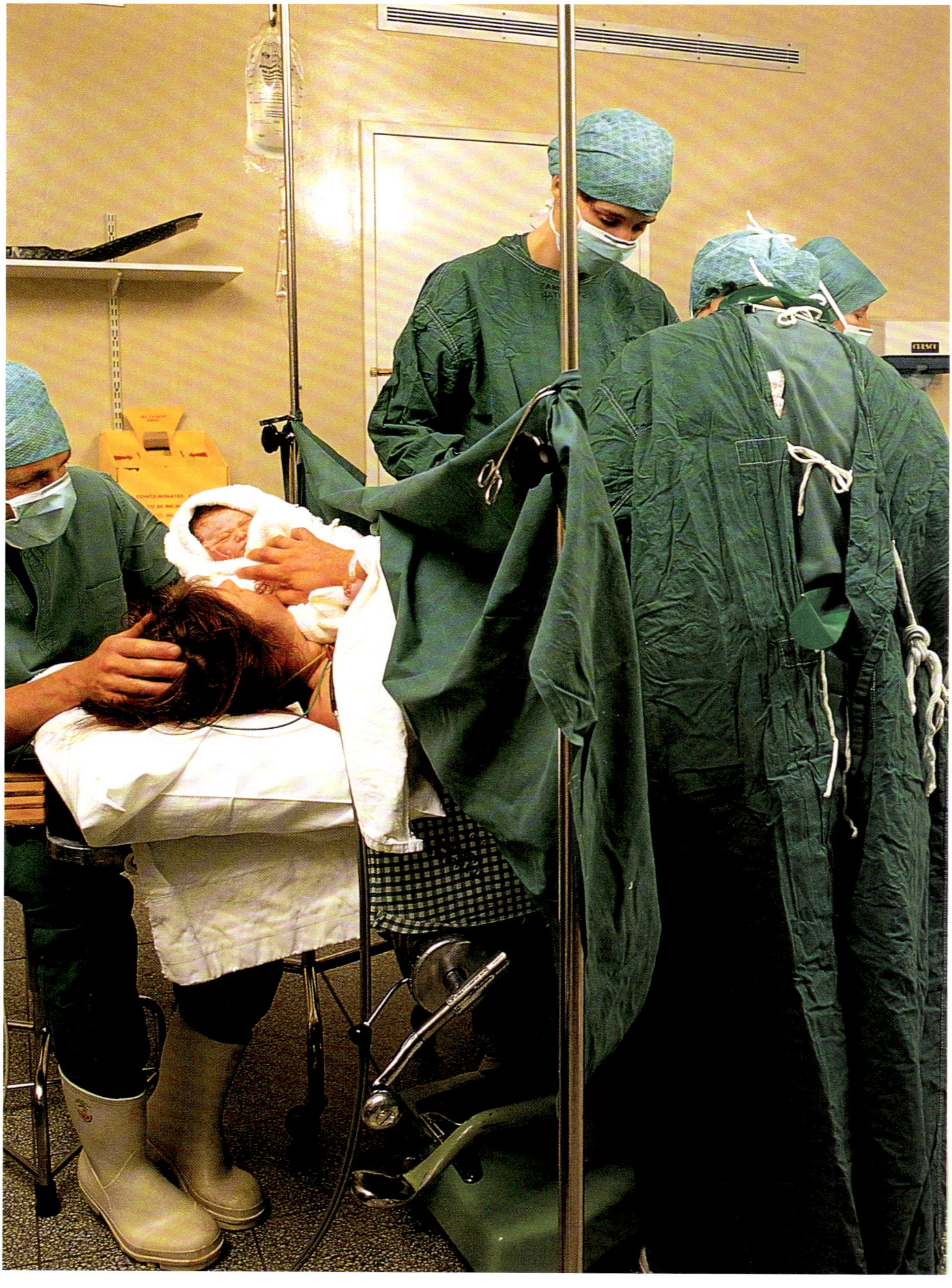

心、虚弱。当你发现自己可以在床上轻微地活动身体时，你就尽量地多动一动。即使跷跷脚趾、转转脚踝也是有好处的，也可以防止腿部血液淤积。

无论你在剖宫产中选择哪一种麻醉形式，手术结束后当天的晚些时候，医护人员都会扶着你站起来。为了避免形成血栓，你一定要下床走动，尽管这很痛。下床的时候，首先将身体挪到床边，侧身向外，然后用胳膊将上体撑起，坐在床上。在你起身的时候，你的阴道可能会流很多血出来，这在阴道分娩后也是经常见到的，它们是骨盆里积存的血液。为了改善身体的血液循环，你应当在房间里四处走走，同时用产前培训课上学到的缓慢的深呼吸来呼吸。

如果你需要麻醉药来止痛，就告诉医生。尽管你很想让自己清醒，以便逗宝宝玩，但如果你身体不舒服，这一点也不容易做到。不过，只要你的伴侣陪伴你多一些（哪怕陪你的时候你还在睡觉），你就会觉得更安心，知道宝宝正在被深爱他（她）的人所照料。你很可能会在手术后72小时到第5天的时间里出院，到时医护人员会教你自我护理的方法。如果有什么问题，你可以给医院或者医生打电话。术后，伤口的敷料需要在3～4天内去除。在剖宫产手术当中，由于医生要将腹肌切开，所以术后，你的肚子会显得又大又潮湿。身体内部的缝线会自行消失，但外面的缝线或夹子要在出院前拆除。不要担心伤口会裂开，因为伤口是一层一层缝合的，非常牢固。

如果你做的是全身麻醉，那么肺脏就会积存一些液体，需要你把它们咳出来。护士或理疗师会教给你一些办法，好让你尽可能轻松地将它们咳出。这时，你在孕期学到的呼吸方法也能起到帮助的作用。

剖宫产过后，你很自然地会有一些非常矛盾的情绪。有的妈妈说，孩子出来了很高兴，但同时也有强烈的失落感。尤其是在盼望自然分娩，并且努力为之作准备的情况下，这个结果更令人难过。

在手术当中，你可以立即把宝宝抱在怀里，共同分享珍贵的时刻，尽管那头医生们还在一刻不停地忙活着。

剖宫产分娩是一项外科手术，如同别的腹腔手术一样，你需要一些时间来康复。在手术后的前6个星期当中，你要避免提拉重物。这时，一些重体力活最好交给家人干，尤其是家里还有别的小孩，而且天天嚷嚷着要你抱的时候。

# “温和的”分娩

在分娩当中，宝贝第一次睁开双眼，一个崭新的世界映入眼帘，这也意味着，他（她）在母体之外的生命旅程随即开启。不过，宝贝毕竟已经在子宫当中度过了9个多月的时光。古代的中国人不是从分娩的一刻，而是从受孕的一刻开始计算人的生命，这样做也许更符合现实。

在成熟卵子与精子的碰撞一刹那，一个小生命诞生了。这时，一种从远古而来的神秘力量将能量注入细胞，滋养它，使之增殖、成长为一个胚胎，同时从子宫壁吸取营养。随着时光的推移，一个完整的人逐渐成形，尽管还很小。到了怀孕的第3个月，胚胎已经长成一个胎儿，它的主要任务是发育和成熟。时光一天天流过，胎儿的感觉器官也越来越灵敏，它能更清晰地感受周围的世界，同时对强烈的光芒和响亮的声响、音乐作出反应。经过40周的漫长准备，它终于踏上了激动人心的分娩旅程，迎接它的将是一个既精彩又嘈杂的世界。

## 宝宝眼中的分娩

无论是对你还是对宝宝来说，分娩都是一种非常强烈的体验。经过漫长的生长与期待，此刻终于瓜熟蒂落。这个新新的小小人类，正在受到子宫收缩的强烈挤压，被四围绷紧的肌肉挤向体外。当它最终离开那“摇篮”一般的骨盆时，它就成为了一个完全独立的个体。

在胎儿从子宫深处移动至柔软的、充满皱褶的阴道开口的过程中，它要经历一系列的外界刺激。这是一个无比神奇的旅程，远比游乐场里的通道体验更刺激，更令人惊心动魄。

### 宝宝的分娩旅程

胎儿的头顶抵住不断张开的子宫颈，头顶部的压力越来越大，感觉就像穿一件高翻领毛衣一样。同时，胎儿的臀部又受到子宫收缩的挤压，将它的身体压向产道出口。于是，胎儿只能夹在中间，前面是不断伸展的子宫颈，后面是剧烈收缩的子宫。这种压力使胎儿缩着脑袋，膝弯曲，胳膊折叠在胸前，成为一个球体。此时，胎儿头顶部的骨骼还没有硬化，所以它的额头被产道挤得陷了进去。

在胎儿被压向下方的同时，胎儿的头顶受到了盆底肌的阻挡。这些盆底肌既坚硬又充满弹性，在胎头的刺激下逐渐放松。产道虽然狭窄，但内部空间也比较灵活。随着每一次子宫的收缩，胎儿不断下降的身体都会受到子宫壁的剧烈按压。在绷紧的腹部皮肤和稀薄、透明的子宫壁下方，怀孕晚期的胎儿已经能够感受到日光和人工光源的照射。在胎儿眼中，这些光芒很可能像是火光或者红色的霓虹灯光。当胎儿的分娩旅程开始后，它被挤向骨盆下口，上面是层层叠叠的起支持作用的韧带和肌肉，那种感觉很像穿过一条又深又长的林荫大道。

对胎儿来说，分娩不需要太急迫。它不仅需要你张开双臂迎接它，而且需要一个渐进的分娩过程。

对胎儿来说，分娩不需要太急迫。它不仅需要你张开双臂迎接它，而且需要一个渐进的分娩过程。

胎儿不是一块肉，也不是一个洋娃娃，而是一个人，一个知道疼痛和喜悦的人。尽管它无法像我们一样有很多经验，能够对即将发生的事情作出设想，但它的感觉同我们一样完全，

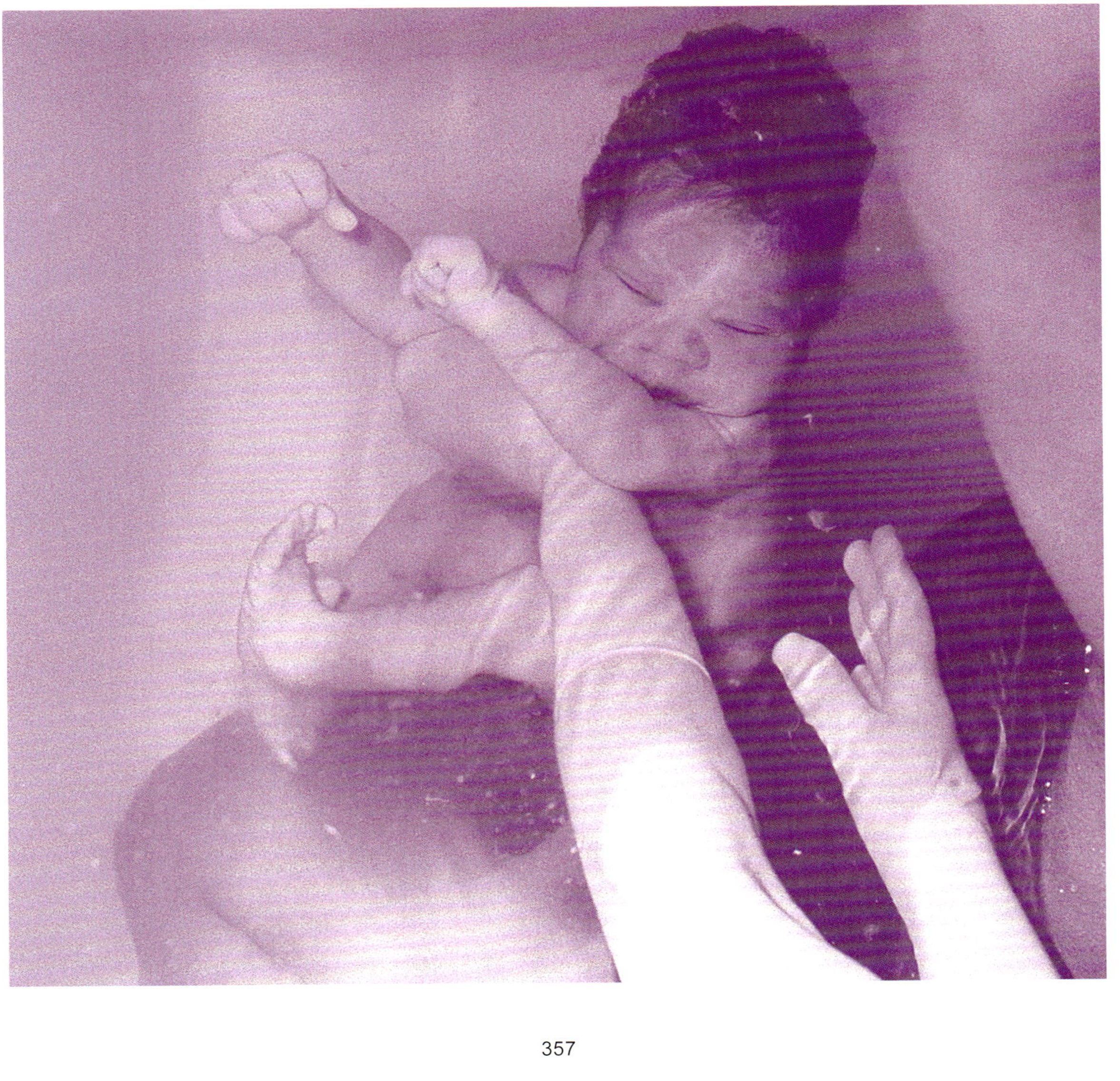

一样敏锐。在分娩当中，它承受着来自子宫的越来越剧烈的挤压。当第一产程结束时 ，子宫对胎儿的挤压每次持续约1～2分钟。在一次挤压（宫缩）当中，压力先是不断地增大，直至宫缩达到高点，然后持续20～30秒。随后，压力逐渐消退，胎儿也重新回到放松的状态。所以，胎儿和你一样，也在承受着分娩的影响。

## 胎儿在分娩中的躯体反射

在一些有关分娩的教科书当中，胎儿往往只是被当作一个“客体”。它只有两个呈卵圆体的部分——头和躯干。其中，头部和躯干的中轴线彼此垂直，而且可以与骨盆的中轴线不相重合。尽管这是有关胎儿分娩的物理运动的准确描述，但是它忽略了在这个过程当中，胎儿都做了什么，它的躯体反射又是如何在分娩当中发挥作用的。

伴随着子宫的收缩，胎儿也不断地调整着自己的体位，它这样做很可能并不只是由于物理上的原因，而是由于它也在积极主动地参与分娩。由于胎儿对分娩刺激有着与生俱来的躯体反射（详见第372页），所以它就不只是分娩的“客体”，而是与你一起并肩作战的分娩“主体”。

对一个新生儿来说，当你用手碰触他（她）时，他（她）就会把头朝向你的手的方向，他也会用脑袋冲着坚硬的平面一上一下地拱来拱去。当你压他的脚趾时，他的脚趾就会向下弯曲。如果你压他的脚背，他就会把脚抬起来，然后落到更高的位置。要是让他站在地上保持身体前倾，他就会做向前迈步的动作。在这些躯体反射当中，有两种是能够促进胎儿的分娩的。一种是用脑袋冲着坚硬的平面一上一下地拱来拱去，它就是以这样的方式通过子宫颈和阴道的，我们在穿领口很紧的高翻领毛衣时也会这样做；另一种躯体反射是脚底接触到硬物后，它就会做出向下蹬腿，向上登台阶的动作，在分娩当中，当胎儿的双脚受到子宫壁的挤压时，它就会一边蹬腿，一边向前移动。

## 外界对胎儿的影响

在第二产程当中，胎儿的头部需要经过一个近乎90度的转向。随着胎儿头顶部的压力越积越大，最后，胎儿的脖子在压力的作用下发生旋转，使胎儿的面部朝向下方，作好滑出体外的准备。可以想象，这一过程将会对胎儿形成多么强烈的刺激，同时也明白无误地传达出了这样一个信息“到时间了，该醒来了！一切都准备就绪了！”随后，胎儿的头顶就开始在阴道当中缓缓移动。这时，或许你会急切地把手伸到下面去抚摸宝贝的暖暖的、湿乎乎的头顶，这是你对宝贝的第一个问候。

胎儿的头部滑出体外后，它就在突然间进入了空气当中。随后，它的肩膀和胸部也滑了出来，继而是整个身体。在这当中，空气急剧地充入它的肺脏当中，使后者第一次进入充气状态。肺脏的内表面是潮湿的，之前就像湿乎乎的塑料袋那样黏在一起。伴随新生儿的第一声啼哭，肺脏充满开来，宝贝也迎来了新的生活。

新生儿的肢体在空气中移动，这是一种陌生的介质，还有重量、奇怪的声音、光线、抱起和翻转他（她）身体的手，一切都是陌生的，一切扑面而来的体验都是新鲜的。在新生儿娩出的一刻，不仅肺脏需要充满空气，开始有节奏地工作，循环系统也需要以新的方式来工作。

## 激发与唤醒

弗雷德里克·利波尔医生写了一本叫作《温和式分娩法》的书，在这本书当中，他把孕妈妈们叫作“魔鬼”，因为胎儿在通过产道的过程中要经受巨大的痛苦。不过，这一过程也可以被视为激发和唤醒的过程，以便让胎儿更好地适应外面的生活，而胎儿也对此有所准备。这样看来，子宫的规律性收缩也是激发胎儿的过程。

尽管分娩会对一些胎儿造成身体上的损害，但很多产后的新生儿看起来都非常的平静和满足。在第一产程结束的时候，你的感觉也许像是在急风暴雨的大海上游泳，你或许会担心，子宫的剧烈收缩会不会让孩子非常难受。然而，尽管在宫颈口完全打开的时候，子宫的收缩异常剧烈，但是被从23厘米长的产道挤压出的新生儿要比绝大多数经过剖宫产出生的新生儿更有活力。

与经由剖宫产分娩（尤其是择期剖宫产）的胎儿相比，阴道分娩胎儿的呼吸道中黏液留存更少，而且能够更顺畅地呼吸。此外，阴道分娩的胎儿保持体温的能力也更强。

## 儿茶酚胺：奇异的“紧张”激素

在人们眼中，紧张常常是有害的。然而，紧张也是生命活力的组成部分。无论对你还是对胎儿来说，分娩既是令人兴奋的、富有挑战性的，同时也是非常紧张的。其结果是，相关的激素释放到血液当中，让你精神随之“抖擞”起来。这些激素与你最终登上峰顶后感受胜利与喜悦时，与你奋力奔跑时，与你出现在万千观众面前时身体所释放的激素相同。面对未知的事物，人总是显得既兴奋，又充满斗志。分娩也同样。而且，不只是你会分泌这些激素，胎儿也会分泌，而且它分泌的量很多。

所有的激素都是化学信号，儿茶酚胺类激素传递给胎儿的是生命的信号。在分娩开始之前，“紧张”激素（肾上腺素和去甲肾上腺素，也称压力荷尔蒙，属于儿茶酚胺类激素）在血液中的含量就已经迅速增加。它们能防止胎儿缺氧；能将血液抽离不重要的器官，比如皮肤；能保证心脏、脑和肌肉的血液供应；能降低心率，所以心脏可以得到一些休息，消耗氧气也更少；能扩张小支气管，加强肺脏的气体交换；能促进脂肪和糖原分解，以快速提供能量。总之，它们能让胎儿在出生后更好地存活。

一位研究儿茶酚胺类激素在分娩中的作用的科学家这样写道：“产后，几乎所有的新生儿都会像短跑选手跑完步那样欠下氧债。”而儿茶酚胺水平的升高却使得胎儿很好地应对了分娩时的缺氧状态。所以胎儿能比成人更好地应对缺氧环境。在缺氧的状态下，成人只需几分钟就会发生心律紊乱。

> “我的分娩过程十分漫长，而且非常困难，我非常担心孩子的安全。不过，他出来的时候很机灵，一切看上去都很好，而且很快就寻找起乳头来了。”

即使在分娩刚开始的时候（宫颈口张开2～3厘米），儿茶酚胺在血液中的含量也已经升高，其浓度大约是成人在安静状态下的5倍。在第二产程乃至产后，这些激素的浓度还会升得更高，大约是第一产程早期浓度的2～3倍。产后约两小时左右，儿茶酚胺类激素的浓度会重新下降至安静状态下的水平。

胎儿头部所承受的压力会促使胎儿的身体分泌更多的儿茶酚胺类激素。所以，那些没有经过自然分娩程序的、直接经由择期剖宫产分娩的新生儿体内的儿茶酚胺就少得多。这就是孕妈妈要尽量进行自然分娩的原因。通过剖宫产出生的新生儿常会有呼吸方面的困难，因为在分娩的过程当中，胎儿肺脏内的液体没有被充分吸收，而且肺脏产生的表面活性剂（像肥皂泡一样的物质，能够防止肺部组织互相粘连）也不足。不论是肺脏内液体的吸收，还是表面活性剂的产生，它们都依赖于分娩前数小时内儿茶酚胺类激素的分泌。此外，有些治疗孕妈妈高血压的药物也会干扰儿茶酚胺类激素发挥作用。

由于新生儿的表面体积比很高，所以身体很容易失去热量。如果产后的新生儿感觉到冷，儿茶酚胺类激素就会激活一种特殊的产热组织——棕色脂肪。儿茶酚胺类激素的另一个作用是放大新生儿的瞳孔，增加他（她）的机敏度。新生儿降生后，妈妈和宝宝会彼此望着对方，他们彼此都是对方在这世界上最感兴趣的人。宝宝不止很可爱，他（她）也很机灵，反应很快。正是由于这一点，儿茶酚胺类激素也能起到密切亲子联系的作用。

## 紧张过度

儿茶酚胺类激素的分泌在分娩当中是非常正常的，但是，如果你觉得非常不自在、非常焦虑（就像在实验室被强光照射），这就有些过分了，而今天的许多孕妈妈都是这样。存在于你血液当中的紧张激素能够通过胎盘进入胎儿体内，结果是你和胎儿的血液皮质醇水平双双升高，而这有可能导致胎儿窒息。

### 迎接宝贝到来

你想过怎样迎接宝贝来到这个世界上吗？这不只是安全、迅速分娩的问题，也不只是对胎儿的氧气供应要充足，要在分娩中保护它不受伤害的问题，迎接宝贝还意味着，我们要用温情来温柔地迎接宝贝的到来。

在分娩的一刹那，大多数新生儿都会哭，这种平生第一次的哭泣能够使肺脏迅速充满空气。但是，如果新生儿一直哭个不停，这就有些问题了。与新生儿在健康状态下的哭泣相比，毫无节制的哭泣非常不同。然而，人们却对持续的哭泣无动于衷，甚至还会高兴地说：“她的肺活量真大！”

如果对新生儿的需求漠不关心，或者整个环境对她的需求缺乏足够的考虑，她就会继续大哭。如果分娩的环境能够有所改观，尤其是操作者能够改变态度，发自内心地关心和尊重新生儿，她就会安静下来，睁开双眼，然后伸出双手摸东摸西。不过，要想让这一切成为现实，产房里就必须十分安静，灯光也要暗一些，所有的医护人员也要小心、谨慎，充满爱意地进行操作，这就是温和式分娩法。

## 营造充满关爱的环境

温和的分娩并非要等到新生儿降生后才开始。在分娩当中，分娩操作的手法，整个产房的平和、宁静的气氛都是非常重要的。作为一位母亲，你与胎儿之间的关系既强烈又微妙。在整个分娩过程当中，你受到的对待必定影响你对新生儿的反应。如果医护人员只是把你的身体看作胎儿的容器，或者认为你只需单方面地接受指令，那么你就会很难与医生进行密切的配合，很难调动自己的身体进行分娩，也很难以平和的心态去面对新生的宝宝。营造关爱新生儿的环境要从关爱你开始，医护人员应当尊重你的分娩节律，应当耐心等待、观察，然后充满关爱地给予协助。

### 将光线调暗

在强光下分娩是非常令人不舒服的，新生儿也不喜欢强烈的光照。要想让分娩“温和地”进行，就要关闭所有不必要的灯光，只在会阴部保持一定的光照，这样，室内的光照才会柔和，不刺眼。在分娩当中，你也不要仰面平躺，或者把两只脚分开吊在高处，你应当采取你觉得舒服的任何姿势，以便使你能够积极、主动地进行分娩。在分娩的时候，许多孕妈妈都喜欢采取蹲伏和跪立的姿势。这样，即使胎儿还没有从阴道里出来，她们仍然能在第一时间看到宝宝的头顶，还能用手摸到它。我们已经知道，由于物理学方面的原因，孕妈妈保持直立体位有许多好处（详见第325页）。除此之外，直立体位也是迎接宝贝降生的绝佳体姿。

当见到胎儿的头顶时，有的妈妈会把手伸到下面，然后温柔地抚摸它。胎儿的头顶摸起来很暖和，也比较硬。随着胎头逐渐向外移动，你会摸到更多暖暖的、湿漉漉的、柔软的头发。这是母亲和孩子的第一次接触，它不仅令人激动，更令人敬畏。

随后，胎儿的头部滑出产道，面部也转向了与肩膀相同的朝向（此时，肩膀仍然在产道当中），这时你就可以看到胎儿的侧脸了。然后，你再一次用力，胎儿的肩膀和整个身体也滑了出来。成功娩出后，新生儿随即开始呼吸，这时可以把光线调得更暗一些，以便让新生儿更好地适应外界的光亮，睁开眼睛。早在几十年前，教育学家玛利亚·蒙台梭利就强调说，新生儿降生后的光线太强了。她说，初生的宝宝应当在柔和的光线下认识世界，分娩后，产房当中的光照应当与子宫当中的类似。然而在医院，我们却把新生儿暴露在强烈的灯光下，就像害怕小宝宝看不见或者听不见一样。

## 降低噪声

在温和的、渐进的分娩当中，人不会随便讲话，而且即便要讲，声音也很小。费雷德里克·利波尔医生认为，甚至孕妈妈也要保持安静，以免她兴奋的声音惊吓到孩子。当利波尔说这番话的时候，人们还不知道子宫内部其实也是充满声响的，尤其是孕妈妈的心跳声、说话声和其他人发出的声音。此外，米歇尔·奥登特医生认为，今天的人们太过于强调分娩时准爸爸的在场了，而且有的准爸爸会难以抑制自己的情绪。不过，非常重视共同分享分娩体验的夫妇却并不认同这一点。对我自己来说，没有孩子爸爸在身边的分娩是无法想象的，而且我知道，很多妈妈也这样认为。实际上，当新生儿降临到这个世界时，许多夫妇都会惊喜地叫出声来。这是一种不由自主的情感喷发，也是分娩当中不可或缺的一个部分，这种兴奋心情的表达本身就是夫妇二人的重要的生命体验。我们无法准确地知道当我们体验到其他巅峰体验的时候我们会有怎样的反应，我们也不会把各种不同的因素放在一起加以分析，然后弄出一个关于情感表达的公式来。这种做法本身就会妨碍情绪的体验和情感的表达。生命是情感的盛宴，每一天，情感都陪伴我

在安静的环境当中，医生把新生儿抱到妈妈怀里，同时把手指放在宝宝的胸前，感觉他（她）的心跳。

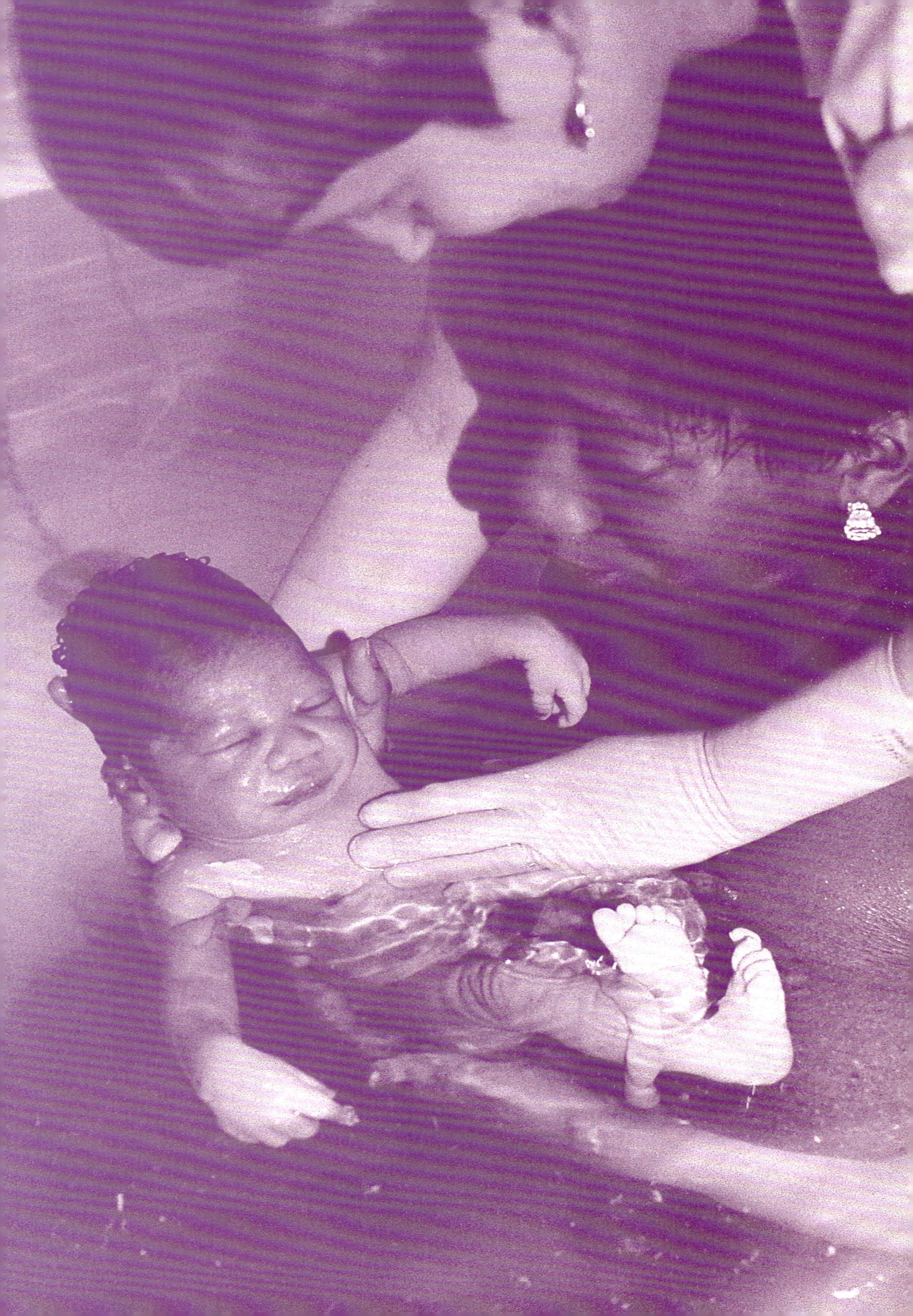

们左右。分娩也是爱的表达，在这种极致的关爱下，宝贝的成长历程迈出了第一步。

## 保持身体接触

新生儿降生后，你会伸出双臂接住她，然后把她紧紧地抱在怀里。这并不只是因为这个又小又皱、弱不禁风的宝宝是你的，你爱她，所以才把她抱在怀里（有些处于缺乏温情和关爱的分娩环境的妈妈也是这样做的），更是因为分娩本身就是一种巅峰体验，你非常激动，所以才做出了那样的举动。如果分娩的环境充满了温情和关爱，你就会完全沉浸在强烈的情感体验当中。当然，这并不是说你只顾自己高兴，却对孩子不管不顾。当新生儿融入到父母所营造的温馨气氛中时，她就与父母融为了一体。所以，分娩不仅是一个孩子的诞生，同时也是一个幸福家庭的诞生。在温和的、渐进的分娩过程当中，一切有关新生儿的操作都是气定神闲、不紧不慢的，没有迅速的、剧烈的动作。新生儿娩出体外后，医生会把她放到你的肚子或者大腿上。通常，这一步也可以由你自己来做，只要事先与医生讲清楚。

利波尔认为，新生儿出生后，医护人员应当充满爱意地、温柔地抚摸她，直到她停止哭泣，逐渐安静下来。只有到那时，妈妈才能把孩子抱在怀里。他在他自己的产科实践当中是这样做的。但是，许多妈妈却认为，尽管这种做法表达了一些关爱，但它试图控制本该属于孕妈妈的分娩过程，所以本质上仍然是医疗技术对自然分娩的干扰。

今天，在实施温和分娩的地方，通常都是由妈妈抱着宝贝并且抚摸她。你不必去学习怎样抚摸新生的宝宝，这是母亲的本能，你按照本能去做就是正确的。不过，你还要同宝宝有肌肤上的接触，所以宝宝是不能穿衣服的。为了防止体温散失，医护人员通常会给新生的宝宝裹上毛巾。确实，如果产房里温度不高，妈妈也没有把孩子抱在胸前，宝宝就很容易着凉。有研究显示，当妈妈把宝宝抱在胸前，紧紧地贴在乳房前面时，那么，即使宝宝的体重很轻，这也要比给她裹上毛巾被，然后放在婴儿床里更暖和。所以，你要做的就是找人帮你把衣服向下脱一些，或者干脆在分娩前就把衣服脱掉。当你把孩子抱在怀里以后，再在你们身上搭一条毯子，或者开启加热器都是非常方便的。分娩过后，很多妈妈会觉得浑身发冷，止不住哆嗦，她们非常希望周围能暖和一些。此外，在新生宝宝的脑袋上盖上毛巾也能防止热量散失。

如果在医护人员把宝宝交给你的时候，宝宝身上已经裹上毛巾了，你就应当先去掉毛巾，然后再把她紧紧地抱在怀里。随后，你可以大胆地同孩子讲话，她会对你的声音作出反应。与男性相比，女性所发出的声音音调更高，新生儿对这样的声音更加敏感。而且，在这个过程当中，孩子也能开始学着分辨你的声音。而且，再过几天，在你穿过的衣服和别的妈妈穿过的衣服当中，她就更喜欢你穿过的衣服了。

"我把她从产道里抱出来，放在肚子上，然后一边抓着她，一边抚摸她。这时我突然意识到，这个小家伙竟然是从我的肚子里出来的！真是不可思议！在这之前，她竟然是我的一部分。"

## 延迟剪断脐带

你需要告诉医护人员，一定要等到脐带停止搏动后再剪断它。如果分娩后立即剪断脐带，新生儿就可能损失超过50%的血细胞。过去，产科医生都会等待一些时候再将脐带剪断。然而，今天的分娩通常都非常匆忙，当血液还在胎盘和新生宝宝之间流动时，脐带就被剪断了。由于胎盘在分娩初期就开始与子宫壁发生剥离，所以这些丢失的血液含氧量并不多，但是尽管如此，花时间来让新生儿与胎盘之间的血液供应达到平衡仍然十分重要。为了做到这一点，医护人员应当让新生儿和胎盘处于同一水平位置，然后安静等待，一旦脐带松弛下来，这就说明流向新生儿和胎盘的血液就很少了。在某些情况下，医生需要提前剪断脐带。比如Rh阴性血的妈妈产生了对宝宝不利的抗体（详见第113～114页），又如脐带在新生儿的颈部发生缠绕。除此之外，脐带只能在胎盘娩出体外的情况下才能被剪断。

为了感觉脐带中血液的搏动，你可以把手指压在脐带上，然后等待这种搏动完全停止。搏动停止后，医生就要把两把止血钳之间的脐带剪断。这是一项非常简单的操作，有的爸爸想亲自来剪。如果你同意他这样做，就事先向医生询问。

有的产科医生会担心，如果脐带未被剪断，那么一旦新生儿的位置高过了胎盘，新生儿体内的部分血液就会回流至胎盘。然而，只凭这一点就过早地扎上脐带或者不允许妈妈怀抱新生儿，这种做法是错误的。你可以在抱着孩子的同时把她放在大腿上，让孩子和胎盘处于同一水平位置。此外，新生儿呼吸道中的黏液通常都可以自然而然地排出体外，所以一般不需要使用黏液吸引器。不过医护人员要密切观察新生儿的呼吸状况，一旦黏液阻塞气道，这时就应当使用黏液吸引器，然后再让孩子吸几口氧气。

## 等待觅食反射出现

或许，当你的孩子出生时，她已经作好吮吸乳汁的准备了。然而，许多新生儿却需要一些时间来建立安全感，然后才能开始寻找乳头。一旦新生儿出现觅食反射（详见第378页），这就确定无疑地表明，你应当把她抱到乳房附近了。接下来，你要让新生宝宝自己对乳头产生兴趣，而不要把乳头硬往宝宝嘴里塞，耐心一点。你只须把宝宝抱到乳房附近，然后随着时间的推移，她自己就会用嘴巴、手和眼睛去寻找乳头。无论对你还是对宝宝来说，这一段时间都是非常宝贵的。这一过程无法被缩短，否则就会干扰宝宝与生俱来的觅食节律。等待一段时间后，宝宝开始舔你的乳头。这时，你只须将乳房稍稍地向上扶起，让乳头进入宝宝那张四处寻觅的嘴巴，宝宝就会一口咬定，然后开始吮吸起来。

## 为新生儿洗澡

在利波尔的分娩方法当中，将新生儿抱着进行温水浴是其中一个重要的组成部分。在他的渐进式分娩法的说明性视频当中，甚至在新生儿进入妈妈怀抱之前就要接受温水浴。利波尔认为，为了建立起安全感，新生儿需要在类似子宫的环境当中（温水中）待一段时间。如果能抱着新生的宝宝在水里泡泡，宝宝就能平静下来，或者变得十分安详，然后尝试着睁开眼睛，探索周围的世界。看起来，有的新生宝宝确实很喜欢温水浴，但要注意的是，这只能发生在操作温和，水深也足够，可以令宝宝漂浮的情况下。一个理想的浴盆不但应当有隔热层，也应当有空气加热器。或许，你也会喜欢用它泡一个澡。

你也许会发现，你所在的医院可能并不允许你为新生宝宝洗温水澡，以免宝宝着凉。然而遗憾的是，许多产科医院都设计有空调系统，为宝宝洗温水澡并不会比暴露在这样的空气当中更容易着凉。许多医院的产科医生都会担心，当皮肤表面的水汽蒸发，或者当水比较凉时，新生宝宝会损失掉大量的热量。他们说，如果一定要给宝宝洗澡，那么动作一定要快。然而，这种做法已经与温水浴的初衷背道而驰。当你给新生宝宝洗澡的时候，你显然不会往浴盆中加热水，而且你也知道从热水当中出来后进入空气中时的那种冻得直打哆嗦的感觉。新生宝宝保持体温的能力要低得多，她不会发抖，而且最容易损失热量的部位是她的头部。胎儿通过棕色脂肪产生热量，就像熊或者某些适寒动物一样。这种棕色脂肪在出生时体重较低的新生儿身上含量较少。此外，肌肉活动和哭泣也可以帮助新生宝宝产生热量。在寒冷的环境当中，新生宝宝会过度换气，但是受到呼吸抑制的宝宝无法借此来维持体温。新生宝宝通过收紧皮下血管也可以减少热量散失，但是经由母体血液摄入某些药物的新生宝宝无法做到这一点。比如麻醉剂，它不仅可以对宝宝起到镇静的作用，还会妨碍她有效地抵抗热量损失。所以，当你要为新生宝宝洗澡时，你要满足下列条件：你在过去5小时当中未注射麻醉剂，宝宝是足孕产，体重在5斤以上，分娩时呼吸无困难，房间比较暖和。

有的夫妇对为新生宝宝洗温水澡的优点十分怀疑，他们更喜欢把宝宝抱在怀里，与她亲密接触，同时任由她趴在乳房上吮吸乳汁。如果宝宝很喜欢躺在妈妈怀里，并且没过多久就开始吮吸乳汁，那么这时还要坚持给她洗温水澡就有些太死板了。先入为主地认为宝宝应该洗温水澡的做法是不可取的。

> “一下水，小家伙先是严肃地盯着我，好像在说：‘你这是在干什么？’随后，她的身体放松了下来，就像鲜花在水里盛开一样。”

米歇尔·奥登特医生用另外一种方式使用温水浴。他的做法是，新生儿降生后首先应进入妈妈的怀抱，之后如果发生觅食反射，就让她吃一会儿奶。只有在这之后，我们才能对新生宝宝使用温水浴。而且，这次实施温水浴的不再是医护人员，而是宝宝的父亲。在操作当中，水盆要放在妈妈身边，不能太远，以便让妈妈能够看到、摸到。看一位父亲第一次为新生宝宝洗澡，那情景一定很感人。

一位医生这样描述一位爸爸为他的宝宝洗温水澡的情况：“宝宝一直和妈妈安静地躺着，此时却像是被周围的环境给叫醒了，一脸安详地东看西看。就是这一副安详的模样，看上去非常有意思，给我留下了很深刻的印象。宝宝的身体完全浸泡在水中，不仅能起到保温的作用，还能让她的身体充分放松。大概过了5～10分钟，一位护士轻轻地把孩子抱了起来，放在加热过的毛巾上。在这当中，宝宝一声也没有哭。而且，护士知道宝宝是第一次接受温水浴，她的皮肤非常敏感，所以护士的操作非常谨慎。在给宝宝裹毛巾的过程当中，护士的动作也非常轻柔。我现在知道了，以前做这些事情的时候，孩子哭是因为受到了惊吓。”

## 产后

温和式分娩并不会在分娩后的几分钟内完结，它是一种持续的状态，是你和宝宝之间的一系列互动，这种互动从怀孕的一刻开始，然后延续到分娩之后。温和式分娩并非仅仅关注分娩的操作方式，或者你是否可以在宝宝分娩后立即把她抱在怀里，他关注一种氛围的营造。在这种氛围当中，你一天24小时都可以接触到新生的宝宝，你觉得她是属于你的，而且你可以根据内心所想来行事。另外，你也要认识到，你周围的人了解你的感受，在你学着成为母亲的过程当中，你应当信任他们在情绪和心理方面对你的支持和帮助。

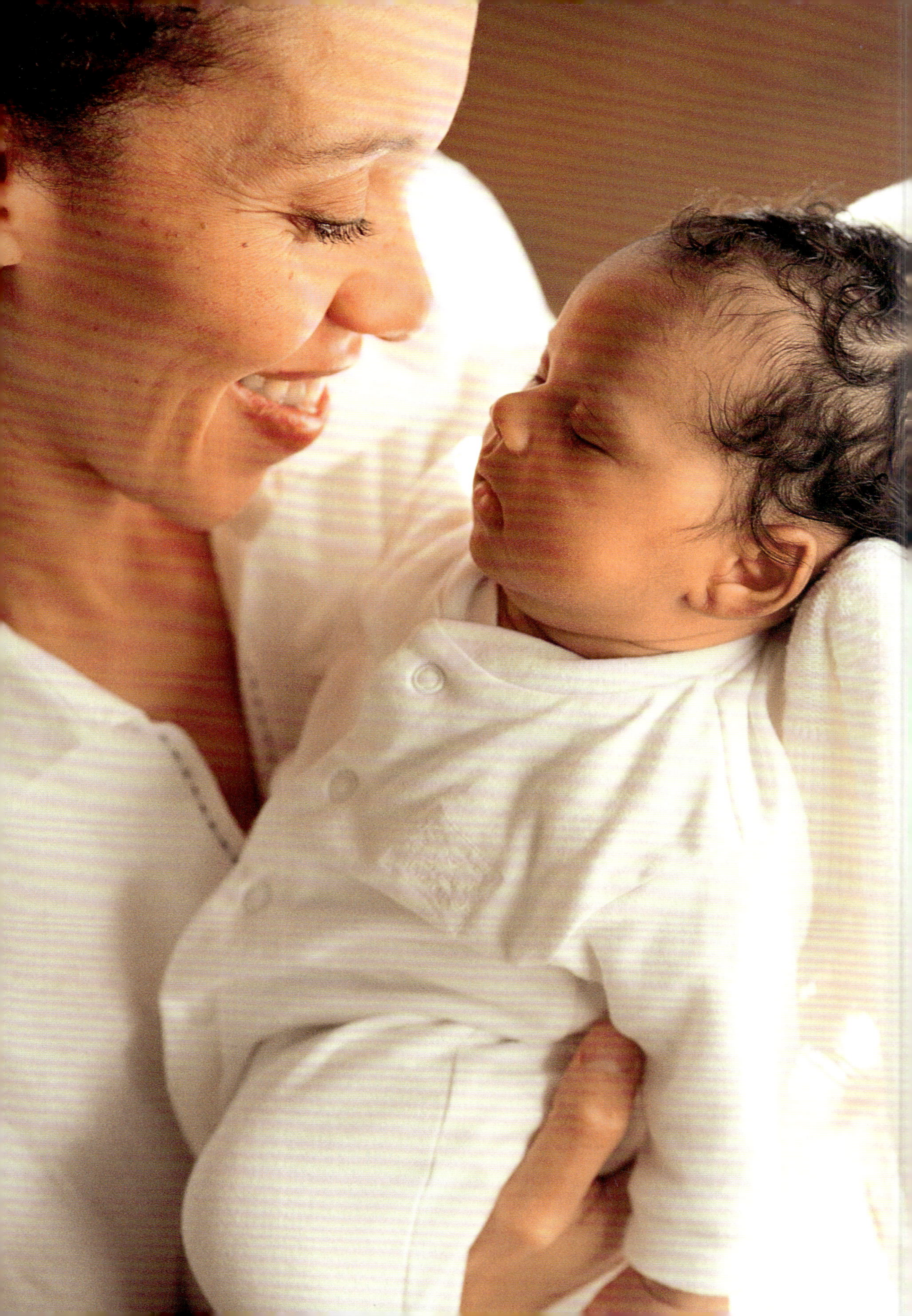

PREGNANCY

# 你和新生的宝宝

# 生命的第一个小时

对许多女性来说，分娩刚结束的几小时是她们一生当中最为激动的时刻。即使宝贝抱在怀里已经半小时了，妈妈激动的情绪还是无法平复。今晚，注定是一个不眠之夜。

分娩的体验如此神奇，常常持续数小时到数天之久，难怪有的妈妈会难以入睡。可遗憾的是，产后收拾停当后，许多医院都认为妈妈应当静养。如果实在睡不着，医院还会开安眠药或者镇静剂，不过这药根本用不着吃。医生可能会明白产妇的感受，知道她们会在产后持续兴奋一段时间，但是大多数医院都不会鼓励这种情绪。可是，这种持续兴奋的情绪本身就能帮助产妇进入母亲的角色，无须她们再去努力学习。同时，在这种强烈情感的推动下，产妇对婴儿也从一无所知（“哪来的小不点？”）逐渐过渡到无所不知，甚至觉得他们两者已经融为一体了。

## 与宝宝的初次相见

你的目光降落在这个崭新的小生命身上，此刻的他已经停止了分娩时的挣扎，开始放松下来，而你也开始感受到手中的重量。新生儿的脑袋是身体最大的部分，他的头发柔顺而松软，卷曲如雨后潮湿的树叶，也像刚

### 阿普加新生儿量表

新生儿一生下来就要进行健康测评，然后5分钟后再测一次。第一次得分较低的新生儿往往能够在第二次测验当中得到9～10分。此外，并非一定要哭才能证明新生儿健康、有活力。

| 测试项目 | 0分 | 1分 | 2分 |
|---|---|---|---|
| 心率 | 无 | <100次/分钟 | ≥100次/分钟 |
| 呼吸 | 无 | 缓慢或不均匀 | 均匀 |
| 肤色 | 蓝 | 身体粉红，四肢蓝 | 全身粉红 |
| 肌张力 | 无肢体动作 | 肢体动作少 | 肢体动作丰富 |
| 反射性反应 | 无 | 只有面部表情 | 大哭 |

游过泳似的一缕一缕地向脑后贴去。他的耳朵十分小巧，就像卷曲的海螺壳一样。他的指甲也像是你小时候在沙滩上捡到的粉红色的小贝壳。每当哭起来的时候，他的嘴巴就会张得很大。可别小看他这张嘴，寻找乳头，叼住它，吸取必需的营养，全得靠这张嘴。而且，他的哭声有点刺耳，好像动物的叫声，在迅速吸引妈妈关注的方面十分拿手。他的哭声会让你不由得担心，出了什么问题，怎样才能让他舒服。除非哭声完全停止，否则你就会一刻不停地担心个没完。在生存方面，哭泣是一个至关重要的生物学机制。当你把他抱在怀里的时候，他的两只小手开始在空中摸索，感受空间的感觉，然后触摸到自己的脸，偶尔也会碰到你的手或者你的身体。他的手指活动着，摇晃着，像海葵伸出触手一样探索着这个崭新的世界。如果此时光线比较暗，他就会慢慢地睁大眼睛，同时也会盯着你看一小会儿。人们已经发现，新生宝宝最喜欢看人的脸，而不是毛绒兔子或者彩色鸭子。而且，当人脸表现出丰富的情感时，新生宝宝会更加喜欢。

## 建立亲密感

新生儿出生时的氛围和周围人对他的态度不仅对宝宝非常重要，而且对你、对亲子间亲密感的建立都非常重要。在产后即刻，如果妈妈没有时间去认识自己的宝宝，她就很难与宝宝建立起亲密的感觉。在这当中，一个重要的影响因素是你与宝宝是否有肌肤上的亲密接触。要做到这一点，新生的宝宝就不能被包起来，你也不能仅仅抱着包裹着宝宝的小包裹而不去抚摸他。宝宝出生后，医护人员应当在第一时间把他放在你的身体上，当他准备好吮吸乳汁的时候，你就要把他抱在乳房上。马歇尔·克劳斯（Marshall·Claus）和约翰·科奈尔（John·Kennel）在美国克利夫兰市（美国俄亥俄州东北部城市）的一家医院工作，他们认为，妈妈应当在产床上就把新生的宝宝抱在怀里（宝宝的身上不能包裹任何东西），然后在完全无打扰的环境下去认识他。过后，医护人员应当鼓励妈妈自己照顾新生的宝宝，他们只在需要的时候提供帮助。在一天当中，妈妈至少应当花5小时与宝宝在一起，照顾他。同时，医护人员也应当在情绪和心理上给予妈妈充分的支持。马歇尔·克劳斯和约翰·科奈尔发现，与仅允许妈妈和宝宝有必要的接触相比，在妈妈可以与新生宝宝于产后一小时无打扰地相处，继而在随后的48小时内继续与宝宝保持接触的情况下，母子之间的情感会更加亲密。

> “我知道，我不是人们所说的那种‘天生的母亲’，我从没有特别地喜欢过小孩子，尽管我是一个老师，也许这正是我不喜欢小孩子的原因。不过，孩子一生下来，我就自然而然地喜欢上他了。”

## 新生儿反射

宝宝生来就具有某些反射性反应，它们能够帮助新生的宝宝适应子宫外的世界。对一个刚出生的宝宝来说，他最重要的反射性活动包括呼吸、吮吸和吞咽。

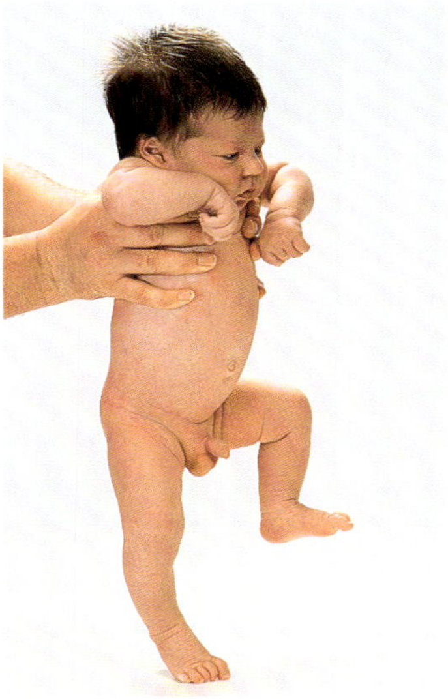

**走步反射**

令人惊讶的是，当你把宝宝牢牢地扶住时，他就会作出类似“走路”的动作。

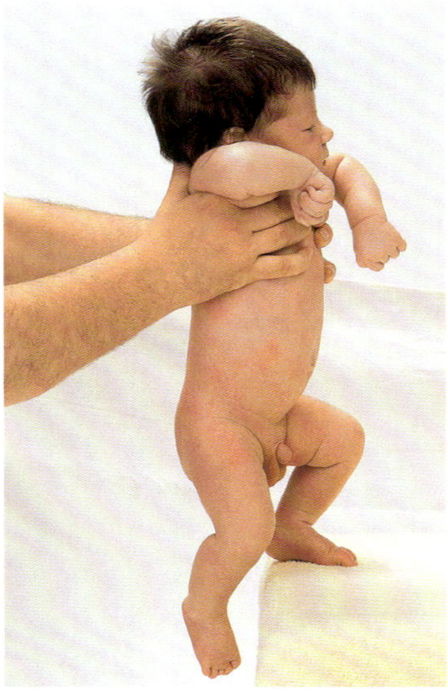

**踏步反射**

当你把手扶在宝贝腋下，让他的脚接触到坚硬的平面时，他会作出“踏步”的动作。

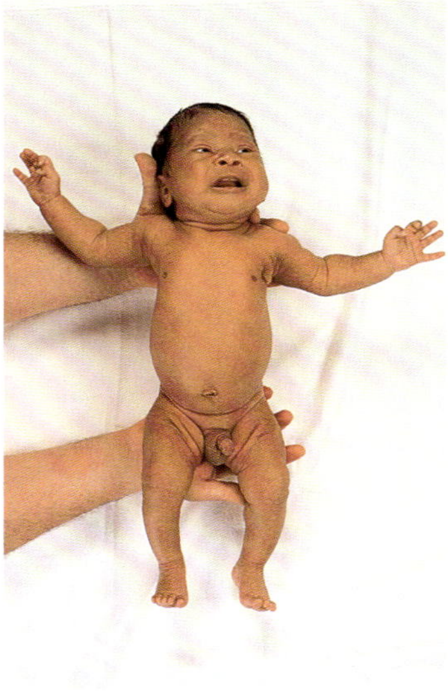

**惊吓反射**

新生儿在遇到突然或粗暴的刺激时会发生惊吓反射（也称莫罗反射），表现为双手张开并颤抖。

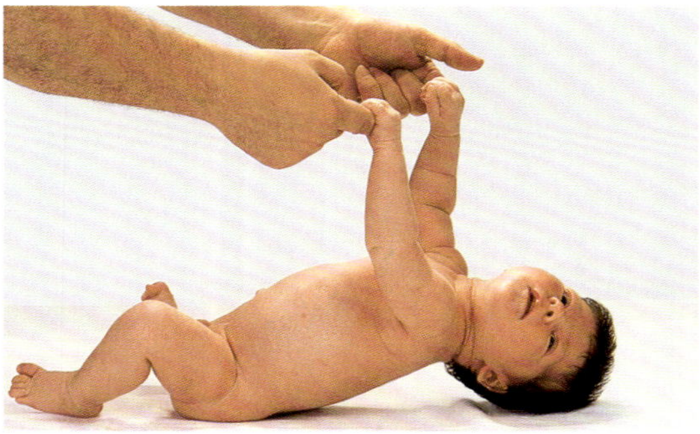

**抓握反射**

新生儿会用手紧紧地抓住你的手指，这种力量甚至可以将他的身体抬起。请勿私自拿孩子做实验！

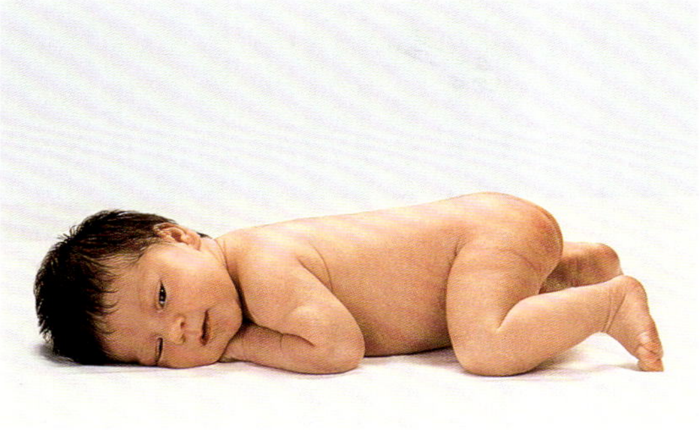

**爬行反射**

当你把宝宝背朝上放下时，他会自动采取爬行的姿势，甚至还能慢慢地爬上几步。

然而，在许多医院，产后的几小时仍然主要用作对母婴作医学上的检查和处理，只有通过这些检查，医生才会宣布“母子平安”，你才能离开医院。

## 产后有哪些检查项目

在新生宝宝出生后的第1和第5分钟，产科医生会根据阿普加新生儿量表（详见第370页）来评估新生宝宝的健康状况。在评估当中，医生只是简单地观察宝宝的呼吸状况、皮肤颜色、肌张力、心率和各种反射性活动。其中，新生儿出生后第5分钟的检查要更加重要一些，这时的新生儿已经初步适应了子宫外的生存环境，并且已经获得了必要的医疗措施的帮助，比如吸氧等。新生儿阿普加评分的最高得分为10分，大多数新生宝宝的评分都在7分以上。阿普加评分完毕后，你也抱过宝宝了，随后医生就会对宝宝做进一步的检查。许多妈妈说，她们希望这些检查就在她们身边做，这样她们不但能看到检查的过程，还能向医生询问那些让她们感到担心的事情。如果宝宝在身边接受检查，这一切就是顺理成章的。

在检查当中，医生要记录宝宝的体重，评估宝宝呼吸的深度，看四肢是否仍然发青发紫，以及宝宝对刺激的反应是否灵敏，看上去是不是健康、强壮等。医生还会检查宝宝头部的大小、生殖器的大小，如果是男孩，还要看两只睾丸是否已经全部下降到阴囊当中。此外，医生还会检查宝宝的肛门，对心脏进行听诊，看是否存在异常。还会检查宝宝的口腔上部，以确定上腭发育完全。还会将宝宝的两腿轻轻弯曲，然后向外做圆弧运动，以确定髋关节没有脱臼。还会小心地摸摸宝宝的肚子，看肝脏和脾脏的大小是否正常。还会轻轻地沿着宝宝的头顶抚摸一圈，看头骨是否存在异常。在通常情况下，医生都会给宝宝口服或注射维生素K，这种维生素对凝血酶的合成是非常关键的。没有凝血酶，血液就无法凝固。

## 熟悉你的宝宝

在有的医院，妈妈与宝宝的互相熟悉要让位于各项医学检查，结果干扰了许多初为人母的妈妈与宝宝的相处。所谓的“产后抑郁”在很大程度上就是因为妈妈在熟悉自己宝宝的方面存在障碍。在她们眼里，宝宝似乎并不属于她们，而是属于医院。对爸爸们来说，要让他们觉得宝宝属于自己还要更加困难。瑞典的斯德哥尔摩有一家医院，那里的医护人员会为爸爸们示范如何为宝宝洗澡，称体重，还会帮爸爸们理解妻子在怀孕和分娩当中所遇到的身心压力。在妈妈接受产后监护的同时，上述活动就在另一个场合同步进

## 新生儿检查

以下是新生儿应当接受的部分常规检查项目，你可以要求这些检查在你身边进行，以便与医生讨论检查结果。

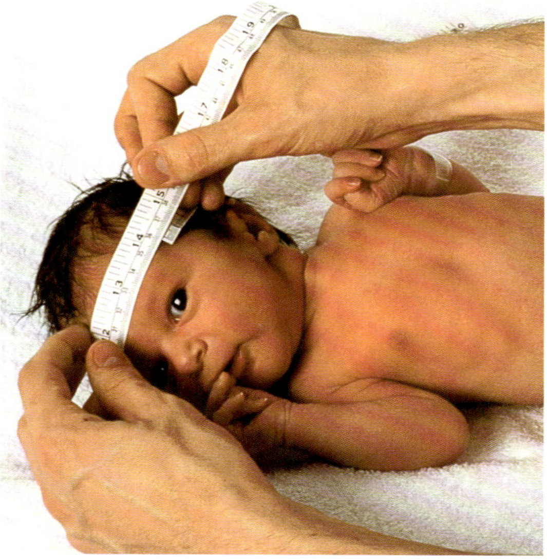

测量头围

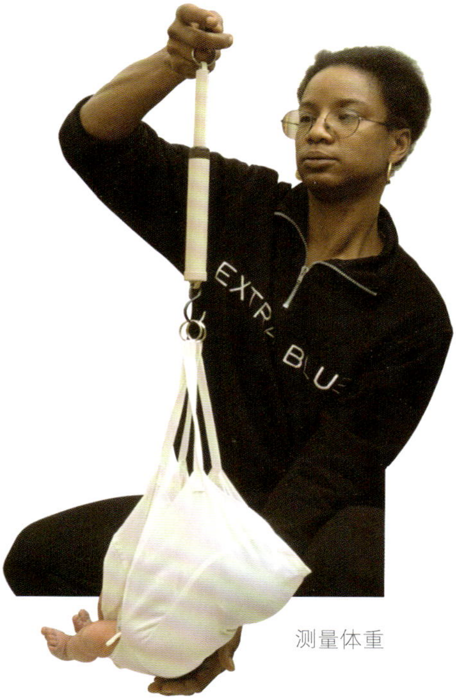

测量体重

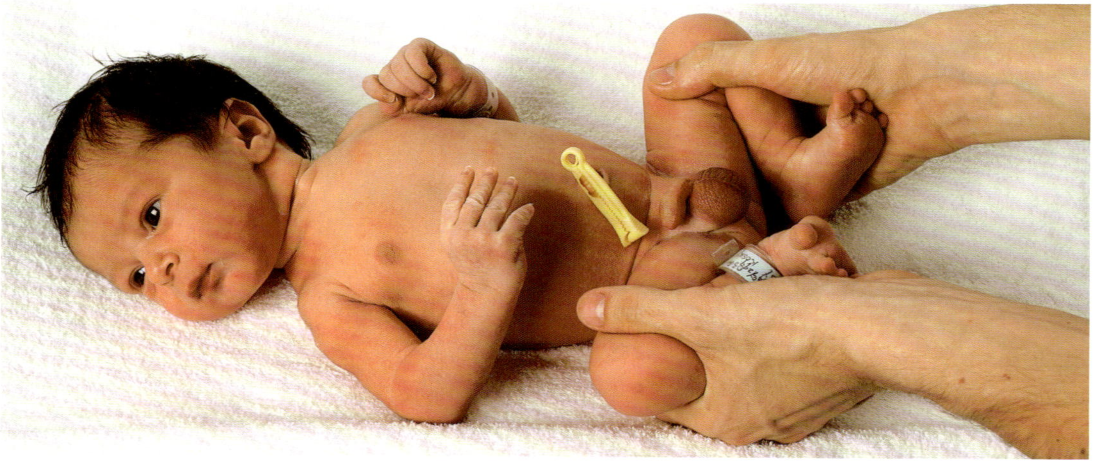

检查下巴与髋关节是否脱臼

行。与没有机会参与上述活动的爸爸们相比，这些爸爸们日后会更多地照料宝宝，而且看上去也更显得通情达理。有研究表明，在宝宝出生后的第1小时当中，爸爸和妈妈都需要和宝宝共同度过一段宁静、平和的时光。

## 新生宝宝的样子

新生宝宝的额头可能会是低低的、向后倾斜的；下巴可能是向后缩进去的；发际线也比较低（无论在前额还是在颈后部，有时甚至沿着背部向下延伸）；他的脑袋经过产道的挤压，此时可能会变得奇形怪状，就像一只熟透了的葡萄柚；他的鼻子可能像是被揍扁了的拳击手的鼻子，皮肤也斑痕累累。不过，大多数的宝宝看上去都是非常漂亮的，使你禁不住要用充满关爱的心去呵护这个神奇的小生命。

> "我从来都没想过，自己竟然可以创造出这么美丽的一个小生命。他是那样完美。我惊呆了，只能躺在那里呆呆地望着他。当他睁开眼睛看到我的时候，我被彻底征服了。"

或许，你在当时并没有什么特别的感觉，可当你回头看去，将记忆的碎片重新拼合在一起，你就很可能会发现分娩体验的非凡之处。如果分娩的过程非常艰辛，这种回想和回忆就更加重要。对大多数妈妈来说，只要留给她们必要的时间，并且不去刻意地遗忘，这一切都会自然而然地发生。

### 新生儿如何适应外部世界

新生儿降生后，为了应对外部世界的挑战，他的身体会出现一系列的显著变化，其中最为显著的变化之一就发生在循环系统。新生儿降生后，尽管表面上看不出来，但血液循环的路径会发生很大的改变。在宝宝出生之前，血液的流入和流出都要经过脐带，并且绕开暂时不需要工作的肺部（详见第76页）。而且，此时的胎盘也承担着日后会由宝宝的肝脏和肾脏来完成的大部分工作，所以在分娩之前，宝宝的肝脏和肾脏几乎是不需要血液的。

随着宝宝分娩后吸入第一口空气，整个循环系统的压力发生改变，于是他的血液开始流入肺脏、肝脏和肾脏。这些器官内部的压力逐渐增加，使得血液不再流向脐带，也不再绕开肺脏、肝脏和肾脏。一旦体内的压力发生变化，新生儿的循环系统就开始了长达一生的工作，而失效的血管也废弃不用了。

## 为什么新生儿的样子会很奇怪

你在新生宝宝身上发现的问题都可能使你非常担心。在分娩后的几天当中，退去皱纹的宝宝可能看上去会有些奇怪。

**胎毛**　新生儿的大部分皮肤都可能被深色的毛发所覆盖，尤其是早产的宝宝。这些毛发叫作“胎毛”，它们会在出生后一周左右脱落。新生儿头发的颜色常常与将来的发色有所不同。我的一个孩子出生时头发几乎是黑色的，但几个月后就变成了淡黄色。

**胎儿皮脂**　新生儿的皮肤可能会被一种厚厚的乳状物质所覆盖，这就是胎儿皮脂。它是由掉落在羊水中的皮肤细胞形成的，是胎儿皮肤的保护层。宝宝出生后，这种皮脂会逐渐被皮肤吸收，所以不需要人工去除。除非那些附着在头发、皮肤皱褶处、腋下、脖子和股沟等处的皮脂，它们会比较顽固。

**头部肿块**　有的宝宝出生时，头上会有一个奇怪的肿块，通常位于头顶的一侧，这是宝宝经过产道时受到挤压的地方。这个肿块不会对孩子的大脑造成影响，它会随着时间的推移逐渐消失。

**脑袋的形状**　在通常情况下，新生儿的额头都很低，并且是向后倾斜的。但是，有些臀部先出来的宝宝的脑门很大，就像埃及的象形文字。不过，这种现象只是暂时的。此外，面部首先娩出体外的宝宝通常会伴有脸部水肿和淤伤，不过这也会逐渐消失。

**胎斑**　有的宝宝会在肚子或后背上出现一些蓝色的皮肤，这就是“胎斑”，它们对身体完全没有害处。这种现象大都发生在非洲、亚洲、地中海裔的新生儿身上，以及加拿大的土著人身上。

**性特征**　新生儿的生殖器看上去都很大，尤其在婴儿早产的情况下。有时，新生的宝宝不论男女，他们的乳房都可能分泌出乳汁。这种现象是无害的，且可以自行消失。出现这种现象，一是由于胎儿分娩后，来自母体血液的雌激素出现下降，二是由于新生儿脑垂体所分泌的催乳素的作用。一些女宝宝甚至出

迎接小弟弟或小妹妹的到来，见证生命诞生的神奇，这对孩子来说是多么重要的生活体验。

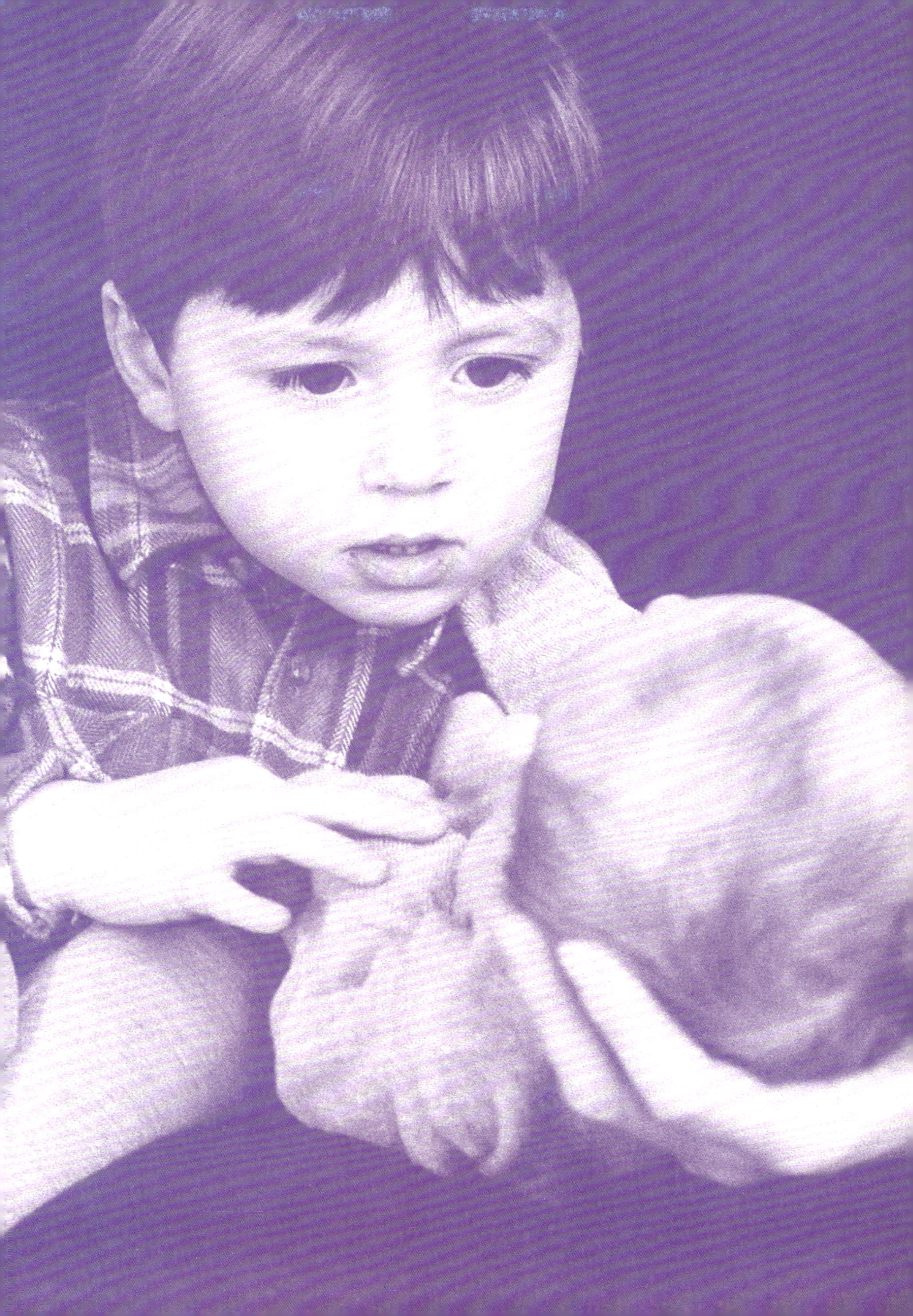

现假性月经，这也是由来自母体的雌激素水平下降所造成的。不用担心，这些现象会在几天内逐渐消失。

## 亲子感情的渐进发展

在新生宝宝面前，你的某些反应是出自本能的。看着她胖乎乎的身体、圆圆的脑袋、大大的脑门，闻着她皮肤的味道，还有她水灵灵的眼睛（好像在说“你是谁？”），她的哭声，她四处探索的小手和嘴巴，她充满活力的、紧致匀称的身体，看到这些，你的喜爱之情都会溢于言表。不过，为了更好地照料宝宝，你的本能反应也需要得到正确的引导。这样，你才能更好地理解宝宝所发出的信息，然后作出恰当的反馈。

> “我把头转向一边，说：‘你抱着她。’然后就看见他们忧虑的眼神，因为我表现得有些淡漠。不过，过了一会儿她开始大哭，手脚乱舞，我开始感到一种关爱的冲动。”

人们通常认为，亲子感情在婴儿分娩的一刻就形成了，似乎胶水在一瞬间就把妈妈和宝宝粘在了一起。而分娩后没有机会和宝宝待在一起的妈妈们则会担心，她们成为一个好妈妈的第一步已经失败了，而且还会对未来的亲子感情有持续的不良影响。事实上，亲子感情的形成是一个渐进的发展过程，它从宝贝诞生的一刻开始，然后在你们相处的每时每刻不断发展。在这当中，你们对彼此的了解不断加深，宝宝对你的刺激也会激发你的身体产生进一步的变化。在这一方面，最明显的莫过于排乳反射。它是指，当宝宝哭闹、寻找奶头、嘴碰到奶头或者吸食乳汁的时候，妈妈的身体会发生反应，以排出更多的乳汁。

衡量医院护理水平高低的标志之一是医护人员对分娩母亲所在家庭的关心程度。这种关心不能只专注在妈妈、爸爸和新生儿身上，还要关注家里的其他孩子。医院应当允许新生儿的哥哥和姐姐与他（她）亲密接触。不过，在实际当中，一些医院仍然限制哥哥、姐姐的探访。

## 产后一段时期的重要性

无论你在医院还是在家中分娩，产后，你都需要一段时间与宝贝安静、私密地相处。哪怕你属于“高危产妇”，需要在产后接受特别的护理，医院也要想办法安排出这样的一段时间。不管是大的教学医院还是小的分娩中心，为每一个家庭创造这样的环境都是他们分内的事。

在宝宝出生后的每一分钟、每一小时、每一天当中，亲子之间的感情都在不断地加深着，这段时期的重要性或许并不亚于分娩本身。所以，医院应当提供有利于亲子情感发展的环境。在如何与新生儿建立情感联系方面，新爸爸和新妈妈不需要别人来指点，但他们确实需要医护人员为他们提供一个朋友般的友好氛围，需要他们在分娩后把宝宝交到自己手中，需要为自己留出一段安静的、私密的时间来与宝贝待在一起。

## 是否应当为新生儿进行包皮环切

对新生儿来说，包皮环切不是必须要做的，而且还有一定的危险性。它可能导致出血过多，引发感染，甚至会对阴茎造成无法修复的损伤。有的宝宝还可能出现并发症，需要火速进行重症监护。在极少数情况下，包皮环切还会造成新生儿死亡。

> “父母要求我们给孩子做包皮环切。我们了解了一些情况后决定，我们不能为孩子做这项手术。”

新生儿对疼痛的感觉可能比成人更加强烈，而且成人知道疼痛是由手术造成的，手术结束了，疼痛就会消失，可是新生儿却并不懂得这一点。即使在局部麻醉的情况下，对包皮的切割也是一个创伤性的操作，会引起剧烈的疼痛。在手术当中，有的宝宝尽管没有哭，但那是因为他们疼得哭不出来了。总之，不管宝宝哭得非常厉害还是哭不出来，包皮环切都会给他留下一个又红又肿、疼痛难忍的伤口，甚至喂奶都困难，使得钟情于母乳喂养的妈妈无法实现自己的愿望。有的妈妈还会发觉，宝宝在性格上也发生了些许的改变。或许，包皮环切所带来的不仅仅是疼痛，还有信任感的破坏，它干扰了亲子之间的爱和亲密感的建立。

尽管很少有医生认为，包皮环切从医学上来讲是必要的，但这些医生常常不愿去批评这种手术，因为在他们看来，接受包皮环切的新生儿是不会有什么感觉的，而且他们会顾虑，反对做这种手术可能会显得对犹太人不够尊敬。做过这项手术的男性或者会认为，包皮环切并没有给他们带来什么伤害。有的家长希望他们的孩子接受这项手术的原因在于“要和其他人一样”。在埃及和索马里，这一原因也是实施阴蒂切除术和阴部扣锁术的有力支持。

新生儿的包皮保护着阴茎的顶端，你既不需要把它从阴茎顶部移除，也不需要让它变得松弛，这样做有可能破坏阴茎的精巧构造，进而伤到宝宝。实际上，包皮会在孩子进入青春期之后自然而然地松弛下来。

如果你信仰犹太教或者伊斯兰教，你可能会希望以祝福和感恩的仪式（不用包皮环切）来让孩子熟悉自己的信仰。不要期望孩子的祖父母会轻易同意这种折中的做法。同时，你也需要了解，你的决定有可能造成孩子的痛苦。不过，最终作决定的还是你。

# 需要特殊看护的新生儿

约有6%的新生宝宝体重在2.27千克（4.54斤）以下——这是国际上通用的对低体重婴儿的定义。低体重婴儿可以分为两类，一类是早产婴儿，一类是足月小样儿，他们通常都需要特殊的看护。

半数以上的低体重婴儿都是早产儿。早产与下列因素相关，包括母亲患有疾病、吸烟、营养不良、生活压力大、贫穷等。有时，即使没有上述因素的作用，孕妈妈也会早产。

足月小样儿确实是在预产期附近分娩，却没有在怀孕的最后几个月当中获得足够的营养。有时，这种情况是由母体营养不良、吸烟、先兆子痫、高血压、胎盘机能不全或多胎妊娠所造成的。这些营养不良的孩子常常会在分娩当中出现分娩困难、缺氧等问题，也会在分娩之后出现呼吸方面的问题。他们可能会有低血糖的症状，也可能发生全身痉挛。不过，因为子宫内感染、基因、染色体等原因，有的足月小样儿在整个怀孕期间都有体重不足的症状。

## 无法保持体温的新生儿

低体重婴儿在分娩当中可能会出现各种问题，在分娩过后也常常会出现热量散失过多的问题，因为他们几乎没有皮下脂肪。他们可能出现黄疸、喂奶困难、易感染等现象。他们的皮肤常常是红色的，因为脂肪层非常薄，你可以直接看到下面的血管。在这种情况下，医护人员常常会把他们放入温暖的保育室，或者使用早产婴儿保育箱。为了控制环境温度，医护人员还可能在新生儿的肚子上放置自动调温器。有时，医护人员会为新生儿戴上帽子，然后把他们放在塑料隔热屏下方。小孩子在温暖的环境里生长更快。

## 呼吸困难的新生儿

在产后的几天当中，早产儿和体重不足的新生儿可能会有呼吸方面的困难（如呼吸暂停），因为这个原因，医护人员就会为新生儿使用一种特殊的床垫，一旦呼吸停止，床垫就会发出警示。通常，为了让新生儿恢复呼吸，所要做的只是对他施加一些刺激，比如用手碰碰他。十分之一的早产婴儿肺脏内部缺乏表面活性物质。这种物质能够减少肺脏内部的表面张力，使肺脏保持充盈的状态，避免其在婴儿呼气时缩成一团。在正常情况下，表面活性物质会在婴儿出生前分布完全。

通常，伴随着产后的第一次吸气，新生儿的肺脏就会充盈起来，而肺泡也像降落伞一样展开。随着新生儿第一次呼气，之前吸入的气体会有半数留在肺脏当中，这使得今后的呼吸更加顺畅。如果新生儿肺脏内部的表面活性物质不足，他就得不断地用力呼吸，甚至发生呼吸衰竭。这样的宝宝呼吸频率很快，每次呼气肺脏都要塌陷一次，皮肤也发青发紫，呼吸也伴随着呻吟声。这种情况叫作呼吸窘迫，也叫新生儿肺透明膜病。在这种情况下，重要的是为婴儿提供氧气，以帮助他进行呼吸。

除肺脏缺乏表面活性物质之外，其他导致呼吸窘迫的原因包括：母亲患有糖尿病（尽管患糖尿病妈妈的孩子体重一般都超过平均水平），新生儿在分娩当中缺氧，新生儿经由剖宫产娩出，

**光照疗法**

针对出现黄疸症状的新生儿，可以用装置有光导纤维束的毯子将他包裹起来进行治疗。

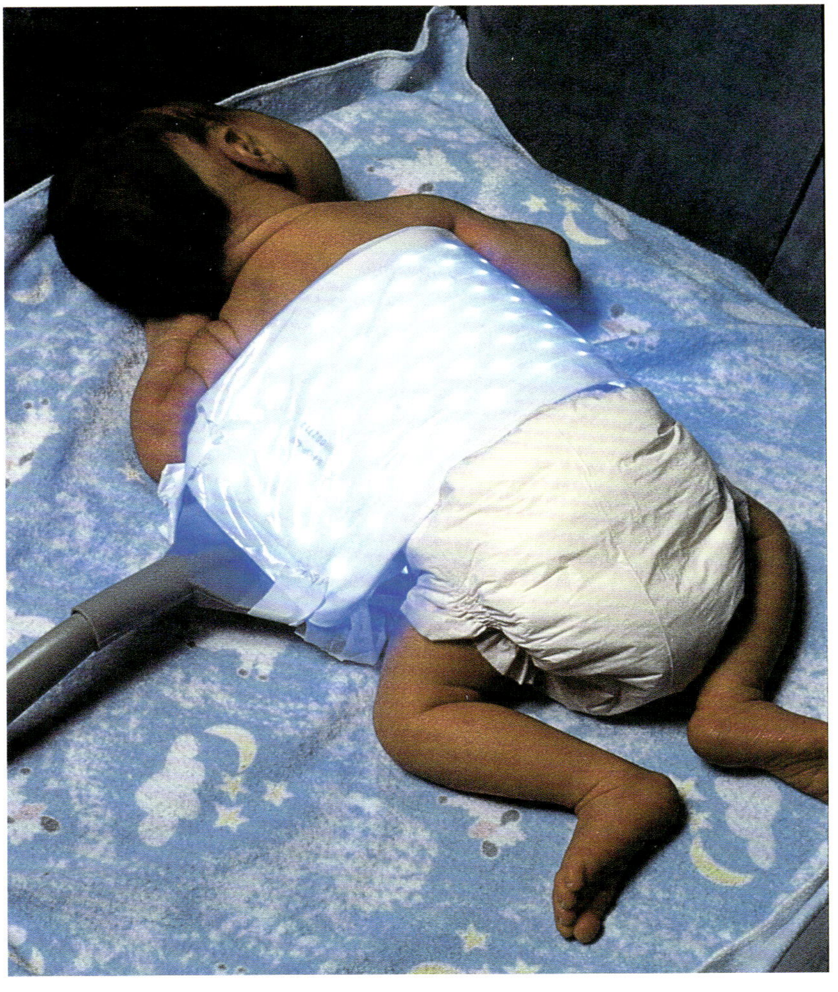

新生儿由于感染而引发肺炎。

当儿科医生决定为新生儿补充氧气时，医生就会把一个监视器放置在新生儿的皮肤上，以此来监测血液的含氧状况。此外，医生也可能会将一个微型导液管插入婴儿的动脉，以便在必要的时候抽取血样，起到监测血氧含量的作用。

在为新生儿补充氧气时，氧气的气压可以持续地保持在比较高的水平，以便让新生儿的肺脏维持在充盈的状态。这时，医护人员会将一个细小的导气管插入婴儿的鼻孔，也可以使用氧气面罩或者压头箱。

## 低血糖的新生儿

如果新生儿体重不足或早产，或者妈妈在分娩的过程中注射了大量的葡萄糖，或者妈妈患有糖尿病，或者发生难产，新生儿都有可能出现低血糖的症状。低血糖的宝宝可能会有呼吸方面的困难，表现得紧张不安，也可能毫无生气地躺在那里，表情淡漠。如果不加治疗，新生儿的低血糖症是比较危险的。所以，医护人员会在产后的48小时内为新生儿做血糖测试。

在针对低血糖的治疗当中，儿科医生会为新生儿静脉滴注葡萄糖溶液，以便为他提供充足的营养。此外，如果新生儿体重较低，他就存在低血糖的风险，所以，尽管低血糖的症状尚未出现，这时医生仍然可能会为他额外补充营养。

对于怀孕刚超过30周即分娩的新生儿，比较好的方法是用杯子来为他喂奶。这些宝宝会像小猫一样用舌头去舔食杯中的奶汁。通常，怀孕34周后分娩的新生宝宝能够用嘴小口地喝奶。这比用管子喂奶更有助于日后实现母乳喂养。原因可能在于，自己用嘴喝奶的宝宝锻炼了用嘴取食的能力，学会了喝奶汁的方法。

## 出现黄疸的新生儿

如果新生宝宝的皮肤看上去像是被晒成了古铜色，仿佛刚刚去巴哈马旅游了一番，这就是新生儿黄疸的症状。产后，新生儿有过量的红细胞被破坏。在这个过程当中，一种黄色的叫作胆红素的物质随之产生，它需要通过新生儿的肝脏进行代谢。有时，新生儿的肝脏无法及时分解大量的胆红素，导致后者在血液中聚集，进而将婴儿的皮肤染成黄色。血液当中的胆红素在会在新生儿分娩后的3～5天达到高峰，随后会逐渐回落。

**生理性黄疸**　约有半数的新生宝宝会出现黄疸的症状。这通常是没有害处的，所以才被称作生理性黄疸。这种黄疸通常会在分娩后的第二天出现，然后在一周后消失。对早产的新生宝宝来说，他们身上的黄疸在分娩后的第5～6天最明显，持续的时间也更久，经常达到10天或10天以上。

有黄疸症状的新生儿需要光照和频繁地喂奶。如果条件允许，你可以把宝宝放在窗户旁边。如果室内比较暖和，你可以把盖在宝宝身上的毯子拿开，以便让他的躯干和四肢接受阳光的照射。有黄疸症状的宝宝通常都比较嗜睡，你需要把他叫醒后喂奶，大约2小时一次。

> “医生让我的宝宝在我身边接受光照治疗，而不是在保育室里，这很好。对我来说，他在我身边非常重要。”

如果新生儿的胆红素水平较高，儿科医生就可能使用光照疗法来降低胆红素的含量。这种疗法的光化学作用能够使胆红素分解成为可经泌尿系统排出的物质。在进行光照治疗时，医护人员会将宝宝的双眼遮起来，以免损害他的视力。这对妈妈来说是一件难过的事情，因为她们无法再与宝贝保持目光接触，所以可能会觉得与宝贝断了联系。当你把宝贝抱离光照的区域到一边喂奶时，你可以把宝宝的眼罩摘掉。

另一种光照疗法使用的是包裹着光导纤维束的毯子，这些光导纤维可以发出光亮。使用时，毯子包裹在婴儿的身体上，然后打开灯光。与标准的光照疗法相同，这种类型的光照疗法也可以在家中进行。

**溶血性黄疸**　通常，儿科医生会对出现黄疸症状的新生宝宝进行仔细的观察。因为，尽管新生儿黄疸比较普遍，但黄疸也可以由生理以外的其他原因造成，最常见的原因就是宝宝的血型与母体不合，这就是溶血性黄疸，它会对宝宝的神经系统和脑细胞造成损害。有时，黄疸也与感染或特定的代谢状况有关，比如低血糖，也与妈妈在孕期服用的某些药物有关。

## 需要特殊看护的新生儿的喂养

对体重不足的新生儿来说，最好要在分娩后即刻进行喂养。母乳是新生儿最理想的食品，但是要等待一些日子，奶水才能比较充足。分娩后，如果新生儿比较健康，你就可以把他抱到乳房旁边吸奶，以吸收初乳当中丰富的蛋白质和抗病物质。

通常，如果新生儿没有力气吸食乳汁，医护人员就会将一根又细又软的塑料导管（鼻胃管）穿过宝宝的鼻腔，最后通入宝宝的胃中。喂养要遵循少量多次的原则，大约每半小时一次。当你自己分泌乳汁后，你也可以再为宝宝加餐。母乳可以预防坏死性结肠炎的发生，这种病会使新生宝宝的肠子遭受损害。食用婴儿配方食物的早产婴儿更容易患上这种病，而且容易导致死亡。如果在喂养当中遇到问题，你可以联系第427～429页所列出的机构。

## 与接受特殊看护的新生儿建立情感

看着新生的宝宝一个人孤零零地在保育箱里接受特殊看护，身上连着各种各样的管子和电线，爸爸、妈妈的心里会非常难过。这时的宝宝像是一个奇形怪状的布娃娃或者小动物。在这同时，你也可能会强烈地感觉到这是你自己的宝宝，你恨不得要把他身上的装置全部拆掉，然后把他紧紧地搂在怀里。医护人员熟练地操作着复杂的仪器，让爸爸、妈妈自惭形秽，觉得自己无法照顾好新生的宝宝。不过，对需要特殊看护的宝宝来说，这些措施还是必要的。所有的新生宝宝都需要抚摸，都需要你同他讲话。如果他出生时比较健康，你能把他抱在怀里，他就喜欢你抱着他。如果你的宝宝出生后只能待在保育箱里，你就可以通过观察窗口来抚摸他。对宝宝的健康来说，温柔的、充满关爱的照料或许与现代医学技术具有同等重要的作用。

医护人员鼓励爸爸、妈妈待在保育室当中，他们可以通过保育箱上的观察窗口来抚摸自己的宝宝。

医护人员鼓励爸爸妈妈待在保育室，他们可以通过保育箱上的观察窗口来抚摸自己的宝宝。

现在，许多医院都提供允许妈妈和接受特殊看护的宝宝紧密相处的房间。在这样的环境当中，妈妈可以近距离地照看宝

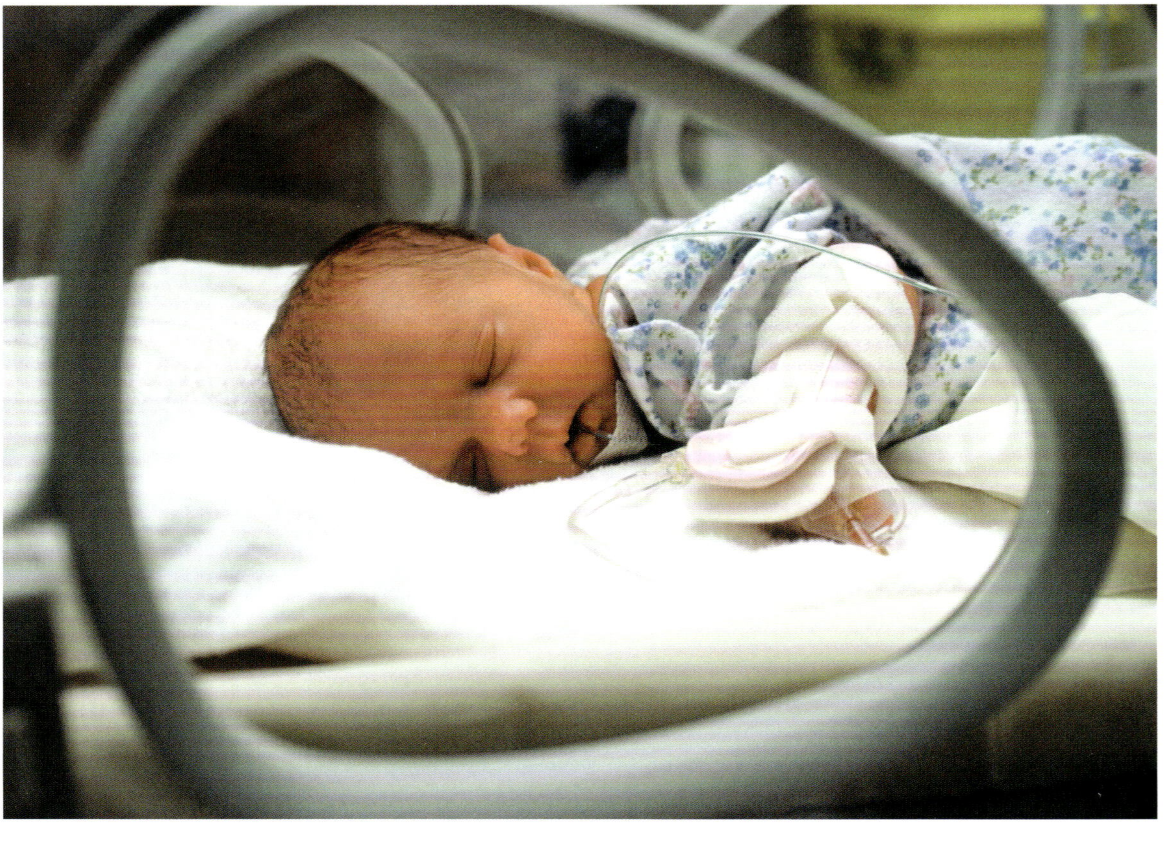

宝，也可以给他喂奶。与隔一段时间才进来看看的妈妈们相比，与宝宝待在一起的妈妈更容易与宝贝建立起紧密的情感联系。当母亲开始照看自己的宝宝的时候，她就会觉得，孩子是属于自己的。有一家堪称模范的保育中心，在那里，妈妈可以在房间里照顾自己的宝宝。在宝宝的小房间当中，一侧的墙面是玻璃的，通过它，那里的护士就可以持续地看护里面的宝宝。那里的一位护士说："护士不能做的事情之一就是取代妈妈看护宝宝的责任。或许孩子还很小，很弱，但一直以来，我们都希望妈妈们能有这样的感觉——这是我的孩子。"

## 残疾的新生儿

无论是别人告诉你的，还是你自己发现的，当你意识到自己的孩子有残疾时，那一刻将永远烙印在你的记忆当中。在每100位母亲当中，有3位会遇到残疾的宝宝。最常见的残疾是脑瘫和唐氏综合征，前者可以同时对宝宝的大脑和身体造成影响，后者是一种遗传疾病。对许多种残疾来说，其成因尚未探明。过去，人们曾认为，脑瘫通常由分娩时缺氧所造成。而现在已经知道，九成以上的脑瘫是由怀孕期间的缺氧所导致。对此，孕妈妈既无法知情，也无法采取措施来预防。

得知宝宝被怀疑有残疾后，你的第一个反应就是拒绝接受。这怎么可能呢？而且就算有一些异常的迹象，他们也会发现，这不会是大问题。随着一项项检查的进行，结果也陆续出来，你可能会有极大的不公平感。看着别的妈妈怀里的健康活泼的宝宝，你不禁要问："为什么会是我？"生下了残疾的宝宝，你会觉得你与别的妈妈是不同的，而且这种不同是极不光彩的。这时的你可能会产生巨大的负罪感："我到底做错了什么？"尽管别人一再向你确认，这并不是因为你做了或者没做某件事情而造成的结果，尽管你的理性一再告诉你，有些事根本不在人的掌握之中，但你还是会不停地责怪自己。此外，来自他人的看法也时常难以应付。无论他们小心地避开残疾的话题，还是表示出同情，或者摆出积极正面的态度来安慰你，你既内疚又怨恨的内心都交织着气愤与怒火。你想发怒，却找不到人来责怪。而对未来，你却有实实在在的忧虑。生育了一个"与众不同"的孩子，结局常常是孤立与隔离，这是最令人痛苦的事情之一。这时，你应当与相关机构取得联系，让他们帮助你与有着同样残疾宝宝的家庭建立联系，彼此学习，分享经验，共商对策。有关机构的地址可见本书第428～431页。

> "听说孩子残疾后，我们无法接受这个事实，我们多么希望医生说，搞错了，孩子是正常的。"

# 宝宝夭折

在人们眼中，像早期流产这样的问题都不算什么，由它所引发的痛苦常常被低估，然而即便如此，称得上怀孕不顺利的妈妈也仍然有很多。不过，死胎在今天确实已经比较少见，只是对一小部分孕妈妈来说，这种事仍然会发生。

因为胎儿残疾等原因，孕妈妈不得已作出终止妊娠的决定，这会让她们深深地伤心，而且就算她们明白自己已经作了最好、最明智的选择，她们也仍然会十分难过。终止妊娠不应当被视为结束怀孕的草率决定，不过，这确实在很大程度上是一个有所禁忌的话题，使得选择终止妊娠的孕妈妈们只能独自承担痛苦，没有人愿意给予她们急需的理解和帮助。

许多人觉得，如果孩子在出生时死亡，这时再给予同情倒是更容易一些。但通常的情况是，他们不知道怎样做才能帮上妈妈的忙。于是，他们只好尴尬地从妈妈的悲痛当中抽出身来。为了宝宝的出生，妈妈做了多少准备工作，她的心里又有多少美好的设想！然后，这一切所换来的却是死胎或者体弱、残疾的宝宝，撑不过一周就夭折了。怀抱里空空如也的她，此时是多么孤独和无助。随着医疗技术的发展，围产期死亡率会继续降低，对那些宝宝夭亡的妈妈来说，她们孤独和无助的感觉只会变本加厉。

## 流产

流产常常会给孕妈妈的心灵带来巨大的震动，然而，在每5次怀孕当中，很可能就有1次要以流产或者“自发性流产”而告终。四分之三的流产发生在怀孕十周之前，有时甚至发生在你意识到自己怀孕之前。

### 流产的征兆

在怀孕的前3个月当中，你或许会觉得骨盆里或肚脐周围有沉重的感觉，而且伴有与经期类似的剧痛，这就说明你有流产的可能。

对于怀孕期间的阴道出血，有时这是月经并未受到充分抑制的原因。比如当促进怀孕的激素分泌不足时，月经就会继续进行，当然，这种情况是不多见的。这时的阴道出血并非是流产的预兆，流出的血液也并非来自胎盘或者胎儿，而是来自子宫内膜（子宫内壁）。有时，在怀孕的前几个月当中，每到月经该来的日期前后，阴道都会渗出少量血液。有的医生建议为孕妈妈注射孕酮来止血。在怀孕期间，从阴道里流出的血液不是胎儿的，而是你的，这些血液不是来自胎盘和子宫内膜的接缝处，就是来自子宫颈周围。过去，人们都认为，一旦发现阴道出血，孕妈妈就应当卧床休息，直到出血停止。不过，至今尚未有证据证明，这样做能够起到止血的作用。所以，你怎样舒服就怎样做吧。

## 不可免流产

当“不可免流产”（也称“难免流产”）发生时，胎儿已不再存活，无论你采取任何措施，你都无法阻止阴道出血。当胎儿的心跳无法被超声扫描（详见第229～232页）捕捉到时，流产就是不可避免的了。这时，你大可以直起身子来随处走动，让血流出来。如果超声探头可以捕捉到胎儿的心跳，那么发生流产的概率就只有10%了，尽管阴道出血还可能持续一段时间。

## 早期流产的原因

早期流产的原因通常是无法知晓的。如果胚胎有缺陷，使胎儿无法在分娩后继续存活，流产就可能发生。而且，绝大部分的流产都是大自然将有缺陷的胎儿自动筛选掉的过程。有时，受精卵经过早期的发育后就停止活动，这就是“萎亡孕卵”。据估计，六分之一的流产都源自受精卵发育不正常。

“怀孕以后，我一直不当回事，但是得知孩子没了的时候，我竟然那么难过，那么挫败。”

人们发现，在流感盛行期间，孕妈妈会比平时更容易流产。继此之后，人们又发现，发烧可以引发流产。对此，本书第111页有更详细的说明。有时，子宫纤维瘤（在年龄大一些的孕妈妈身上比较普遍）或子宫畸形会使宫内空间狭小，导致胚胎停止生长。

**清理子宫** 一些医生理所当然地认为，只要孕妈妈流产了，她就得到医院做宫颈扩张与子宫刮除手术（刮宫术），将子宫内残留的东西去除，以免引发感染。这种手术是比较痛苦的。而且有研究表明，只要子宫内的残留物较小，那么与听之任之相比，外科手术并没有什么优势。

某些流产可能与激素有关，因为在出现反复流产的孕妈妈当中，有三分之一存在受孕困难的现象（患有糖尿病的孕妈妈血糖不稳定，所以依赖外源性胰岛素来帮助调节，与别的孕妈妈相比，她们发生流产的概率要高出3倍。）。有时，反复发生的流产是由孕妈妈自身的免疫反应造成的，这种现象被称作抗磷脂抗体功能紊乱（APA）。这时，母体产生的抗体会使胎盘中的血液凝固。针对这种状况，孕妈妈可以在怀孕期间小剂量地服用阿司匹林，或者注射肝素抗凝剂，这会使活产的概率提高10%～70%。

## 晚期流产

怀孕12周后发生流产的概率是怀孕早期时的四分之一。如果你的年龄比较大（超过35岁），或者受孕困难（超过半年），或者从前至少流产过两次，你就比较容易发生晚期流产。如果你此前只流产过一次，那么仅凭这一点就认为你下一次一定不能顺产是没有根据的。即使从前已经流产过3次，再次发生流产的概率也只有50%。所以，在再次怀孕之前，你可以找医生好好地谈一谈，也计划一下时间，比如注意在可能发生受孕的那一天之后多休息。

**感染**　20%的流产是由子宫或阴道的感染造成的。其中，最常见的是细菌性阴道炎和衣原体感染。治疗的方法是使用抗生素，效果很好。

**子宫颈内口松弛**　晚期流产有时是由于子宫颈无力而引起的，原因在于，它在不该张开的时候提前张开了。通常，胎儿和宫颈之间隔着羊水，一旦子宫颈开始张开，胎膜就会发生破裂，所以当流产发生时，最先出现的症状就是胎膜破裂，羊水流出。如果孕妈妈曾经在怀孕中期反复发生流产，那么这种类型的流产就非常容易再次发生在她身上。子宫颈内口松弛可以由先前的难产或怀孕12周后的堕胎所造成。对此，本书第115页有更详细的介绍。

**胎盘机能不全**　如果流产发生在怀孕20周之后，这就可能是因为胎盘未能向胎儿提供足够的营养所致（怀孕24周之后的流产被称作死产）。如果有迹象表明，胎盘在机能上存在不足，胎儿的发育也不好，这时的孕妈妈就应当卧床休息，以使得胎盘至胎儿的血流更为顺畅。你也可以通过注重孕期营养来改善胎盘的机能。所以，如果你曾经流产过，你就要在再次怀孕（详见第96～101页）之前注重饮食营养。如果流产已经发生多次，你就应当将最近一次排出的血块保存下来（用真空密封瓶保存），然后交给医生作实验室检测。

## 流产后的自责

所有流过产的女性都在怀疑，是不是自己做了什么或者没做什么而导致了流产的发生。由于流产可以在怀孕期间的任何时间发生，所以大多数孕妈妈只能将流产前发生的事情与流产的原因联系起来。这些事情要么是你与同事吵架了，要么是你的婆婆来了，要么是你在街上摔了一跤，或者你在流产前做爱了，或者前晚刚参加了一个聚会，玩得太累了。但是，无论你怎样猜测，这些因素都没有被证实引发了流产。不过，要让你相信流产绝对不是你造成的，这也是非常困难的一件事。

### 流产后的痛苦

在怀孕期间，不论流产发生得早还是发生得晚，对大多数孕妈妈来说，这都意味着你失去了自己的孩子。如果这是你怀上的第一个孩子，那么流产还意味着你失去了一次做妈妈的机会。如果你多次流产，你就得一次又一次地经历这种丧失的感觉。同时，因为流产的发生，你的伴侣也可能会失去成为父亲的机会，你们的父母也可能会失去成为（外）祖父（外）祖母的机会。如果你已经有了小孩，那么他（她）也会失去拥有弟弟妹妹的机会。不过，发生了流产的孕妈妈却经常羞于提及此事，害怕自己在别人眼中显得过于情绪化，让别人笑话。

把你的感觉跟你的伴侣讲讲。即使你从没察觉到胎儿的活动，失去它也是令你痛彻心扉的。如果你反复流产多次，或者受孕非常困难，那么每一次月经的来临对你来说都好比又一次失去宝宝。

然而，当你流产的时候，你的伴侣也许尚未接受你已经怀孕的事实，所以他很可能难以理解你的伤心和难过。或许你会发现，与曾经独自面对过流产的妈妈交流会更容易些。

> “流产的时候，我已经临近分娩，乳房里也有奶水了。当乳汁流出来的时候，那样子好像是在为死去的宝宝哭泣，这些奶水全都浪费了。”

当流产这件事告一段落后，你对再次怀孕的渴望可能会妨碍轻松自然的性爱。如果你发觉自己有些焦虑，而这种焦虑正在破坏你们的性爱关系，你们就可以分头去旅行，然后在临近排卵期（详见第68～70页）时重新相聚。

## 死产

“非常可惜，你的孩子没有成活。”这是在怀孕当中，几乎所有的孕妈妈都会想到的别人可能对自己说的话。有的妈妈用这句话来警示自己，以免让自己对孩子和为人母这件事抱有负面的想法，或者对孩子的出生期望太多。虽不及过去那么频繁（大约千分之八），但这种情况确实会发生，孩子在分娩前、分娩中和分娩后不久都会出现死亡的现象。

### 失去宝宝后

失去宝宝后，尽管你还有很多事可以做，但宝宝的离去确实来得太突然了。同时，你失去的也不仅仅是宝宝，还有你对你做母亲的所有设想，还有你为自己设计的全新形象，还有因怀孕而新生的家庭关系。

没有什么能够取代失去宝宝所造成的痛苦。即使他人给予你关爱与同情（这种情感和心理上的支持能够帮助你逐渐适应乃至最终接受失去宝宝的现实），你的内心仍然无法从伤痛中逃离。而且，遗憾的是，当宝宝夭折后，一些医护人员也无法处理自己的内疚和压力，他们可能会把你一个人丢在房间里，并尽量回避与宝宝有关的话题，以免让你不开心。在与你讲话的时候，他们可能会要求你忘掉这件事，他们会说，你再一次怀上孩子的时候就没事了。他们也会让你多想想自己的伴侣。可是，类似的建议越多，痛苦就越久，你对现实的接纳也越晚。

失去宝宝后，医院可能会为你实施心理危机干预。尽管这时的你也许不希望接受心理咨询，但是，与亲戚朋友之外的陌生人谈一谈确实能够起到帮助的作用。伤心难过是一件私密的事情，在这当中，你痛苦地将失去宝宝的经历缓缓地注入自己的生命当中，为它在内心里找一个特定的位置安放下来（有时，你会觉得这一点永远都无法做到。）。当这一步完成后，你才能从过往的经历中稍稍地摆脱一点出来。这一过程不能太急迫，如果急着去完成它，痛苦就会被暂时地压抑下来，然后在将来的某一时刻再次爆发。

## 古老习俗的力量

在一百年前，一定比例的孩子死亡是被人们广为接受的事情。就算某位妈妈比较幸运，她的10个孩子当中能有6个活下来也就不错了。今天，在一些有着古老习俗的地区，如果孩子在出生后的几周当中未能存活，人们就不会公开地称呼或说起他们。

在这些地区，死亡是日常生活的一部分，而且有许多仪式来处理与死亡有关的事项。然而，在当代社会，死亡的出现却让我们措手不及。我们以个人的力量苦苦支撑，寻找着渡过难关的方法，常常觉得只有自己才遭受这种情绪的影响。总之，死亡是对我们平常生活的巨大冲击。

## 直面挑战

如果医护人员发现你的身体出了问题，你就有权要求他们为你提供确切的信息，并与你开诚布公地讨论你所面对的困难，当你调整情绪以应对接下来的事情时，他们也要选择站在你的一边。曾经经历过所有这些考验的妈妈们说，得知真相，并且全面参与问题的解决是更好的做法，而不要被神秘的医疗技术隔绝在整个事情之外。如果胎儿已经在子宫内死亡，你就应当知道，肚子里的胎儿已经没有生命了。这种感觉就像是，子宫原本是一个生气勃勃的地方，此刻却变成了一座坟墓。这时，产科医生可能会建议你继续等待，直到分娩自然而然地到来，这样做更安全。通常，自然分娩会在两周内到来，如果你愿意，也可以实施引产。许多孕妈妈急着想把这件事处理掉，而另一些孕妈妈却希望在接下来的日子里继续陪伴肚子里的宝宝。

当令人痛苦的事情发生时，我们没有“灵丹妙药”，能够轻而易举地将伤痛一扫而光。有时，做丈夫的会询问怎样说、怎样做才能帮助他的妻子，减轻她的痛苦，其他家庭成员和朋友也愿意帮一把手，但是也不知道该怎样做。面对失去孩子的痛苦，人们的表现也十分不同，所以其他人能够提供的最好的帮助就是作好随时提供帮助的准备，听候失去孩子妈妈的召唤，而不是害怕伤害她的感情而躲在一旁，或者因为她的伤心而尴尬。总之，他人所能提供的最有价值的帮助就是静候召唤。

## 道别

道别二字听起来简单，但做起来却非常困难，因为伤心所代表的并不仅仅是眼泪和悲伤，它还包括震惊、内疚和愤怒，在宝宝夭折后的不同阶段，你的感受也不尽相同。要承认内疚这种破坏性的感觉已经很不容易，而要平息愤怒的情绪则更加困难。这种愤怒包括对他人的敌意，也包括对医护人员的敌意，即使后者已经使出了浑身解数。

> “我需要有人来抱着我，可是我丈夫却很难做到这一点，因为他想表现得坚强一些，所以把自己的情感隐藏了起来。”

在失去宝宝后的即刻，你或许会凝固在一种对现实半接受又不接受的状态。通常，只有时间过去至少3周，你才会体验到其他的感觉。

有时，由于妈妈还没有来得及了解自己的宝宝，所以要让她与宝宝道别是很困难的，这时，如果妈妈再见不到孩子的身体，这种道别就会更加困难。也正是因为这一点，大多数咨询师和儿科医生才会主张让妈妈摸摸自己死去的孩子，并且鼓励她这样做，这将有助于她与宝宝的道别。宝宝夭折后，你可以要求医生把宝宝交还给你，并且给你们留出单独相处的时间，以方便你与宝宝道别。这一过程持续多久应当由你来决定。

## 后事

你和伴侣或许希望一起讨论如何安排宝宝的后事。这一切结束后，有的妈妈会觉得，宝宝似乎是她们脑中想象出来的事物，从来就没有存在过，也像是一颗曾经引起剧痛的牙齿，现在已经拔掉了。如果你没有参与安排宝宝的后事，你就可能会设想，宝宝的身体如何被冷冰冰地处理掉，也可能会躺着发呆，想着宝宝接下来会怎样。所以，对这些事情，你应当积极地参与。

### 对夫妻关系的影响

失去宝宝的悲伤会影响你与所有人之间的关系，包括你最爱也最需要的那个人。尽管宝宝的夭折可能会拉近夫妻的关系，但它也会为你们带来难以释放的压力。所以，你们两个人很可能都需要从他人那里获得帮助。宝宝夭折后，你的伴侣也会非常悲伤，不过，他可能会觉得，流露出情感上的脆弱有失男性的风范，或者他必须表现得坚强，这样才能更好地安慰你。这样做的结果可能是，你的丈夫表现出一种就事论事的接纳态度，却把你一个人丢在那里感受悲伤，看起来，他似乎并不理解你的感受。

> “我不想强迫他跟我说这件事，他也不愿意主动跟我说，这样过了一段时间后，我们发现彼此间逐渐疏远了。”

如果宝宝出生后在保育室当中存活了一段时间，那么当你还在产科病房里的时候，你的伴侣就很可能去看过或者摸过他了。这时，你能凭借他的描述来建立起你对宝宝的完整印象。不过，如果丈夫自己就非常难过，要让他不带悲伤地描述宝宝的状况就是非常困难的一件事，他甚至会拒绝开口。这会让你觉得，他把重要的信息都隐藏了起来。

宝宝的夭折常常会不可避免地使夫妻间的性爱关系发生恶化。当你们心里难过的时候，你们是很难有性爱的欲望的。即便你们勉强行事，性快感后也会紧随着瞬间涌起的悲伤。当你们开始感觉到生活的乐趣，或者体会到一些性的冲动时，你们可能经常会觉得，这是对死去的宝宝的背叛。

如果你希望与有过类似经历的爸爸、妈妈取得联系，并且愿意分享自己的经历和体会，就可以查看第428～431页所列的相关机构。

## 再次怀孕

如果你曾经因为流产或死产而失去过孩子，或者孩子在出生后夭折，你过往的经历就很可能会为日后的生活投下阴影。就算当时的你确实不希望怀孕继续进行下去，你日后的生活也仍然会受到影响。

如果把主动终止妊娠的妈妈和流产、死产、产后孩子夭折的妈妈相提并论，后者可能会非常气愤，尽管主动终止妊娠也一样会失去孩子。不过，主动终止妊娠后，失去孩子的阴影也一样挥之不去，而且，这时的内疚感可能会更为强烈。

通常，对再次怀孕的进展，我们都会用先前的怀孕经历来比照。如果以往的怀孕出了问题，我们对怀孕的整体看法就会发生改变，对可能发生的风险也会极为敏感。

如果孕妈妈先前打掉了孩子，或者认为是自己造成了孩子的流产，她就可能会把这种内疚和自责转移到下一次怀孕当中，担心自己会遭到报应或惩罚，不是难产，就是产下的婴儿不健康，甚至发生夭折。这种对风险的看法非常不明智，甚至完全是盲目的，她们只是简单地认为，上帝必将对恶作出惩罚。

“我又一次怀孕后，觉得这是对上一个的孩子的背叛，这种内疚的想法，我怎么也控制不了。”

如果你刻意遗忘先前发生的事情，那么在面对压力的时候，你就很可能会控制不住自己的感情，比如当你接受阴道检查的时候，或者当你走进医院的时候。此外，在分娩开始以后，你也很可能会止不住地想起先前失去的宝宝。

或许，你也会提醒自己要清醒，不要陷在负面的想法当中，却常常无功而返。承认自己的情绪很重要，让那些关心你的人感受到它们也没有错。不过，你一定不要把这种负面的情绪留到怀孕的后期，特别是留到分娩开始以后。在为分娩作准备的过程当中，你应当坦然地面对以往的不幸经历，然后接受它。

在失去宝宝后的再次怀孕当中，孕妈妈常常会体验到痛苦、不安的梦境。梦中，孩子不是残疾了，就是夭折了，而且更为可怕的是，她们觉得这是她们自己造成的。这样的梦有可能是分娩或者孩子的场景，也有可能具有极大的隐蔽性。在后者当中，孩子通常以布娃娃或者小动物的面貌出现，也会以孕妈妈的牙齿和肢体的形式出现，死亡也被表示为，非常重要的东西无法挽回地失去了。

你也可能觉得，你这次怀的孩子和上次是同一性别，甚至可能是同一个孩子。有人说：“当你再次怀孕后，你就会忘记先前不幸经历。”然而很明显的是，你不可能用一个孩子来代替另一个孩子，也不能用再次怀上的孩子来代替先前失去的孩子。对你和肚子里的宝宝来说，此时最关键的事情就是，你应当承认，现在的宝宝是独一无二的。

# 产后头10天

产后，你需要你一个温馨的环境来认识宝宝，和宝宝一起玩。我把分娩后的一段时间等同于“产后与宝宝的蜜月”，在这段时间当中，新妈妈应当受到特别的关爱和细心的照料，她应当能够自如地做自己想做的任何事情，而不必受制于他人。

## 产后的情绪与情感

宝宝降生后，许多孕妈妈都需要花一段时间来同理想当中宝贝的形象说再见。现实当中的宝宝往往与想象当中的样子有惊人的不同，所以，这种“梦想”的破灭有可能会非常令人不快。尤其在孩子早产，需要特殊监护的情况下，或者发现孩子存在残疾的时候，这种感觉就更加令人痛苦。不过，即使是健康、发育得很好的孩子也可能会与你想象当中的样子大相径庭，让你难于接受。

## 分娩前后的情绪改变

对婴儿来说，你在产后数小时和数天内表现出的情绪具有生物学的意义，它可以促进婴儿的生存。如果不是这样，你就只是照看宝宝的一个人而已。有时，你的情绪会表现得非常明显，如果不是刚刚生了孩子，就会被认为是一种病态。在产后的第一个星期之内，出现这种情况是很正常的，越来越多的妈妈都开始公开承认这一点。

产后的情绪不仅仅是抑郁，不是吃点抗抑郁的药就能管用的。实际上，你也可能会持续地兴奋好久。不过，在分娩后的头5天内，你的情绪很可能会有直线下降，出现情绪低落的现象。这时，你的针口在疼痛，而且在回家后的第一天，你的想法也会非常迷茫，你开始担心，孩子是不是健康？自己能不能成为一个合格的母亲？或者，你只是觉得激动人心的时刻已经过去，现在已经比较乏味了，那感觉就像狂欢夜过后的早晨一般。当然，在产后的几天当中，你也可能会经历情绪的巨大起伏，就像坐过山车一样。在我们的社会当中，人们对初为人母的妈妈都有一种浪漫化的刻板印象，比如妈妈穿着粉红色的睡袍，宁静而文雅，怀里则是天使一般的宝宝。当你觉得你应该如此表现时，你在情绪上可能出现的剧烈波动就会令你大吃一惊。

妈妈让宝宝第一次尝到了快乐的感觉，这也是宝宝第一年的生命里非常巨大的快乐。

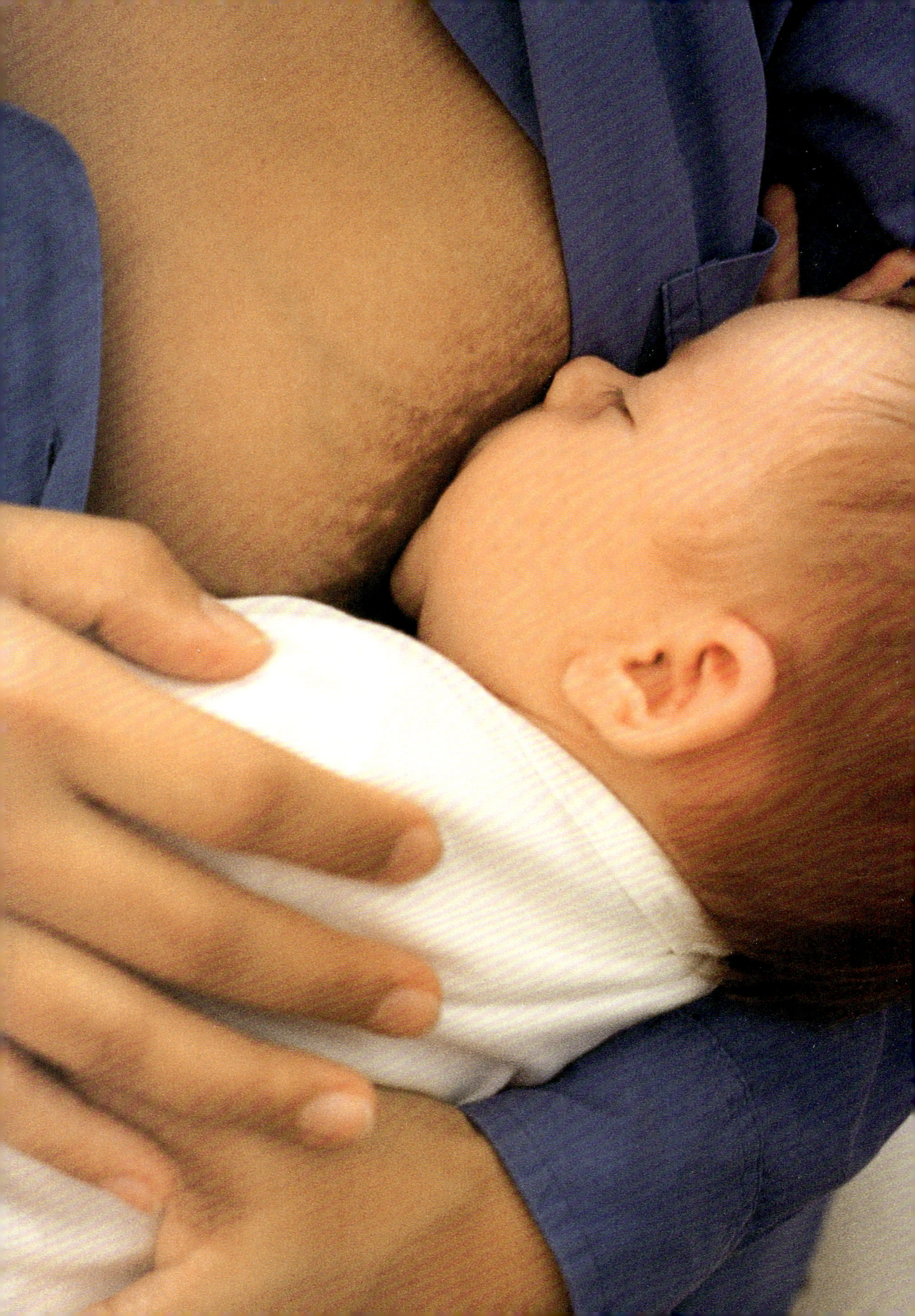

### 发挥主动性

孩子出生后，你并没有换了一个人，但你的个性却变得更为鲜明了。你一会儿想哭，一会儿又想笑，而令你发笑的那些东西又实在没什么可笑的。因此，你可能会因为医院里的某些事或某个人而生气（当然，如果你的宝宝还在保育室，你就会非常盼望见到他），而这又会引起你身体上的反应，比如让你的肠胃不舒服，让你口干舌燥，筋疲力尽。分娩过后，有的妈妈只有回到家中才能安下心来，她们特别需要待在自己熟悉的地方。另一方面，如果分娩后不到24小时或不到48小时，你就被送回家中，这时你就可能会发觉，自己独立照料宝宝的准备还不够充分。你可能还不能给宝宝顺利地喂奶，你的针口可能还很痛，你身边可能没有什么人能够帮你的忙。把分娩后的所有这些事情独自承担起来可能会让你觉得既恐惧又无助。不过，这时有这样的感觉并没有什么异常。

> “我的心情很不好，但也没跟什么人讲，因为没有人来和我说话，我也不愿意向他们提起。确实，我应该高兴一些。”

如果你和宝宝的状况都非常好，家里也有人照顾你，你就可以尽早地回到家中。在产后的10天当中，医生每天都会到你的家里看望你。10天之后，只要有必要，医生还会继续去你的家里。在孩子分娩之前，你就很有必要同医生取得联系，并且记下医生的电话号码。这样一来，当医院与医生的联系中断时，或者当全国性的休假或周末到来，使得医院停止运转时，你都能及时地联系到医生。

### 复杂的情感

分娩过后，你的伴侣的情感可能会非常复杂，在兴奋和伤心中摇摆不定。我们的社会认为，丈夫应当表现得坚强一些，并且给新妈妈提供可供依靠的宽阔肩膀。但是，有的丈夫自己就被分娩的过程所深深打动，使他们的情绪与宝宝的妈妈一样汹涌起伏。回到家中后，丈夫可能会觉得难过，因为他觉得自己把妈妈和宝宝丢在了医院，交给了陌生人照顾。此时的他尽管既高兴又兴奋，但是内心当中也潜藏着忧伤的暗流。原本，他与宝宝的妈妈是非常亲密的，这时却在不得已之间产生了隔膜。当他返回医院的时候，那样子就像是一个外人。

## 产后的身体变化

分娩过后，你的身体会遭遇剧烈的变化。在分娩之前，你腹部的曲线像是一个等待收割的大西瓜，这时的你还没有来得及欣赏自己丰满的身体。而分娩过后，你又可能感受到极度的孤单、寂静和凄凉。如果你在医院，却没有你爱的人在身边，或者只被当作众多产妇当中的一员，或者，更糟糕地，只被当作一只正在恢复原状的子宫，一处缝了线的会阴，一对分泌乳汁的乳房，这时的你就需要一些时间来逐渐适应身体所发生的变化，同时重建自己的自信。

对许多妈妈来说，尽管她们在分娩即刻非常惊喜、兴奋，但这种喜悦的心情很快就会让位于自己对身体变化的不满。乳房的变化与哺乳有关，对一些妈妈来说，这是一件非常令人头痛的事情。许多妈妈只是把分娩作为自己的目标和挑战，却忽略了随后的形体改变所带来的挑战。一位妈妈对身体出现的剧烈变化大为不满，她说："我以为孩子出生以后就没事了呢！"

## 会阴的变化

分娩后，你的会阴会变得柔软、肿胀。这时，你可以把包裹着冰块的毛巾敷在疼痛的部位。当你排尿的时候，你的会阴很可能会有刺痛的感觉，所以，你可以在厕所里放一瓶烧开过的盐水，在你排尿或排便前，你可以泼一些在会阴附近。方便过后，再用盐水泼第二遍，然后用吹风机吹干（开小档）或者用柔软的厕纸轻轻拍干。如果会阴在分娩时仅有微小的撕裂，它就会自然愈合。如果会阴在分娩后缝了针，这些针眼应当在一周左右被身体吸收。排尿或排便时，你也可以将一片剪开的卫生棉敷在疼痛的部位，这样做可以减轻疼痛。为了预防便秘，你可以吃一些有助于通便的食物，比如西梅干、无花果、水果泥，同时注意多喝水。如果你排尿困难，就告诉医生。注意，不要让你的膀胱在尿液的挤压下过度膨胀。有时，你可以使用导尿管1～2天。

## 体重减轻

分娩后即刻，你很可能会觉得自己身形优美、身轻如燕。这时，你已经去掉了胎儿、胎盘、羊水和胎膜的重量。不过，当你产后第一次将手放在肚子上时，你会发现上面有很多皮褶，就像既柔软又湿润的奶油酥皮一样。当你产后第一次在穿衣镜里看到自己的裸体时，你可能会惊讶地发现，自己已经增加了许多的赘肉，不仅腰变粗了，腿变肥了，乳房也变得鼓鼓囊囊的（如果你用母乳喂养孩子的话）。如果你的乳房向来又平又小，此时你和伴侣或许都会比较高兴；如果它们本来就比较大，这时就肿得有些可怕了。

**排出多余体液**　在产后的一周，大多数妈妈都会通过排尿和排汗将体内多余的水分排出体外。结果是，你曾经在腿部、踝部见到过的浮肿会逐渐消失，同时，你胖乎乎的脸和手指也会恢复常态。看到身体出现这样的变化，你或许会又惊又喜。

**恢复肌力** 分娩过后，如果你开始锻炼腹肌，你的肚子就会在几周内恢复平整。分娩刚结束后的身体锻炼在第416～419页有图示。快步走对恢复腹肌也有很好的作用，只要天气允许，你就可以把宝宝推出去走走，村庄和公园（如果有的话）都是比较理想的去处。开始的时候，你的盆底肌会有向下陷的感觉，好像吊床挂了很重的东西一样。但是在随后的3个月当中，盆底肌就会逐渐绷紧。而且，只要你规律性地锻炼它们（但是不要过量），它们就能完全恢复。

## 乳房与母乳喂养

分娩过后，你越早将宝宝抱到乳房旁边，初乳就会越早进入宝宝的胃。初乳能够在胃部形成保护涂层，阻止细菌侵入。初乳还能为宝宝提供抗体，这些抗体能够帮助宝宝抵抗所有你能抵抗的疾病。在怀孕晚期，初乳就已经产生，它是母乳的最初的形态，也是宝宝刚出生时最理想的高营养食物。喂奶时，注意不要清洗乳头。乳房吸引婴儿的部分原因就是乳头的味道，与清洗过的乳头相比，婴儿更喜欢没有洗过的乳头。

### 泌乳反射

当宝贝吮吸乳汁或者只是碰到你的奶头的时候，他的这一动作就会刺激你大脑里叫作下丘脑的部位，下丘脑再激发大脑下方的脑垂体分泌催产素，然后释放进入血液。随后，催产素随血液进入到乳房内的血管当中，使乳腺下方的细胞发生收缩，这样，乳汁就被从乳头上的小孔里挤了出来。

此外，催产素也会引起子宫收缩，所以你会有子宫收紧的感觉。到产后一周左右，你在哺乳的时候就不会再感觉到子宫的收缩了。在乳汁流出之前，你很可能会有一种叫作“泌乳反射”的发麻的感觉。这是含有催产素的血液流入乳房，然后使乳房加温的感觉。乳房泌乳的红外线照片显示，当婴儿哭泣时，乳房的温度也会随之升高。

**第一次哺乳** 当你把宝宝抱到乳房旁边时，注意他的动作。他应当把乳头和很大一部分的乳晕含在口中，这会把他的小嘴塞得满满的。这时，你只需把他紧紧地抱在身边，然后耐心等待。放松双肩，如果你感觉肩部有些发僵，就把胳膊往下拉拉，然后再放松。有时，你的泌乳反射需要几分钟才能出现，而一旦出现，你的感觉就会非常明显！这种感觉来自双侧

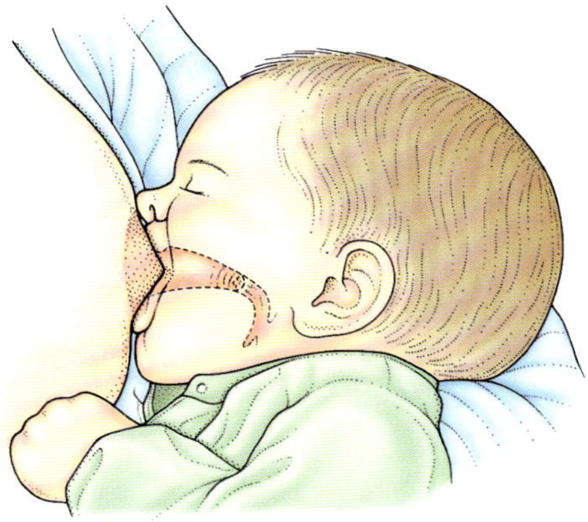

**母乳喂养**

要想母乳喂养进行得顺利，婴儿就要把乳房尽可能多地含在口中，而不仅仅是乳头。这时，婴儿把乳头吸进口腔，同时用上下颌抵住乳晕，然后吸出乳汁，其原理好比真空吸引器。

乳房的深部，而并不仅仅是宝宝正在吮吸的那只乳房。它有点像被什么东西刺到的感觉，也像震动的感觉，好似香槟流过你的静脉，也似一股暖流涌上你的乳头。这时，你看到宝宝开始吮吸乳汁，随着他一边吮吸一边吞咽，你可以看到他耳朵附近的关节正在持续而有力地活动着。

## 让哺乳真正开始

让你的乳房存有乳汁仅仅是母乳喂养的第一步。显然，更重要的是要将它们释放出来，然后才能流进宝宝的口中。从营养的角度来说，单单有宝宝的吮吸是不够的，尽管他可能会吸得很高兴，但只有当他开始持续地吸入乳汁时，母乳喂养才能真正开始。

与过去相比，今天的医院不会严格控制母乳喂养的时间了。不过，如果你所在的医院仍然在这样做，那么在计算宝宝的哺乳时间的时候，你就要从哺乳真正开始之后再开始计算时间，而不是从他刚开始吮吸的时候。

即便在泌乳反射发生之前，乳房中积存的头奶也能起到止渴的作用，通常，在大量的乳汁到来之前，这一点乳汁会让宝宝感到很高兴。不过，如果你仅仅给宝宝喂头奶，而他没吸多久就不吸了，以至于无法刺激泌乳反射发生，你的奶量就会减少或不再增大。这是许多妈妈无法成功哺乳，并且最终放弃母乳喂养的主要原因。

哺乳的时候，如果你觉得尴尬、局促、焦虑、恐惧或者愤怒，你的乳汁就会产生得比较慢，有时甚至完全不能产生。正是因为这个原因，在产后的几天当中，一个良好的哺乳环境才显得非常重要，而且，如果你能获得来自伴侣或者其他了解你感受的人的理解和支持，这也是非常有好处的。有时，你可能会觉得乳房里已经没有奶了，尽管如此，当你再次把宝宝抱到乳房旁边的时候，这依然会引发新一轮的泌乳反射。乳房与奶瓶是不同的，只要宝宝对它施以正确的刺激，它就可以源源不断地产生乳汁。

## 快乐哺乳

只要有可能，你就应当和宝宝24小时待在一起，然后在他想吃奶的时候喂给他吃。有的宝宝（尤其是4～6周大的宝宝）非常喜欢在一天当中的某些时候连续不断地吮吸乳汁。你可以看看宝宝紧紧握着的小拳头，它的大小跟宝宝的胃差不多。所以，你要经常给宝宝喂奶，而且每次喂奶时要保证一定的哺乳时间，因为时间越长，出的奶水就越多。当宝贝开始大口吮吸时，奶水会变得更加黏稠。不过尽管如此，你还要把她抱在怀里继续哺乳，直到她的眼睛闭上，身体放松，这时宝宝就喂好了。

婴儿的面部特征非常适于哺乳，她的鼻子短而上翘，下巴缩向后方，嘴巴可以张得很大，然后牢牢地吸在乳房上。

婴儿的面部特征非常适于哺乳，她的鼻子短而上翘，下巴缩向后方，嘴巴可以张得很大，然后牢牢地吸在乳房上。

大多数宝宝都喜欢在妈妈的怀抱里吮吸乳汁，一喂就停不下来。这时，你不要把乳头冒冒失失地拔出来，而是要用一根手指压住乳房，然后轻轻地将宝宝的嘴拨开，或者把一根手指伸进她的口中，让口腔里的负压消失。之后，如果宝宝再一次紧紧地咬住乳房，你就再喂她一会儿。

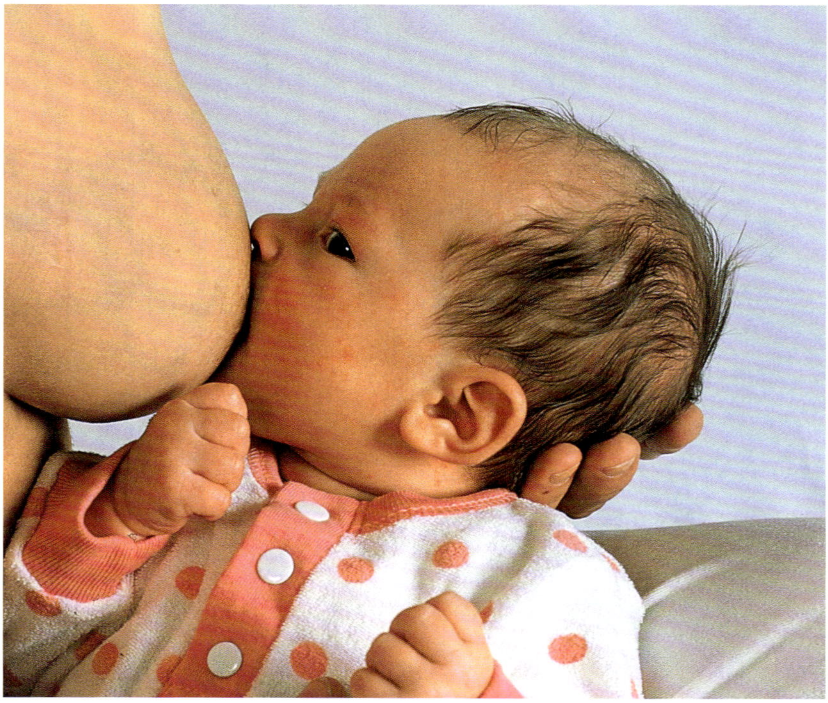

## 吃奶不一定代表饥饿

有时，哺乳要进行很久，这会让你觉得非常劳累。如果你已经很累了，可是宝宝还是吃起来没完，你就可能会担心奶水是不是够她吃。实际上，对许多宝宝来说，没完没了地吃奶并不一定是饥饿的代表，他们只是喜欢吃而已。所以，当宝宝吃奶吃了10分钟左右时，你就可以把她放下来，或者把她交到朋友、伴侣的怀里，这才是明智的做法。哺乳的时候要放松，先用乳汁比较丰富的那只乳房哺乳，下次再换用另一只。

## 吃奶的独特方式

在哺乳当中，接受母乳喂养的宝宝并不是一刻不停地吃奶。他们喜欢大吸一阵，然后停一小会儿，接下来再继续吃。实际上，如果是你遇到了好吃的东西，你也不会一刻不停地大吃大嚼，也不会每顿饭都吃同样多的食物。孩子也是同样的道理。

宝宝每顿饭的饭量有所不同，有时吃得很多，有时吃得很少。经过一段时间，你就能摸清楚他什么时间大概吃多少奶。然后，你就可以根据他吃奶的习惯来调整自己的计划和安排，预先把哺乳的时间留出来。这样，孩子就省心多了。

## 只喂母乳够吗

你可能会问，只给宝宝喂母乳够吗？或者到什么时候才能给他补充母乳以外的其他食物呢？尤其在你怀疑自己奶水不够多，或者孩子经常哭的情况下，你更容易产生以上的顾虑。需要注意的是，给宝宝补充母乳以外的其他食物可能会起到相反的效果。

**水**　有的医院仍然会拿水或者糖水来喂养新生儿。但是，新生儿需要的是奶，不是水。在未补充其他液体类食物的情况下，如果你的宝宝在24小时当中把尿布尿湿6次以上，大便也比较频繁，这就说明他吃的奶是足够的。产后，你很可能会发觉自己比平时更容易口渴。这时，你可以放心地补充液体。只是，过多地补充液体是没有意义的，因为多喝水并不能多产奶。总之，为新生的宝宝喂养母乳以外的任何液体都是有害的。

**用奶瓶补充喂养**　如果你认为自己的奶水不足，并且开始用奶瓶为宝宝补充其他食物，你所分泌的乳汁就会进一步减少，因为只有宝宝的需要才能刺激奶水产生。

**固体食物**　当你为宝宝喂养固体食物时，你的奶量会下降，这是不能给很小的宝宝喂养固体食物的原因之一。新生儿不到6个月是不需要固体食物的，他需要的是妈妈的乳汁，而一旦喂养了固体食物，他就无法得到充足的乳汁了。新生儿的肠胃无法消化由母乳和市面上的其他食品所混合而成的食物。所以，整天吆喝着为3～4个月大的宝宝使用所谓的“婴儿食品”的厂商常常是哺乳困难的始作俑者。当宝宝长到三四个月大的时候，如果妈妈开始为宝宝喂食母乳和其他食品的混合食物，她就会发现自己的奶水总是不够，这种情况一点也不奇怪。

**称量体重**　比较哺乳前后宝宝的体重是没有意义的，除非两次称量之间至少间隔24小时，因为宝宝每次摄入的奶量是不同的。而且即便你是这样做的，结果也常常会令你更加担心，觉得怎么都没喂够。其实，宝宝腿脚有力、反应灵敏才是健康的最好的证明。

**多喂几次**　如果你想让自己的奶水更多，你就要更多地把宝宝抱在胸前哺乳。如果宝宝的体重没有增加，甚至有所降低，你就要抓住他每一次醒来的机会给他喂奶，夜里也是如此。如果宝宝比较贪睡，你就每隔两个半小时叫醒他喂一次奶，除了夜间。喂奶的时候，首先把包裹在宝宝身上的毛巾解开，然后一边同他说话，一边用乳房逗他。在宝宝出生后的1～6周，你都可以用这种方式给他喂奶。

## 母乳喂养中的困难

在母乳喂养的最初几天，你很可能会遇到大大小小的困难，这会让你怀疑自己是否能够哺乳成功。

**乳房肿胀**　在产后的3～4天，奶水大量产生，许多妈妈会出现乳房肿胀的现象，尤其在两次哺乳间隔过久的情况下，肿胀会更为严重。这时，你可以拿一个冰袋（如用毛巾裹上冰块）敷在乳房上，这样做可以起到镇痛的作用。你也可以经常性地为宝宝哺乳，这也有助于你度过这段艰难的过渡时期。

**乳头疼痛**　在产后的几周当中，乳头疼痛是比较常见的现象，尤其在宝宝吃奶很猛的情况下更容易发生，它不代表母乳喂养会失败。研究显示，在成功进行哺乳的母亲当中，有的先前出现过乳头疼痛或乳头皲裂的现象。她们与那些最终放弃母乳喂养的母亲的唯一区别就在于她们继续坚持了下去。在哺乳当中，为了避免乳头疼痛，调整宝宝吃奶的方式是最简单的办法，在理想的情况下，宝宝应当把乳头连同乳晕的一部分牢牢地含在口中。

同时，你应当尽可能多地裸露上身，避免使乳头接触到肥皂，或者使用带有塑料支架的隐形文胸。哺乳过后，你应当把乳头暴露在温暖的空气当中，让它们自然而然地干燥。另外，不要用棉毛制品覆盖、保护乳头，它们会粘在皮肤上。

**乳头皲裂** 有时，在乳头与乳晕相接的地方会出现一条裂缝。在宝宝仅仅咬住乳头却没有咬住乳晕的情况下，这种现象常常难以避免。这时，不仅你会出现乳头疼痛或乳头皲裂的现象，宝宝也无法在喝完最初的一部分乳汁后继续吸到更多的乳汁。这时，你可以使用一种柔软、有弹性的橡胶乳头保护罩，这种保护罩有着宽阔的边缘，形状类似草帽，一来能够减轻疼痛，二来可以方便裂口的愈合。此外，你要避免使用带有塑料支架的隐形文胸，因为一旦有奶水渗出，你的乳头就会变得湿乎乎的。

“我上一个孩子吃起奶来一点都不含糊，可是现在这个就困难得多了，还得教他怎么把乳头含在嘴里。”

**腹部伤口疼痛** 剖宫产过后，母乳喂养可能会遇到困难，因为孩子难免会压到伤口。在这种情况下，你可以侧身躺卧，同时在伤口上垫一个枕头，或者坐起来，把宝宝的腿夹在哺乳乳房一侧的腋下。

**乳房胀痛** 如果你的乳房上出现了红肿的区域，这时你就要更频繁地给宝宝喂奶，这样做可以减轻乳房的胀痛。同时，你还要确保孩子在吮吸时紧紧地咬住乳房，平时也要多锻炼自己的手臂，促进乳房的血液循环（详见第419页）。如果乳房红肿的区域进一步扩大，你也出现了发烧的症状，这就表明乳腺发炎了。这时，你可以一边冷敷，一边口服抗生素，症状很快就会好转。这时，你应当继续坚持母乳喂养，因为这会使乳腺炎发展成为脓肿的概率大为减小。乳腺发炎是乳汁丰富的表现，这样的女性通常都可以成功地进行母乳喂养。

**躁动的宝宝** 有的宝宝在吃奶的时候非常不老实，又是咳嗽，又是把乳汁喷得到处都是，弄得一塌糊涂。在出生后的最初几周当中，每逢呛着的时候，他们总要把脑袋猛地向后缩去，同时也扯到乳头；或者，他们也会把乳头松开一小会儿，然后再一次把它叼住。不过，由于他们的脑袋已经缩在了后面，这时他们只能咬住乳头，同时拉扯乳头与乳晕相接的地方。喂养这样的宝宝时，你应当找一个安静的环境，调整好他吃奶的姿势，同时还要用话语来轻声地安抚他。

**着急的宝宝** 宝宝并非一定要打嗝的，除非他们明显地不舒服了。过去，为了宝宝能打个嗝，妈妈们一般都要花上好几小时。当宝宝最终打嗝后，他们就筋疲力尽地睡着了（通常过半小时左右还会醒来）。确实，如果宝宝吃奶吃得太快，他们的反应就可能会像是肠胃里涌进了空气一样。这时，你应当让他们趴在暖和的毛巾上，或者在腿上放一个装着热水的瓶子，上面盖得厚一些，让宝宝趴在上面，然后用手轻轻地抚摸他的背，这样做可以让宝宝舒服一些。你也可以让宝宝坐起来，然后轻轻地、一上一下地摇晃他，让他的肚子有规律地一紧一松，通常这也能起到比较好的效果。不过，重要的还是要避免孩子吃得太快。饿坏了的宝宝常常会大口大口地吃奶，所以，一定不要等到宝宝饥饿难耐的时候才给他奶吃。有的宝宝在昏昏欲睡、或者被你轻轻摇晃着的时候能够安静地吃奶。如果你也处于半睡半醒的状态，这时的你就不会急着让宝宝把奶吃完，于是他就会吃得慢一些。

在哺乳当中，如果宝宝平静地吃，时间也不太长，乳汁就不会变黏。在轻松的气氛当中，宝宝可以在驱散饥饿之后继续快乐地吮吸，这可以保证他获得足够的热量和饱足感。

## 挤奶

如果你想睡一会儿，你的伴侣也想给宝宝喂奶，你就可以在每次哺乳之后挤一些奶出来，装在消毒的塑料容器当中，然后储存在冰箱里（保存两到三天是完全没有问题的）。如果你想让乳汁保存更长的时间，可以把它冻上。每次哺乳之后，你都要挤一些奶出来。要是在哺乳的时候，宝宝吮吸一边的乳房，乳汁却从另一边喷射出来，这些乳汁也要收集起来。如果你觉得用手挤奶比较困难，你可以买一个小型的吸乳器。

有的妈妈会在哺乳中遇到困难，她可能会发现，她的伴侣不喜欢她在别的男性面前哺乳，或者在公共场合哺乳的时候看到他人的异样的目光，这时，她遇到的就是一种负面的社会环境，在这种环境中，乳房只被视作男性的玩物，宝宝的生命之乳也被当作一种不洁净的分泌物来对待。

哺乳是一种私密的个人体验，也是爱的表达，当哺乳进行得顺利的时候，许多妈妈会感受到她们与宝宝的亲密与融洽。当母乳喂养失败时，有时并非是技术上的原因，而是由于妈妈独自面对不赞成公开哺乳的社会环境的结果。

你可以和其他进行母乳喂养的妈妈一起讨论自己的哺乳经历，包括所遇到的问题和采取的措施。第427～429页的一些机构能够帮助你联系到其他进行母乳喂养的妈妈。

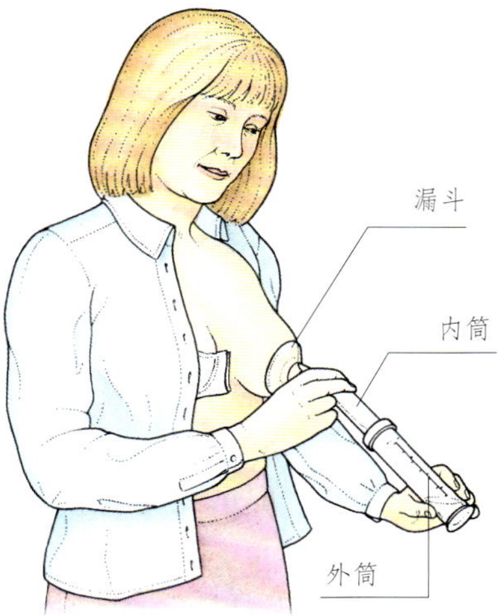


使用吸乳器

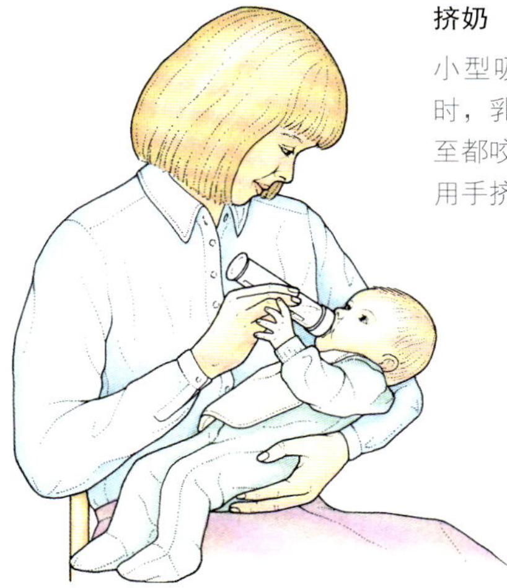

用吸乳器喂奶

**挤奶**

小型吸乳器是非常有用的。有时，乳房里的乳汁很多，宝宝甚至都咬不住乳头，这时，你可以用手挤奶，或者使用吸乳器。

# 用奶瓶喂奶

如果你打算用奶瓶喂奶，你要避免使用抑制泌乳作用的药品。溴隐亭是曾经广泛用作抑制乳汁分泌的药物的通称，它是不安全的。服用之后，可以让有的妈妈发生中风引起其他疾病发作。如果你用奶瓶喂奶，你就要选择尽量与你的乳汁的成分相近似的配方。

迄今为止，没有任何一个厂商可以生产出优于人乳的乳汁。因为你的乳汁是为自己的宝宝量身定做的。不过，人工配比的替代性乳汁还是要比未经加工的牛奶好上一大截，而且，这些经过改良的替代性乳汁在脂肪、糖和微量元素等方面更接近人乳。

## 不同类型的配方

如果你或你伴侣的家族有过敏史，母乳喂养就是保护宝宝不受湿疹、哮喘等过敏性疾病侵犯的最简单的方式，尽管这不是绝对的。有的宝宝对牛奶中的蛋白质过敏，因为这一点，生产配方乳汁的厂家就开始推广含有水解蛋白质的牛奶。尽管这样也常常不能解决蛋白质过敏的问题，而且有报道说，这种蛋白质宝宝吃了会不舒服。另一种解决方法是给宝宝喝豆浆，但这或许不是一个好的替代方案。因为豆浆里所含的雌激素是母乳的100倍，所以给宝宝喝豆浆相当于每天给他们吃5片避孕药。这种对雌激素的过量使用有可能造成潜在的毒性。

母乳包含长链脂肪酸，它有助于宝宝大脑的发育。因此，生产配方乳汁的某些厂家就开始在乳汁里添加从鸡蛋黄或生物工程酵母当中萃取的长链脂肪酸。不过，有的宝宝会对这样的脂肪酸过敏。

## 调制配方奶

在调制配方奶时，你一定要特别注意卫生。你的厨房和所有的用具都必须是干净的，奶瓶和乳头要仔细地消毒，而且要按照包装上的指示进行操作。你可以一次调制可供24小时喂养的乳汁，然后盖上盖子，放在冰箱里保存。之后，你就可以方便地在宝宝需要吃奶的时候给他喂奶，就像母乳喂养一样。

你要把常温的配方奶在几分钟之内放进冰箱，因为有害菌会借机繁殖。喂奶后，把剩下的乳汁倒掉，然后立即清洗、消毒奶瓶。把橡皮奶头放在消过毒的密封容器当中。外出时，不要携带常温的配方奶，要携带直接从冰箱中取出的冷的配方奶，然后用电热瓶器加热。你可能会把奶瓶放到宝宝的被子下保温，以便在他需要的时候为他喂奶。然而，当你这样做的时候，你就要冒滋生病菌导致肠胃疾病的风险。

尽管让宝宝喝温的乳汁看起来很好，但也不一定是必须的。如果宝宝急不可耐地要喝奶，而且你也比较忙，这时给他喝凉的奶也没有问题。使用配方奶粉时，奶粉必须完全溶解。某些牌子的奶粉会比另一些牌子溶解得更快。如果没有完全溶解，那么很小的奶粉块也可以阻塞橡胶奶头上的小孔。而且，当宝宝咳嗽或者呕吐时，这些奶粉就会被吸入气管，妨碍呼吸。在用奶粉调制配方奶时，你要仔细地确定好用量，一定不要添加额外的奶粉以使乳汁变得更浓稠，因为这样的配方奶当中含有过多的矿物质，会让宝宝的消化系统不堪重负。

喂养配方奶的宝宝，喂养间隔可能会更长一些，因为配方奶消化的时间更长。不要因为奶瓶里还有奶就让宝宝把它喝完。从宝宝6周大以后，在天气热的时候，除了喂奶，也要给宝宝喂一些水。为了补充维生素C，还要喂一些果汁。配方奶包含有多种维生素，所以不需要再为宝宝额外地补充维生素，除非医生建议你这样做，但也要注意不要超过医生所开的剂量。

## 趣味哺乳

用奶瓶喂奶时，要注意把孩子紧紧抱在怀里，让宝宝的面颊贴住乳房，好像你在用乳房为宝宝哺乳一样。这个差事，男性也可以承担，只不过这样一来，宝宝脑袋下面的“垫子”恐怕就要硬一些。有的宝宝有时很喜欢就这样躺在爸

> 当用奶瓶喂养时，要紧紧地抱住宝宝，不要在宝宝躺在婴儿车里的时候给宝宝喂奶，或把奶瓶固定住就不管宝宝了。

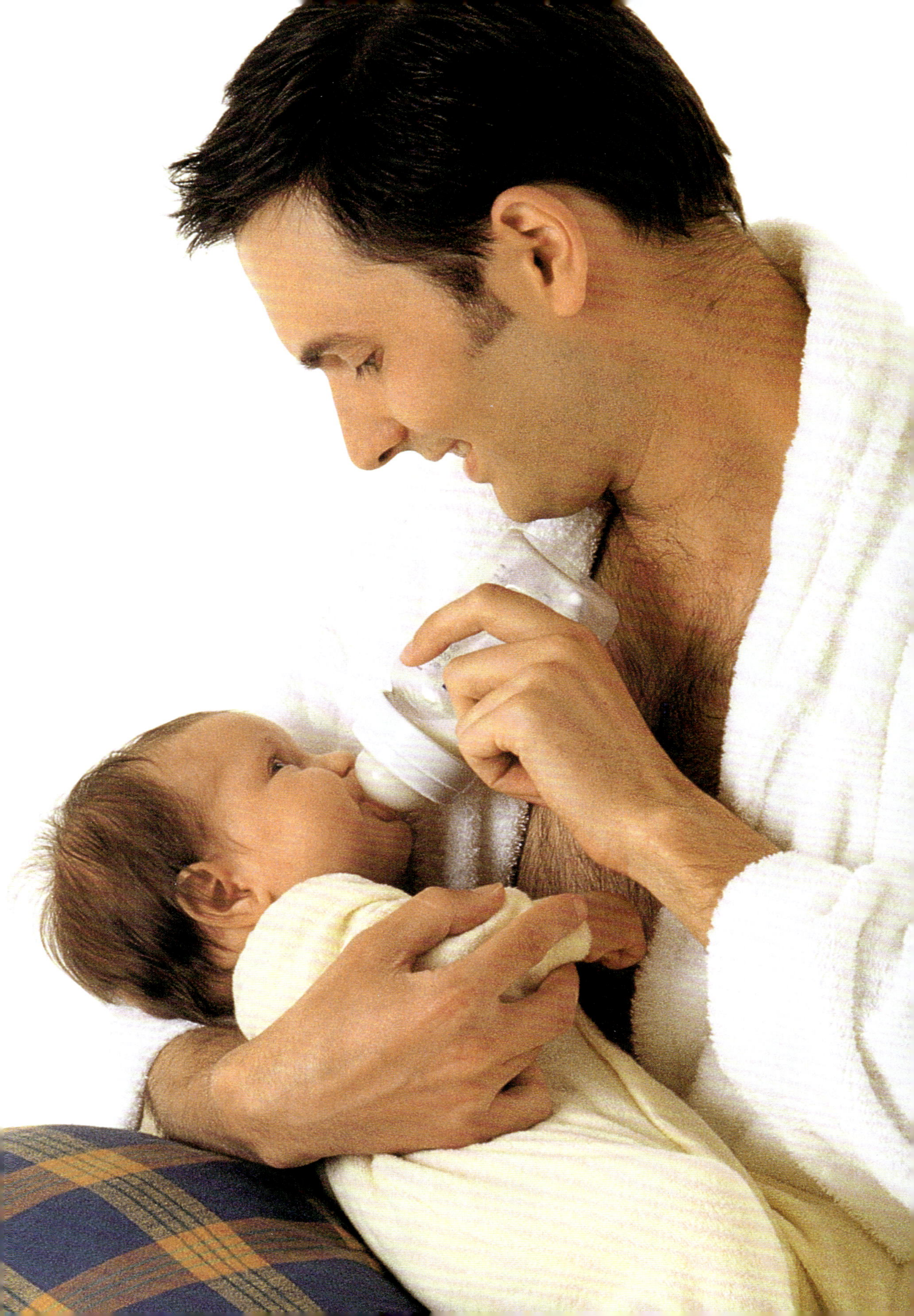

爸的裸露的怀抱里，而那些半夜里用这种方式为宝宝哺乳的爸爸们也说，以这样的方式给孩子喂奶有趣极了。注意，不要在宝宝躺在婴儿床或婴儿车里的时候给宝宝喂奶，更不要扶宝宝坐起来让宝宝自己喝，不管你有多忙。这样做是危险的。

# 睡眠与哭闹

分娩过后，新生儿大都会机灵地睁大眼睛。这样大约过一小时之后，他们又会沉沉睡去，而且一睡就是一整天，中间只在吃奶的时候醒来，吃到一半又接着睡。过后，他们常常又会不停地吃奶吃上一整天。这都是正常的现象。宝宝经常性地吮吸会刺激你产生更多的乳汁。有的宝宝喜欢吃一小会儿，然后打个盹儿，过一会儿再吃。有的宝宝会在两顿奶之间睡两三小时，他们吃奶的时间也更长。到一两周大的时候，有的宝宝会在傍晚到睡觉前哭闹，这种情况有可能持续3个月或更久。尽管这可能会让你非常疲惫，但它完全是正常的现象。不过，这也可能是宝宝受到过度刺激的结果，所以才通过哭闹来释放紧张的情绪。

## 新生宝宝的睡眠习惯

在宝贝睡着的时候，你或许会注意到宝宝的眼皮在跳动，而里面的眼珠也在转动，这就是睡眠的快速动眼期（REM），这与成年人做梦时的情景是非常相似的。快速动眼睡眠对维护神经系统的健康非常重要，能够预防过度疲劳。此外，这种眼球运动还可以促进脑部的血液循环。所以，如果宝宝的身体在动，嘴里也发出声响，这时你也不要把宝宝叫醒。与成年人相同，这种类型的睡眠也许对宝宝也同样非常重要。

## 宝宝哭意味着什么

宝宝在醒来的时候会哭泣，以提醒你去照顾他，这是新生儿的又一个与生俱来的生物学机制。当你为宝宝脱衣服的时候，他也很可能会哭，他不喜欢不穿衣服的感觉。宝宝的哭声极其尖厉，尤其在你准备给宝宝洗澡的时候更是如此。不过不要忘了，宝宝在子宫当中也是被紧紧地包裹着的。当宝宝因为换尿布或者脱衣服受到惊吓而大哭时，你的动作要温柔，同时也要坚决。你可以用一只手把宝宝的两只胳膊放在胸前，就像宝宝在子宫里的样子，同时轻声地跟宝宝说话。

你很快就会发现，宝宝表达不同的需求时，比如肚子饿了，不舒服了，或者仅仅是烦了或者需要妈妈陪了，宝宝的哭声都不尽相同。不过，在产后的第一周当中，宝宝哭基本上都是因为饥饿，所以你应当作的第一件事就是立即给宝宝喂奶。在出生后的第一周里，大多数宝宝都对潮湿或者肮脏的尿布不甚敏感。

# 实用的看护技巧

理论和实践往往有着巨大的差距，所以你要多试验多比较，这样才能找到同时适合你和宝宝的做法。

## 为宝宝洗澡

只要让宝宝的脑袋保持在水面之上，那么怎么帮宝宝洗都是可以的，只是要注意房间是不是暖和，你也可以抓住机会让宝宝玩玩水。在出生后的第一周当中，许多宝宝非常害怕洗澡，所以当你为自己的宝宝洗澡时，你会觉得自己非常狠心。而且，孩子的哭声也会让你觉得自己不是一个称职的妈妈。在你为宝宝脱衣服、洗澡、穿衣服的过程当中，你要记住的唯一一件事就是要平静地跟孩子说话。

“我把房间弄得非常暖和，然后就慢慢地开始给他洗澡了，让他体会水的感觉。后来，我看见他开始在水里大胆地活动了，他好像很喜欢玩水！”

如果你不洗太热的热水澡，就可以试着和宝宝一起洗。开始的时候，你可以把宝宝放在膝盖上，与宝宝面对面，这样你就能冲着宝宝笑，然后开始跟宝宝讲话。随后，你会发现你可以跟宝宝一起逗着玩。再往后，宝宝逐渐放松下来，胆子也渐渐大了，宝宝就会喜欢在浴盆里溅着水玩。洗澡之前，你最好把你家里最大的浴巾准备好。洗完澡后，当你给宝宝擦干身体的时候，你也要让这一过程尽可能地充满乐趣。

## 换尿布

尿布的主要选择有二，一种是多次使用的尿布，一种是一次性的尿布。布质的尿布更加环保，而且许多妈妈都发现，只要养成习惯，布尿布的清洗就不是问题。尽管购买布尿布一开始会花一些钱，但它们可以循环使用。如果你有洗衣机，长远来看还是布尿布更省钱。不过尽管如此，你也最好在宝宝出生之前买一包一次性的尿布。当你偶尔比较忙的时候，你肯定会用到它的。宝宝通常在哺乳前后和哺乳当中大小便，而且由于大多数宝宝都是每隔两三小时吃一次奶，所以在一天当中，你可能会使用多达24块尿布。如果你没有滚筒式烘干机，这种情况更容易发生。这时，你可

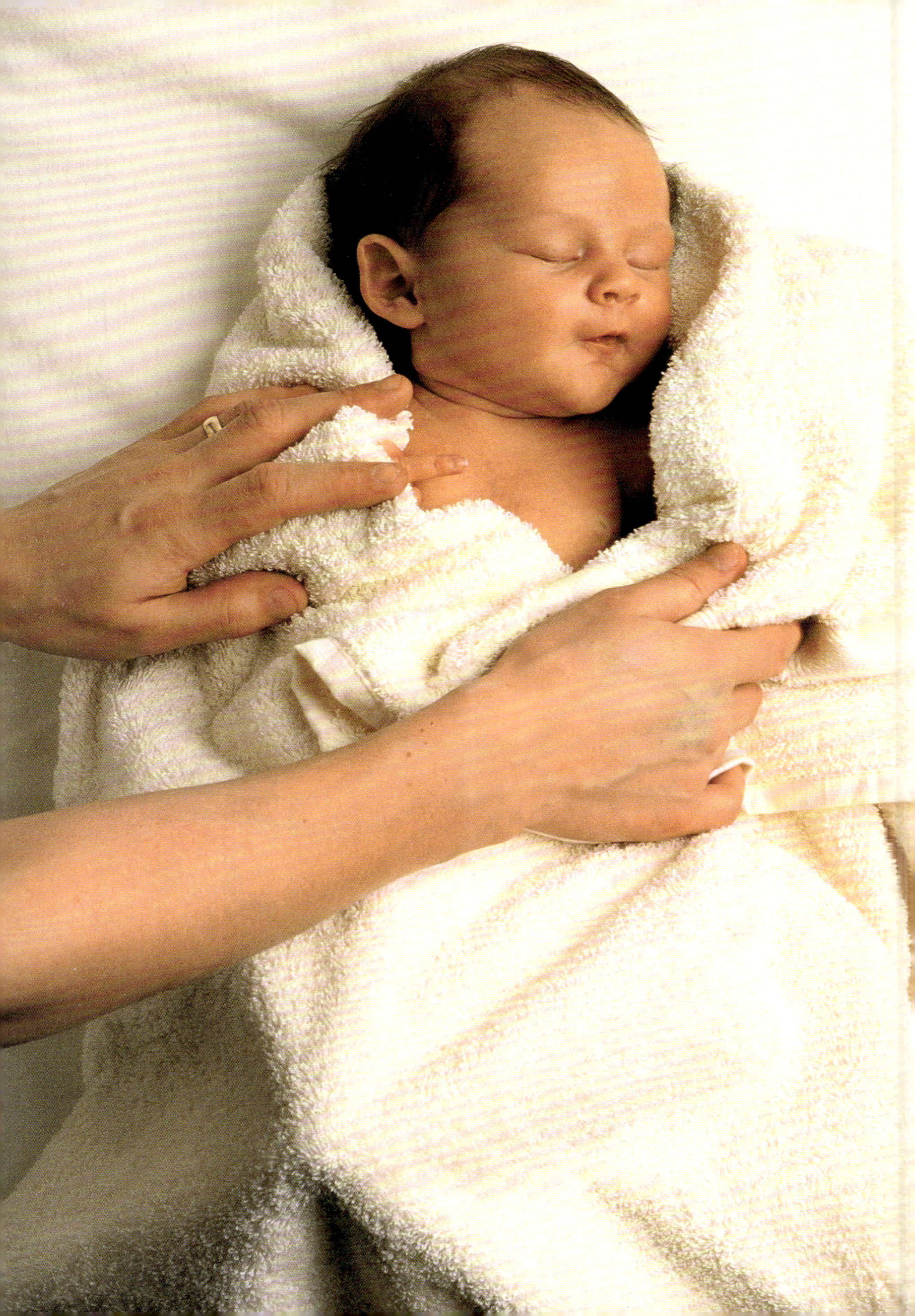

以买一些一次性的尿布和塑料裤子来减少洗涤的需要。如果能找到专门洗尿布的家政服务，这个问题就解决了。

另一方面，一次性的尿布也可以节约时间和体力。使用这种尿布后，地上再也不会有一盆盆泡着的脏尿布，你也不会在忙不迭的时候到处寻找干净的尿布，也不用等待尿布干。而且在需要用的时候，妈妈只须打开包装抽一条出来，而不须计算还剩多少干净尿布。这时，妈妈会更频繁地为宝宝换尿布，宝宝也一定会更舒服。不过，一次性尿布的花费是不菲的，而且无法完全降解。

## 如果妈妈有残疾

如果你身体有残疾，不便照料宝宝，你就需要一些特殊的工具来帮助你。比如，对坐轮椅的妈妈来说，她需要高度可调的婴儿床和澡盆，而且下面应当是空的，这样她才能接近宝宝。如果你有腰痛的毛病，你就需要能够减少你弯腰的工具（相关机构见第428～431页）。

## 为宝宝穿衣服

新生儿的体热散失很快，所以需要温暖的环境和一定的保温措施。在保温方面，多层介质通常要比一层厚的介质更保温。为宝宝挑衣服的时候，你应当选择那些不需要套头的衣服，因为大多数宝宝都不喜欢狭小的领口。在寒冷的季节里，带宝宝出去前要给宝宝戴帽子。

不要选择领口和袖口有绳子、带子或者有花边的衣服或襁褓，否则宝宝会把手指头或脚指头缠在里面。宝宝出生后，一定会有人给你送来毛线鞋和连指手套，这些东西容易被宝宝甩掉、丢失或者弄脏。你可以用连在一起的、有弹性的东西给宝宝套脚。同时，宝宝的手也应当能够自如地伸展、活动、够东西。

婴儿背袋不是严格意义上的衣服，但对出行非常重要。开始的时候，你应当用那种能够把宝宝挂在身体前面，并且能够把宝宝的脑袋支撑住的背袋。在寒冷的季节当中，有一种衣服的用处最大，它不是宝宝穿的，而是你穿的，它是一种宽大的大衣或者斗篷。你可以把宝宝挂在胸前，用这件衣服把宝宝蒙在里面，只把宝宝的小脸露出来。这时，你的体温可以温暖到宝宝，而外面的衣服则可以防止热量散失。

对洗澡，尽管开始的几次宝宝会有些不习惯，但是只要动作轻柔，不让宝宝受到惊吓，大多数宝宝都会喜欢你为他们洗澡。

# 父母面对的新挑战

带着新生的宝宝回到家中后，你开始努力地满足宝宝的各种需要。在最初的几天当中，你的心里会充满意想不到的担心甚至恐惧。不过，要不了多久，你就能分辨出宝宝的不同的哭声，同时理解哭声背后所表达的意思。

## 产后检查

产后检查在产后的5～7周内进行，目的是确保你的身体在分娩结束后完全恢复，这一点非常重要。在检查当中，医生通过内诊来检查你的盆底肌是否已经恢复弹性、子宫和膀胱的位置是否正确以及伤口的恢复情况如何。如果产后性交发生困难或者有所不适，或者你感到心情抑郁，你就要在产检的时候把这些情况告诉医生。此外，如果你对怀孕期间所接受的某项护理不够满意，或者需要院方进一步解释，你也可以利用这个机会讨论上述的问题。

## 身体疲乏

在产后的前四个月当中，你很可能得不到充足的睡眠，所以身体疲乏是难以避免的。有一家育儿杂志作了一项调查，结果显示，妈妈每晚的睡眠时间只有4小时。

从某种角度看，新生的宝宝就像是一个天外来客。宝宝对时间没有概念，也无视所有的社会规则。宝宝自顾自地哭闹，把自己弄得又湿又脏，把肚子里的东西吐出来，宝宝要你紧紧地抱着他，安抚他，或者要你一边哄着他，一边来回走动，全然不顾你的日程安排。在最初的几周当中，宝宝每隔两三个小时就需要你给他喂一次奶。在这期间，最好不要把宝宝放到听不到宝宝哭的地方。只要听到宝宝哭，你就要尽快去照顾他，哪怕你睡意蒙眬，抱抱宝宝也是好的。这样做也是你对宝宝的爱的表达，它会为宝宝将来的幸福和自信奠定基础。与食物相同，爱也是新生儿最为需要的东西。

在可能的情况下，你应当灵活地安排自己的起居，这样你就可以在宝宝睡觉的时候休息一段时间。你心里的想法或许是利用孩子不在怀里的时间来赶工作或者做家务，但这种做法是不明智的。睡眠不足的难受劲儿是尽人皆知的，它会让人昏昏沉沉，长此以往更会让人精神崩溃。所以，你应当与伴侣一起讨论睡眠不足的问题，然后想办法来解决它。你可以在需要的时候拔掉电话线，或者准备好写着“请勿打扰”的字条，以便随时贴在门上。当你和伴侣都在家中的时候，你们可以轮流着照料宝宝，尽管这可能意味着，当伴侣把宝宝抱到你手中，小家伙的小嘴咬到你的乳房的时候，你还处在半睡半醒的状态。另外，你应当想方设法把家务活、洗衣做饭等事情交给别人干。记住，为人父母后心情很激动，但压力也十分巨大。

## 产后的不良心理

“那个不愉快的经历不停地在我的脑中回荡，让我怎么也忘不掉。别人对我说，你的宝贝这么可爱，你就不要想之前发生的事了。可是我不想根本不行，在我的感觉当中，我只能一次又一次地经历它。”

如果孕妈妈觉得自己的分娩已经不再由自己控制，或者觉得自己仅仅是放置在产床上的分娩机器，她们就会有被医护人员所虐待的感觉，虐待她们的甚至包括站在一旁任由这一切发生的丈夫们。当孕妈妈被当作分娩机器而不是人来看待时，分娩就如同强奸。

在分娩后即刻，尽管妈妈可能会心怀感激，可能会因为痛苦一刻的结束而高兴，可能会表现得颇为震惊，或者止不住喜

你需要与宝宝一起待在轻松、宁静氛围当中，然后慢慢地喜欢上宝宝。

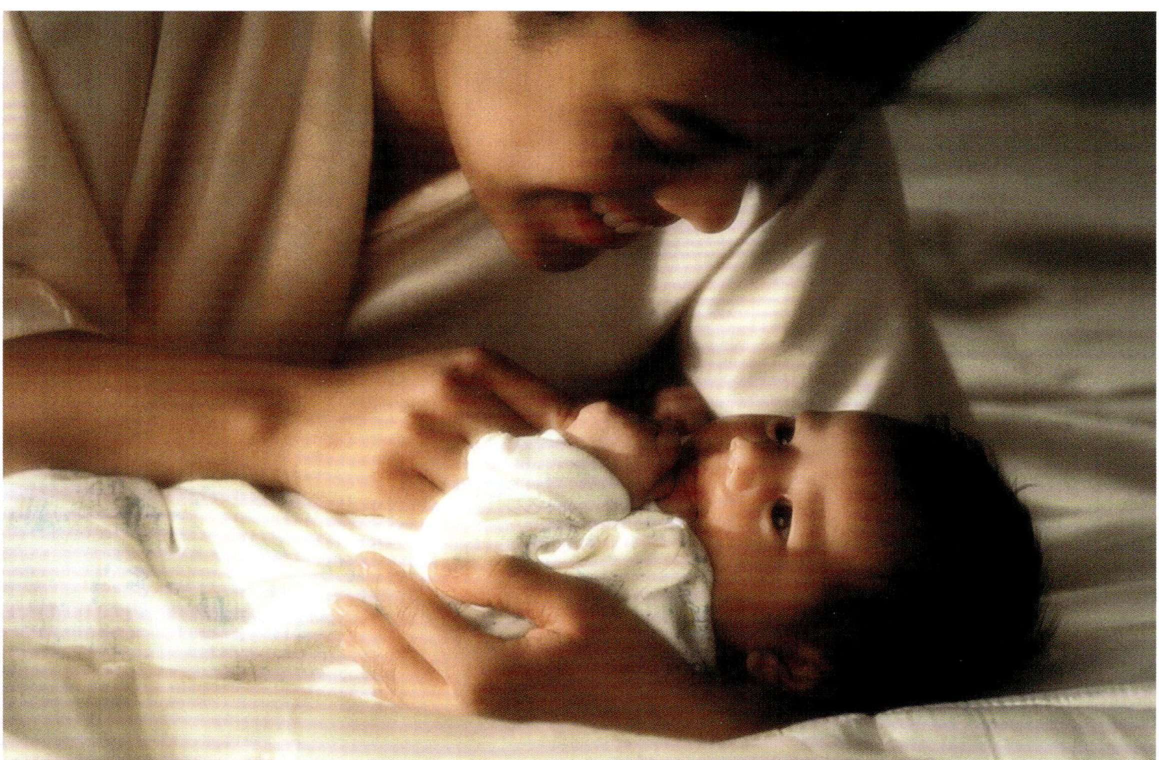

上眉梢，但随后而至的抑郁则可能笼罩她的心头长达数周甚至数月之久。她的脑中可能会一遍又一遍地重复分娩时的画面，可能会做噩梦，也可能会在突然间感受到一阵阵的惊恐。她们可能会觉得自己与别的妈妈们不同，并且与她们渐渐疏远。她的生活似乎每时每刻都笼罩在紧张当中。

这种情况就是通常所说的创伤后应激障碍（PTSD）。它与人见到或者受困于自己无法控制的恐怖场景之后所出现的情况类似。在第一次世界大战当中，这种情况也被称为“炮弹震荡症”。

在分娩当中，你也可能会被“炮弹”“震”伤。如果你出现了这样的情况，记住这并非说明你软弱、自我中心或者不懂得感恩，尽管有些人会用这样的方式来暗示你。真正的原因在于，遭受这种困扰的妈妈在分娩当中并没有得到足够的关怀和支持。分娩后发生的创伤后应激障碍是医源性的，也就是说，是由医护人员的操作和态度所引发的。

尽管症状相似，但这种情况并不是产后抑郁，你可能会被误诊。这时，治疗抑郁的药物不仅无法起到作用，而且会让情况更糟。不过，没有药物能够在短期内为你解决问题。面对粗暴的、不人性化的操作，你的这些反应都是正常的。

为了使问题得到好转，你可以与卫生随访员或者家庭医生谈谈，看看他们是否能够为你介绍一位心理咨询师或者治疗师，最好是有子女的女性。你也可以给分娩危机热线打电话，电话那头的女性会以完全接纳的态度来聆听你的讲述，同时激发来自你内心的面对困难的勇气（详见第427页）。

## 尿失禁

产后，多达30%的妈妈会在咳嗽、笑、跑、上台阶、搬重物或者身体劳累的时候偶尔尿湿自己的裤子。对其中的个别妈妈来说，这种情况会一直持续下去，成为一个长期的困扰。不过，许多妈妈并没有因此而寻求帮助，部分原因在于，这是一件比较尴尬的事，或者她们认为这是分娩后所不可避免的现象。有的妈妈甚至会认为，这是由自己造成的，因为没有坚持做锻炼盆底肌的练习。有时，即便妈妈同家庭医生说起这件事，医生也会告诉她说：“等等看，现在还早，它会逐渐好转的。”

出现尿失禁的状况后，你应当找家庭医生帮你联系产科理疗师。他们能帮助你改善控制膀胱的肌肉的机能。只要接受这种治疗，尿失禁的状况就会好转。

锻炼盆底肌的身体活动尽管重要，但理疗师的仪器能够帮你确定具体哪一块肌肉需要得到加强，同时测量出改善的程度。所以，你在理疗师那里能够真实地看到自己的努力以及努力所带来的改善程度。

分娩过后，你也可能出现大便失禁（以及肠胃胀气），尽管发生的概率相对较低。对于这种情况，你也许更难在医生那里启口。不过你一定要说，因为越早得到治疗，长远来看就越有好处。

## 产后的性生活

分娩过后，许多妈妈在性生活方面恢复得比较缓慢。考虑到怀孕分娩对她们的身体和心理所造成的巨大影响，这一点也不足为奇。确实，你可能要花一段时间来重新找回过去的感觉。如果你的分娩经历是不愉快的，甚至是痛苦的，你就可能需要更长的时间来对自己的身体感到放心，来充分地享受愉悦。

> "我觉得很痛，心里也有点担心。而且我家的孩子很神奇，我们一那个，他就要奶喝。"

如果你的阴部缝了针，你就无法在伤口完全愈合之前放心地做爱。在刚刚缝针后，你可能会觉得自己再也不想做爱了。不过，如果你没有缝针，你或许会迫不及待地想要做爱。所以，对不同的妈妈来说，产后性生活的体验也是天壤之别，这一切都要取决于会阴部位的情况。外阴撕裂伤和外阴切开手术的伤口一般需要两周或两周以上才能达到基本的愈合，而且即便到了那个时候，你仍然可能会明显地感觉到阴道下方的伤疤。

### 寻回曾经的感觉

你应当让你的伴侣知晓，碰哪里会比较疼，而且要帮助他寻找能够让你觉得舒服的方式和部位。不要一开始就急于插入，也不要急于向自己证明什么。你可以寻找一段比较自在的、安静的时间，比如刚给孩子喂了奶，他睡得正香的时候。这时，你可以挤一些润滑液在伴侣的手指上，然后将他的手指放到自己的阴道当中，引导他，让他知道你觉得舒服的地方。许多夫妻要这样试探性地做2～3次才能有足够的把握投入性爱。如果你急于求成，就可能引发意想不到的疼痛或不适，下次就会因为怕疼而紧张，而紧张又会导致盆底肌收缩，让疼痛更为剧烈。

当你感觉可以开始性交后，你和伴侣就要调整好性交的姿势，以免他的体重牵拉或者压到你的乳房或者阴道口靠下的部位。例如，当你躺着或者坐在矮床边的时候，你的伴侣应当能顺利地插入，而不会对任何一处敏感的部位造成压迫或牵拉。插入后，你很可能会觉得异常地兴奋。这时，注意放松咽部，这将有助于阴道周围肌肉的放松。另外，不要奢望两个人同时达到高潮。在产后的前几个星期当中，如果你的伴侣先到高潮，然后待在里面，直到你也达到高潮，那种快感将是非常强烈的。

# 产后身体训练

怀孕期间的许多身体训练同样适用于产后体形的恢复。产后的身体训练应当遵循循序渐进的原则。在产后的1~2天当中，你只能做最轻微的身体活动，随后再做幅度更大的运动。如果某项活动你做起来会疼，就不要做。

## 髋部运动

仰卧在地板上，膝弯曲，脚底放平，让孩子躺在两腿中间直至腹部的位置。呼气，同时两脚向下踩，腰部抵住地板，摇动髋部。然后，将两脚放松，继续摇动髋部，使腰部离开地面。在这当中，注意脊柱直至头部的运动，也注意当下巴靠向胸部时，你的后背是如何放平的。

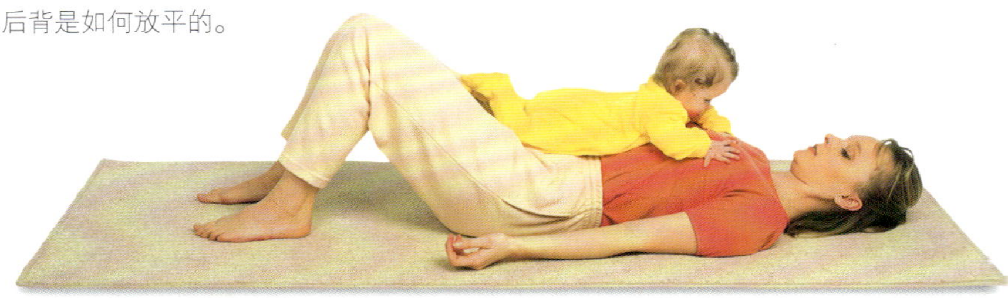

## 滑腿运动

仰卧在地板上，膝弯曲，脚底放平，一只手垫在腰部下方。放松胸部，两脚压向地板，注意腰部对手掌的压力。

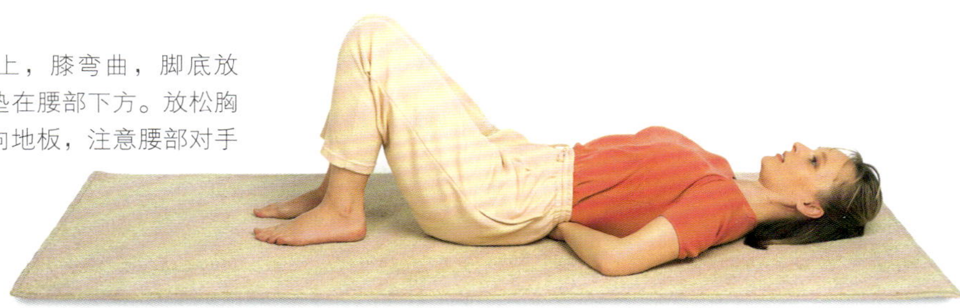

保持腰部对手掌的压力，伸腿，让两脚缓慢滑向前方，同时感觉腹肌的张力。将脚尖抬起，继续呼吸。

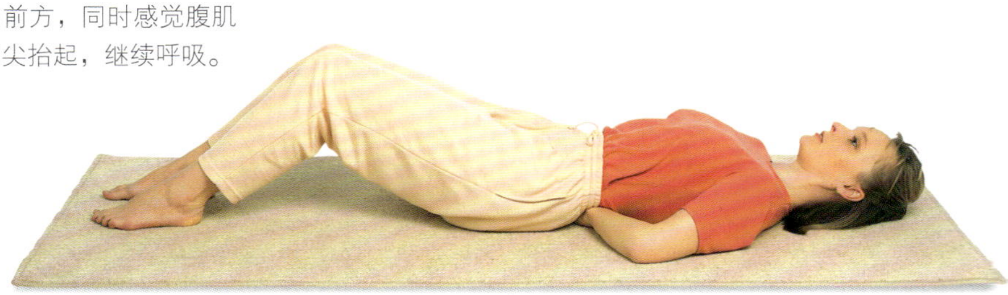

## 伸缩运动

坐在地板上，两膝弯曲、并拢，脚底放平，两手交叉放在胸前。放松胸部，背部缓慢后仰，同时两脚向前方滑动。体会脊柱骨像一串珍珠那样渐次落到地板上的感觉。

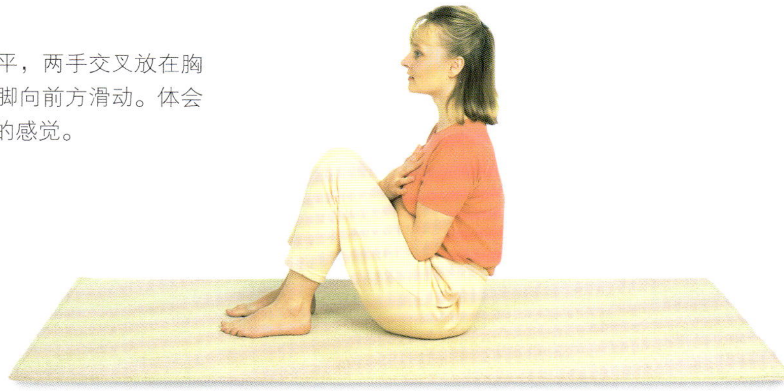

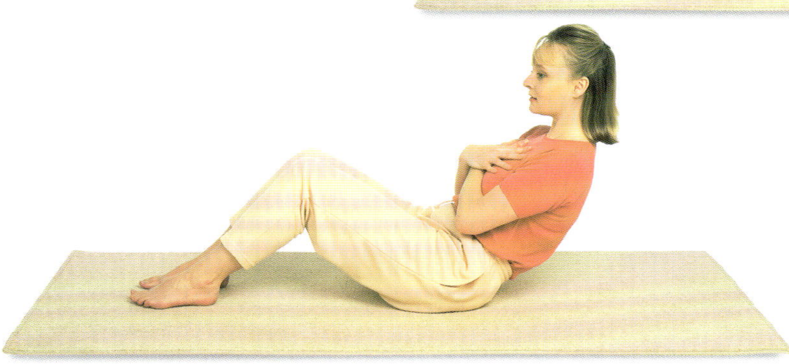

屈膝，将身体回复到开始的姿势，然后再次将身体打开并再次回复。有规律地重复进行上面的活动。

## 单侧蜷曲

仰卧在地板上，膝弯曲，右手放在脑后。吸气，呼气，胸部放松，然后抬起头、肩和右侧的膝盖。

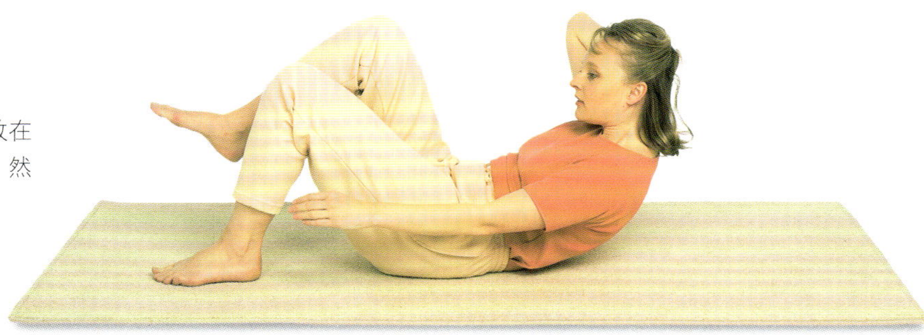

继续将膝盖屈向身体，使之与右肘接触，保持几秒钟。注意呼吸要轻柔。然后，缓慢回复到初始的姿势。接下来换用左手和左膝，做完再换右边，以此类推。

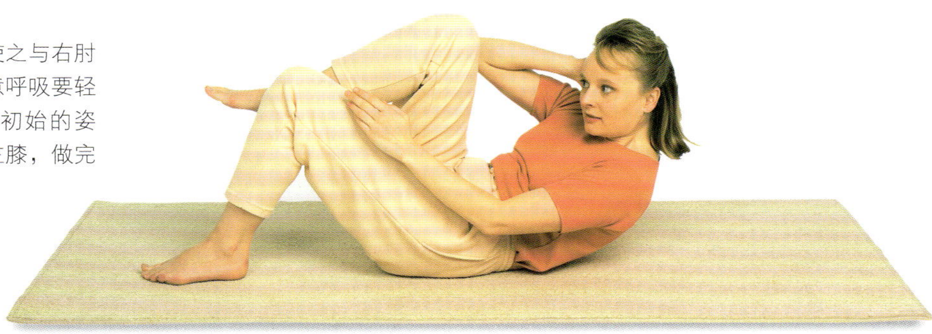

### 吊床运动

仰卧在地板上，膝弯曲，脚底放平，让宝宝坐在肚子上。放松胸部，两脚和头部向下压，臀部抬起，然后左右摇动身体。过后，放松身体，将臀部放下。

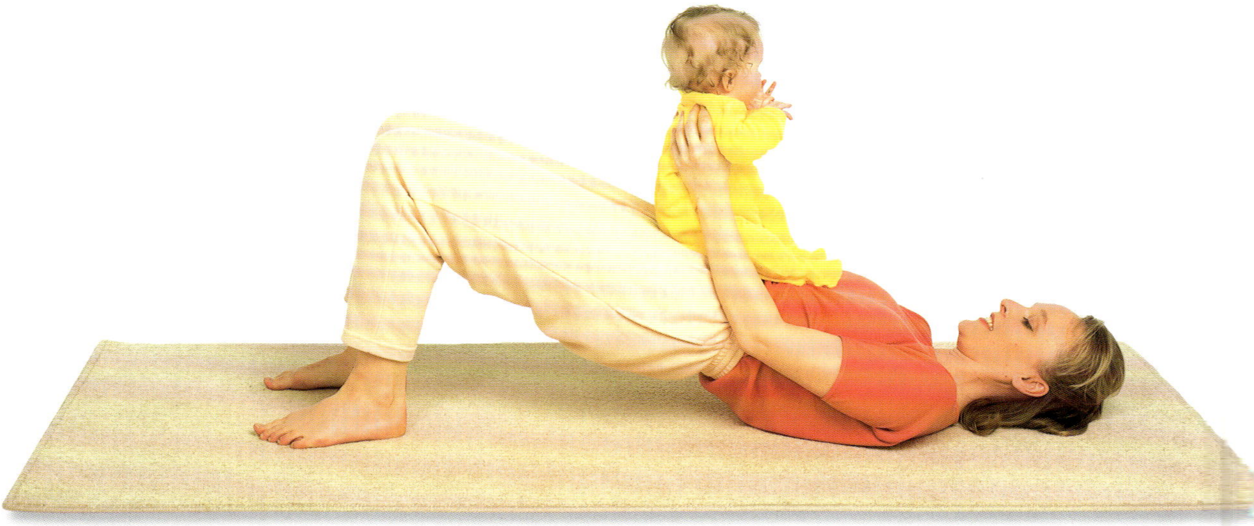

### 摇篮运动

仰卧在地板上，膝弯曲，两脚抬高，握住宝宝的肩膀下方，让宝宝面对你趴在你的小腿上。收拢下巴，将头、肩部缓慢抬起，然后让身体前后摇动。

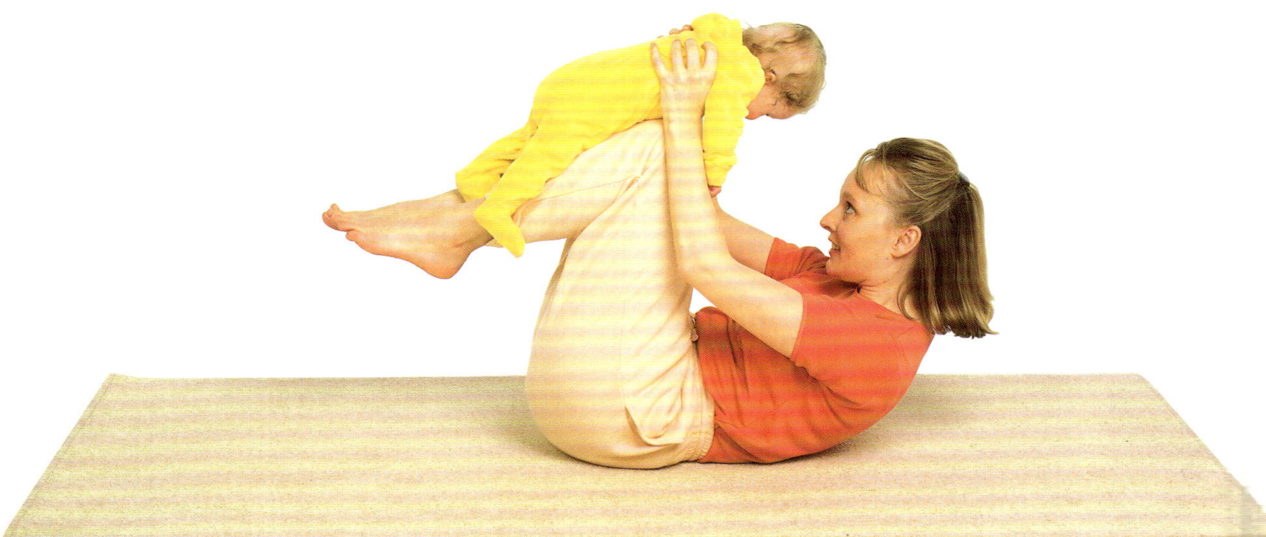

## 前后滚

仰卧在地板上，膝弯曲，两腿抬高，两手放在膝盖后方。前后滚动身体，背部向外拱，滚动中头、膝间距不变。

你会发现这种摇动的幅度很大，向前可以坐起身来，不过不要这样强迫自己。

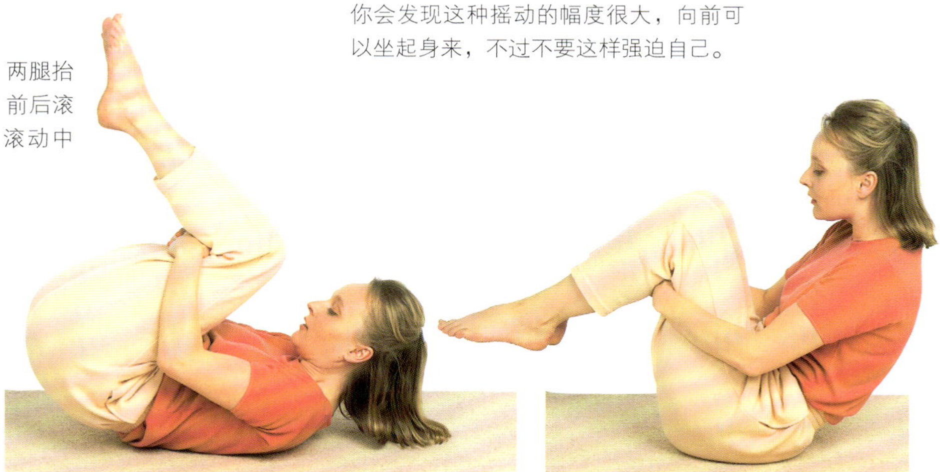

## 两头滚

仰卧在地板上，膝弯曲，两手握住小腿，胳膊肘伸向前方。头、膝相向运动，然后分开，循环往复。做这个动作时，你也可以把两手放在脑后。

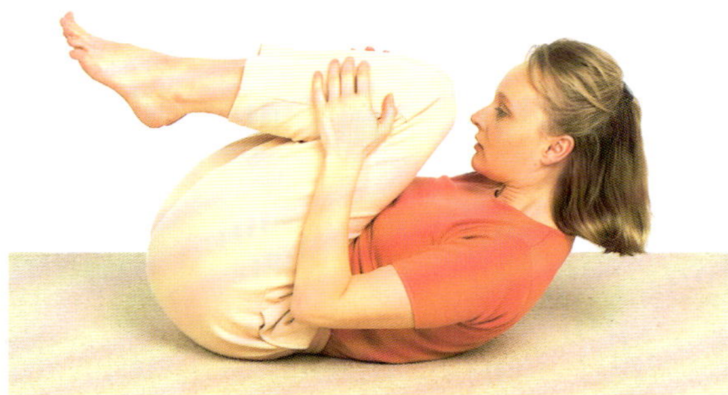

## 上下运动

仰卧在地板上，膝弯曲，两足平放在地板上。握住宝宝的肩膀下方，让宝宝面对你趴在你的胸部。轻轻地将宝宝举起到面部上方，同时体会腰部对地板的压力变化。保持几秒钟。然后慢慢地将宝宝放下来，让宝宝趴在胸部，接着再轻轻地摇晃宝宝。

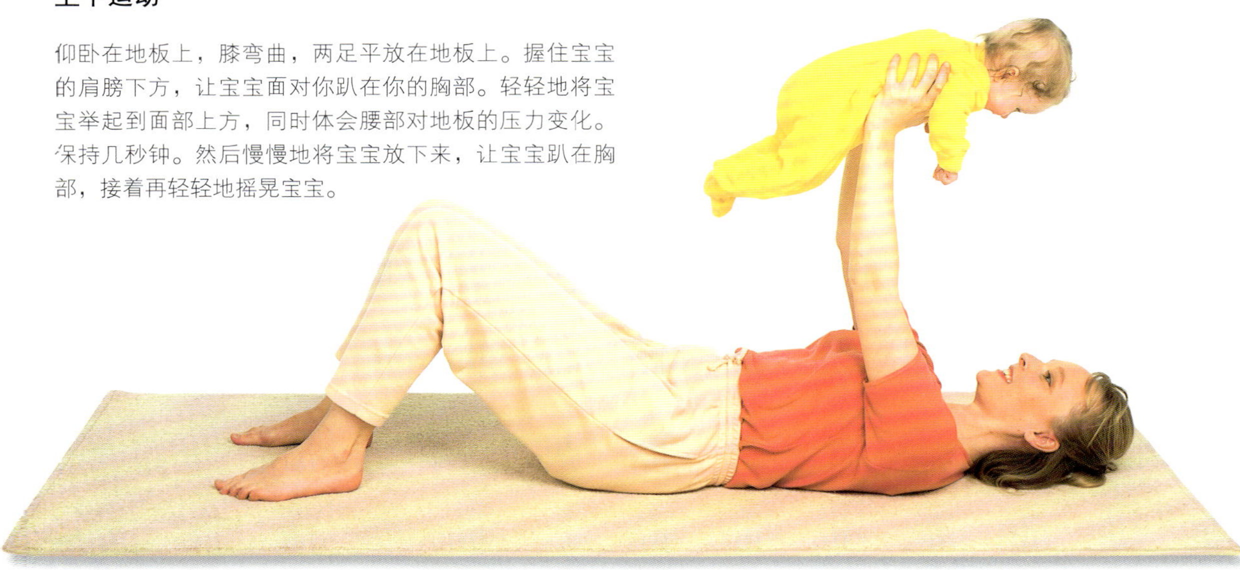

## 适应产后的身体变化

宝宝出生后，你和丈夫都会对彼此更加了解，其结果是，性生活时而会趣味横生，时而会浪漫温馨，时而又激情澎湃。在分娩过后的头几个月当中，即使你不觉得自己的性生活有多么出彩，性生活本身也会通过刺激催产素进入血液而对你和宝宝有益。它能不但能促进子宫收缩，使子宫回复到原来的大小和形状，还能促进乳汁分泌。当你达到性高潮的时候，乳汁甚至会从你的乳头当中喷射出来。

"我不愿意让他碰我的乳房，我觉得那是宝宝的。可是，当我感觉到性快感的时候，我的乳汁竟然会喷出来。这下，我们都止不住笑出了声。"

产下第一个胎儿后，你的体形已经发生了改变。这时的阴唇就像是花朵的花瓣，比平时更柔软更娇嫩。倘若你在分娩中没有接受外阴切开手术，此时的阴道会更有弹性。如果你的子宫在做爱时仍然会发生收缩，那么结束后也会有残余的收缩发生。这是一个好现象。如果这种感觉不好受，你就用热水瓶敷在肚子下方或者腰部。即使你在性生活当中非常享受，但过后性唤起消退时，你也可能会感到轻微的疼痛。这种现象也是非常正常的。这时，你可以用冷的金缕梅溶液来对疼痛的部位进行冷敷。

## 性交疼痛

对一些妈妈来说，产后的性交疼痛是非常明显的，而且怎么放松也不起作用，这就是“性交困难”或“性交疼痛”症。这种情况的产生可能是由于缝合时针口收得太紧，或者阴道附近的组织发生了肿胀（水肿），或者发生了感染。不少热心的年轻医生总是把针口收得太紧，以至于没有为创伤后不可避免的组织肿胀留出空间。这时，你要尽快找医生来为你查看疼痛的部位。问题的解决办法有时是把一些针口剪开，有时是使用抗生素。在极个别情况下，可能还需要做一个小手术。如果疼痛的部位在子宫颈附近，那么就可能是子宫颈横韧带拉伤，这需要一些时间来康复。总之，要让医生知道你的这种疼痛。

不少产后的妈妈会担心自己出现“性冷淡”。而在通常情况下，对性生活缺乏兴趣常常是由疲劳所引起。为了防止这种情况发生，你要注意在规定的时间休息，同时休息时把两腿抬高。如果情况允许，你也可以在白天宝宝睡着的时候睡上一觉。即便是最活泼的宝宝也可能会在白天睡觉，这时你就要注意宝宝的睡眠规律，然后据此安排自己休息的时间。如果你还有别的小一些的孩子，这一点恐怕不容易做到。不过，很多小孩子都喜欢你在床上或者沙发上搂着他们睡觉。

在分娩过后的一段时间当中，你也许并不喜欢做爱。不过，在第一次产后检查之前，你最好还是试一试，做一做。大多数刚刚有了宝宝的妈妈们十分忙碌，她们很难再有时间单独与医生讨论解决性生活困难的问题。于是，她们很可能会忽视问题，然后等待它自行消失。正确的做法是，如果在性生活当中感觉到疼痛，你就要把疼痛的时间和部位用笔记下来，并且告知医生，让他们知道你需要帮助。

产后的性爱将会为你和伴侣带来新的生命体验，它充满着发现与改变。对许多妈妈来说，它是深度性爱体验的新鲜觉醒。而对共同生养了爱之结晶的你和伴侣而言，它又是全新的亲密与温情的开端。

# 避孕与节育

避孕没有太好的办法，而且有些办法对一些人有效，对另一些人却完全不适用。许多夫妇都会预先考虑到这个问题，所以他们能够在需要的时候安全地性交。如果你刚刚开始享受产后的性爱，却又在为再次怀孕而担心，这实在有些不划算。

## 母乳喂养与避孕

在母乳喂养期间，你的月经可能一直都不会出现，直到断奶或者开始给孩子吃固体食物时为止。产后的第一次排卵以及紧随其后的可能的受孕发生在第一次月经来临前的两周左右。母乳喂养可以减少受孕的概率，但不是有效的避孕方式，除非你一天24小时都给宝宝断断续续地喂奶，而不给宝宝吃别的液体或固体食物。完全用母乳喂养宝宝的妈妈可能在产后的一年当中都不会来月经。在许多古老民族的文化当中，哺乳的妇女很少怀孕。由于哺乳常常持续三年或更久，所以这就成为了一个有效的避孕方法。不过需要记住的是，在这些文化当中，哺乳期间的性交往往是被禁止的。

## 体外射精与避孕

希望伴侣在射精前拔出阴茎并不是一个可靠的避孕方法，尽管这种做法在全世界都极为常见。这种做法需要丈夫一方有强大的自控力，它也可能降低夫妻双方的性体验，但有些夫妇似乎不受影响。你还应当知道的是，精子有可能在射精前就会流出。如果你们两次性交间隔很短，有活性的精子就可能停留在尿道中，然后在第二次射精前流入阴道。精子并非必须射入阴道才能导致怀孕，即使滴落在阴唇上的一两滴精液也可能含有一百万以上的精子。

## 自然避孕法

首先甄别出排卵期，也就是一个月经周期当中最容易受孕的那段时间，然后在期间杜绝性交，这就是自然避孕法。排卵期的计算不能仅仅依靠日历，这样做是不准确的。罗马天主教会官方认可的节育方式只有安全期避孕法和基础体温避孕法。这两种方法都需要你准确记录自己的月经周期，以及每天用一种特制的体温计来测量体温。这样一来，你就能知道哪几天是自己的排卵期，并且在此期间杜绝性爱。在使用基础体温避孕法的时候，你还应当观察子宫颈黏液的变化，在排卵期之间，它会比平时更加稀薄。不过，这两种方法也有不足之处。第一，在产后的一年当中，你的月经可能不会很规律。第二，使用自然避孕法也需要熟谙于此的人来指点你们。第三，这也需要夫妻双方一丝不苟地遵循自然避孕法的要求。

## 避孕套

产后使用避孕套的一大不足在于，这时你的阴道可能会比较干涩，而且在曾经接受外阴切开手术的情况下，你的阴道可能会极为敏感，导致疼痛。乳胶有黏性，它能粘在阴道内膜上，对之造成牵拉，并进而影响性爱体验。这时，你可以使用人造润滑液，最好是带有杀精子功能的霜膏或矿物油。注意不要使用凡士林，它会使乳胶发生分解。

## 子宫帽

如果你在怀孕前使用过子宫帽，这时很可能就得用大一号的子宫帽了。子宫帽必须要由医生来放置，而且直到产后6周左右才能被放置到正确的位置上去。性交过后，你也要至少等待6小时才能把它取下来。不过，如果你曾在分娩期间或产后患有膀胱感染，这一时间就不能超过8小时，因为子宫帽边缘的橡胶会压到膀胱，使后者遭受刺激和感染。另

“孩子生下来以后，我们就开始用避孕套和子宫帽，随心情决定用哪一种。我不想吃避孕药，因为我正在哺乳。”

外，子宫颈周围的韧带可能会在产后发生松弛，于是子宫帽就无法被装置在耻骨下方，造成脱落。

### 宫内避孕器（IUD）

通常来说，分娩后放置宫内避孕器会比较容易，而且它留在里面也不会引起子宫痉挛。放置后所引起的骨盆感染一般会持续3周到3个月，过后就会好，不过前提是你只有一个性伴侣。当感染发生时，你应当使用抗生素，后者会进入到乳汁当中，不过其唯一的副作用是可能导致宝宝大便变稀。

宫内避孕器穿破子宫壁的情况极其少见。这种情况常常发生在产后不久即置入宫内避孕器的情况下，这时的子宫壁既柔软又稀薄。另外，与边缘圆钝的宫内避孕器相比，边缘锐利的宫内避孕器更容易导致上面的情况发生。

### 口服避孕药

口服避孕药是最可靠的避孕方法。不过，如果你的血压在分娩后仍然很高，或者你患有糖尿病，这时你就不应当吃避孕药了。如果你患有严重的产后抑郁，这时也最好避免服用。如果你在怀孕期间出现了静脉曲张，你就要注意腿部是否有疼痛的感觉，它是血液凝固成块所造成的症状。如果你的静脉当中有血凝块，你就不能服用避孕药了。

**雌激素、孕激素复合制剂**　如果你正在哺乳，就绝对不能使用这种药，它会通过影响你的新陈代谢间接地影响孩子的新陈代谢。它还可能同时改变乳汁的质量和奶量，对孩子造成长期的不良影响。

**单纯孕激素制剂或小剂量避孕药**　医生通常会把这种药开给母乳喂养的妈妈们。尽管在刚开始服药的时候，你的奶量可能会有所下降，但只要坚持哺乳，奶量就会重新恢复到正常水平。

## 建立信心

许多孕妈妈没有养育宝宝的经验，有的甚至从来都没有怀抱过新生的宝宝。她们担心不知道宝宝什么时候会饿，担心自己会把宝宝摔了，或者

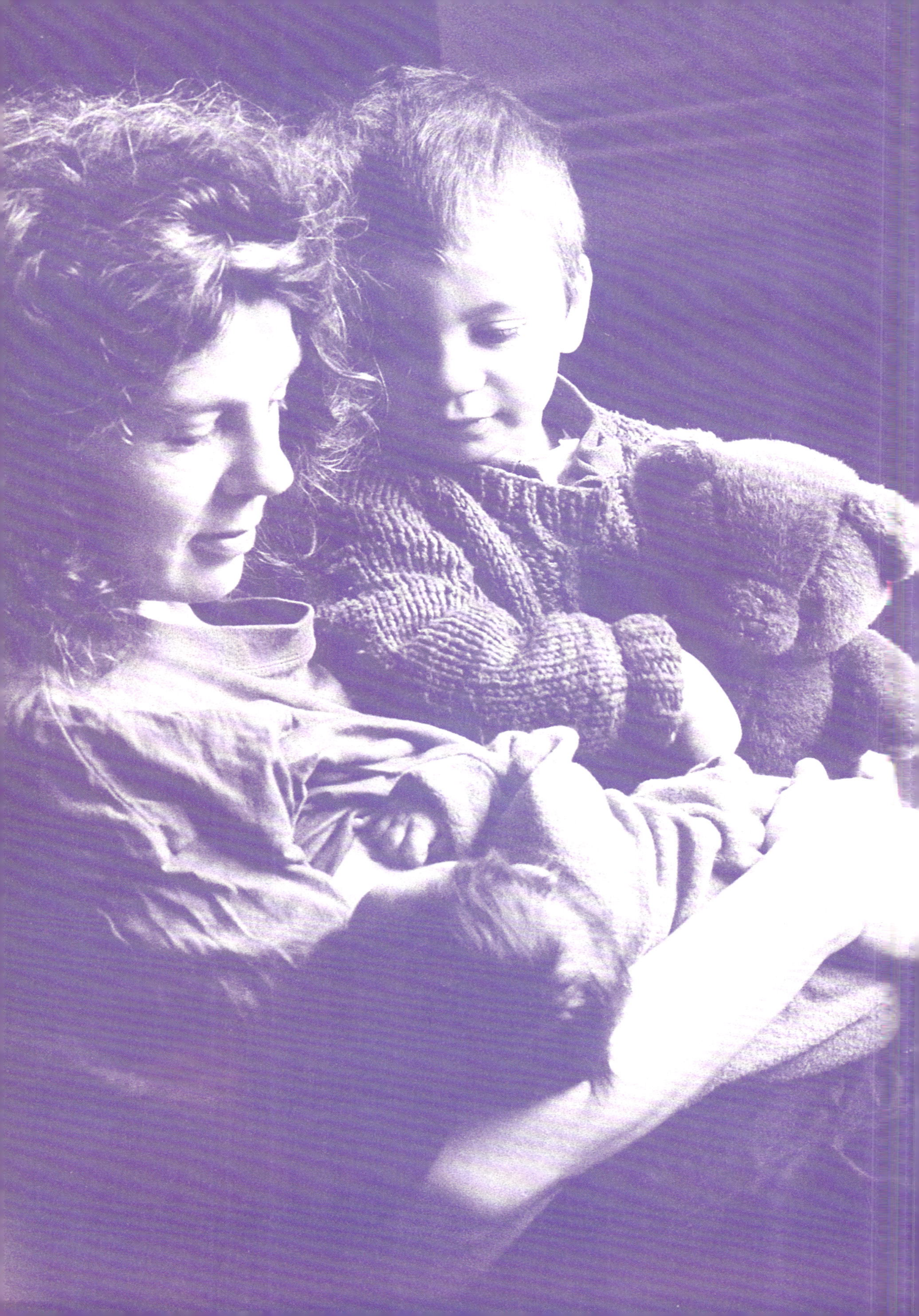

把他们淹到澡盆当中，担心自己无法制止宝宝哭泣，或者他们不哭了又担心他们停止呼吸。初为人母的妈妈们总是羞于谈及这些担心。不过，当你同别的妈妈们说起这些担心的时候，你会发现遭受困扰的并不只是你一个人。你也可以和别的妈妈们交流一些正面的感受，比如宝宝在你的臂弯里睡着了，脸上一副非常享受的样子。宝宝脑袋上的皮肤柔滑细嫩，覆盖着细细的绒毛，与你的皮肤紧紧地贴在一起。再比如宝宝睁大着眼睛，满是兴奋地看着你，或者你心满意足地看着宝宝在你的怀里吮吸乳汁。

你不仅仅是宝宝的照料者，你还是一段不断发展着的夫妻感情的参与者。你们承担起了为人父母的崭新角色，也在日升月落当中不断地加深对彼此的了解，好似不断调整步伐的一对舞者。你们彼此眉目传情，甚至连微小的动作和呼吸都是内心的表达，这一切发生得那么自然。当你顺从自己的感觉来做事情的时候，你所做的就一定是正确的。而当你过分诉诸理性的时候，你们就会失去舞步的和谐，同时信心也随之消散。

妈妈与宝宝之间的情感发展是一个过程，它需要时间来抽芽、开花，如同风信子和番红花展示自己的美丽一样，这力量源自深处的基因。不过，你与宝宝的情感发展只是问题的一个方面，宝宝的父亲也有同宝宝一起互动的独特方式。当一位父亲完全投入地欣赏、喜爱自己的宝宝并且尽力满足宝宝所需的时候，他就能与你一样地了解宝宝。这种关系甚至更加复杂，更加令人激动。

## 共同的探索

新生的宝宝们有着令人惊奇的强烈个性，即使生下来还没有几个星期，他们就展示出了天壤之别。所以，你需要一些时间来逐渐认识宝宝，了解宝宝。

为人父母并不只是各种杂务的简单重复，也并非是沉重责任的代名词，尽管所有的父母都会在某一时刻以这样的方式来看待这样事。但是，为人父母更是一个探索和发现的旅程。探索宝宝的个性，理解你的伴侣和你自己，并且理解你们将要一起成长的样子。

为人父母是一个学习的过程。而且新生儿降生后，家里已有的宝宝也会获得成长的机会。

为人父母是一个学习的过程。而且新生儿降生后，家里已有的宝宝也会获得成长的机会。

# 附录　新近研究参考

可通过以下网站的具体类目查找相关论文，这些类目包括胎儿监测（Fetal monitoring）、分娩支持（Support in childbirth）、剖宫产（Caesarean section）、胎位（Positions）和分娩中的身体活动（Movement in birth）。

Birth Choice UK
www.birthchoiceuk.com
提供有助于你选择分娩地点的信息和数据。

Cochrane
www.cochrane.org
科克伦图书馆的孕产部分，提供所有根据随机对照实验得出的研究结论。

Informed Choice
www.infochoice.org
Freephone 0800 581 009
提供分别面向孕妇和专业人员的有关知情选择的纸质材料。

MIDIRS Midwives Information & Resource Service
www.midirs.org
提供新近研究资料和孕产操作资料的检索。

NHS Direct
www.nhsdirect.nhs.uk

NHS Information Centre
www.ic.nhs.uk
在“统计资料”（Statistics）和“医院护理”（Hospital Care）类目中可查询有关孕产的官方统计资料。

National Library for Health
www.library.nhs.uk
可链接至数个研究数据库。

NICE National Institute for Health and Clinical Excellence
www.nice.org.uk
在“指导”（Our guidance）、“妇科学”（Gynaecology）和“孕产”（pregnancy and birth）类目中可查询医疗程序和用药方面的指导。

RCOG Royal College of Obstetricians and Gynaecologists
www.rcog.org.uk
在“指导（Guidelines）”和“描述（Statements）”类目中可查询有关自然分娩的一般性意见和描述。

Royal College of Midwives
www.rcmnormalbirth.org.uk
可查询有关自然分娩运动的资料。

Sheila Kitzinger's web site（本书作者的网站）
www.sheilakitzinger.com

# 推荐阅读

Armstrong, J and Feldman S.
A Wise Birth
London: Pinter and Martin. 2007

Balaskas, J.
Natural Baby
London: Gaia Books. 2001

Balaskas, J.
New Active Birth
London: Collins. 1990

Bradford, N
Your Premature Baby
London: Frances Lincoln. 2000

England, P and Horowitz, R
Birthing From Within
London: Souvenir Press. 2007

Gordon, Y.
Birth and Beyond
London: Random House. 2002

Graham, I.D.
Episiotomy, Challenging Obstetric Interventions
Oxford: Blackwell Science. 1997

Odent, M.
The Farmer and the Obstetrician
London: Free Association Books. 2002

Waites, B
Breech Birth
London: Free Association Books. 2002

Kitzinger, S. and Bailey, V.
Pregnancy Day by Day
London: Dorling Kindersley. 1991

Kitzinger. S.
The New Experience of Childbirth
London: Orion. 2004

Kitzinger, S.
The Politics of Birth
London: Elsevier. 2005

Kitzinger, S.
Understanding your Crying Baby
London: Carroll and Brown. 2005

Kitzinger, S.
Birth Crisis
London: Routledge. 2006

# 相关机构名址

Action for Victims of Medical Accidents
44 High Street
Croydon
CR0 1YB
www.avma.org.uk

Active Birth Centre
25 Bickerton Road
London
N19 5JT
0207 281 6760
www.activebrithcentre.com

Antenatal Results and Choices (ARC)
73 Charlotte Street
London
W1T 4PN
0207 631 0285
www.arc-uk.org

Association of Breastfeeding Mothers
PO Box 207
Bridgwater
TA6 7YT
0844 412 2949
www.abm.me.uk
提供母乳喂养热线咨询。

Association of Reflexologists
5 Fore Street
Taunton
Somerset
England
TA1 1HX
0182 335 1010
www.aor.org.uk

Association for Improvements in Maternity Services (AIMS)
5 Ann’s Court
Grove Road
Surbiton
KT6 4BE
0870 765 1453
www.aims.org.uk

Association of Qualified Curative Hypnotherapists (AQCH)
PO Box 9989
Birmingham
B14 4WA
0121 693 1223
www.aqch.org

Association of Radical Midwives
62 Greetby Hill
Ormskirk
Lancashire
L39 2DT
0169 557 2776
www.radmid.demon.co.uk
提供家中分娩的相关资料。

Birth Choice UK
www.birthchoiceuk.com
提供有助于你选择分娩地点的信息和数据。

Birth Crisis Helpline
0186 530 0266
0207 485 4725
0161 434 4563
www.birthcrisis.org
为分娩中遇到困难的孕妈妈提供热线咨询。

Birth pool in a box
www.birthpoolinabox.co.uk

Birth Trauma Association
PO Box 671
Ipswich
Suffolk
IP1 9AT
www.birthtraumaassociation.org.uk
在分娩中遭受创伤的孕妈妈可以通过查询信息和发邮件获得帮助。

Birth Works
0208 244 0793
www.birthworks.co.uk
提供分娩池租赁服务。

BLISS (Baby Life Support System) (National Charity for the Newborn)
9 Holyrood Street
London
SE1 2EL
0500 618 140
www.bliss.org.uk
为接受特殊监护的宝宝的父母提供信息和帮助。

Blue Lagoon Birth Pools
Beacon House
Woodley Park
Skelmersdale

Lancashire
WN8 6UR
www.bluelagoonbirthpools.co.uk

Breastfeeding Network
0844 412 4664
www.breastfeedingnetwork.org.uk

Drugs in Breastmilk Helpline
0239 259 8604
为进行母乳喂养的妈妈提供热线咨询。

British Acupuncture Council
63 Jeddo Road
London
W12 9HQ
0208 735 0400
www.acupuncture.org.uk

British Chiropractic Association
59 Castle Street
Reading
Berkshire
RG1 7SN
0118 950 5950
www.chiropractic-uk.co.uk

British Homeopathic Association
Hahnemann House
29 Park Street West
Luton
LU1 3BE
0870 444 3950
www.trusthomeopathy.org

British Osteopathic Association
3 Park Terrace
Manor Road
Luton
Bed
LU1 3HN
0158 248 8455
www.osteopathy.org

British Pregnancy Advisory Service
0845 730 4030
www.bpas.org
提供有关消毒和堕胎的信息。

The British SPD Support Group (Symphysis Pubis Dysfunction)
0123 582 0921
www.pelvicpartnership.org.uk

The Compassionate Friends
53 North Street
Bristol
BS3 IEN
0845 123 2304
www.tcf.org.uk
Support for bereaved parents.
为失去亲人的父母提供支持和帮助。

Contact A Family
209-211 City Road
London EC1V 1JN
0808 808 3555
www.cafamily.org.uk
帮助残疾宝宝（身体残疾或智力残疾）的家庭互相取得联系。

Disability, Pregnancy & Parenthood International
National Centre for Disabled Parents
Unit F9
89-93 Fonthill Road
London
N4 3JH
0800 018 4730
Email: info@dppi.org.uk
Textphone 0800 018 9949
www.dppi.org.uk

Disabled Parents Network (DPN)
81 Melton Road
West Bridgford
Nottingham
NG2 8EN
0870 241 0450
www.disabledparentsnetwork.org.uk

Doula UK
PO Box 26678
London
N14 4WB
02007 249 3224
www.doula.org.uk

Down’s syndrome Association
Langdon Down Centre
2a Langdon Park
Teddington
TW11 9PS
0845 230 0372
www.dsa-uk.com

Eating for pregnancy
www.eatingforpregnancy.org.uk

Gingerbread
One Parent Families/Gingerbread
National Office
307 Borough High Street
London
SE1 1JH
0800 018 5026
(freephone advice line)
www.gingerbread.org.uk
由当地的自助团体为单身父母和他

们的孩子提供服务。

Group B Strep Support
PO Box 203
Hay Sussex
RH16 1GF
0144 441 6176
www.gbss.org.uk

InContact
SATRA Innovation Park
Rockingham Road
Kettering
Northants
NN16 9JH
0870 770 3246
www.incontact.org
提供有关排便和排尿问题的信息。

Independent Midwives Association
PO Box 539
Abingdon
OX14 9DF
0845 460 0105
www.independentmidwives.org.uk
主要提供家中分娩服务。

Informed Choice
www.infochoice.org
提供客观评价怀孕、分娩及产后恢复方面的研究的纸质资料。

Kith and Kids
The Irish Centre
Pretoria Road
London
N17 8DX
0208 801 7432
www.kithandkids.org.uk
为残疾宝宝的父母提供帮助。

La Leche League (Great Britain)
PO Box 29
West Bridgford
Nottingham
NG2 7NP
0845 456 1855
www.laleche.org.uk
提供母乳喂养方面的帮助。

McTimoney Chiropractic Association
Wallingford
OX10 8DJ
0149 182 9211
www.mctimoney-chiropractic.org

Meet-a-Mum Association
54 Lillington Road
Radstock
BA3 3NR
0845 120 3746
www.mama.co.uk
为产后抑郁的妈妈提供支持和帮助。

Miscarriage Association
c/o Clayton Hospital
Northgate
Wakefield
West Yorkshire
WF1 3JS
0192 420 0799
www.miscarriageassociation.org.uk
提供流产方面的信息的帮助。

Mothers 35 plus
www.mothers35plus.co.uk

National Childbirth Trust
Alexandra House
Oldham Terrace
Acton
London
W3 6NH
0870 444 8709（怀孕与分娩热线）
0870 444 8708（母乳喂养热线）
www.nctpregnancyandbabycare.com
提供产前培训课程、母乳喂养、导乐和产后护理方面的信息。

National Drugs Helpline
0800 776 600（24小时免费热线）
www.talktofrank.com

NHS Direct
0845 4647（24小时）
www.nhsdirect.nhs.uk
提供健康建议和健康服务、支持团体方面的信息。

One Parent Families/Gingerbread
255 Kentish Town Road
London
NW5 2LX
0207 428 5400
0800 018 5026（单身父母热线）
www.oneparentfamilies.org.uk

Parentline Plus
520 Highgate Studios
53-79 Highgate Road
London
NW5 1TL
0808 800 2222
www.parentlineplus.org.uk
为压力下的父母提供全国的支持团体信息和电话帮助。

Patients Association
PO Box 935
Harrow
Middlesex

HA1 3YJ
0845 608 4455
www.patients-association.com
提供投诉方面的帮助。

Pelvic Partnership
0123 582 0921
www.pelvicpartnership.org.uk
提供耻骨联合功能障碍的相关信息。

PIPPIN (Parents in Partnership - Parent Infant Network)
Birch Centre Annex
Highfield Park
Hill End Lane
St Albans
Herts
AL4 0RB
www.pippin.org.uk
倡导积极的亲子关系。

Society of Teachers of the Alexander Technique
1st Floor
Linton House
39-51 Highgate Road
London
NW5 1RS
0845 230 7828
www.stat.org.uk
提供孕期体态与身体活动方面的信息。

Splashdown Water Birth Services
17 Wellington Terrace
Harrow-on-the-Hill
Middlesex
HA1 3EP
0845 612 3405
www.waterbirth.co.uk

Stillbirth and Neonatal Death Society (SANDS)
28 Portland Place
London
W1B 1LY
0207 436 5881（咨询热线）
www.uk-sands.org

TAMBA (Twins and Multiple Birth Association)
2 The Willows
Gardner Road
Guildford
Surrey
GU1 4PG
0800 138 0509
www.tamba.org.uk

Tommy's, The Baby Charity
Nicholas House
3 Laurence Pountney Hill
London
EC4R 0BB
0870 777 3060（咨询热线）
www.tommys.org
提供流产、早产和死产成因和预防方面的信息。

Women's Health Concern
Whitehall House
41 Whitehall
London
SW1A 2BY
www.womens-health-concern.org
为妇女提供健康方面的咨询、建议和知识普及服务。

Working Families
1-3 Berry Street
London
EC1V 0AA
0800 013 0313
www.workingfamilies.org.uk
帮助你保持工作与家庭事务的平衡。

# 术语表

**AFP** 参见“甲种胎儿球蛋白”。

**CVS** 参见“绒毛膜取样”。

**FH** 胎儿心率。

**FMF** 感觉到胎动。

**Hb** 参见“血红蛋白”。

**HCG** 参见“绒毛膜促性腺激素”。

**IUGR** 参见“宫内生长受限”。

**PET** 参见“先兆子痫”。

**PTSD** 参见“创伤后压力症候群”。

**REM** 睡眠当中的快速动眼阶段，表明有神经活动正在进行。

**VE** 阴道检查。

**XX/XY染色体** 性染色体，区分性别。

**阿普加量表** 新生婴儿整体健康评价量表，包括心率、心音、呼吸、血液循环、神经反射等内容。

**阿司匹林（水杨酸盐）** 有轻度的镇痛效果。

**安眠药** 参见“镇静剂”。

**安桃乐** 由50%的氧气和50%的一氧化二氮组成的混合气体。在生产当中，孕妇通过面罩吸入该混合气以缓解宫缩高峰时的疼痛。

**氨基酸** 构成蛋白质的主要有机质，不仅包含于所有的动物性食品当中，也包含于部分植物性食品当中，但后者所含的氨基酸种类比较单一。

**巴比妥酸盐** 有强烈的镇静效果和很高的成瘾性。

**包皮环切** 去除阴茎包皮的手术。

**包衣（包囊）** 参见“羊膜”。

**鼻胃管** 一段柔软的导管，从鼻腔通入胃部，然后输入营养液或者抽取消化液。

**变形** 胎儿的颅骨在通过产道时受压发生形变。

**表面活性剂** 一种油性液体，能够减少肺泡内膜的表面张力，避免肺泡在肺部放气的时候发生粘连。早产婴儿没有足够的表面活性剂，因而可能发生呼吸困难。

**丙种球蛋白** 一种蛋白抗体，预防和治疗感染，如肝炎。

**补充喂养** 在母乳喂养的基础上增加其他食物。

**不规则收缩** 没有规律的收缩。

**布·希假性宫缩** 在怀孕期间发生的宫缩，可能在此宫缩即将结束时才为孕妇所感知。

**产道** 参见“阴道”。

**产后** 分娩之后。

**产后期** 产后4周之内。

**产前** 分娩之前。

**产前心电监测** 检查胎儿心率。

**超声波传感器** 分析从胎儿身上返回的高频声波回声，然后在显示器上显示出超声图。

**超声检查** 用高频声波描绘出胎儿的影像，可以据此掌握胎儿的发育状况。参见“超声波传感器”。

**耻骨** 组成骨盆前下缘的两块骨头。

**初次胎动** 孕妇第一次感受到的胎儿的活动。

**初乳** 从怀孕晚期开始形成和分泌，富含蛋白质。在分娩后的几天当中，初乳逐渐变化为成熟的乳汁。

**初孕妇** 第一次怀孕的女性。

**触摸减压法** 把手放在肌肉绷紧的部位，降低肌肉紧张度。

**触诊** 通过母体的腹壁触摸胎儿，了解情况。

**创伤后压力症候群** 分娩中受到心理创伤的打击，产后感觉惊慌、焦虑。

**雌激素** 一种由卵巢分泌的激素。

**雌三醇** 一种雌激素。

**催产素** 一种由脑垂体分泌的激素，可以刺激分娩中的宫缩，刺激乳腺分泌乳汁。

**催产素刺激试验** 一种对胎儿和胎盘进行评价的方法。在试验当中，首先将催产素注入母体血液中，然后记录胎儿心率和宫缩的变化。

**催眠** 一种容易受暗示的状态，可用作麻醉手段，可以进行自我催眠。

**催乳素** 一种刺激乳汁分泌的激素。

**大出血** 过量出血。

**胆红素** 血红蛋白分解产物，经肝脏处理后转化为无毒物质。一些新生儿胆红素浓度过高，超过了肝脏的处理能力。参见“新生儿黄疸”。

**胆色素** 参见“胆红素”。

**蛋白尿** 尿中出现蛋白质，可能是先兆子痫的症状。参见“先兆子痫”。

**导管** 一种插入体内的细塑料管，可以插入尿道导流尿液，或者插入静脉输入液体，也可以通过它把麻醉剂注入硬膜外腔。

**导乐** 为生产当中的孕妇提供身心帮助的女性。

**低体温** 体温过低，有可能导致死亡。

**低体重婴儿** 出生时体重5斤以下的婴儿。

**低血糖** 血糖降低，可见于难产、早产、母亲是糖尿病的婴儿。也可以由分娩中滴注葡萄糖造成，后者增加了胰岛素的释放，降低了胎儿的血糖水平。新生儿出现低血糖症状后，可能需要额外补充糖分。

**低血压** 血压降低。

**骶骨** 位于脊柱最下方的骨头，组成骨盆的后缘。

**地西泮** 也称安定，参见“镇静剂”。

**电极** 在生产当中，用作监测胎儿心律的一个小的导电体。

**电子胎儿监护** 在母体腹部胎心处连接传感器，或将电极插入子宫颈，夹在胎儿的头皮上，以此来持续不断地对胎儿的心率进行监测。

**毒血症** 参见“先兆子痫”、“子痫”。

**多普勒超声** 通过超声振动监听胎儿心跳。

**多胎妊娠** 怀有两个或多个胎儿。

**额先露** 一种头部朝下、但下巴仰起的胎位，使额部先进入产道。

**恶露** 产后的阴道排出物。

**腭裂** 发生于口腔顶部的先天畸形。

**儿茶酚胺** 孕妇和胎儿在分娩期间产生的压力荷尔蒙，对分娩有重要的促进作用。

**番泻叶** 一种肉归类植物，是许多泻药的组成成分。

**肺透明膜病** 一些早产婴儿患有的呼吸系统疾病，原因是肺部缺乏表面活性剂，使肺无法张开。

**风疹** 一种毒性不大的病毒，如果孕妇在前12孕周当中感染这种病毒，胎儿就可能发生先天畸形。

**缝合** 缝合撕裂伤或手术切口。

**妇科医师** 专门治疗女性生殖系统疾病的医师。

**腹部** 包括肠、胃、子宫。

**腹直肌** 腹部中心的竖向肌肉。

**高血压** 在怀孕期间可能会使胎儿的血供减少。

**睾丸未降** 睾丸没有自然地进入阴囊中。

**宫高测量** 透过腹壁感知子宫上缘，推测其高度。

**宫内生长受限** 简称IUGR，描述胎儿形体偏小的术语。

**宫缩** 子宫肌在生产当中的规律性收缩，打开子宫颈，将胎儿推入产道。

**骨盆** 环形的骨骼连接体，位于腹部下方，保护膀胱和部分生殖道。

**骨盆底** 骨盆底部有弹性的肌肉组织，其上支持膀胱和子宫。在分娩当中，胎儿穿过骨盆底娩出体外。

**灌肠** 通过直肠注入液体，使内容物排空。

**光导纤维** 光在可弯曲的玻璃束中传递。可通过光纤仪器观察子宫里的胎儿，也可以用光纤带治疗新生儿黄疸。

**光照疗法** 用光照治疗新生儿黄疸。

**过度成熟** 超期怀孕，胎儿容易表现出皮肤干燥、脱皮的特征，产后经常需要立即剪指甲。

**过度换气** 过度深喘，使血液中二氧化碳的浓度显著降低，打破血液正常的化学平衡。

**过渡阶段** 第一产程和第二产程的过渡阶段，子宫颈开口在8～10厘米之间。

**合成催产素** 人造催产素，用作引产和催产。

**荷包缝合** 当发生子宫机能不全时，缝合子宫颈并拉紧，以支持其上的子宫。

**荷尔蒙** 参见“激素”。

**黑加氏征** 在怀孕的前6周里，子宫下段逐渐软化。

**黑线** 在怀孕期间，一些孕妇腹部中心出现的深色竖线，与腹直肌平行。

**横位** 胎儿横躺或水平躺在子宫里，使肩部或头部的侧面成为分娩时首先露出的部分。形成原因之一是孕妇骨盆宽大。

**呼吸抑制** 新生儿呼吸困难。

**呼吸暂停** 早产和低体重婴儿有可能出现的呼吸障碍。

**黄褐斑** 怀孕期间产生的皮肤颜色变化，长于面部。

**黄体** 受精过后，在卵巢中形成的有腺体作用的组织，可分泌孕酮（黄体酮）来促进胎盘发育，在怀孕的前14周里机能旺盛。

**会阴神经阻断** 通过注射麻醉会阴部神经。

**肌肉注射** 将液体注入肌肉。

**积极的分娩管理** 在持续的监测当中，用技术手段控制分娩进程，缩短分娩时间。

**积极分娩** 在分娩中舒展身体，做活动，敞开会阴，保持上体直立的分娩方式。

**基因** 细胞存储遗传信息的部分。

**基因咨询** 提供有关遗传异常和遗传疾病复发可能性的咨询。

**畸形足** 先天足部畸形。

**激素** 血液中携带信息的化学物质，刺激不同器官发生作用。

**激素加速分娩** 参见“引产”。

**脊索** 形成神经系统雏形的细胞群。

**脊柱裂** 一种先天性神经管缺陷，造成胎儿脊髓发育畸形，长在了脊柱外面。

**脊椎麻醉** 在脊髓周围注射局部麻醉药。

**甲种胎儿球蛋白** 先后由卵黄囊和胎儿的肝脏分泌，在怀孕期间进入母体血液当中。

**甲状腺** 分泌控制新陈代谢率的激素，位于咽部。

**假性分娩** 也就是布·希假性宫缩，由于发生时宫缩既强烈又有规律，以致被误认为进入第一产程。

**肩难产** 在生产当中，胎儿的头部已经娩出，但肩部卡在里面。

**见红（现血、血先露）** 产前，阴道流出带血黏液，由子宫颈扩张所引发，是分娩开始的征象。

**健忘症** 失去记忆（通常是短期的），可能由某些药品的副作用引起，尤其是安定。

**结石卧位** 生产时的一种体位。仰面平躺，两腿向两侧伸开并高举，然后固定在两侧的马镫形装置上。

**经产孕妇** 怀孕两次或多次的孕妇。

**经皮神经电刺激** 一种止痛法，用电刺激阻断疼痛信息传向大脑。

**精子** 男性生殖细胞，与卵细胞结合形成受精卵。

**静脉滴注** 将液体用细小的塑料导管通过静脉直接注入循环系统。

**静脉注射** 将液体通过静脉注射入体内。

**局部麻醉剂** 作用于局部，参见“硬膜外麻醉”。

**抗胆碱药** 通过阻碍神经冲动在神经系统中的传播和限制胃酸分泌来治疗恶心和呕吐。

**抗惊厥剂** 治疗惊厥，尤其是癫痫。

**抗菌药** 破坏或阻碍细菌生长的化学制剂。

**抗凝血剂** 阻止血液凝固的药物。

**抗生素** 破坏或阻碍微生物的生长，尤其是细菌。

**抗体** 机体天然产生的蛋白质，对抗来自体外的物质和真菌、细菌。

**抗组胺剂** 治疗恶心、呕吐和某些过敏反应的镇静剂。

**可待因** 从鸦片中提取出的镇痛剂，有成瘾性。

**可的松** 一种由肾上腺分泌的类固醇，它在生产前的即刻出现在羊水当中。

**快速分娩** 宫口扩张期间，通过静脉滴注催产素人工强化子宫收缩，常用来使漫长的分娩缩短时间。

**扩张和刮除手术** 简称D&C。人工扩张子宫颈，然后刮除子宫内容物。

**拉玛泽法** 参见“心理助产法”。

**类固醇** 用于治疗皮肤病、哮喘、枯草热、风湿病和关节炎的药物。类固醇可以改变新陈代谢的化学平衡。即使在怀孕期间大量使用，也几乎不会引发胎儿畸形。

**利波尔法** 参见“温和分娩”。

**利尿剂** 用以加大尿量的药物。

**链霉素** 一种广谱抗生素，怀孕期间不可服用。参见“抗生素”。

**流产（或人工流产）** 在第28孕周前自发分娩或人工引产。

**硫化二苯胺（酚噻嗪）** 强效镇静剂，用于治疗恶心和呕吐，参见“镇静剂”。

**卵巢** 女性性腺，位于输卵管入口处，在停经前规律性地产生卵细胞。

**卵黄囊** 为发育中的受精卵储存营养物质的囊状组织。

**氯丙嗪** 一种强效镇静剂，常与安眠药、镇痛药和麻醉药一同使用。

**麻醉剂** 使身体局部或全身麻醉。

**吗啡** 一种鸦片类的麻醉药物，用作镇痛剂。

**蒙哥马利结节** 乳头周围、乳晕上的小突起。

**猕因子** 血细胞球的一项显著特征，一个人的血液不是Rh阳性的，就是Rh阴性的。如果母体是Rh阴性，胎儿是Rh阳性，就可能发生严重的并发症和溶血性疾病（抗体破坏红细胞），可用抗D免疫球蛋白进行治疗。

**觅食反射** 婴儿寻找乳房的先天本能。

**面先露** 一种胎儿体位，在分娩中先见到胎儿的面部。

**难产** 一种粗略的诊断术语，表示长时间或困难的生产过程。母原性难产由产妇的身体原因造成，胎原性难产由胎儿的胎位或形体大小造成。

**脑垂体** 位于脑部下方，分泌控制月经周期的各种激素。在怀孕晚期释放催产素进入血液，刺激子宫收缩，并促使乳腺分泌乳汁。

**脑积水** 婴儿大脑积水的先天畸形。

**内部监护** 参见“电子胎儿监护”。

**内分泌改变** 怀孕期间和产后4个月中内分泌腺体分泌功能的改变。

**尼古丁** 一种存在于烟草中的剧毒物质。在怀孕期间，尼古丁会进入吸烟孕妇的血液，进而影响胎盘的机能，常造成新生儿体重不足。

**念珠菌** 参见“念珠菌感染”。

**念珠菌感染** 一种酵母菌感染，可发生于口腔黏膜、外生殖器及乳头。

**女性外生殖器** 也称女阴，包括阴唇和阴蒂。

**排卵** 卵巢产生成熟的卵细胞进入腹腔。

**排乳反射** 在婴儿吮吸的刺激下，乳汁由乳房进入乳头。

**哌替啶** 参见“镇痛剂”。

**膀胱感染** 一种发生于膀胱和尿道的感染，排尿时有刺痛。

**胚泡** 受精卵经分裂而形成的多细胞球。

**胚胎** 在怀孕期间不断生长发育的肌体组织，从受精后10天左右到第12孕周称为胚胎，此后称作胎儿。

**贫血** 血液中红细胞浓度下降到一定程度，可通过补充铁制剂进行治疗。

**剖宫产** 通过腹壁和子宫壁的切口进行分娩。

**葡萄胎** 一种罕见的胚胎畸形。胚胎停止发育，而胎盘和绒毛膜绒毛却在快速发育。一经发现，应立即清除。

**葡萄糖** 在某些有机物和血液里存在的天然糖分，是能量的主要来源。

**葡萄糖氧化酶测试** 用来评估尿糖水平。

**脐带** 连接胎儿和胎盘的带状组织。

**脐带穿刺** 参见“脐静脉穿刺”。

**脐静脉穿刺** 用一根细针头经腹壁插入脐静脉，可作脐带取血、脐带输血和直接为胎儿注射药物之用。

**前列腺素** 引发宫缩的天然物质。其凝胶可以用来软化子宫颈，引发分娩。

**前乳** 一次哺乳，婴儿开始吸入的乳汁叫前乳。前乳积存在乳头后方，含水丰富，解渴效果好。

**前位** 参见“枕前位”。

**轻泻剂** 一种通便药。

**全身麻醉剂** 作用于全身，使人短暂失去意识。

**染色体** 细胞核中包含成对基因的棒状结构。每个人类细胞中包含有23对染色体。参见“基因”。

**人工破膜（ARM）** 人工刺破羊膜，常用来加速分娩进程。

**韧带** 连接骨骼的纤维组织。

**妊娠期** 从受孕到分娩的一段时期。

**妊娠期呕吐** 在怀孕期间的持续性呕吐。

**妊娠纹** 皮肤在怀孕期间受到拉伸，产后可能会留下白色的条纹。

**绒毛膜** 胎膜的外层部分，包裹着胎儿和胎盘。

**绒毛膜促性腺激素** 简称HCG，是一种激素，由正在发育中的胎盘分泌，然后进入母体的血液当中。这一过程常于怀孕前最后一次月经结束后6天左右开始。如果在尿液中检出这种激素，这表明该妇女已经怀孕。

**绒毛膜取样** 简称CVS。首先在外层胎膜上的小突起部分取样，然后进行分析以筛查胎儿的先天性残疾。外层胎膜包裹着胚胎，将会发育成为胎盘。

**绒毛膜绒毛** 微小的叶状体，包裹在成熟的受精卵周围，帮助它在子宫壁上着床。

**乳泡** 乳房内的分泌乳汁的腺体，在促乳激素和婴儿吮吸的刺激下产生乳汁。

**乳晕** 乳头周围的深色区域。

**乳胀** 乳房内乳汁过多，导致肿胀。如果发生时还远未到哺乳的时候，或者婴儿咬不住乳头，母亲就可能发生由乳胀导致的疼痛。可以把婴儿放在乳房上或者挤出多余的奶水以缓解疼痛。

**入盆** 在怀孕的最后一个月当中，胎儿通常会将身体最靠下的一部分深入母体的骨盆腔并固定。

**三氯乙醛** 一种催眠镇静剂，不含巴比妥酸盐。

**桑椹胚** 分裂为32个细胞时的受精卵。

**神经管缺陷** 中枢神经系统畸形。参见“无脑畸形”、“脑积水”、“脊柱裂”。

**肾盂肾炎** 肾脏感染，需要进行抗生素治疗。

**声波图** 参见“多普勒超声”。

**试产** 在进行剖宫产之前，试验阴道分娩能否成功。

**收缩压** 心搏时的动脉血压，也称高压。参见“舒张压”。

**受精** 精子和卵细胞结合形成新生命的过程，参见“受孕”。

**受孕** 精子进入卵细胞成为受精卵，以及受精卵植入子宫壁的过程。

**舒张压** 也称低压，是心搏间歇期的血压。

**输卵管** 卵细胞成熟后脱离卵巢，在腹腔中游离，然后进入输卵管，后者将其运送至子宫。

**双胞胎** 一个子宫里同时孕育两个胎儿，分同卵双生和异卵双生。后者更为常见，胎儿是由两个受精卵发育成的。前者是由一个受精卵发育成的。

**水杨酸盐** 参见“阿司匹林”。

**水中分娩** 使胎儿在水下分娩。

**水肿** 体液潴留，导致身体组织浮肿。

**斯坦尼斯拉夫斯基放松法** 一种感觉器官训练法，能够增加孕妇对身体的感知。

**死产** 怀孕24周后娩出死婴。

**四环素** 在怀孕期间需要避免服用的广谱抗生素，它可以影响胎儿牙齿和骨骼的发育。参见“抗生素”。

**胎儿** 从第12孕周到出生前称为胎儿。

**胎儿窘迫** 胎儿缺氧，可能由多种原因引起。

**胎儿皮脂** 子宫内包裹胎儿的油性物质。

**胎儿听诊器** 一个喇叭形的器具，使用时放在孕妇腹部，可以听到胎儿的心跳。

**胎发（胎毛）** 胎儿体表又细又软的体毛。

**胎粪** 婴儿的首次排便。在出生前即已出现，出生后几天内排出。如果分娩前在羊水中出现胎粪，一般认为是胎儿窘迫的表现。

**胎盘** 在子宫内膜里发育的器官，为胎儿供给养料，同时将代谢废物转入母体。

**胎盘机能不全** 胎盘的机能不能满足胎儿需要，引发特定风险。

**胎盘前置** 在怀孕晚期，胎盘覆盖在宫颈上方。由于宫颈附近的组织在分娩前几周会发生拉伸，而胎盘无法拉伸，所以造成胎盘与子宫壁剥离和出血。如果剥离面积大，就要进行剖宫产。

**胎盘早剥（意外出血）** 在怀孕晚期，胎盘的一部分从子宫壁脱落，常导致出血。

**胎位** 在产前和分娩当中的胎儿的体位。

**唐氏综合征** 一种先天畸形，具有独特的面部特征，智力偏低。也称21号染色体遗传病。

**糖尿病** 糖代谢障碍，导致血糖和尿糖升高。

**糖原** 葡萄糖的天然来源。糖原存储碳水化合物，由肝脏和肌肉合成。

**体液潴留** 参见“水肿”。

**停经** 月经停止。

**同卵双生** 参见“双胞胎”。

**酮症** 乳酸堆积于身体各处组织及体液，尿中常见丙酮。

**头部肿块** 由于产道狭窄，婴儿的头顶部会被暂时性地挤出一个小肿块。

**头初露** 胎儿的头部出现在阴道中，不再缩回去。

**头颅血肿** 由于在分娩的过程中受到挤压，新生儿的头部两侧出现暂时性的肿胀。

**头盆不称** 胎儿头部所占的体积超过骨盆里的空间，只能进行剖宫产。

**头先露** 胎儿头部朝下的胎位，也是最常见的胎位。

**突变** 突变使生殖细胞受损。原因有自然形成的，但更常见的是外部因素的影响，比如受到核辐射。

**臀先露** 臀部朝下、而不是头部朝下的胎位。

**脱水** 身体失水过多，常由严重的呕吐或腹泻所引发。

**外倒转** 简称EVC。通过轻按等手部动作将胎儿调整到头位。如果胎儿在分娩前处于臀位或横位，此时就可以由产科医生来做出调整。

**外阴切开** 手术切开会阴部位以扩大阴道口。

**腕管综合征** 由于腕部神经受到压迫而引起的麻木和刺痛。在怀孕期间，体液的增加也会导致上述症状。

**围产期** 从第24孕周（我国为第28孕周——译注）直至产后一周。

**萎缩卵** 受精卵发育不正常，导致流产。

**喂奶前后称重** 在哺乳前后分别测量婴儿的体重，以计算其摄取乳汁的重量。

**温和分娩** 一种分娩方法，由弗雷德里克·利波尔（Frederick Leboyer）提出。主张减轻对婴儿的刺激，同时用轻抚、肌肤接触、柔光和温水浴迎接新生儿。

**无脑畸形** 先天性大脑缺损。

**无线电遥测** 利用无线电波进行监测。参见“电子胎儿监护”。

**吸奶器** 从乳房里抽取乳汁的器具。

**细胞核** 位于细胞中心，携带有遗传信息。

**先天畸形** 生来就有的形态异常。通常由基因受损、药物作用或怀孕期间的疾病所引起。

**先天性弓形体感染** 一种通过猫粪传播的寄生虫病。如果寄生虫在怀孕期间穿过胎盘，就可能使未来的婴儿出现眼睛或中枢神经系统方面的损害。

**先天愚型** 参见“唐氏综合征”。

**先兆子痫** 简称PET，患有这种疾病的孕妇呈现出血压高、水肿、蛋白尿和体重剧增的特征。参见“子痫”。

**心动过缓** 胎儿或新生儿心率低于每分钟120次。

**心理助产法** 为分娩作准备的一套方法，注重呼吸和放松练习。

**新生儿黄疸** 新生儿常见症状，原因在于新生儿肝脏分解血细胞代谢物的能力不足。参见“胆红素”。

**囟门** 胎儿头顶部颅骨未愈合处的软组织部分。

**性交困难** 也叫性交疼痛。

**选择性引产** 并非因为医学和身体方面的原因，而是为方便其他事务实施的引产。参见“引产”。

**血红蛋白** 简称Hb，组成红细胞的成分，含铁，有携氧作用。

**血栓** 心脏或血管中形成的阻塞物。

**血细胞** 血液的组成成分，分为红细胞、白细胞、血小板。

**压力测试** 在怀孕期间，向胎儿施加压力，然后记录胎儿的反应。

**羊膜** 羊膜也叫羊膜囊，包衣（包囊），是胎膜的一部分，包裹着子宫里的胎儿和羊水。

**羊膜穿刺** 穿过孕妇腹部人工抽取少量羊水，常用来检测胎儿的发育异常和发育程度。

**羊膜囊** 参见“羊膜”。

**羊水** 子宫里包围胎儿的液体。在怀孕晚期，医生可能会用超声扫描来确认子宫里有足够的羊水。

**羊水过多** 子宫内羊水过多。

**叶酸** 维生素B的一种，在血细胞和血红蛋白的形成中必不可少，它的短缺可能会造成婴儿先天残疾。

**液体葡萄糖** 用来维持血糖浓度的葡萄糖溶液，常通过静脉滴注入体内。

**胰岛素** 一种调节体内糖和氨基酸水平的激素，由胰脏分泌。可用来控制糖尿病。参见“糖尿病”。

**异卵双生** 参见“双胞胎”。

**异位妊娠** 也叫输卵管妊娠，俗称宫外孕，受精卵在子宫外一侧输卵管中发育。在怀孕的第6～12周期间，孕妇会在下腹的某一侧感觉到剧烈的疼痛。这种情况必须通过手术终止妊娠。

**阴唇** 阴道入口的皮肤褶皱。

**阴道** 女性外生殖器与子宫之间的通道，在性交中接受男性阴茎的插入，也是胎儿分娩的通道。

**阴蒂** 位于女性外生殖器最上方、两片大阴唇中间，上面紧邻耻骨。极其敏感。

**引产** 人工启动分娩过程，并使其持续。

**硬脊膜** 保护椎管的外膜。

**硬膜外麻醉** 用于剖宫产的局部麻醉方法。将麻醉剂通过导管注入腰部的硬膜外腔。

**有创技术** 对机体有所伤害的医疗技术。

**淤乳** 由于物理阻塞，从乳头流出的乳汁减少。

**预产期** 预计分娩的日期。

**孕激素** 一系列人工合成的孕酮，用于口服避孕药。

**孕期** 参见“妊娠期”。

**孕酮（黄体酮）** 一种激素，先后由卵巢黄体和胎盘分泌。

**早产** 在第37孕周前分娩，或者出生时体重低于5斤。

**黏液** 黏性分泌物。

**真空吸引器** 产钳的替代器械，使用时用真空杯吸住胎儿的头顶，与孕妇共同努力，将胎儿引导出产道。

**枕后位** 胎儿后脑朝向后方的胎位。

**枕前位** 胎儿后脑朝向前方的胎位。

**镇静剂** 缓解焦虑紧张、但不致令人失去意识的药物。医生可能会为孕妇开一些药效温和的镇静剂，比如安定，但分娩时不宜服用，以免引发胎儿呼吸抑制。怀孕期间应避免服用强效镇静剂（以及抗组胺剂和安眠药，它们也有镇静作用）。参见“巴比妥酸盐”。

**镇痛剂** 镇痛，不使人昏迷。

**植入** 受精卵在子宫内壁固定的过程。

**致畸药物** 引发胚胎生理缺陷的药物总称。

**痔疮** 直肠附近静脉肿胀。

**终止妊娠** 第28孕周前进行的人工流产。

**子宫** 中空肌性器官，受精卵在其内膜着床，然后发育成为胚胎，直至胎儿。

**子宫底** 子宫上部。

**子宫复旧** 产后子宫恢复原先状态的过程。

**子宫机能不全** 宫缩力量不足，促进分娩的效果不佳。

**子宫颈** 子宫深入阴道的入口，呈管形。

**子宫颈环轧** 参见“荷包缝合”。

**子宫颈机能不全** 一种宫颈机能障碍。症状为宫颈打开过快，内口松弛，导致反复的怀孕中期流产。

常发于怀孕中期终止妊娠之后，或者由于宫颈在之前的分娩中受到损伤。可通过缝合来使宫颈收紧。

**子宫颈扩张**　在生产当中，子宫不断收缩，使子宫颈不断扩张。

**子宫颈糜烂**　子宫颈表皮的炎症。

**子宫外压力传感器**　用腹带将压力探头固定于孕妇腹部，用以测量宫缩强度。

**子宫黏膜**　子宫内层黏膜。

**子痫**　先兆子痫的严重发作。症状见极高的血压、头痛、视物模糊、面色青紫、痉挛，甚至引起昏迷、死亡。这种情况现在已经比较少见，因为出现先兆子痫的症状后就会得到迅速的处理。参见“先兆子痫”。

**自发性流产**　参见“流产”。

**纵产式**　胎儿脊柱与母体脊柱相平行的胎位。

**足月产**　最后一次月经后的第38～42周期间的分娩称足月产。

**足月小样儿**　足月产，但营养不良。参见“子宫机能不全”。

# 索 引

# 致 谢


英国DK出版公司向所有愿意让自己和自己孩子的照片出现在书中的父母或准父母表达谢意。马西娅·梅尤其要感谢那些大方地同她一起分享分娩经历的人。

出版商和摄影师也对提供协助和建议的医生、护士、助产师表达深深的谢意，同时也向伦敦国王学院医院的产科病房的工作人员表达特别的感谢。我们也感谢积极分娩中心和Blooming Marvellous公司，她们为摄影工作提供了许多帮助。

书中的大人和孩子有：Grace Andrade, Kasey Berhardsen, Shelley and Jez Groswell, Louise Hazell, Tess Kitzinger and Kerry McKenney with Sam, Mark and Lupia Noor with Sasha, Andrea Peters with Joel, David Picking, Anne Stenett with Ella, India Terras, and Shelley Zesturi.

也感谢出现在本书以往版本中的大人和孩子。

化妆 Sally Kennett

编辑助理 Liz Coghill, Dr. Sue Davidson, Michelle Crane

校对 Alyson Lacewing

索引 Sue Bosanko

图片准备 Sarah Duncan

图片归档 Hayley Smith

出版商也感谢以下允许我们复制他们的照片的人：

29: Uwe Kitzinger

37: Sally & Richard Greenhill/Sally Greenhill（下）

44: Science Photo Library/Faye Norman（左下）/ Saturn Stills（左上）

66: Bubbles/Katie Van Dyck

70: Science Photo Library/Richard Rawlins/Custom Medical Stock Photo（左下）

94: Mother & Baby Picture Library/emap esprit/ Indira Flack（下）

97: Bullbes/Lucy Tizard

137: Science Photo Library/Dr. P. Marazzi

154: Mother & Baby Picture Library/emap esprit/ Paul Mitchell（左上）

174: Getty Images/Ian O' Leary

176: Getty Images/Barbara Peacock

178: Getty Images/V.C.L

206: Corbis/Jennie Woodcock/Reflections Photolibrary

228: Science Photo Library（左下）

231: Science Photo Library/Bernard Benoit（左上）

239: Getty Images/Ericka McConnell

246: Sally & Richard Greenhill/Sally Greenhill

288: Corbis/Jennie Woodcock/Reflections Photolibrary

316: Mother & Baby Picture Library/emap esprit/ Rupert Jenkinson

333: Sally & Richard Greenhill/Sally Greenhill（左下）

341: Bubbles/Darren Curtis（下）

354: Science Photo Library/Ron Sutherland

374: Mother & Baby Picture Library/emap esprit/ Mampta Kapoor（右上）

381: Science Photo Library/Aaron Haupt（下）

384: Getty Images/Vincent Oliver（下）

413: Corbis/Elizabeth Hathon（下）

其他图片版权属于英国DK出版公司。

更多信息见www.dkimages.com